ATLAS COMPLET

D'ANATOMIE CHIRURGICALE

TOPOGRAPHIQUE.

OUVRAGES DU MÊME AUTEUR :

Manuel d'anatomie chirurgicale générale et topographique, par M. A. Velpeau, membre de l'Institut (Académie des sciences) et de l'Académie impériale de médecine, professeur à la Faculté de médecine de Paris, etc., et B.-J. Béraud, chirurgien et professeur adjoint à la Maternité de Paris. 2ᵉ édition entièrement refondue, 1862, 1 fort volume in-18... 7 fr.

Éléments de physiologie de l'homme et des principaux vertébrés, répondant à toutes les questions physiologiques du programme des examens de fin d'année, par M. B.-J. Béraud, chirurgien, professeur-adjoint à la Maternité de Paris, revus par M. Robin, professeur à la Faculté de médecine de Paris, membre de l'Académie impériale de médecine. 1856-1857, 2 volumes grand-in-18, 2ᵉ édition entièrement refondue... 12 fr.

Recherches sur l'orchite et l'ovarite varioleuses. 1859, in-8. br..... 1 fr. 50

Essai sur le cathétérisme du canal nasal, suivant la méthode de Laforest, procédé nouveau. 1855, in-8 avec 4 fig.................................... 2 fr. 50

Recherches sur la tumeur et la fistule lacrymale. 1853, in-8 de 86 pag. 2 fr. 50

Des maladies de la prostate, Thèse de concours pour l'agrégation en chirurgie, avec fig. Paris, 1857... 3 fr. 50

Paris.—Imprimerie de L. Martinet, rue Mignon, 2.

ATLAS COMPLET

D'ANATOMIE CHIRURGICALE

TOPOGRAPHIQUE

POUVANT SERVIR DE COMPLÉMENT A TOUS LES OUVRAGES D'ANATOMIE CHIRURGICALE

COMPOSÉ

De 100 planches représentant plus de 200 figures

DESSINÉES D'APRÈS NATURE, PAR M. BION

ET AVEC TEXTE EXPLICATIF

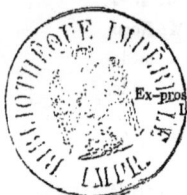

Par B.-J. BÉRAUD

Chirurgien et professeur adjoint à la Maternité de Paris,
Ex-prosecteur des hôpitaux et ex-aide d'anatomie à la Faculté de médecine de Paris,
Lauréat de l'Institut, des hôpitaux et de l'Académie de médecine de Belgique,
Membre des Sociétés de chirurgie, de biologie, etc.

PREMIÈRE PARTIE

Comprenant les régions de la tête et du cou.

PARIS

GERMER BAILLIÈRE LIBRAIRE-ÉDITEUR

RUE DE L'ÉCOLE-DE-MÉDECINE, 17

LONDRES | **NEW-YORK**

HIPPOLYTE BAILLIÈRE, REGENT STREET, 219. | BAILLIÈRE BROTHERS, 440, BROADWAY.

MADRID, C. BAILLY-BAILLIÈRE, PLAZA DEL PRINCIPE ALFONSO, 16.

1862

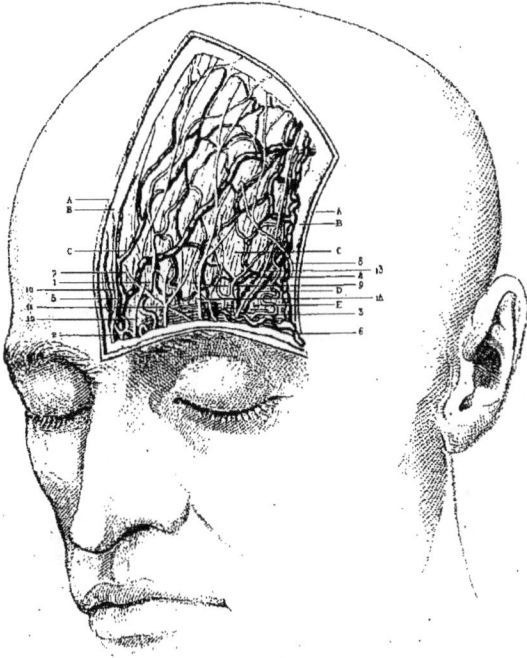

FIG. 1.

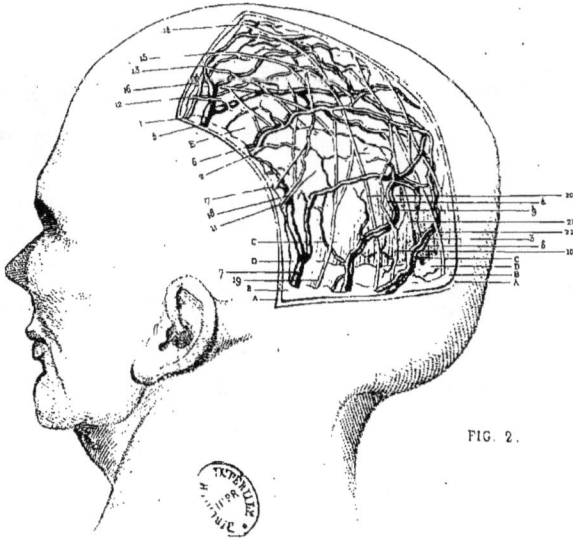

FIG. 2.

F. Bion del.　　　　　Imp. F. Chardon ainé Paris　　　　　Visto sc.

LIBRAIRIE GERMER BAILLIÈRE.

PLANCHE I.

FIGURE 1. — Région frontale.

EXPLICATION.

A. Coupe du cuir chevelu, qui limite la région.
B. Fascia superficialis.
C. Muscle frontal.
D. Coupe du muscle frontal.
E. Fibres musculaires périphériques de l'orbiculaire des paupières.

1, 2. Artère frontale interne.

3, 4. Artère frontale externe ou sus-orbitaire.

5. Veine préparate ou frontale.
6. Veine temporale.

7, 8, 9. Vaisseaux lymphatiques.

10, 11, 12. Nerfs du frontal interne (5e paire).
13, 14. Nerfs du frontal externe ou sus-orbitaire (5e paire).

APPLICATIONS A LA PATHOLOGIE ET A LA MÉDECINE OPÉRATOIRE.

Dans les opérations autoplastiques de la face, on emprunte fréquemment des lambeaux à la région frontale. La disposition des vaisseaux, des nerfs et des muscles indique qu'il faut tailler ces lambeaux parallèlement à la ligne médiane, pour en prévenir la mortification.

Le volume considérable de la préparate explique pourquoi les anciens faisaient la saignée de cette veine, et c'est à tort peut-être qu'on ne la phlébotomise plus aujourd'hui, parce que ses communications très larges, soit avec les veines extra-crâniennes, soit avec les veines intra-crâniennes, permettent une déplétion très prompte de tous ces vaisseaux.

Les nerfs de cette région sont souvent le siège de névralgies. En outre, par les violences extérieures, ils peuvent être blessés assez facilement, à cause de la résistance du plan osseux sur lequel ils reposent. Leurs blessures retentissent quelquefois sur les organes auxquels se distribue la cinquième paire ; de là, des cécités, des troubles de la vision, sur la nature desquels on n'est pas bien d'accord aujourd'hui.

Les sinus frontaux sont susceptibles de s'agrandir considérablement. Lorsque leur paroi antérieure est fracturée, il y a pénétration de l'air dans les intervalles des parties, d'où production d'un emphysème qui devient ainsi un moyen de diagnostic pour la fracture. Leur présence est une difficulté à l'application du trépan, parce que les deux tables ne sont pas parallèles. Cependant cette disposition n'est pas une contre-indication absolue. En prenant quelques précautions, on peut faire la section de la table interne sans léser le cerveau et ses membranes. Les fistules aériennes consécutives à leur ouverture n'ont pas toujours lieu, et quand elles arrivent, elles ne sont pas assez graves pour que le chirurgien doive s'abstenir dans un cas urgent.

FIGURE 2. — Région pariétale.

EXPLICATION.

A. Coupe du cuir chevelu qui limite la région.
B. Fascia superficialis.
C. Muscle occipital dont les fibres se terminent sur l'aponévrose épicrânienne.
D. Aponévrose du muscle occipital.
E. Aponévrose épicrânienne.

1. Branche terminale moyenne de l'artère temporale superficielle.
2. Branche terminale postérieure de l'artère temporale superficielle.
3. Branche terminale interne de l'artère occipitale.
4. Branche terminale externe de l'artère occipitale.

5. Veine temporale moyenne superficielle.
6. Veine temporale postérieure superficielle.

7. Veine mastoïdienne.
8, 9. Veines occipitales.

10. Vaisseau lymphatique gagnant la région occipitale.
11. Vaisseau lymphatique se rendant à la région occipitale.
12, 13. Vaisseaux lymphatiques allant traverser la région frontale.

14, 15, 16. Filets terminaux des nerfs frontaux interne et externe.
17, 18. Filets terminaux du nerf auriculo-temporal.
19. Filet terminal de la grande mastoïdienne du plexus cervical.
20, 21, 22. Filets terminaux du nerf sous-occipital.

APPLICATIONS A LA PATHOLOGIE ET A LA MÉDECINE OPÉRATOIRE.

Comme elle est saillante, cette région est exposée aux violences extérieures, aux contusions et aux plaies de toute nature. De plus, l'obliquité suivant laquelle la violence a lieu sur une surface courbe explique pourquoi les plaies sont étendues et à lambeau. La proéminence de la bosse pariétale, assez prononcée déjà chez le fœtus, rend compte de la production des contusions que l'on rencontre chez les enfants à la naissance, et surtout des céphalématomes. Ces tumeurs sanguines siègent entre le périoste et l'os, parce que le périoste se décolle facilement au moment de la naissance.

Mêmes déductions opératoires que pour la région frontale. La préparate est représentée par une veine volumineuse qui se continue avec la veine mastoïdienne, et qu'on pourrait, à la rigueur, saigner utilement dans les congestions cérébrales et dans les épanchements intra-crâniens.

L'opération du trépan est très facile à pratiquer dans cette région, parce que les deux tables du pariétal sont parallèles. Autrefois on craignait de trépaner au niveau de l'angle antérieur et inférieur du pariétal, parce qu'on redoutait la blessure de l'artère méningée moyenne. Mais la lésion de cette artère n'est pas aussi dangereuse qu'on le pensait, et dans le cas où cette artère serait coupée, il serait facile de la fermer avec un bouchon de cire ou de liège placé dans l'ouverture du crâne.

FIG. 1.

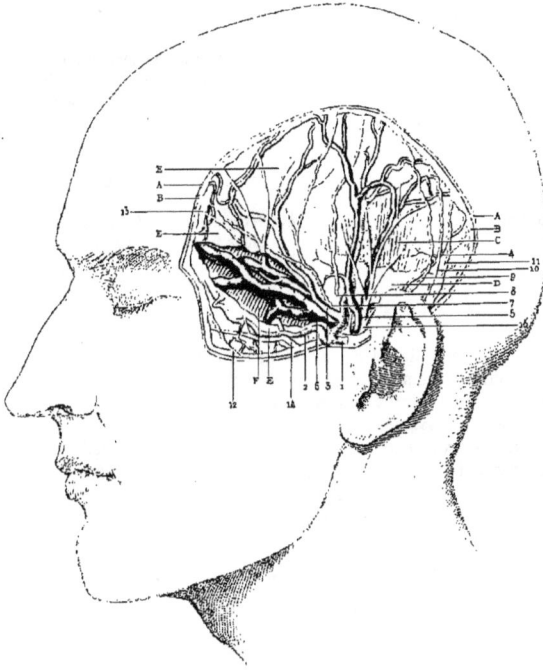

FIG 2.

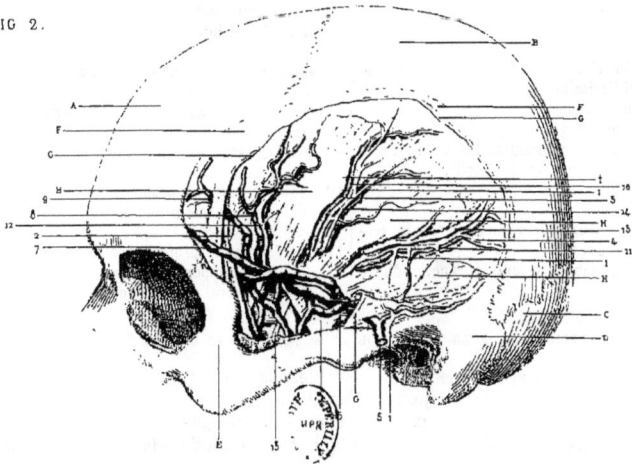

F. Bion del   Imp. L'Chardon ainé Paris   Visin sc

LIBRAIRIE GERMER BAILLIÈRE.

PLANCHE II.

FIGURE 1. — **Région temporale.**

Plan superficiel ou première couche.

EXPLICATION.

A. Coupe du cuir chevelu limitant la région.
B. Fascia sous-cutané dans lequel rampent les vaisseaux et les nerfs superficiels.
C. Muscle auriculaire supérieur.
D. Aponévrose du muscle auriculaire supérieur ; elle dépend de l'aponévrose épicrânienne qui s'est dédoublée.
E. Aponévrose épicrânienne.
F. Muscle temporal.

1. Artère temporale superficielle, branche de la terminaison de la carotide externe.
2. Artère temporale antérieure.
3. Artère temporale moyenne.

4. Artère temporale postérieure.

5. Veine temporale superficielle.
6. Plexus veineux sous-aponévrotique s'anastomosant avec la veine temporale superficielle.

7, 8, 13. Vaisseaux lymphatiques superficiels moyens.
9, 10, 11. Vaisseaux lymphatiques superficiels postérieurs.
12. Vaisseaux lymphatiques superficiels antérieurs.

14. Nerf facial allant se distribuer aux muscles des régions frontale et sourcilière.
15. Nerf auriculo-temporal (5e paire).

APPLICATIONS A LA PATHOLOGIE ET A LA MÉDECINE OPÉRATOIRE.

Le plan superficiel de la région temporale est constitué par les mêmes éléments que les régions précédentes de la voûte crânienne et nous offre la même nature d'affections qu'elles.

La terminaison de l'artère temporale fournit en avant une branche assez volumineuse qui se voit sous la peau, et qui peut être avantageusement saignée dans les apoplexies. Malgré son volume, cette artère ne donne pas beaucoup de sang quand on l'ouvre, et son jet n'est pas toujours saccadé. Quoi qu'il en soit, ses rapports avec les os en rendent la compression facile, et un simple bandage suffit pour arrêter le sang, si elle a été ouverte.

FIGURE 2. — **Région temporale.**

Plan profond ou deuxième couche.

EXPLICATION.

A. Os frontal.
B. Os pariétal.
C. Os occipital.
D. Os temporal.
E. Os malaire.
F. Aponévrose temporale s'insérant sur le rebord de la fosse temporale qui limite la région.
G. Coupe de l'aponévrose temporale.
H. Muscle temporal ou crotaphyte.
I. Coupe de ce muscle faite pour montrer les vaisseaux et nerfs qui le parcourent dans son épaisseur.
J. Tendon du muscle temporal.

1. Artère temporale postérieure superficielle (branche terminale de la carotide externe.
2. Artère temporale profonde antérieure (branche de la maxillaire interne).

3. Artère temporale profonde moyenne (branche de la maxillaire interne).
4. Artère temporale profonde postérieure (branche de la maxillaire interne).

5. Veine allant se jeter dans la temporale superficielle.
6, 7, 8. Plexus veineux établissant une communication entre les veines profondes et superficielles de la région.
9. Anastomose des veines superficielles avec les branches du plexus veineux.
10. Veine temporale profonde moyenne.
11. Veine temporale profonde postérieure.

12. Nerf temporal profond antérieur (5e paire).
13, 14. Nerf temporal profond moyen (5e paire).
15. Nerf temporal profond postérieur (5e paire).

APPLICATIONS A LA PATHOLOGIE ET A LA MÉDECINE OPÉRATOIRE.

Les os sont ici minces et fragiles, de là le danger des blessures de cette région. Quand un corps pénètre profondément dans la région et qu'il arrive jusqu'à l'os, il y a alors nécessairement blessure des vaisseaux et des nerfs nombreux de cette région, ce qui ajoute encore aux dangers de ces blessures. La stratification des couches explique pourquoi les abcès sous-aponévrotiques s'ouvriront dans la bouche, à la partie interne de la branche verticale du maxillaire inférieur.

La trépanation est ici très peu usitée. On la redoutait autrefois, parce que l'on s'imaginait que la section du muscle temporal et de son aponévrose offrait des dangers spéciaux et graves. Mais cette section n'est pas dangereuse, et elle ne doit pas arrêter le chirurgien, si le cas exige la trépanation.

FIG. 1.

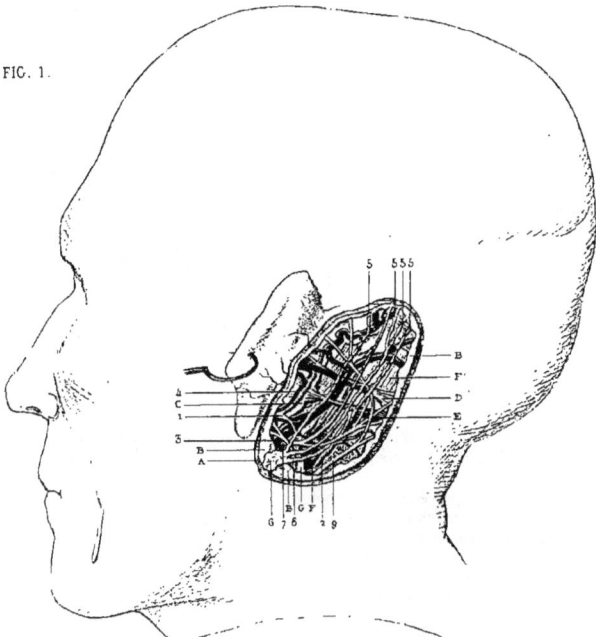

FIG. 2.

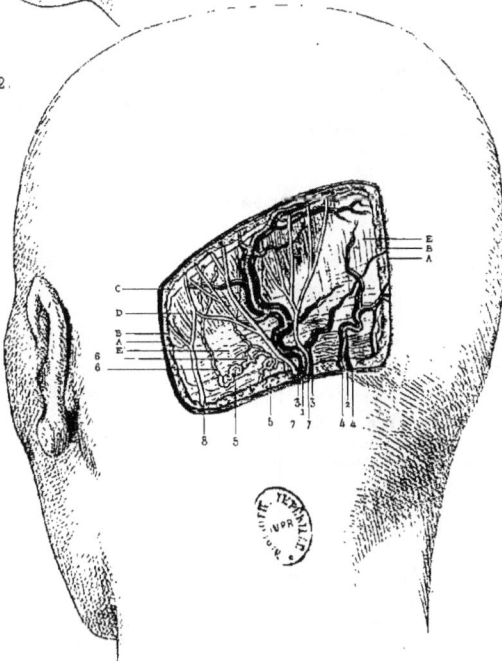

F Bien del   Imp. l'Chardon aux Paris.   Pierre sc

LIBRAIRIE GERMER BAILLIÈRE.

PLANCHE III.

FIGURE 1. — Région mastoïdienne.

ς

EXPLICATION.

A. Peau incisée et établissant les limites de la région.
B. Feuillet superficiel du fascia sous-cutané.
C. Feuillet profond du fascia sous-cutané.
D. Muscle auriculaire postérieur et supérieur.
E. Muscle auriculaire postérieur et inférieur.
F. Partie supérieure du muscle sterno-cléido-mastoïdien.
F'. Tendon d'insertion du muscle sterno-cléido-mastoïdien.
G. Aponévrose du muscle sterno-mastoïdien.

1. Artère auriculaire postérieure.
2. Artère traversant les fibres du muscle sterno-mastoïdien (branche de l'occipitale).

3. Veine mastoïdienne remarquable par son volume et son indépendance.
4. Veine auriculaire postérieure.

5. Vaisseaux lymphatiques.
6. Ganglion lymphatique situé sous la peau et au sommet de l'apophyse mastoïdienne.

7. Nerf allant se distribuer aux muscles auriculaires postérieurs et muscle occipital (branche du facial).
8. Nerf auriculaire postérieur.
9. Nerf du plexus cervical, branche mastoïdienne.

APPLICATIONS A LA PATHOLOGIE ET A LA MÉDECINE OPÉRATOIRE.

Peau fine, tissu cellulaire abondant, grand nombre de vaisseaux et de ganglions lymphatiques, voilà autant de causes des inflammations fréquentes et variées qui occupent cette région. Si l'on ne craignait pas de blesser ces vaisseaux et ces nerfs, on pourrait, à cause de son volume, faire la saignée de la veine mastoïdienne. Les communications vasculaires de cette région avec les régions précédentes comme avec l'intérieur du crâne, au moyen du trou mastoïdien, expliquent suffisamment l'efficacité des saignées locales dans cette région, lors des inflammations intra-crâniennes et extra-crâniennes. L'application des sangsues dans ce point est basée sur cette notion.

Les rapports de la région mastoïdienne avec l'appareil de l'audition sont très intimes. Ainsi, très souvent les inflammations chroniques de la caisse se transmettent aux cellules mastoïdiennes, et de là aux tissus osseux de l'apophyse de ce nom, d'où la formation des abcès derrière le pavillon de l'oreille communiquant avec la caisse du tympan. Nous en avons observé plusieurs exemples. Ces rapports expliquent pourquoi on a pratiqué la trépanation de l'apophyse mastoïde dans le but de rendre la caisse du tympan accessible à l'air extérieur, lorsque la trompe d'Eustache est oblitérée. Quelques succès ont été obtenus, mais depuis un revers qui eut un certain retentissement, on a renoncé à cette opération. Nous croyons que la réaction a été trop loin, et nous espérons qu'un jour on reviendra de cet abandon.

FIGURE 2. — Région occipitale.

EXPLICATION.

A. Cuir chevelu, peau établissant les limites de la région.
B. Fascia sous-cutané ou superficialis.
C. Aponévrose du muscle occipital.
D. Muscle occipital.
E. Aponévrose épicrânienne, ses insertions à la ligne courbe demi-circulaire supérieure de l'os occipital.
E'. Expansion aponévrotique du muscle sterno-cléido-mastoïdien.

1. Artère terminale externe de l'occipitale.

2. Artère terminale interne de l'occipitale.

3, 4. Veines accompagnant les artères occipitales.

5. Ganglions lymphatiques.
6. Vaisseaux lymphatiques.

7. Nerf sous-occipital ou deuxième paire rachidienne.
8. Nerf du plexus cervical, branche mastoïdienne.

APPLICATIONS A LA PATHOLOGIE ET A LA MÉDECINE OPÉRATOIRE.

La présence des ganglions lymphatiques dans cette région rend compte des inflammations que l'on y rencontre assez souvent; de plus, dans la syphilis, on voit ces mêmes ganglions devenir plus gros et s'indurer : de là un signe précieux pour diagnostiquer l'infection syphilitique. La peau de cette région étant très épaisse, elle est fréquemment le siège de furoncles et d'anthrax dont la gravité est quelquefois ici plus considérable qu'ailleurs, à cause de l'épaisseur plus grande du tégument. La région occipitale est assez souvent le siège de tumeurs congénitales qui sont constituées par la hernie du cerveau, du cervelet ou de ces deux organes à la fois, revêtus de leurs membranes.

B. J. BÉRAUD.__ ANAT. CHIRURG.

FIG. 1.

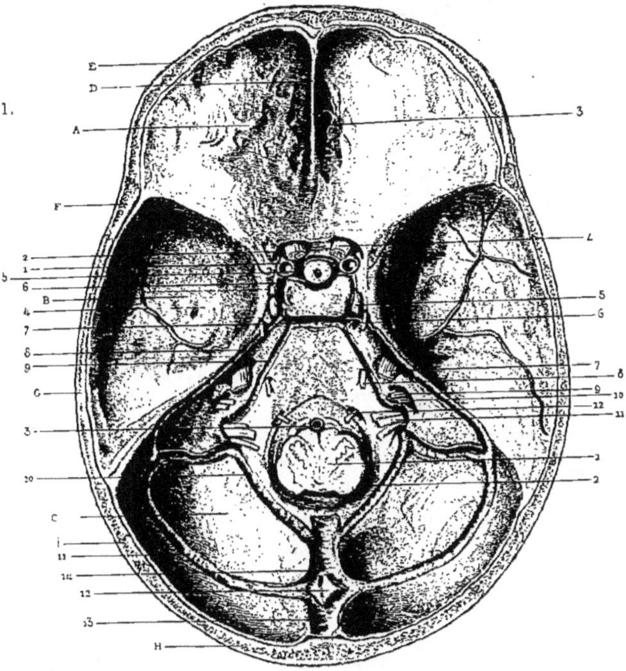

FIG 2.

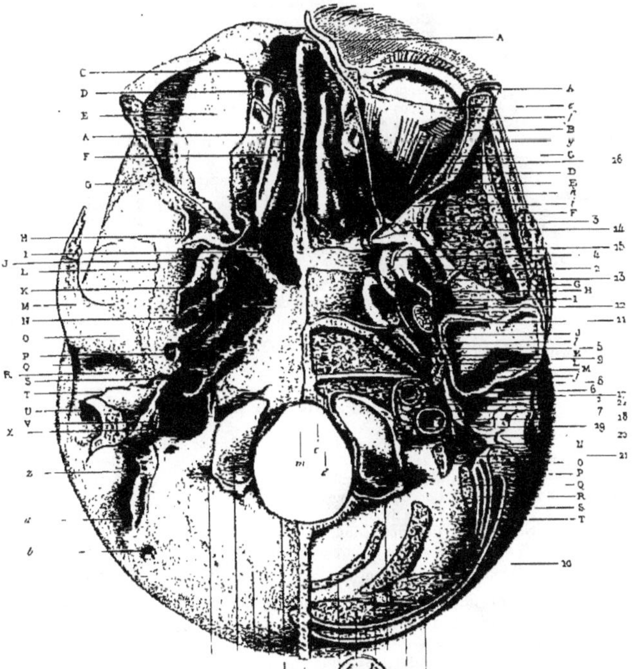

F Bion del

Imp. L. Chardon, rue ...

Debray sc

PLANCHE IV.

FIGURE. 1. — Région de la base du crâne, vue par sa face supérieure.

EXPLICATION.

CÔTÉ GAUCHE.

A. Fosse frontale ou antérieure.
B. Fosse sphéno-temporale ou moyenne.
C. Fosse occipitale ou postérieure.
D. Apophyse crista-galli recouverte par la dure-mère.
E. Coupe de l'os frontal.
F. Coupe du sphénoïde.
G. Coupe de l'os temporal.
H. Coupe de l'os occipital.
I. Coupe de l'angle inférieur et postérieur du pariétal.

1. Coupe de l'artère carotide interne.
2. Origine de l'artère ophthalmique.

3. Coupe du tronc basilaire.
4. Ramification de l'artère méningée moyenne.

5. Sinus coronaire.
6. Sinus caverneux.
7. Sinus transverse.
8. Sinus pétreux supérieur.
9. Sinus pétreux inférieur.
10. Sinus occipital.
11. Sinus latéral.
12. Pressoir d'Hérophile.
13. Sinus longitudinal supérieur ouvert.
14. Sinus droit ouvert.

CÔTÉ DROIT.

1. Coupe du bulbe rachidien.

2. Coupe des membranes qui enveloppent le bulbe.
3. Orifices de la lame criblée de l'ethmoïde donnant passage aux filets du nerf olfactif.

4. Nerf optique.
5. Nerf moteur oculaire commun.
6. Nerf pathétique.
7. Nerf trijumeau.
8. Nerf moteur oculaire externe.
9. Nerf facial.
10. Nerf auditif.
11. Nerfs glosso-pharyngien, pneumogastrique et spinal.
12. Nerf grand hypoglosse.

APPLICATIONS A LA PATHOLOGIE ET A LA MÉDECINE OPÉRATOIRE.

Les anfractuosités, les inégalités, les saillies offertes par cette région éminemment propres à séparer et à protéger les divers organes encéphaliques, exposent cependant les mêmes organes aux contusions et aux ébranlements; aussi n'est-il point rare de voir des coups portés sur la voûte crânienne amener à la base du cerveau des lésions assez profondes, et d'autant plus graves, qu'elles atteignent les organes encéphaliques les plus essentiels à la vie.

La présence des vaisseaux artériels et veineux en grand nombre à la face inférieure du cerveau favorise la production d'épanchements sanguins extrêmement considérables qui amènent promptement la mort, surtout quand ils siègent près de la protubérance et du bulbe rachidien. La mort, dans ce cas, nous paraît due à la fois à la compression et à la commotion, et quelquefois à la contusion du cerveau.

FIGURE 2. — Région de la base du crâne vue par sa face inférieure.

EXPLICATION.

CÔTÉ DROIT.

A. Lame perpendiculaire de l'ethmoïde.
B. Trou occipital.
C. Sinus frontal.
D. Cellules de l'ethmoïde.
E. Voûte orbitaire formée par l'os frontal.
F. Cornet moyen.
G. Suture sphéno-frontale.
H. Gouttière qui loge l'artère sphéno-palatine.
I. Sinus sphénoïdal.
J. Aile externe de l'apophyse ptérygoïde.
K. Crochet de l'aile interne de l'apophyse ptérygoïde.
L. Suture sphéno-temporale.
M. Base de l'apophyse zygomatique.
N. Trou ovale qui donne passage au nerf trijumeau (5e paire).
O. Racine transverse de l'arcade zygomatique.
P. Trou sphéno-épineux donnant passage à l'artère méningée moyenne.
Q. Racine postérieure de l'arcade zygomatique.
R. Cavité glénoïde.
S. Orifice carotidien.
T. Scissure de Glaser.
U. Orifice externe du conduit auditif.
V. Trou déchiré postérieur donnant passage à la veine jugulaire interne.
X. Base de l'apophyse styloïde.
Z. Apophyse mastoïde.
a. Rainure digastrique.
b. Trou mastoïdien donnant passage à la veine mastoïdienne.
c. Trou donnant passage à une veine.
d. Condyle de l'occipital.
e. Ligne courbe inférieure de l'occipital.
f. Ligne courbe supérieure de l'occipital.

CÔTÉ GAUCHE.

A. Coupe de la peau.
B. Muscle petit oblique de l'œil.
C. Muscle droit externe de l'œil.
D. Muscle droit inférieur de l'œil.
E. Muscle droit interne de l'œil.
F. Section tendineuse du muscle crotaphyte.
G. Coupe du muscle masséter.
H. Coupe du muscle ptérygoïdien externe.
I. Coupe du muscle ptérygoïdien interne.
J. Bord du muscle péristaphylin externe.
K. Coupe du muscle péristaphylin interne.
L. Coupe du muscle stylo-pharyngien.
M. Coupe du muscle stylo-glosse.
N. Coupe du muscle stylo-hyoïdien.
O. Coupe du droit latéral de la tête.
P. Coupe du muscle sterno-cléido-mastoïdien.
Q. Coupe du muscle digastrique.
R. Coupe du faisceau interne du petit complexus.
S. Coupe du faisceau externe du petit complexus.
T. Coupe du muscle splénius de la tête.
V. Coupe du muscle petit oblique.
X. Coupe du muscle trapèze.
Z. Coupe du muscle grand droit postérieur de la tête.
a. Coupe du grand complexus.
b. Coupe du petit droit postérieur de la tête.
c. Coupe du muscle grand droit antérieur de la tête.
d. Coupe du muscle petit droit antérieur de la tête.
e. Coupe de la conjonctive.
f. Coupe du périoste orbitaire.
g. Coupe de l'aponévrose temporale.
h. Coupe du périoste orbitaire.
i. Coupe de la muqueuse des fosses nasales.

j. Coupe de la capsule articulaire temporo-maxillaire.
k. Coupe de la capsule de l'articulation occipito-atloïdienne.
l. Trompe d'Eustache.
m. Coupe du tissu fibreux recouvrant l'apophyse basilaire depuis le trou occipital jusqu'à la protubérance occipitale externe.

1. Coupe de l'artère carotide interne.
2. Coupe de l'artère maxillaire interne qui se termine par l'artère sphéno-palatine.
3. Coupe de l'artère sous-orbitaire.
4. Coupe de l'artère palatine supérieure.
5. Coupe de l'artère méningée moyenne.
6. Coupe de l'artère tympanique.

7. Golfe de la veine jugulaire interne.
8. Coupe de la veine maxillaire interne.
9. Coupe de la veine méningée moyenne.
10. Coupe de la veine mastoïdienne.

11. Coupe du nerf trijumeau (5e paire) : au milieu de la coupe de ce nerf on voit une artère et une veine.
12. Branche du nerf trijumeau allant se rendre dans la fosse temporale.
13. Branche du nerf trijumeau allant se ramifier dans le muscle temporal.
14. Nerf maxillaire supérieur (branche du trijumeau).
15. Nerf palatin postérieur (branche du ganglion sphéno-palatin).
16. Nerf allant au petit oblique de l'œil.
17. Corde du tympan.
18. Nerf pneumogastrique.
19. Nerf spinal.
20. Nerf grand hypoglosse.
21. Nerf facial.
22. Nerf grand sympathique.

APPLICATIONS A LA PATHOLOGIE ET A LA MÉDECINE OPÉRATOIRE.

Les fractures de la base du crâne atteignent presque infailliblement un ou plusieurs des nombreux orifices qui donnent passage aux nerfs et aux vaisseaux, de là la possibilité de compression, de contusion de ces vaisseaux et de ces nerfs, d'où des anévrysmes et des paralysies résultant de ces fractures. Parmi les nerfs affectés, on trouve, en effet, précisément ceux qui parcourent un plus long trajet dans l'épaisseur des os, et le facial est en première ligne sous ce rapport.

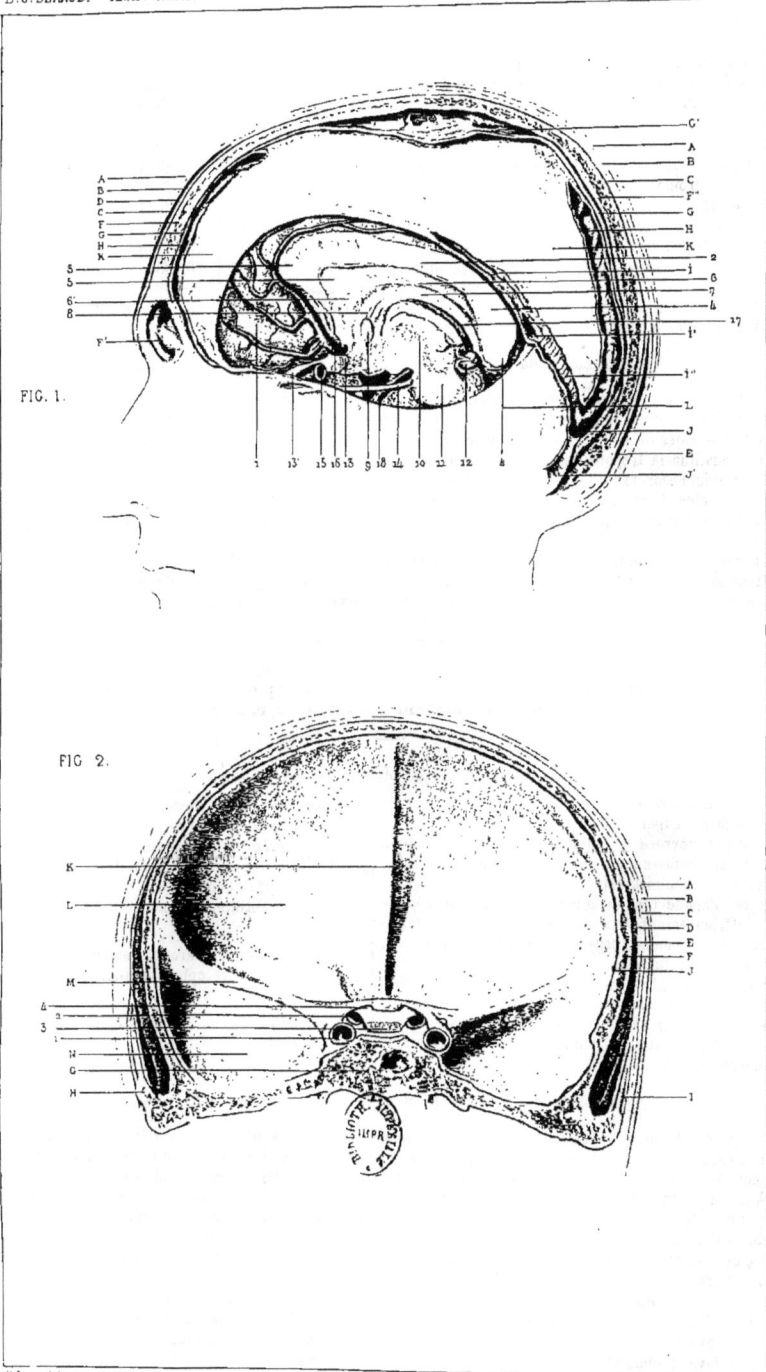

FIG. 1.

FIG 2.

PLANCHE V.

Figure 1. — **Coupe antéro-postérieure de la voûte du crâne, et des organes qui sont contenus dans la cavité crânienne. Stratification des parties molles qui recouvrent les os.**

EXPLICATION.

A. Coupe de la peau.
B. Coupe du fascia superficialis.
C. Coupe de l'aponévrose épicrânienne.
D. Coupe du muscle frontal.
E. Coupe du muscle occipital.
F. Coupe de l'os frontal.
F′. Sinus frontal.

G. Coupe de la dure-mère.
G′. Dure-mère renversée.

H. Sinus longitudinal supérieur.
I. Sinus longitudinal inférieur.

I′. Ouverture de la veine de Galien.
I″. Sinus droit.
J. Confluent des sinus.
J′. Sinus latéral.

K. Faux du cerveau.
L. Faux du cervelet.

1. Circonvolutions cérébrales antérieures.
2. Coupe du corps calleux.
3. Genou du corps calleux.
4. Bourrelet du corps calleux.
5. Ventricule latéral.

6, 6′, 7, 8. Voûte à trois piliers.
9. Commissure antérieure du cerveau.
10. Couche optique.
11. Protubérance annulaire.
12. Glande pinéale.
13. Chiasma des nerfs optiques.
13′. Nerf optique.
14. Nerf moteur oculaire commun.

15. Coupe de l'artère carotide interne.
16. Artère cérébrale antérieure.
17. Plexus choroïde.
18. Artère cérébrale postérieure.

APPLICATIONS A LA PATHOLOGIE ET A LA MÉDECINE OPÉRATOIRE.

Cette coupe montre combien de couches protégent le cerveau. Parmi elles, il en est de dures, telles que les os qui, s'ils protégent d'un côté, empêchent de l'autre qu'une tumeur, une collection liquide se fasse jour au dehors; de là des phénomènes de compression qui ne cèdent qu'à l'ablation d'une pièce d'os plus ou moins étendue. C'est cette ablation qui constitue la trépanation autrefois beaucoup employée.

La voûte crânienne forme un tout très résistant offrant quelques sutures solides qui s'opposent chez l'adulte à l'issue des parties sous-jacentes. Chez le fœtus et chez l'enfant à la naissance, la voûte crânienne présente des régions non ossifiées, des fontanelles à travers lesquelles l'encéphale avec ses membres fait quelquefois hernie; de là les encéphalocèles congénitales.

Sur la ligne médiane de la voûte crânienne, existe le tissu longitudinal supérieur. On a souvent donné le conseil de ne pas trépaner à ce niveau, dans la crainte d'une hémorrhagie, d'une phlébite ou de la pénétration de l'air dans ce sinus. Tous ces dangers sont imaginaires, et lorsque l'occasion se présente, on peut trépaner sur la ligne médiane.

Figure 2. — **Coupe transversale de la voûte crânienne; stratification des parties molles qui enveloppent les os de la région.**

EXPLICATION.

A. Coupe du cuir chevelu.
B. Coupe du fascia superficialis.
C. Coupe de l'aponévrose épicrânienne se divisant en deux feuillets sur la fosse temporale pour former une gaîne au muscle auriculaire supérieur.
D. Coupe de l'aponévrose du muscle temporal, se dédoublant inférieurement vers son insertion à l'arcade zygomatique pour former un espace qui contient de la graisse.
E. Coupe du muscle temporal.
F. Coupe des os de la voûte du crâne.
G. Coupe de l'apophyse basilaire.
H. Coupe de l'apophyse zygomatique.
I. Graisse contenue entre les deux feuillets de l'aponévrose du muscle temporal.

J. Coupe de la dure-mère.
K. Coupe de la faux du cerveau.
L. Fosse cérébrale antérieure.
M. Repli de la dure-mère limitant les fosses cérébrales antérieure et moyenne.
N. Fosse cérébrale moyenne.

1. Coupe de l'artère carotide interne.
2. Coupe de l'artère ophthalmique.

3. Coupe du chiasma des nerfs optiques.
4. Nerf optique.

APPLICATIONS A LA PATHOLOGIE ET A LA MÉDECINE OPÉRATOIRE.

Cette coupe est destinée à montrer comment les violences extérieures qui portent sur la voûte crânienne se transmettent à la base du crâne, et à expliquer comment le rocher se fracture ainsi par cause indirecte. La figure représentée par cette coupe fait voir que la violence portée sur la voûte se transmet régulièrement sur les côtés du crâne, et que là il y a déjà une décomposition de la force; mais à la jonction de la voûte avec la base, la courbe n'est plus régulière, et la décomposition de la force se fait de la manière suivante : une partie est destinée à exagérer l'angle formé par la base et la voûte, et l'autre se transmet à la base. La première force amène quelquefois une fracture transversale du rocher ; la seconde, se transmet suivant l'axe du rocher et se perd dans les diverses articulations de cet os, ou bien, si elle très puissante, elle fracture cet os vers son extrémité interne.

Pourquoi le rocher, en apparence si solide, est-il si fréquemment le siège de fracture ? Cela tient à la présence des cavités de l'oreille, à la texture du rocher et à l'inclinaison de son axe affectant une direction oblique de dehors en dedans et derrière en avant. Il résulte de cette direction, que dans ce lieu existe un coude qui s'exagère par la violence extérieure, et devient ainsi une des causes les plus puissantes de fracture,

FIG 1

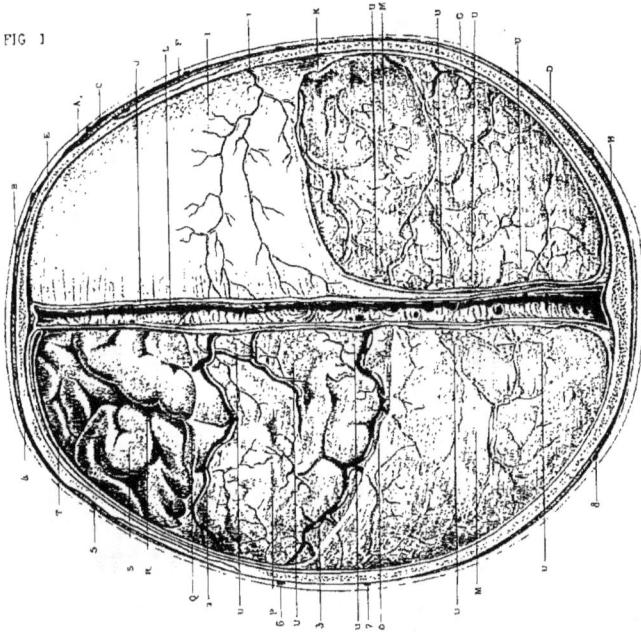

FIG 2

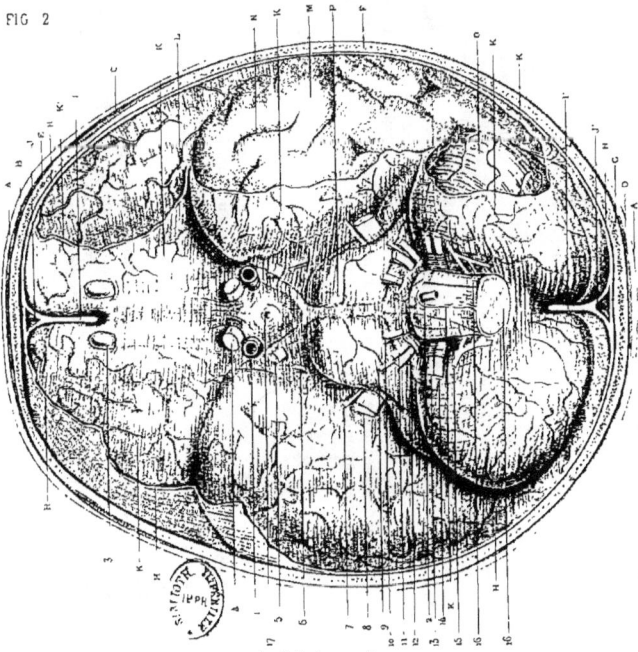

PLANCHE VI.

FIGURE 1. — Face supérieure du cerveau recouvert de ses membranes.

EXPLICATION.

A. Coupe de la peau.
B. Coupe du muscle frontal.
C. Coupe du muscle temporal.
D. Coupe du muscle occipital.
E. Coupe de l'os frontal.
F. Coupe de l'os temporal.
G. Coupe de l'os pariétal.
H. Coupe de l'os occipital.

I. Surface externe de la dure-mère.
J. Coupe de la dure-mère formant la paroi du sinus longitudinal supérieur.
K. Coupe de la dure-mère pour montrer le feuillet viscéral de l'arachnoïde.

L. Sinus longitudinal supérieur.
M. Arachnoïde (feuillet viscéral).

O. Coupe de l'arachnoïde.

P. Face externe de la pie-mère.
Q. Coupe de la pie-mère.
R. Anfractuosité du cerveau.
S, T. Circonvolutions cérébrales.

U. Glandes de Pacchioni.

1. Artère méningée moyenne.
2, 3. Veines de la pie-mère.
4. Veine frontale coupée.
5. Veine temporale musculaire ou profonde coupée.
6, 7. Veine temporale superficielle coupée.
8. Veine occipitale.

APPLICATIONS A LA PATHOLOGIE ET A LA MÉDECINE OPÉRATOIRE.

La face supérieure du cerveau est protégée par des couches d'une consistance variable, mais très nombreuses et dont l'efficacité ne saurait être contestée. Les os de la voûte crânienne constituent l'enveloppe dont la protection est la plus grande. Mais ils se viennent à se briser, il en résulte un danger réel pour le cerveau, qui se trouve ainsi blessé par des esquilles ou des fragments d'os déplacés et enfoncés quelquefois par la force vulnérante. Cependant, comme ces os sont séparés de la substance cérébrale par des membranes dont la résistance est assez considérable ; il en résulte que le cerveau n'est pas toujours atteint dans les fractures de la voûte crânienne.

Les tumeurs que l'on trouve à la face supérieure du cerveau sont assez nombreuses, mais les fongus doivent être placés en première ligne. Le développement de ces tumeurs présente trois périodes assez distinctes. Dans la première période, la tumeur est intra-crânienne et elle déprime les circonvolutions ; cette période ne se traduit pas toujours par des troubles dans les fonctions cérébrales parce, que la compression se fait d'une manière lente et graduelle, de sorte que le cerveau s'habitue à cette compression. La seconde période se caractérise par l'usure et l'amincissement des os : c'est la période pariétale. On sent alors la crépitation parcheminée. La troisième période, ou période extra-crânienne, est constituée par une tumeur plus ou moins volumineuse, plus ou moins réductible et s'accompagnant de phénomènes de paralysies et de coma, quand on la réduit en partie ou en totalité.

FIGURE 2. — Face inférieure du cerveau recouvert de ses membranes.

EXPLICATION.

A. Coupe de la peau.
B. Coupe du muscle frontal.
C. Coupe du muscle temporal.
D. Coupe du muscle occipital.
E. Coupe de l'os frontal.
F. Coupe de l'os pariétal.
G. Coupe de l'os occipital.

H. Coupe de la dure-mère.
I. Coupe de la faux du cerveau.

I'. Coupe de la faux du cerveau.
J'. Coupe du sinus longitudinal supérieur.
J''. Coupe du sinus occipital.
K. Surface externe de l'arachnoïde.
L. Pie-mère.

M. Circonvolution cérébrale.
N. Anfractuosité du cerveau.
O. Lamelles du cervelet.
P. Protubérance annulaire.

1. Coupe de l'artère carotide interne.
2. Coupe de l'artère vertébrale.

3. Bulbe du nerf olfactif.
4. Coupe du nerf optique.
5. Coupe du nerf moteur oculaire commun.
6. Coupe du nerf pathétique.
7. Coupe de la cinquième paire (petite racine).
8. Coupe de la cinquième paire (grosse racine).

9. Coupe du nerf de Wrisberg.
10. Coupe du nerf moteur oculaire externe.
11. Coupe du nerf facial.
12. Coupe du nerf auditif.
13. Coupe du nerf glosso-pharyngien.
14. Coupe du nerf pneumogastrique.
15. Coupe du nerf spinal.
16. Coupe du nerf grand hypoglosse.
16'. Coupe du bulbe rachidien.
17. Coupe du tuber cinereum.

APPLICATIONS A LA PATHOLOGIE ET A LA MÉDECINE OPÉRATOIRE.

La face inférieure du cerveau offre les organes encéphaliques les plus importants à la vie, aussi est-elle protégée encore plus efficacement que la face supérieure. Néanmoins les contre-coup et les fractures y produisent des contusions et des lésions graves. Des épanchements sanguins, des inflammations y existent quelquefois, et alors il y a des phénomènes de paralysie sur le trajet des cordons nerveux qui sont voisins de cet épanchement ou de cette inflammation. Il en résulte que, d'après le nerf paralysé, on peut arriver à diagnostiquer le siège de l'épanchement.

Les épanchements intra-crâniens peuvent avoir divers sièges. Ainsi, le sang peut s'accumuler entre les os et la dure-mère, c'est le cas le plus fréquent. Il se collectionne aussi dans la cavité arachnoïdienne, dans la pie-mère ou au-dessous d'elle, dans la substance cérébrale, et enfin dans les ventricules. Le diagnostic du siège précis des épanchements sanguins ou purulents n'est pas encore très facile, et c'est sans doute cette difficulté qui arrête souvent l'intervention chirurgicale. (Voy. Manuel d'anatomie chirurgicale et topographique, par MM. Velpeau et Béraud. Paris, 1862, p. 60 et suiv., 2e édit.)

FIG. 1.

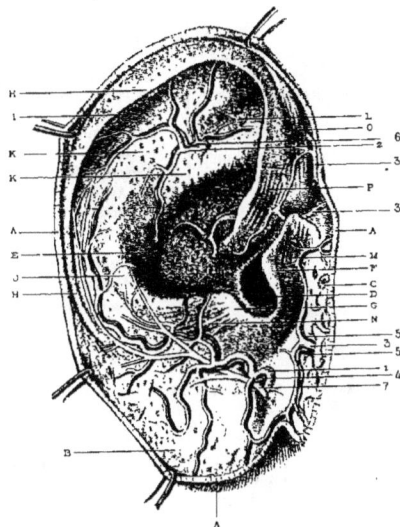

FIG 2.

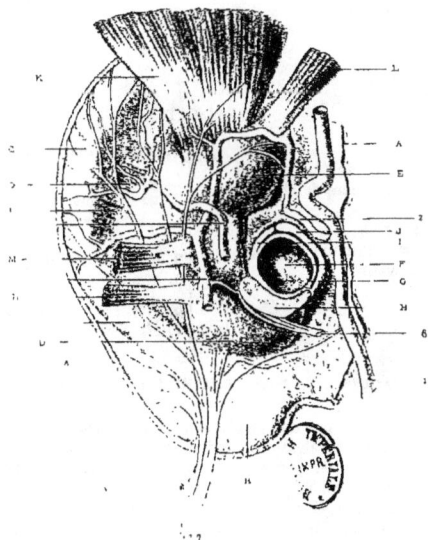

PLANCHE VII.

FIGURE 1. — **Région du pavillon de l'oreille.**

Face externe.

EXPLICATION.

A. Coupe de la peau.
B. Tissu cellulo-graisseux du lobule de l'oreille.
C. Loge fibreuse de la glande parotide.
D. Orifice extérieur du conduit auditif.
E. La conque, à la surface de laquelle se voient les globules.
F. Le tragus.
G. L'antitragus.
H. L'hélix.
I. Cavité de l'hélix.
J. L'anthélix.
K. Les deux branches de l'anthélix.
L. Fossette de l'anthélix.
M. Muscle du tragus.
N. Muscle de l'antitragus.

O. Grand muscle de l'hélix.
P. Petit muscle de l'hélix.

1. Artère auriculaire inférieure (branche de la carotide externe).
2. Artère auriculaire venant de la face interne de l'oreille.
3, 3'. Artères auriculaires antérieures, fournies par les artères parotidiennes s'anastomosant avec les auriculaires inférieure et supérieure.
4. Veine auriculaire inférieure.
5, 5'. Veines auriculaires inférieures.
6. Veine auriculaire supérieure.
7. Nerf auriculaire venant du plexus cervical.

APPLICATIONS A LA PATHOLOGIE ET A LA MÉDECINE OPÉRATOIRE.

La peau de la face externe du pavillon de l'oreille offre une quantité considérable de petites glandes dont le produit sert à lubrifier la région, et principalement la partie qui avoisine le conduit auditif externe. La présence de ces glandes rend compte de la fréquence des petites loupes ou tannes dans cette région. Ces petits kystes prennent quelquefois un volume considérable. On trouve encore entre la peau et le cartilage du pavillon des tumeurs sanguines qui ont ceci de spécial, qu'elles se voient surtout chez les aliénés et chez les boxeurs, et qui paraissent dues uniquement à une compression trop répétée ou à une contusion très violente.

Le tragus et l'antitragus sont quelquefois trop rapprochés, et, masquant ainsi l'entrée du conduit auditif, rendent l'ouïe un peu dure. Le traitement de cette difformité consiste à porter un cornet dilatateur, ou bien à exciser les parties trop déviées ou trop volumineuses.

FIGURE 2. — **Région du pavillon de l'oreille.**

Face interne.

EXPLICATION.

A. Coupe de la peau.
B. Lobule de l'oreille vu par sa face interne.
C. Convexité qui correspond à la gouttière de l'hélix.
D, E. Convexité de la conque.
F. Orifice du conduit auditif externe.
G. Coupe de la muqueuse du conduit auditif externe.
H, I, J. Coupe du cartilage auriculaire.
K. Muscle auriculaire supérieur.
L. Faisceau du même muscle.
M, N. Muscle auriculaire postérieur.

O. Muscle transverse des pavillons.

1. Artère temporale.
2. Artère auriculaire postérieure venant de la temporale et s'anastomosant avec l'auriculaire postérieure (branche de la carotide externe).
3, 4. Artères auriculaires postérieures.
5. Branches de l'artère auriculaire.
6. Nerf auriculaire de la 5e paire.
7, 7'. Nerf auriculaire du plexus cervical.

APPLICATIONS A LA PATHOLOGIE ET A LA MÉDECINE OPÉRATOIRE.

Les rapports de la face interne du pavillon de l'oreille expliquent pourquoi il faut éviter, dans les bandages de la tête, de comprimer ce pavillon contre les parois latérales du crâne : on a vu la gangrène de cet appendice résulter d'une compression trop forte. Il faut éviter aussi avec précaution, après les brûlures, qu'il ne s'établisse des adhérences entre le pavillon et le cuir chevelu. On atteindra ce but en interposant des corps étrangers, du linge, des pommades, etc.

Le lobule de l'oreille est quelquefois le siége d'une opération consistant dans sa perforation pour y suspendre des bijoux. L'absence de vaisseaux et de nerf dans cette partie rend compte de l'innocuité et du peu de douleur qui accompagne cette opération.

Un grand nombre de vaisseaux existent dans cette région, aussi n'est-il point rare d'y voir des tumeurs érectiles veineuses et artérielles offrant une certaine gravité, parce que la ligature d'un seul vaisseau ne peut y remédier, et que le plus souvent il faut avoir recours successivement à la ligature de la carotide externe, puis à celle de la carotide primitive, et même jusqu'à celle du tronc brachio-céphalique.

FIG. 1.

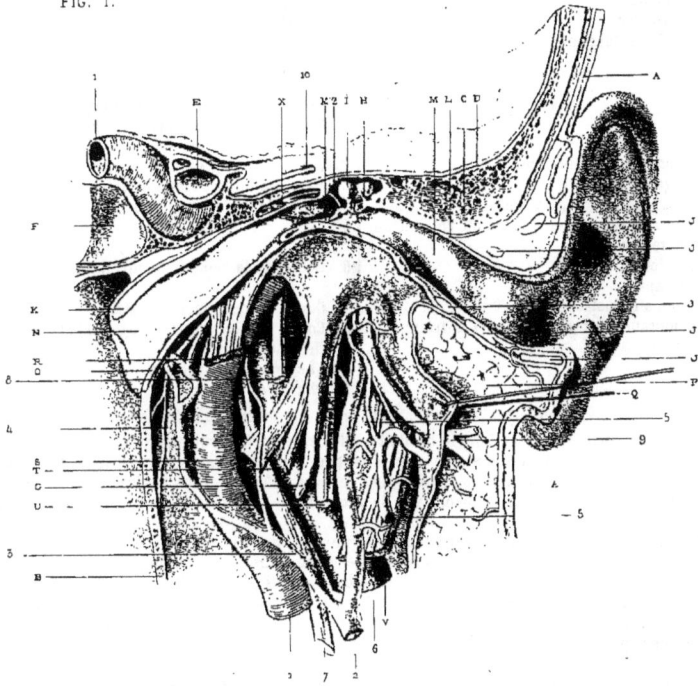

FIG. 2.

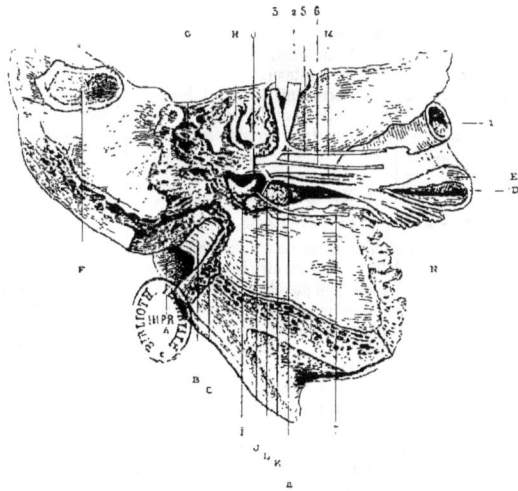

F Bis. del   Imp l'Ecole uni Paris.   Viste sc.

PLANCHE VIII.

FIGURE 1. — Région du conduit auditif externe.

EXPLICATION.

A. Coupe de la peau.
B. Coupe de la paroi postéro-latérale du pharynx.
C. Coupe de l'os temporal.
D. Coupe de la dure-mère.
E. Anneau fibreux de la dure-mère donnant passage à la 5° paire.
F. Sinus sphénoïdal.
G. Apophyse styloïde.
H. L'enclume.
I. Le marteau.
J. Coupe des cartilages du conduit auditif.
J'. Coupe du cartilage auriculaire.
K. Coupe du cartilage de la trompe d'Eustache.
L. Lieu où viennent s'adosser la muqueuse du conduit auditif externe et le périoste.
M. Conduit auditif externe.
M'. Membrane du tympan.
N. Cavité de la trompe d'Eustache.
O. Coupe de la membrane fibro-muqueuse de la trompe.
P. La glande parotide.
Q. L'aponévrose.
R. Muscle péristaphylin interne.

S. Muscle stylo-pharyngien.
T. Muscle stylo-glosse.
U. Muscle stylo-hyoïdien.
V. Muscle digastrique.
X. Muscle interne du marteau.
Z. Tendon réfléchi de ce muscle.

1. Coupe de l'artère carotide interne.
2. Coupe du tronc commun des artères pharyngienne inférieure et occipitale.
3. Artère pharyngienne inférieure.
4. Ramification artérielle de la pharyngienne.
5. Coupe de l'artère auriculaire.
5'. Artère stylo-mastoïdienne.
6. Coupe de la veine jugulaire interne.
7. Coupe du nerf pneumogastrique.
8. Coupe du nerf grand hypogastrique.
9. Nerf facial.
10. Le grand nerf pétreux.
11. La corde du tympan.

APPLICATIONS A LA PATHOLOGIE ET A LA MÉDECINE OPÉRATOIRE.

On trouve souvent des corps étrangers dans le conduit auditif externe. Le cérumen produit par les glandes de ce conduit, se concrète quelquefois et forme un véritable corps étranger. Pour extraire ces corps, il faut essayer d'abord les injections et la pince. La cuvette articulée est très utile dans les cas difficiles. Tous les instruments doivent être introduits avec précaution pour ne pas blesser la membrane du tympan, et pour cela il faut de préférence suivre le côté inférieur et antérieur du conduit.

Les divers éléments qui constituent le conduit auditif externe expliquent la variété de ses inflammations. Nous en admettrons cinq principales : 1° l'otite superficielle ou érythémateuse, 2° l'otite furonculeuse, 3° l'otite glanduleuse, 4° l'otite phlegmoneuse, l'otite ostéo-périostale. Chacune de ces variétés peut être à l'état aigu ou à l'état chronique.

Des difformités, telles que l'absence congénitale, l'obturation congénitale, l'étroitesse naturelle ou acquise, ne sont point rares dans ce canal. L'absence congénitale est au-dessus des ressources de l'art ; les deux autres affections peuvent être combattues efficacement par l'excision ou la dilatation.

FIGURE 2. — Région de la caisse du tympan.

EXPLICATION.

A. Orifice externe du conduit auditif externe.
B. La membrane muqueuse qui tapisse le conduit auditif externe.
C. Coupe des parois osseuses de ce même conduit.
D. Cavité de la trompe d'Eustache.
E. Coupe de la paroi cartilagineuse de la trompe d'Eustache.
F. Le sinus latéral.

G. Cellules mastoïdiennes supérieures et postérieures.
H. Canaux semi-circulaires.
I. L'enclume.
J. Le marteau.
K. Partie inférieure et interne de la membrane du tympan près de l'ouverture de la trompe d'Eustache.
L. Le tendon du muscle interne du marteau.
M. Muscle interne du marteau

N. Muscle péristaphylin interne.

O. Caisse du tympan.

1. Coupe de l'artère carotide interne.
2. Le nerf auditif.
3. Le nerf facial.
4. Ganglion géniculé.
5. Grand nerf pétreux.
6. Petit nerf pétreux.
7. Corde du tympan.

APPLICATIONS A LA PATHOLOGIE ET A LA MÉDECINE OPÉRATOIRE.

La membrane du tympan établit une limite naturelle entre la région précédente et la caisse. Or, cette membrane joue un grand rôle dans la pathologie auriculaire ; elle peut être le siège de nombreuses inflammations venant, soit de la caisse, soit du conduit auditif externe ; elle est aussi quelquefois perforée, soit par l'inflammation, soit par des corps vulnérants. Après sa destruction, on a proposé de la remplacer par une membrane artificielle, dite *tympan artificiel*, mais aujourd'hui on y renonce, et l'usage d'un bourdonnet de coton suffit très bien.

On a proposé de détruire cette membrane ou de la perforer dans les abcès de la caisse du tympan, dans l'épaississement de cette membrane elle-même, dans l'obstruction, le rétrécissement ou l'oblitération de la trompe d'Eustache. Aujourd'hui cette opération est à peu près abandonnée.

L'inflammation de la caisse du tympan a reçu le nom d'*otite interne*. Plusieurs circonstances donnent à cette maladie un caractère de gravité tout spécial ; ce sont : 1° la position de l'organe au centre même de l'appareil et tout près de l'encéphale, dont il n'est séparé en haut que par une couche osseuse assez mince ; 2° ses rapports avec la trompe d'Eustache et avec les cellules mastoïdiennes, ce qui favorise la propagation des inflammations de l'une de ces parties aux deux autres, et réciproquement ; 3° son étroitesse et son inextensibilité, de sorte que l'inflammation y prend bientôt tous les caractères de l'étranglement ; 4° la présence dans son intérieur d'une chaîne d'osselets dont les articulations peuvent se souder et que la nécrose peut atteindre ; 5° l'existence de nerfs volumineux, tels que la corde du tympan et le plexus tympanique, ce qui explique les douleurs atroces de l'otite interne.

FIG. 1.

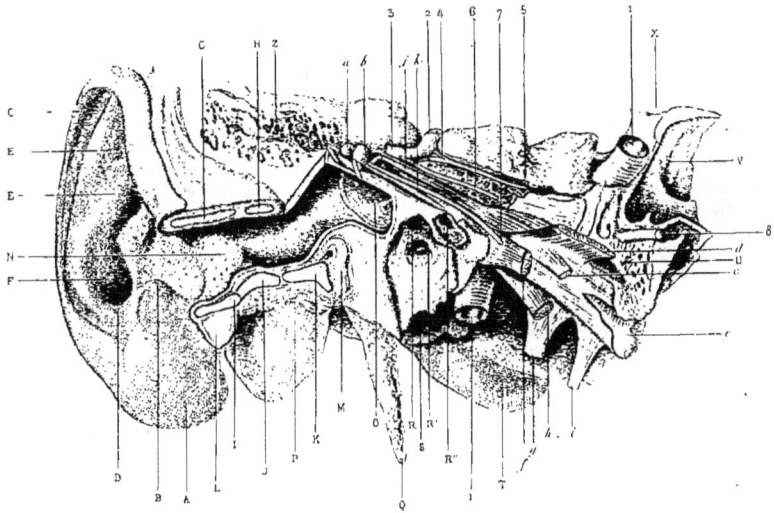

FIG. 2

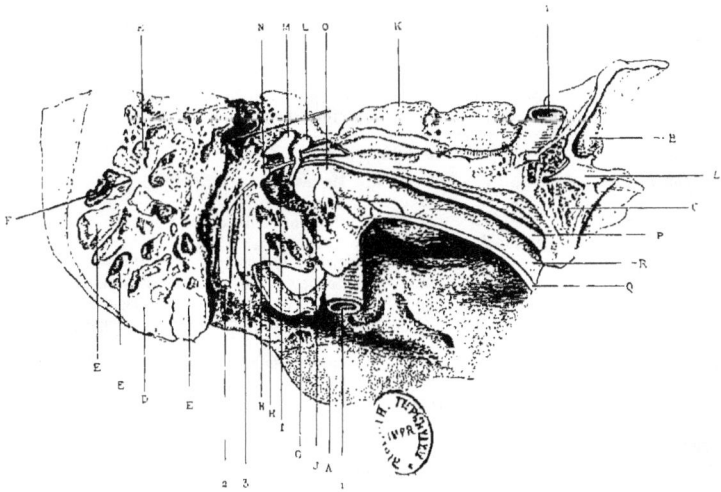

PLANCHE IX.

FIGURE 1. — **Régions de l'appareil de l'audition dans leur ensemble.**

EXPLICATION.

A. Lobule de l'oreille.
B. Le tragus.
C. L'hélix.
D. L'anthélix.
E. Branche postérieure de l'anthélix.
E'. Branche antérieure de l'anthélix.
F. Conque auditive.
G. Coupe de l'anneau cartilagineux externe.
H. Coupe du deuxième cerceau cartilagineux.
I. Coupe du premier cerceau cartilagineux.
J. Coupe du deuxième cerceau cartilagineux.
K. Troisième anneau cartilagineux du conduit auditif externe.
L. Section du tissu cellulaire.
M. Bourse séreuse facilitant les glissements du conduit auditif externe sur la base de l'apophyse styloïde.
N. Conduit auditif externe avec ses inflexions, sa direction, ses courbures et ses glandes cérumineuses.
O. Membrane du tympan. vue par sa face externe, et suivant sa direction par rapport à l'axe du conduit auditif externe.
P. Apophyse mastoïde.
Q. Apophyse styloïde.
R. Ouverture de la cellule jugulaire antérieure dans la caisse du tympan.
R'. Ouverture de la cellule jugulaire inférieure dans la caisse du tympan.
R''. Ouverture de la cellule jugulaire interne dans la même caisse.

S. Fosse jugulaire.
T. Surface articulaire de l'occipital.
U. Section de l'apophyse ptérygoïde.
V. Sinus sphénoïdal.
X. Selle turcique.
Z. Cellule mastoïdienne supérieure.
a. L'enclume.
b. Le marteau.
c. Ouverture pharyngienne de la trompe.
d. Faisceau supérieur du muscle péristaphylin externe.
e. Faisceau moyen du même muscle.
f. Faisceau inférieur du même muscle.
g. Faisceau d'insertion supérieure du péristaphylin interne.
h. Petit faisceau musculaire allant de la trompe aux parois latérales du pharynx.
i. Autre petit faisceau musculaire offrant les mêmes dispositions.
j. Muscle interne du marteau.
k. Muscle externe du marteau.

1. Carotide interne.

2. Nerf facial dans le conduit auditif interne.
3. Nerf facial engagé dans l'aqueduc de Fallope.
4. Ganglion géniculé.
5. Grand nerf pétreux.
6. Petit nerf pétreux.
7. Corde du tympan.
8. Nerf vidien.

APPLICATIONS A LA PATHOLOGIE ET A LA MÉDECINE OPÉRATOIRE.

La bourse séreuse qui existe à l'extrémité inférieure et interne du conduit auditif externe n'a pas été décrite avant nous. Les affections de cette bourse séreuse seront désormais étudiées et il est probable que certains abcès que l'on croit venir de la parotide n'ont pas d'autre siége. Les épanchements sanguins trouvés chez les boxeurs et chez les aliénés ne seraient-ils point dans cette cavité?

Sur le devant de la fosse jugulaire on voit trois ouvertures qui font communiquer les cellules que nous avons appelées *jugulaires*, avec la caisse du tympan : fait anatomique important dont profiteront la physiologie et la pathologie.

FIGURE 2. — **Région de la caisse du tympan et ouvertures des cellules mastoïdiennes et jugulaires, de la trompe d'Eustache et des fenêtres ronde et ovale.**

EXPLICATION.

A. Condyle de l'occipital.
B. Sinus sphénoïdal.
C. Coupe de l'apophyse ptérygoïde.
D. Coupe transversale de la partie moyenne de l'apophyse mastoïde.
E. Cellules mastoïdiennes.
F. Tige pour montrer la communication de ces cellules avec la caisse du tympan.
G. Fosse jugulaire.
H. Cellules jugulaires communiquant avec la caisse.
I. Paroi interne de la caisse du tympan.
J. Anfractuosité de la portion inférieure de la caisse du tympan.
K. Partie supérieure du rocher.

L. Marteau.
M. Enclume.
N. Portion de la caisse traversée par le nerf du même nom.
O. Orifice tympanique de la trompe d'Eustache.
P. Coupe de la paroi cartilagineuse de la trompe.
Q. Coupe de la paroi membraneuse.
R. Ouverture gutturale de la trompe.

1. Carotide interne traversant la base du crâne en arrière de la trompe.

2. Nerf facial.
3. Corde du tympan.

APPLICATIONS A LA PATHOLOGIE ET A LA MÉDECINE OPÉRATOIRE.

La structure fibreuse, osseuse et cartilagineuse de la trompe d'Eustache explique pourquoi celle-ci est toujours béante et pourquoi ses rétrécissements sont si rares. Néanmoins elle est quelquefois obstruée par du mucus, ou bien comprimée par des tumeurs voisines, et il en résulte une abolition plus ou moins complète de l'ouïe. Pour remédier à cet état, on pratique le cathétérisme de la trompe d'Eustache, et l'on fait suivre quelquefois cette opération d'une injection d'air ou de vapeur d'éther. La direction, la forme, la capacité de la trompe d'Eustache, les rapports précis de son extrémité gutturale, que nous avons représentés dans diverses figures, soit à propos de l'oreille, soit à propos des fosses nasales et du pharynx, sont propres à guider le chirurgien dans le manuel opératoire de cette opération. La situation de l'extrémité gutturale de la trompe d'Eustache fait qu'on peut y arriver, soit par la bouche, soit par les fosses nasales. La première voie a été suivie d'abord, mais aujourd'hui la voie par les fosses nasales est préférée.

FIG 1.

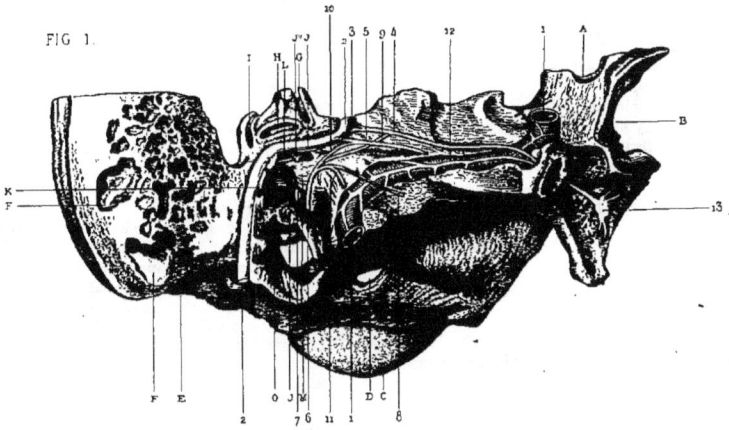

FIG 2.

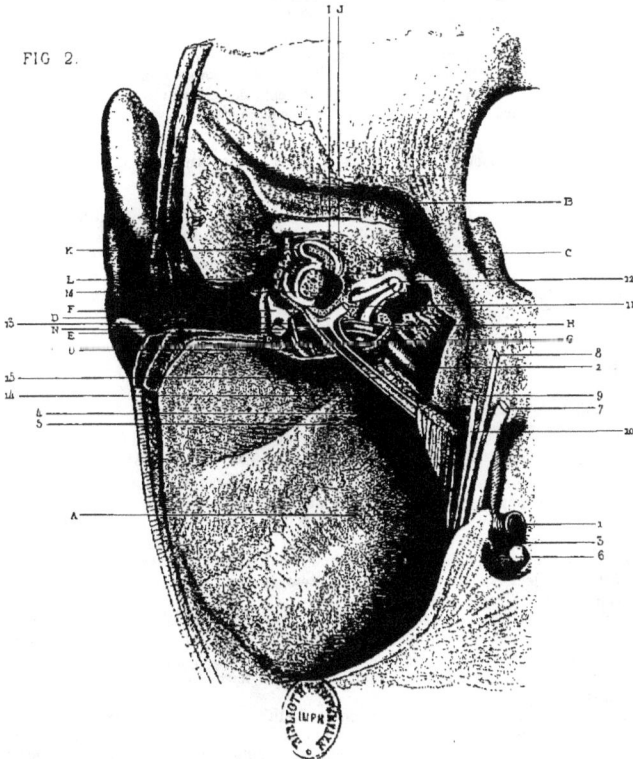

PLANCHE X.

Figure 1. — Région de l'oreille moyenne.

EXPLICATION.

A. Selle turcique.
B. Paroi externe du sinus sphénoïdal.
C. Condyle de l'occipital.
D. Trou condylien antérieur.
E. Coupe de l'apophyse mastoïde dans sa partie postérieure.
F. Cellules mastoïdiennes.
G. Canal demi-circulaire supérieur.
H. Canal demi-circulaire externe.
I. Canal demi-circulaire postérieur.
J. Fenêtre ronde.
J'. Fenêtre ovale.
J''. Étrier.
K. Muscle de l'étrier.
L. Tendon de ce muscle.
M. Le promontoire.

1. Carotide interne accompagnée par le nerf grand sympathique.
2. Nerf facial.
3. Ganglion géniculé.
4. Grand nerf pétreux.
5. Petit pétreux.
6. Rameau de Jacobson.
7. Branche du rameau de Jacobson se distribuant à la fenêtre ronde et à la muqueuse de la caisse.
8. Branche du rameau de Jacobson allant à la trompe d'Eustache.
9. Branche du rameau de Jacobson allant s'anastomoser avec le grand nerf pétreux.
10. Petit filet du rameau de Jacobson s'anastomosant avec le petit pétreux, et fournissant, chemin faisant, une petite branche qui se distribue à la muqueuse dans le voisinage de la fenêtre ovale.
11. Anastomose du rameau de Jacobson avec le grand sympathique.
12. Grand sympathique.
13. Ganglion sphéno-palatin.

APPLICATIONS A LA PATHOLOGIE ET A LA MÉDECINE OPÉRATOIRE.

La caisse du tympan renferme de l'air qui est en communication avec les cellules mastoïdiennes et avec le pharynx, par le moyen de la trompe d'Eustache. Si l'on place le stéthoscope sur la base de l'apophyse mastoïde, et si l'on recommande en même temps à la personne sur laquelle on fait l'expérience de boucher avec le doigt la narine du côté opposé, et de souffler fortement par la narine libre, on entend distinctement un souffle qui indique la pénétration de l'air dans les cellules mastoïdiennes. S'il se trouve un peu de mucosité dans la trompe d'Eustache ou dans la caisse du tympan, on entend un gargouillement analogue à un râle muqueux. Avec l'habitude on peut distinguer diverses variétés dans ces bruits, et diagnostiquer ainsi les altérations de la caisse du tympan, des cellules mastoïdiennes ou de la trompe d'Eustache ; mais il faut reconnaître cependant que ce sujet demande encore quelques recherches.

Figure 2. — Région de l'oreille interne.

EXPLICATION.

A. Fosse cérébrale moyenne.
B. Fosse cérébelleuse.
C. Trou déchiré postérieur.
D. Membrane du tympan.
E. Marteau vu par sa partie supérieure.
F. Enclume vue par sa partie supérieure.
G. Limaçon.
H. La rampe du limaçon.
I. Vestibule.
J, K. Canal demi-circulaire postérieur.
L. Canal demi-circulaire externe.

M. Canal demi-circulaire supérieur.
N. Tendon du muscle interne du marteau.
O. Muscle externe du marteau.
1. Carotide interne donnant naissance à l'ophtalmique.
2. Carotide interne vue dans son passage à travers le rocher et dans son rapport avec le limaçon.
3. Origine de l'artère ophthalmique.
4. Artère méningée moyenne.

5. Veine méningée moyenne.
6. Nerf optique.
7. Nerf moteur oculaire commun.
8. Nerf pathétique.
9. Nerf moteur oculaire externe.
10. Nerf trijumeau.
11. Nerf facial.
12. Nerf auditif.
13. Corde du tympan.
14. Petit pétreux.
15. Grand nerf pétreux.

APPLICATIONS A LA PATHOLOGIE ET A LA MÉDECINE OPÉRATOIRE.

Le labyrinthe, ou oreille interne, est la partie fondamentale de l'appareil de l'audition. Il peut être atteint dans les affections du rocher, en même temps qu'il est exposé à des altérations congénitales et accidentelles. Toutes ces affections sont difficiles à traiter et à reconnaître, à cause de l'exiguïté de l'organe, comme à cause de la profondeur, de la position et de l'épaisseur de son enveloppe.

Dans l'otite interne, l'inflammation, qui a d'abord occupé la caisse, a pu gagner facilement le labyrinthe, et l'on a trouvé alors de la rougeur et de la matière sanguinolente autour du nerf auditif, ce qui explique la surdité temporaire et quelquefois permanente qui suit cette maladie.

Les rapports et la structure du labyrinthe peuvent rendre compte des diverses théories proposées pour expliquer l'écoulement du liquide séreux qui accompagne les fractures du rocher. On a fait tour à tour venir ce liquide d'un caillot sanguin formé dans le foyer de la fracture, du sinus latéral, du liquide de Cotugno, et enfin de l'espace sous-arachnoïdien et de la cavité de l'arachnoïde. Aujourd'hui il est reconnu que le plus souvent c'est le liquide céphalo-rachidien qui est la source de cet écoulement.

Pour que cet écoulement ait lieu au dehors par le conduit auditif externe, il faut que la membrane du tympan soit déchirée. La paroi externe du vestibule présente la membrane de la fenêtre ronde et plusieurs autres orifices qui font communiquer toutes les cavités labyrinthiques avec le vestibule. Il résulte de là que, si la fenêtre ronde est ouverte, tout le liquide labyrinthique s'échappera dans la caisse, et arrivera, soit dans le conduit auditif externe, à travers la membrane du tympan déchirée ou perforée, soit dans le pharynx, en passant par la trompe d'Eustache. C'est en effet ce qui a lieu dans les fractures du rocher. Mais pour cela, il faut nécessairement que le vestibule communique avec la caisse, soit par une fissure, soit par la déchirure de la membrane de la fenêtre ronde. Cette membrane peut du reste être déchirée et le liquide s'échapper, sans qu'il y ait fracture du rocher. C'est du moins ce que démontrent quelques observations récentes.

FIG. 1.

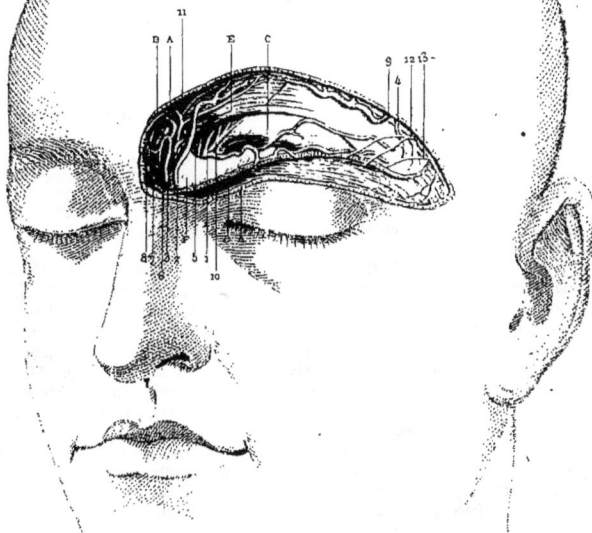

FIG. 2.

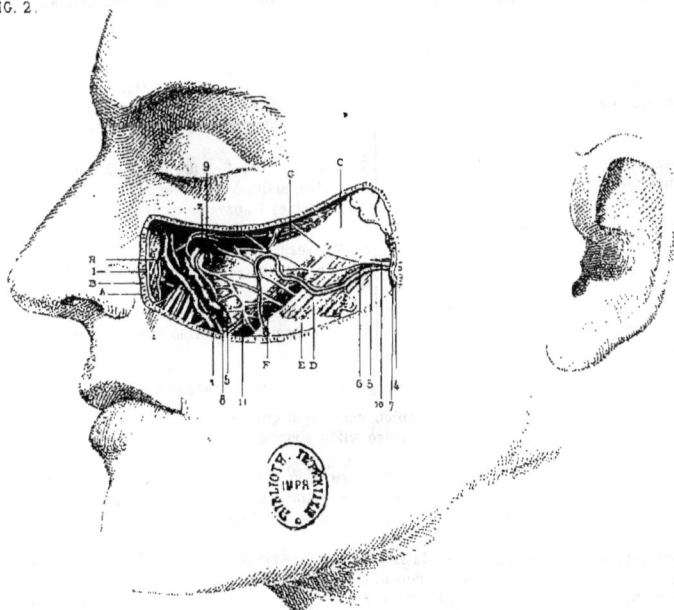

F Bion del   Imp. l'Chardon ainé, Paris   Visto sc

PLANCHE XI.

FIGURE 1. — Région sourcilière ou sus-orbitaire.

EXPLICATION.

A. Coupe de la peau limitant la région.
B. Coupe du fascia sous-cutané.
C. Os frontal et arcade sourcilière constituant le squelette de la région.
D. Coupe du muscle orbiculaire des paupières.
E. Muscle sourcilier.
F. Aponévrose palpébrale.

1. Artère frontale externe.
2. Artère frontale interne (branche terminale).
3. Artère frontale interne (branche terminale).
4. Artère établissant une anastomose entre l'artère frontale externe et l'artère temporale.

5. Veine frontale externe.
6. Veines frontales internes.
7, 8. Veines frontales superficielles (branches de la veine préparate).
9. Veine établissant une anastomose entre le veines frontales et les veines temporales.

10. Nerf frontal externe (5ᵉ paire).
11. Nerf frontal interne (branche terminale, 5ᵉ paire).
12. Nerf du muscle orbiculaire des paupières venant du nerf facial (7ᵉ paire).
13. Nerf allant spécialement au muscle palpébral, venant du nerf facial (7ᵉ paire).

APPLICATIONS A LA PATHOLOGIE ET A LA MÉDECINE OPÉRATOIRE.

Cette région constitue une sorte de promontoire destiné à protéger les parties sous-jacentes, telles que le cerveau et l'appareil de la vision. Cependant si elle amortit les coups, elle peut aussi les transmettre ; et si la violence est trop considérable, il en résultera un ébranlement du centre nerveux ou de l'appareil de la vision. C'est ce qui explique la possibilité des amauroses et des troubles nerveux de l'encéphale à la suite des coups portés sur cette région.

Le squelette est fortement arqué et un peu obtus au dedans, tandis qu'il est plus saillant et plus mince en dehors. Cette disposition rend compte de la gravité des plaies qui suivent les chutes sur la région. Ainsi, en apparence, à l'extérieur, il n'y a quelquefois que peu ou point de désordres, tandis que profondément il existe des lésions sérieuses. Cela tient à ce que les parties molles du sourcil, trouvant un point d'appui sur le sol, ont été déchirées par le bord même de l'arcade sourcilière, avec d'autant plus de force qu'elles sont plus près de l'os.

Il existe souvent des kystes pileux dans la région sourcilière, on peut les ouvrir et détruire la poche avec le nitrate d'argent ou par l'excision. Mais dans cette opération, pour éviter la difformité de la cicatrice et pour la cacher, il faut faire l'excision sur la peau recouverte de poils, après l'avoir préalablement rasée. Si la peau couverte de poils ne correspond pas à la tumeur, on peut la faire glisser un peu. Quelquefois ces kystes adhèrent au périoste, il faut pour les guérir en pratiquer l'ablation totale avec beaucoup d'attention.

FIGURE 2. — Région sous-orbitaire ou zygomatique, ou zygomato-maxillaire.

EXPLICATION.

A. Coupe de la peau limitant la région.
B. Coupe du fascia sous-cutané.
C. Os malaire.
D. Muscle grand zygomatique.
E. Aponévrose du muscle grand zygomatique.
F. Muscle petit zygomatique.
G. Muscle orbiculaire des paupières.
H. Muscle élévateur commun de l'aile du nez et de la lèvre supérieure.
I. Aponévrose du muscle élévateur commun.

1. Artère faciale allant s'anastomoser avec les branches frontales de l'ophthalmique.
2. Artère sous-orbitaire (branche de la maxillaire interne).

3. Artère transversale de la face.
4. Artère transversale de la face allant se perdre au niveau de l'os malaire et venant de l'artère carotide externe.

5. Veine accompagnant l'artère faciale et prenant le nom d'angulaire à sa partie supérieure.
6, 7. Veines transversales de la face.
8. Vaisseau lymphatique.
9. Nerf sous-orbitaire et ses ramifications.

10. Nerf facial (branches terminales).
11. Plexus nerveux formé par les filets du facial et du tri-jumeau.

APPLICATIONS A LA PATHOLOGIE ET A LA MÉDECINE OPÉRATOIRE.

Cette région présente une gouttière oblique : c'est le sillon naso-jugal qui s'étend du grand angle de l'œil à la région génienne et sépare la fosse canine de la pommette. Un autre sillon s'étend de l'aile du nez aux lèvres, c'est le sillon naso-labial.

Le périoste se continue en bas avec le périoste alvéolo-dentaire, d'où la propagation des inflammations des gencives jusqu'au rebord de l'orbite. Le bord inférieur de l'os jugal offre une éminence dite *tubercule malaire*, à laquelle M. Nélaton fait jouer un rôle important dans la luxation de la mâchoire. Ce serait, en effet, à ce tubercule que s'accrocherait l'apophyse coronoïde.

Une opération est pratiquée dans cette région, c'est la section du nerf sous-orbitaire dans les cas de névralgies rebelles. Sans discuter ici la valeur de cette opération, nous devons dire qu'on peut la faire, soit du côté de la peau, soit du côté de la muqueuse buccale. Du côté de la peau on peut attaquer le nerf à sa sortie du trou ou bien avant sa sortie. Nous préférons employer le dernier procédé, parce qu'il permet d'atteindre plus facilement toutes les branches. Quant à la section du côté de la bouche, elle ne nous offre aucun avantage pour compenser ses inconvénients et ses difficultés.

FIG. 1.

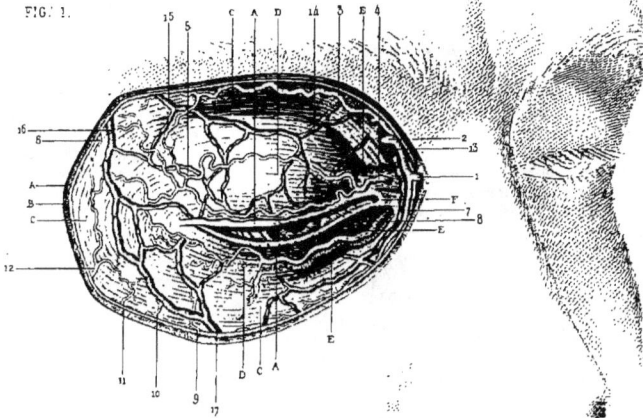

FIG 2

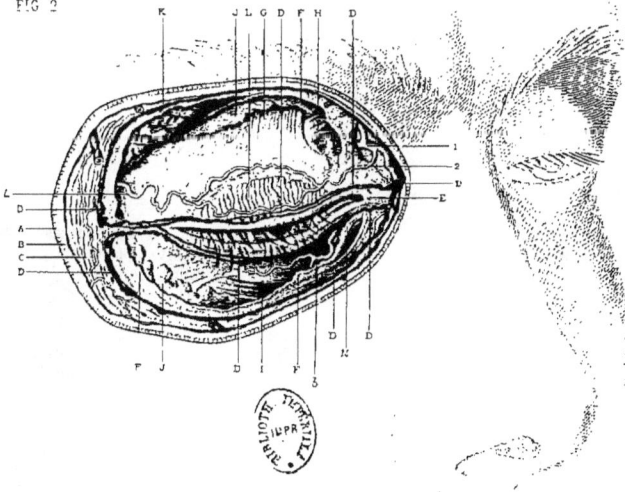

PLANCHE XII.

FIGURE 1. — Région palpébrale.

Plan superficiel.

EXPLICATION.

A. Coupe de la peau limitant la région.
B. Coupe du fascia sous-cutané.
C. Muscle orbiculaire des paupières.
D. Portion palpébrale de l'orbiculaire.
E. Coupe de quelques fibres musculaires pour laisser voir les artères palpébrales supérieure et inférieure venant de la frontale interne (branche de l'artère ophthalmique).
F. Tendon de l'orbiculaire des paupières.

1. Artère frontale interne.
2. Artère frontale externe s'anastomosant avec une branche de l'artère frontale interne.
3. Artère palpébrale fournie par la frontale externe.
4. Artère palpébrale supérieure se subdivisant en deux branches, et s'anastomosant avec la palpébrale inférieure et des branches fournies par la frontale externe et la temporale.
5. Plexus artériel résultant de l'anastomose des artères palpébrales et frontales.

6. Artère terminale de la temporale antérieure superficielle.
7. Artère palpébrale fournie par la frontale interne.
8. Artère palpébrale inférieure.
9. Ramuscule artériel venant de l'artère sous-orbitaire et s'anastomosant avec l'artère palpébrale inférieure.
10, 11. Rameaux artériels venant de l'artère transversale de la face.
12. Rameau artériel venant de l'artère temporale et s'anastomosant avec les rameaux précédents et avec les artères palpébrales.
13. Veine frontale externe.
14. Veine palpébrale supérieure.
15. Veine temporale s'anastomosant avec la veine palpébrale supérieure.
16. Veine temporale s'anastomosant avec la veine palpébrale inférieure.
17. Veine faciale et palpébrale anastomosée avec la précédente.

APPLICATIONS A LA PATHOLOGIE ET A LA MÉDECINE OPÉRATOIRE.

Les veines et les artères qui existent en grand nombre dans les diverses couches des paupières, leur volume considérable, ainsi que leurs nombreuses et larges anastomoses, expliquent pourquoi les ecchymoses y sont fréquentes et faciles à produire, et rendent compte aussi du siège de prédilection des tumeurs érectiles pour cette région.

L'inflammation des paupières a reçu le nom de *blépharite*, et l'on en distingue plusieurs variétés, d'après le siège. Lorsque l'inflammation occupe le tissu cutané, c'est la *blépharite érysipélateuse*. Si elle est dans le tissu cellulaire, c'est la *blépharite phlegmoneuse*. Si elle a pour siège le bord libre, c'est la *blépharite ciliaire*. Chacune de ces variétés comprend encore des subdivisions.

FIGURE 2. — Région palpébrale.

Plan profond.

EXPLICATION.

A. Coupe de la peau limitant la région.
B. Coupe de l'aponévrose du muscle orbiculaire des paupières.
C. Muscle orbiculaire des paupières.
D. Coupe du muscle orbiculaire des paupières.
E. Tendon du muscle orbiculaire des paupières.
F. Coupe de l'aponévrose palpébrale.
G. Tendon du muscle élévateur de la paupière supérieure.
H. Tendon du muscle grand oblique.
I. Muscle petit oblique.

J. Tissu graisseux situé au-dessous de l'aponévrose palpébrale
K. Glande lacrymale (portion palpébrale).
L. Glandes de Meibomius.
M. Sac lacrymal ouvert.

1. Artère frontale interne, branche de l'ophthalmique.
2. Ramification de cette artère sur le cartilage tarse.
3. Artère palpébrale inférieure venant de l'artère frontale interne.
4. Artère s'anastomosant avec la palpébrale supérieure.

APPLICATIONS A LA PATHOLOGIE ET A LA MÉDECINE OPÉRATOIRE.

Les contusions sont ici fréquemment suivies d'ecchymoses larges, à cause de la laxité des tissus. Quelquefois l'infiltration sanguine est tellement grande, qu'il en résulte un gonflement qui empêche la vision et nécessite une incision pour débarrasser le malade tout de suite.

Les plaies de cette région peuvent intéresser tous les tissus, depuis la peau jusqu'à la conjonctive ; elles sont tantôt verticales, tantôt horizontales, tantôt obliques. Les plaies verticales comprenant toute l'épaisseur de la paupière, laissent quelquefois une solution de continuité qui constitue une sorte de bec-de-lièvre désigné sous le nom de *coloboma*.

Les plaies qui siégent en dehors peuvent atteindre la glande lacrymale : elles sont quelquefois suivies de fistules lacrymales. Celles qui occupent l'angle interne de l'œil peuvent ouvrir les conduits lacrymaux, et amener ainsi des fistules de ces conduits. Les serres-fines rendront ici des services très grands pour obtenir la réunion de toutes ces solutions de continuité.

Les brûlures, comme le phlegmon, la pustule maligne, détruisent souvent les paupières à une profondeur plus ou moins grande. Dans toutes ces circonstances, il survient des cicatrices plus ou moins difformes et auxquelles on remédie par la blépharoplastie partielle ou totale. Mais il faut bien savoir que si le muscle orbiculaire a été respecté, la réparation de la paupière sera d'autant plus utile que les mouvements de ce voile protecteur ne seront pas abolis.

Quelquefois la paupière ne peut se relever, c'est là la *blépharoptose*, ou *ptosis*, qui, lorsqu'elle est complète, met obstacle à la vision, et que l'on combat en réveillant la contractilité du muscle élévateur. On a conseillé des incisions ou des excisions pour combattre cette affection; mais l'utilité de ces opérations est douteuse.

Les paupières sont rarement le siége d'ulcères. Cependant elles sont affectées quelquefois de chancres qui revêtent une physionomie toute spéciale et s'accompagnent d'une adénite sous-maxillaire, quand le chancre est à la paupière inférieure, et d'une adénite préauriculaire, quand le chancre occupe le côté externe et supérieur de la région palpébrale.

Les kystes des paupières sont fréquents. Avant de les opérer, il faut bien s'assurer s'ils sont plus voisins de la muqueuse que de la peau, afin de les attaquer du côté où la saillie est la plus forte. Sans cette précaution on s'expose à faire une boutonnière à la paupière.

Sur le bord libre des paupières, on voit se développer souvent des inflammations furonculeuses, dites *orgelets*, dont le siége n'est pas bien connu et qui tiennent à un état particulier de l'organisme.

Des opérations nombreuses et variées ont été instituées pour remédier aux vices de conformation acquis ou congénitaux des paupières. Pour donner un aperçu de ces opérations, rappelons les vices de conformation des paupières. Ce sont: 1° leur absence; 2° leur brièveté (*lagophthalmie*); 3° l'étroitesse de leur ouverture (*phimosis palpébral*); 4° leur hypertrophie partielle (*épicanthus*); 5° leur division anormale (*coloboma*); 6° l'union plus ou moins complète de leur bord libre (*ankyloblépharon*); 7° leur adhérence au globe oculaire (*symblépharon*); 8° les déviations des cils (*trichiasis*); 9° les déviations de leur bord libre et de leur face portés en dedans (*entropion*), ou en dehors (*ectropion*).

FIG. 1.

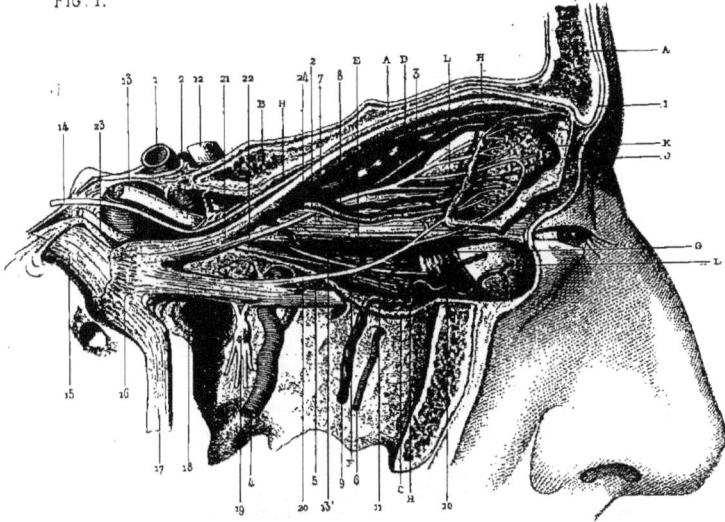

FIG. 2.

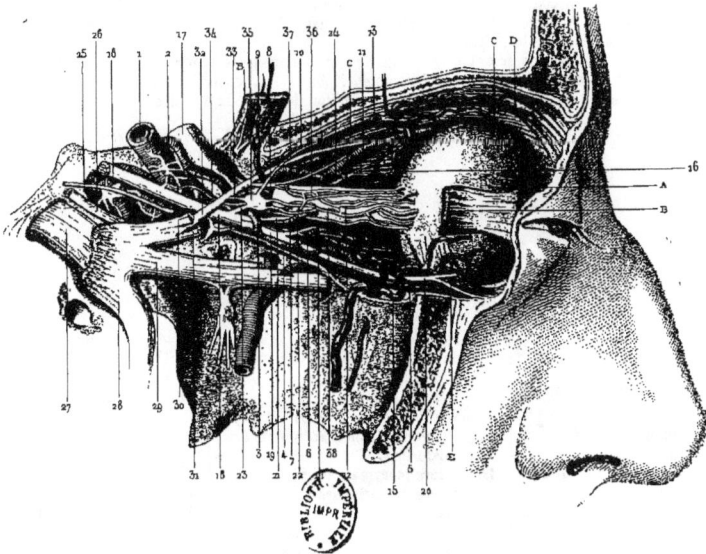

F Bion del   Imp. F Chardon ainé, Paris.   Pierre sc.

LIBRAIRIE GERMER BAILLIÈRE.

PLANCHE XIII.

FIGURE 1. — **Région orbitaire.**

Face externe. Plan superficiel.

EXPLICATION.

A. Coupe de l'os frontal.
B. Coupe du sphénoïde.
D. Muscle élévateur de la paupière supérieure.
E. Muscle droit externe.
F. Muscle droit inférieur.
G. Muscle petit oblique.
H. Coupe du périoste orbitaire.
I. Coupe du périoste du front.
J. Coupe de la loge aponévrotique de la glande lacrymale.
K. Glande lacrymale.
L. Globe oculaire.

1. Coupe de l'artère carotide interne.
2. Artère lacrymale (branche de l'ophthalmique).
3. Artère sus-orbitaire.

4. Coupe d'une des branches de la maxillaire interne.
5. Artère qui accompagne le nerf sous-orbitaire.
6. Artère sous-orbitaire surnuméraire (anomalie).
7. Veine ophthalmique.
8. Veine lacrymale.
9. Veine sous-orbitaire.
10. Branches veineuses venant de la choroïde.
11. Branches veineuses venant du muscle droit inférieur.
12. Nerf optique.
13. Nerf moteur oculaire commun.
13'. Branche du moteur oculaire commun allant au petit oblique.

14. Nerf pathétique.
15. Nerf trijumeau.
16. Ganglion de Gasser.
17. Nerf maxillaire inférieur.
18. Nerf maxillaire supérieur.
19. Ganglion sphéno-palatin.
20. Nerf lacrymal fourni par le maxillaire supérieur.
21. Branche ophthalmique ou nerf de Willis (5e paire).
22. Nerf lacrymal fourni par la branche ophthalmique.
23. Nerf moteur oculaire externe.
24. Nerf fourni par le ganglion ophthalmique allant se ramifier dans la glande lacrymale et suivant le même trajet que l'artère lacrymale.

APPLICATIONS A LA PATHOLOGIE ET A LA MÉDECINE OPÉRATOIRE.

La face externe de la région orbitaire nous présente sur un premier plan la capsule fibreuse de la glande lacrymale. La glande lacrymale s'enfonce plus ou moins profondément dans l'orbite. Si elle reste superficielle, l'extirpation peut être faite sans danger, parce que la cavité orbitaire proprement dite ne sera pas ouverte. Si elle est trop profonde, cette opération sera difficile et souvent dangereuse. Aujourd'hui, on ne peut du reste penser à cette extirpation que pour des cancers ou des hypertrophies de cette glande. Le chirurgien qui la ferait pour remédier à un épiphora, comme on l'a proposé, serait blâmable.

Du reste, par la face externe cette région est efficacement protégée, de sorte que ses blessures sont très rares, et si elles pouvaient avoir lieu, ce serait le muscle droit externe qui recevrait la première lésion. Le muscle droit externe reçoit à lui tout seul un nerf spécial, c'est le nerf moteur oculaire externe ; aussi est-il moins sujet que les autres muscles aux troubles nerveux, et le strabisme externe est-il plus rare. Quand il existe, il est souvent dû à la paralysie du muscle droit interne qui reçoit ses nerfs de la 3e paire.

La section du muscle droit externe doit être faite un peu au-dessus de la commissure palpébrale. Souvent, après la section, le redressement ne s'opère pas ou reste incomplet, il faut alors couper le petit oblique, et pour cela il suffit d'agrandir l'incision en bas et en arrière. Pour favoriser la section de ces deux muscles, il faut recommander au malade de regarder le bout de son nez, c'est-à-dire de porter son œil en dedans.

FIGURE 2. — **Région orbitaire.**

Face externe. Plan profond.

EXPLICATION.

A. Le globe oculaire.
B. Muscle droit externe coupé.
C. Muscle droit supérieur.
D. Muscle élévateur de la paupière supérieure.
E. Muscle petit oblique.

1. Coupe de l'artère carotide interne.
2. Artère ophthalmique.
3. Branche de l'artère ophthalmique fournissant les artères musculaires et l'artère centrale de la rétine.
4. Artère des muscles petit oblique et droit inférieur.
5. Ramification artérielle allant traverser le muscle petit oblique.
6. Artère ciliaire longue.
7. Artère centrale de la rétine.

8. Tronc de l'artère ophthalmique fournissant la sus-orbitaire, des artères musculaires, des lacrymales et des ciliaires.
9. Ramifications artérielles de l'ophthalmique allant au muscle droit externe.
10. Artère lacrymale coupée.
11. Artère sus-orbitaire.
12. Artères ciliaires.
13. Coupe d'un tronc veineux qui communiquait avec la veine ophthalmique, et qui reçoit des veines musculaires.
14. Coupe d'une veine qui communiquait avec la veine ophthalmique, et qui s'anastomose avec une veine allant se rendre

dans la fosse ptérygo-maxillaire.
15. Veines dont les branches viennent de l'œil.
16. Veine établissant une anastomose entre les veines supérieures et les veines inférieures de la région orbitaire.

17. Nerf optique.
18. Nerf moteur oculaire commun.
19. Branche du moteur oculaire commun fournissant aux muscles petit oblique et droit inférieur.
20. Branche du moteur oculaire commun au petit oblique de l'œil.
21. Branche du moteur oculaire commun allant au muscle droit interne.
22. Branche du moteur oculaire com-

mun allant au muscle droit inférieur.
23. Racine motrice du ganglion ophthalmique.
24. Branche du moteur oculaire commun allant se rendre dans la
partie supérieure du muscle droit
interne.
25. Nerf pathétique.
26. Nerf moteur oculaire externe.
27. Nerf trijumeau.

28. Ganglion de Casser et nerf maxillaire inférieur.
29. Nerf maxillaire supérieur.
30. Nerf sus-orbitaire de la branche
ophthalmique.
31. Nerf lacrymal de la branche ophthalmique.
32. Rameau ethmoïdal de la branche
ophthalmique.
33. Racine sensitive du ganglion ophthalmique.

34. Grand sympathique, racine végéta-
tive du ganglion ophthalmique.
35. Ganglion ophthalmique.
36. Nerf ciliaire fourni par le rameau
ethmoïdal de la branche ophthalmique.
37. Nerf allant à la glande lacrymale
et fourni par le ganglion ophthalmique.
38. Nerfs ciliaires.

APPLICATIONS A LA PATHOLOGIE ET A LA MÉDECINE OPÉRATOIRE.

Sur le plan profond de la face externe de la région orbitaire on trouve de nombreux vaisseaux et des nerfs d'origine
diverse, dont la compression par une tumeur occupant cette face se traduira au dehors par des troubles de la circulation
et de l'innervation qui, suffiront dans quelques cas pour déterminer le siége de la tumeur.
Les organes qui occupent ce second plan échappent complétement à l'intervention du chirurgien.

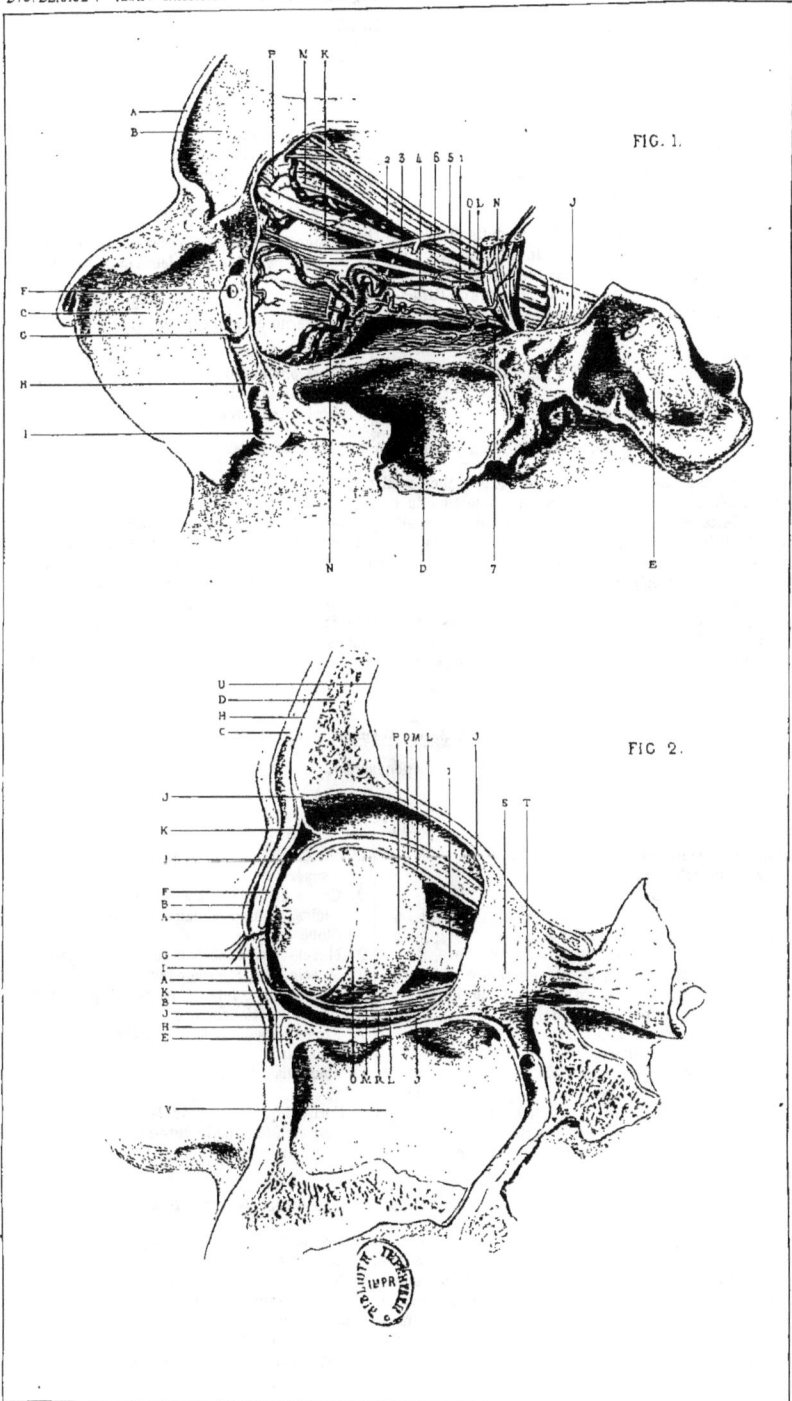

FIG. 1.

FIG 2.

PLANCHE XIV.

FIGURE 1. — Région orbitaire.

Face interne.

EXPLICATION.

A. Coupe de l'os frontal.
B. Sinus frontal.
C. Face interne de la paroi externe du nez.
D. Sinus maxillaire.
E. Sinus sphénoïdal.
F. Ouverture dans le sac lacrymal des conduits lacrymaux, bordée par la valvule circulaire dite *valvule de Huschke*.
G. Valvule inférieure du sac lacrymal dite *valvule de Béraud*.
H. Valvule moyenne du canal nasal dite *valvule de Taillefer*.
I. Valvule inférieure du canal nasal dite *valvule de Cruveilhier*.
K. Globe oculaire.
L. Muscle élévateur de la paupière supérieure.
M. Muscle droit supérieur.
N. Muscle droit interne coupé.

O. Muscle grand oblique.
P. Anneau fibreux traversé par le tendon réfléchi du muscle grand oblique.

1. Branche interne de l'artère ophthalmique.
2. Veine ophthalmique recevant des branches qui viennent de la paupière supérieure et de la face interne du globe oculaire.
3. Branche de la veine ophthalmique venant de la partie interne du globe oculaire.
4. Nerf optique.
5. Nerf ophthalmique.
6. Nerf nasal de l'ophthalmique.
7. Nerf ciliaire venant du rameau nasal de l'ophthalmique.

APPLICATIONS A LA PATHOLOGIE ET A LA MÉDECINE OPÉRATOIRE.

Le muscle droit interne dévie quelquefois le globe oculaire, de sorte que la pupille regarde en dedans : cet état constitue le strabisme interne ou convergent. La section du muscle droit interne est quelquefois indiquée pour remédier à ce strabisme. Cette opération a été faite par diverses méthodes, parmi lesquelles il faut citer celles de MM. Stromeyer, Velpeau, J. Guérin et L. Boyer. Quelle que soit la méthode, il faut toujours des soins préliminaires, tels que maintenir la tête par des aides, mettre un bandeau sur l'œil sain, faire dévier l'œil sur lequel on opère sur le côté externe, et écarter les paupières avec le bléphareirgon. La méthode de M. Velpeau nous paraît préférable. Elle consiste à saisir en même temps la conjonctive, le muscle et son aponévrose au moyen d'une pince à griffes, dont les branches ne peuvent être amenées au contact. On place une des pinces près de la sclérotique et l'autre plus en arrière, en ayant soin de comprendre le plus de parties possible entre les deux, puis on coupe avec des ciceaux toute la portion qui a été prise. Cette opération a l'avantage d'être aussi rapide que les autres.

FIGURE 2. — Région orbitaire.

Aponévroses.

EXPLICATION.

A. Coupe de la peau des paupières.
B. Coupe du muscle orbiculaire.
C. Coupe du fascia sous-cutané.
D. Coupe de l'os frontal.
E. Coupe de l'os maxillaire supérieur.
F. Coupe du cartilage de la paupière supérieure.
G. Coupe du cartilage de la paupière inférieure.
H. Coupe du périoste du rebord inférieur de l'orbite se continuant avec le périoste orbitaire.
I. Coupe de l'aponévrose palpébrale.
J. Coupe du périoste orbitaire.
K. Coupe de l'aponévrose qui relie dans la paupière supérieure l'aponévrose palpébrale à la gaîne du muscle droit supérieur, et dans la paupière inférieure l'aponévrose palpébrale à la gaîne du muscle droit inférieur.
L, M. Coupe du feuillet aponévrotique du muscle droit inférieur.

L' M'. Coupe de la gaîne aponévrotique du muscle droit supérieur.
O. Coupe du feuillet aponévrotique situé sur le globe oculaire, portion oculaire de l'aponévrose orbito-oculaire.
P. Globe oculaire.
Q. Muscle droit supérieur revêtu de sa gaîne aponévrotique.
R. Muscle droit inférieur revêtu de sa gaîne aponévrotique.
S. Aponévrose orbitaire, ou plutôt périoste revêtant les os de la cavité orbitaire.
T. Prolongement de la dure-mère dans le canal palatin postérieur.
V. Sinus maxillaire.

1. Nerf optique revêtu de la gaîne fibreuse se continuant en arrière avec la dure-mère et en avant avec la sclérotique.

APPLICATIONS A LA PATHOLOGIE ET A LA MÉDECINE OPÉRATOIRE.

Les divers prolongements de l'aponévrose de l'orbite, soit vers les paupières, soit vers le globe oculaire, expliquent bien la solidarité qui existe entre les mouvements des paupières et ceux de l'œil. Les expansions aponévrotiques des tendons des muscles droit et oblique font que, malgré la section de ces tendons ou même du corps de ces muscles, les deux bouts ne s'écartent pas autant qu'on aurait pu le supposer au premier abord. Ce sont ces expansions aponévrotiques qui rendent quelquefois nécessaire la section complémentaire du muscle dans la strabotomie. Ces petites sections se font par des débridements en haut et en bas du tendon, jusqu'à ce que l'on ait obtenu le résultat voulu.

La disposition générale de cette aponévrose est bien propre à expliquer le mode d'infiltration du sang et du pus dans l'orbite. Ainsi, supposons un épanchement sanguin entre le périoste et le muscle droit supérieur : le sang tendra à s'infiltrer en avant, à cause de la forme conique de l'orbite. Il rencontrera un obstacle, c'est l'expansion fibreuse K, qui est du reste assez mince, et bientôt il l'aura franchie, de sorte que l'épanchement se traduira par une ecchymose sous-conjonctivale qui occupera le cul-de sac oculo-palpébral supérieur. Mais il faut reconnaître qu'il n'en sera pas toujours ainsi ; l'ecchymose apparaîtra plus souvent dans le cul-de-sac oculo-palpébral inférieur, parce que le sang gagnera la partie la plus déclive de l'orbite avant d'avoir pu traverser le feuillet fibreux K. Cette ecchymose, qui apparaît vers le troisième, le quatrième ou le cinquième jour après une violence extérieure, est presque toujours le symptôme d'une fracture de l'orbite et spécialement de la voûte orbitaire. Si l'ecchymose sous-conjonctivale apparaît immédiatement après la violence extérieure, et si surtout elle n'augmente pas vers le quatrième jour, on peut être certain qu'elle n'indique pas l'existence d'une fracture du crâne au niveau de la cavité orbitaire.

Dans le cas où l'épanchement sanguin ou purulent se produirait entre le nerf optique et les muscles, il ne se traduirait que difficilement par une ecchymose extérieure, parce qu'il serait obligé de traverser l'aponévrose des muscles revêtant leurs deux faces, et plus loin l'aponévrose oculo-palpébrale K. Du reste, les épanchements sanguins dans cette loge sont très rares.

FIG 1.

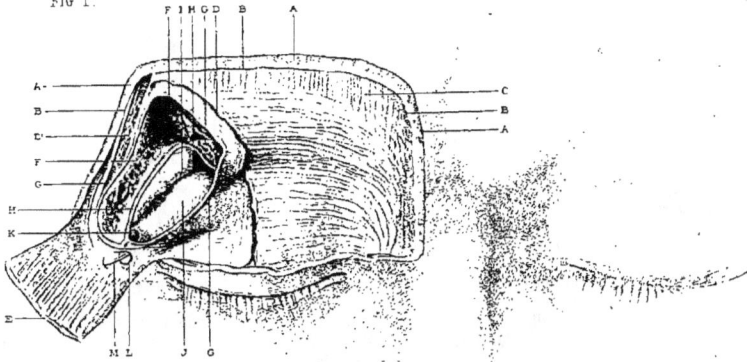

FIG 2

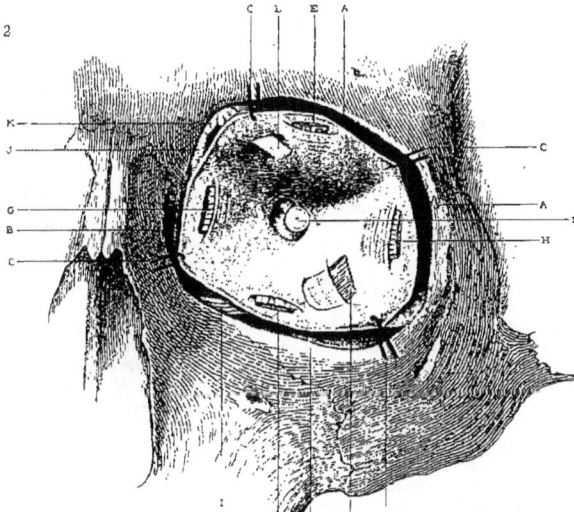

FIG 3.

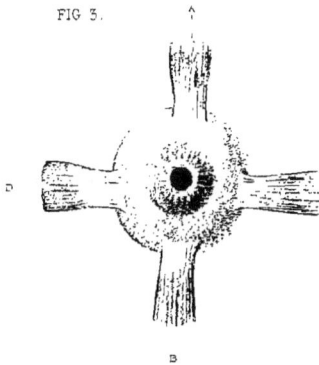

FIG.4.

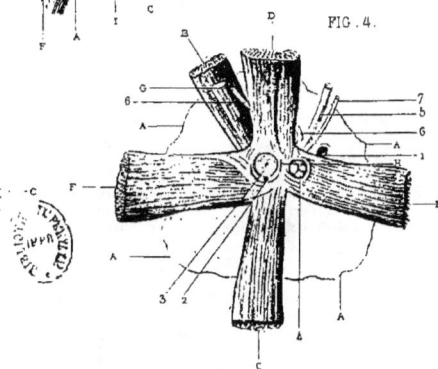

F Bion del   Imp. V Chardon ainé Paris.   Pierre sc.

PLANCHE XV.

FIGURE 1. — Région orbitaire.

Canal orbitaire.

EXPLICATION.

A. Coupe de la peau.
B. Coupe du fascia sous-cutané.
C. Fibres musculaires du frontal s'entrecroisant avec l'orbiculaire des paupières.
D. Coupe des fibres de l'orbiculaire des paupières.
E. Portion du muscle orbiculaire des paupières renversée en dehors.

E'. Muscle temporal.
F. Coupe de l'os frontal.
G. Coupe du périoste de la fosse temporale.
H. Coupe de l'aponévrose orbitaire.
I. Glande lacrymale.
J. Aponévrose palpébrale formant la paroi antérieure du canal orbitaire.

K. Orifice externe du canal orbitaire.
L. Orifice du même canal traversant le muscle orbiculaire des paupières.

M. Filet du nerf lacrymal passant par cet orifice et allant se distribuer à la peau de la région.

APPLICATIONS A LA PATHOLOGIE ET A LA MÉDECINE OPÉRATOIRE.

Ce canal que nous désignons sous le nom de *canal orbitaire* est à la cavité de l'orbite ce que le canal crural ou le canal inguinal sont à la cavité abdominale. Il donne passage à des vaisseaux et à des nerfs. Il fait ainsi communiquer l'intérieur de l'orbite avec le tissu cellulaire sous-cutané. Si un épanchement sanguin a lieu dans l'épaisseur de la paupière, au-dessus de l'aponévrose palpébrale, il se fera jour de ce côté. Si un abcès se forme dans l'orbite, le pus tendra à sortir par ce canal, et c'est en effet ce que l'on observait dans la pratique sans pouvoir s'en rendre compte. Il résulta de cette notion, que l'ouverture des abcès de l'orbitaire doit être pratiquée au niveau de l'orifice externe de ce canal.

FIGURE 2. — Région orbitaire.

Aponévrose orbito-oculaire.

EXPLICATION.

A. Rebord orbitaire.
B. Gouttière lacrymale.
C. Érigne tendant l'aponévrose oculaire.
E. Coupe du muscle droit supérieur traversant l'aponévrose oculaire.
F. Coupe du muscle droit inférieur traversant l'aponévrose oculaire.

G. Coupe du muscle droit interne traversant l'aponévrose oculaire.
H. Coupe du muscle droit externe traversant l'aponévrose oculaire.
I. Coupe du muscle petit oblique traversant l'aponévrose oculaire.
I'. Insertion du muscle petit oblique au rebord orbitaire.

J. Muscle grand oblique.
K. Poulie de réflexion du grand oblique.
L. Tendon du muscle grand oblique après avoir traversé l'aponévrose oculaire.

1. Nerf optique.

APPLICATIONS A LA PATHOLOGIE ET A LA MÉDECINE OPÉRATOIRE.

Cette partie de l'aponévrose montre comment le globe oculaire est pour ainsi dire séparé de la cavité orbitaire. Quand on fait l'extirpation de l'œil, si l'on a soin de respecter la barrière formée par cette membrane fibreuse, on aura fait une opération bien moins dangereuse que si on l'avait franchie, parce qu'alors les parties molles de l'orbite s'enflamment et suppurent, et peuvent ainsi propager leur inflammation et leur suppuration jusque dans la cavité crânienne. En conservant cette aponévrose, on se réserve encore l'avantage d'avoir un moignon sur lequel on pourra plus facilement adapter un œil artificiel.

Pour arriver à ce résultat, on procédera de la manière suivante : on incise d'abord la conjonctive à sa partie interne, on coupe le muscle droit interne ; puis on sectionne successivement avec des ciseaux le muscle droit supérieur, le muscle droit externe, le muscle grand oblique, le muscle droit inférieur et le muscle petit oblique, tout près de leur insertion, et l'on termine par la section du nerf optique au voisinage de l'œil.

FIGURE 3. — Région orbitaire.

Insertion des muscles droits sur le globe oculaire.

EXPLICATION.

A. Tendon oculaire du muscle droit supérieur venant s'insérer sur la sclérotique.
B. Tendon oculaire du muscle droit inférieur

s'insérant sur la sclérotique plus près de la cornée que le droit supérieur.
C. Tendon oculaire du muscle droit interne s'insérant sur la sclérotique.

D. Tendon oculaire du muscle droit externe plus fort que le précédent, et s'insérant plus loin de la circonférence de la cornée que le droit interne.

APPLICATIONS A LA PATHOLOGIE ET A LA MÉDECINE OPÉRATOIRE.

C'est le tendon oculaire du muscle droit interne qui vient s'insérer le plus près de la circonférence de la cornée, aussi est-ce lui qui est le plus facile à couper. Dans leur portion oculaire, tous les tendons des muscles de l'œil sont intimement appliqués sur la sclérotique dans une certaine étendue, ils sont enroulés sur le globe oculaire comme sur une poulie de réflexion ; aussi lorsqu'on veut les couper, il faut avoir soin de les soulever avec un crochet mousse pour éviter de blesser la sclérotique et même d'ouvrir l'œil. Au niveau de chaque tendon, le globe oculaire offre une dépression, de sorte que l'œil a une forme presque quadrangulaire. Cette disposition se prononce surtout quand le globe oculaire est le siège d'une distension par accumulation de l'humeur vitrée, par exemple, ou par toute autre cause.

FIGURE 4. — **Région orbitaire**.

Insertions postérieures des muscles de l'œil.

EXPLICATION.

A. Coupe de l'aponévrose orbitaire.
B. Coupe du muscle élévateur de la paupière supérieure.
C. Coupe du muscle droit inférieur.
D. Coupe du muscle droit supérieur.
E. Coupe du muscle droit externe.
F. Coupe du muscle droit interne.
G. Coupe du muscle grand oblique.
H. Ligament de Zinn vu par sa face antérieure.

F, G, H. Sont les trois muscles qui naissent d'un tendon commun dit *tendon de Zinn*. Ce tendon se continue avec la dure-mère, sur le côté interne de la fente sphénoïdale.
Dans notre préparation, le tendon de Zinn donne naissance, non-seulement aux muscles droit interne, droit externe et droit supérieur, mais encore au droit supérieur.

1. Coupe de la veine ophthalmique.

2. Coupe de l'artère centrale de la rétine.

3. Coupe du nerf optique.

4. Coupe du nerf moteur oculaire commun.

5. Nerf ophthalmique.

6. Nerf pathétique.

7. Nerf moteur oculaire externe.

APPLICATIONS A LA PATHOLOGIE ET A LA MÉDECINE OPÉRATOIRE.

Le nerf optique et tous les autres nerfs de l'orbite sont obligés de passer à travers des orifices fibreux que leur fournissent les tendons des muscles de l'orbite. Cette disposition explique pourquoi ils peuvent subir une compression dans leur passage à travers ces orifices; de là des paralysies rhumatismales siégeant sur le trajet de ces nerfs. La veine ophthalmique échappe à cette compression, ce qui rend la circulation veineuse plus indépendante.

FIG. 1.

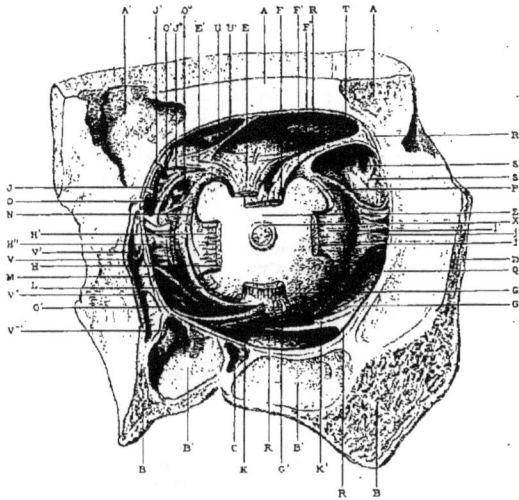

FIG. 2.

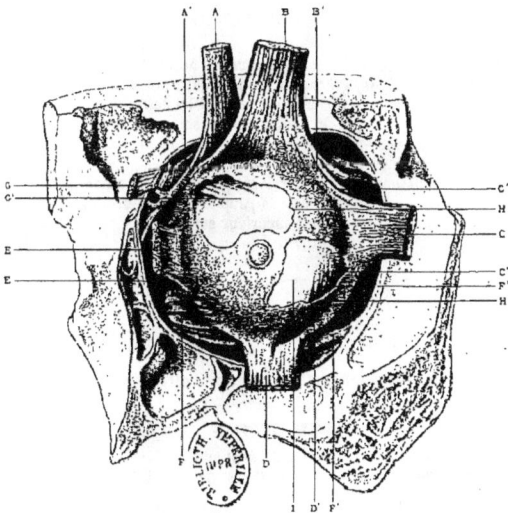

F.Bion del   Imp. L'Charden aur, Paris.   Pierre sc.

LIBRAIRIE GERMER BAILLIÈRE.

PLANCHE XVI.

FIGURE 1. — Région orbitaire.

Aponévrose orbito-oculaire et insertions orbitaires antérieures des muscles de l'œil.

EXPLICATION.

A. Coupe de l'os frontal.

A'. Sinus frontal.

B. Coupe de l'os maxillaire supérieur.

B'. Sinus maxillaire.

C. Canal dans lequel passe le nerf sous-orbitaire.

D. Coupe de l'os malaire.

E. Muscle élévateur de la paupière supérieure.

E'. Expansion aponévrotique du tendon du muscle élévateur de la paupière inférieure.

F. Muscle droit supérieur.

F'. Expansion aponévrotique du tendon du muscle droit supérieur.

F''. Expansion aponévrotique du tendon du muscle droit supérieur.

G. Muscle droit inférieur.

G'. Expansion aponévrotique du tendon du muscle droit inférieur.

H. Muscle droit interne coupé près de son tendon.

H'. Tendon du muscle droit interne.

H''. Expansion tendineuse ou aponévrotique, ou portion réfléchie dite aussi *tendon orbitaire* du muscle droit interne allant s'insérer à la paroi interne de l'orbite.

I. Muscle droit externe coupé près de son tendon.

I' Tendon du muscle droit externe.

I''. Expansion tendineuse ou aponévrotique, ou portion réfléchie dite aussi *tendon orbitaire* du muscle droit externe allant s'insérer à la paroi externe de l'orbite.

J. Muscle grand oblique de l'œil.

J'. Muscle grand oblique de l'œil s'engageant dans sa poulie de réflexion.

J''. Expansion aponévrotique du muscle droit interne allant se porter vers le muscle élévateur de la paupière supérieure.

K. Muscle petit oblique.

K' Portion réfléchie, ou tendon orbitaire du muscle petit oblique.

L. Expansion aponévrotique entre les muscles droit interne et droit inférieur de l'œil.

M. Faisceau aponévrotique du droit inférieur allant renforcer le tendon orbitaire du muscle droit interne.

N. Faisceau aponévrotique réunissant les muscles droit interne, droit supérieur et élévateur de la paupière supérieure.

O. Faisceau aponévrotique allant renforcer le tendon orbitaire du droit interne et venant du muscle droit supérieur.

O'. Orifice pour le passage des nerfs frontaux internes (5e paire).

O'' Orifice pour le passage des branches nasales de l'artère ophthalmique.

P. Faisceau aponévrotique unissant les muscles droit externe et droit supérieur.

Q. Faisceau aponévrotique unissant les muscles droit externe, droit inférieur et petit oblique.

R, R, R, R. Périoste de l'orbite.

S. Loge de la glande lacrymale.

S'. Ouverture pour le passage des conduits lacrymaux et de quelques filets nerveux et vasculaires allant dans l'épaisseur de la paupière supérieure.

T. Espace rempli de graisse et formant la partie supérieure du canal orbitaire qui fait communiquer la cavité de l'orbite avec le tissu cellulaire sous-cutané de la partie externe de la paupière supérieure.

U. Petit faisceau fibreux unissant le périoste orbitaire avec les expansions aponévrotiques du muscle élévateur de la paupière supérieure, du muscle droit supérieur et du muscle droit supérieur et du muscle droit interne.

U'. Ouverture pour le passage des nerfs et vaisseaux frontaux externes.

V. Canal nasal.

V'. Valvule inférieure du sac lacrymal.

V''. Valvule de la partie moyenne du canal nasal.

V'''. Valvule inférieure du canal nasal.

X. Nerf optique avec sa gaîne.

Z. Aponévrose oculaire recouvrant la face postérieure du globe oculaire.

APPLICATIONS A LA PATHOLOGIE ET A LA MÉDECINE OPÉRATOIRE.

Si l'on faisait la section des tendons oculaires de tous les muscles de l'œil, il y aurait encore des mouvements communiqués au globe oculaire et aux parties voisines, grâce aux tendons qui vont aux paupières et aux expansions que ces muscles s'envoient réciproquement. Ici se trouve vérifiée encore cette loi de diffusion qui veut qu'une action ne soit jamais sous l'influence exclusive d'un seul organe. Que le droit interne soit coupé, et l'on verra l'adduction de l'œil persister encore, quoique à un moindre degré. Ce vestige d'adduction sera produit par les expansions des muscles droit supérieur et droit inférieur de l'œil.

Les expansions aponévrotiques qui unissent le muscle droit supérieur et l'élévateur de la paupière supérieure, expliquent la solidarité des mouvements d'élévation de la pupille et de la paupière supérieure, de même que la persistance d'un petit mouvement d'élévation du globe oculaire quand le droit supérieur est coupé.

FIGURE 2. — Région orbitaire.

Expansions aponévrotiques et insertions orbitaires des muscles de l'œil.

EXPLICATION.

A. Muscle élévateur de la paupière supérieure.

A'. Expansion aponévrotique du tendon de ce muscle allant s'insérer à la paroi interne de l'orbite.

B. Coupe du muscle droit supérieur.

B'. Expansion aponévrotique reliant le tendon de ce muscle au tendon du muscle droit externe.

C. Coupe du muscle droit externe.

C'. Expansion aponévrotique du tendon de ce muscle le reliant au droit supérieur.

C''. Expansion aponévrotique du même muscle allant au droit inférieur et au petit oblique.

D. Coupe du muscle droit inférieur dont le tendon est traversé par quelques fibres du muscle petit oblique.

D'. Expansion aponévrotique reliant le droit supérieur, le petit oblique et le droit externe.

E. Coupe du muscle droit interne près de son tendon.

E'. Petit faisceau tendineux de ce muscle allant se joindre à un faisceau semblable venant du droit inférieur.

F. Muscle petit oblique fournissant dès son origine une expansion aponévrotique à la capsule fibreuse de l'œil.

F'. Insertion orbitaire du muscle petit oblique.

F''. Insertion oculaire de ce même muscle.

G. Muscle grand oblique coupé vers son passage à travers la poulie de réception.

G'. Insertion du muscle grand oblique sur la partie postérieure de la sclérotique.

H. Coupe de la capsule fibreuse de l'œil montrant l'insertion du muscle grand oblique.

H'. Coupe de la même capsule montrant l'insertion du muscle petit oblique.

I. Globe oculaire et sclérotique.

Si les muscles de l'œil n'offraient pas leurs tendons orbitaires, leurs bouts s'écarteraient beaucoup trop après leur section, et la strabotomie ne serait pas applicable, puisque l'action du muscle serait abolie et non corrigée, les deux bouts ne pouvant pas se souder. De plus, sans les tendons orbitaires, le globe oculaire serait sans cesse sollicité vers le fond de l'orbite et n'aurait pas de mouvements possibles. Par eux, en effet, l'œil est maintenu dans une position fixe, et il ne peut être porté ni en avant ni en arrière, à moins de violences trop considérables.

La face postérieure du globe oculaire glisse sur la face antérieure de la capsule orbitaire oculaire comme la tête du fémur dans la cavité cotyloïde. Ces mouvements sont facilités par une sorte de tissu filamenteux qui rappelle presque une membrane séreuse ; quand une violence extérieure change ces rapports, l'œil peut être projeté au dehors, et il y a une sorte de *luxation de l'œil*. Lorsque l'œil est ainsi déplacé, il pend quelquefois sur la joue, et l'on croirait qu'à tout jamais sa faculté visuelle est abolie. Il n'en est rien cependant, et si on le remet en place, il peut reprendre ses propriétés. Cela est dû à ce que le nerf optique, décrivant quelques flexuosités, a pu permettre ce déplacement sans que sa substance ait subi une solution de continuité capable d'altérer ses usages.

FIG. 1.

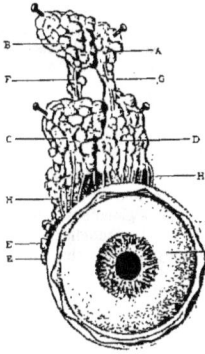

FIG. 2.

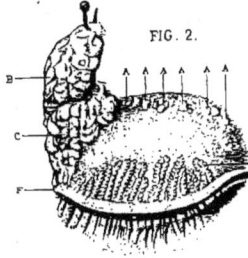

FIG. 3.

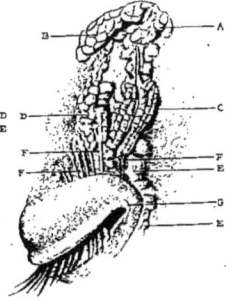

FIG. 4.

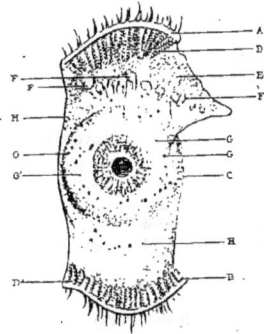

FIG. 7.

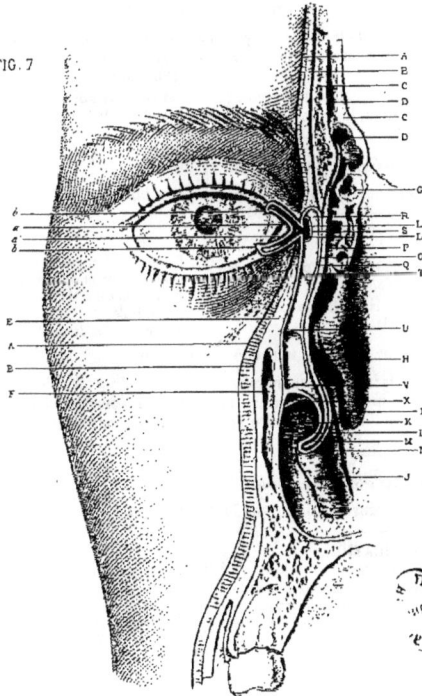

FIG. 5.

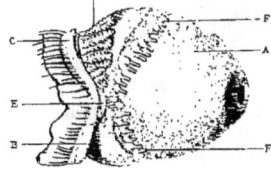

FIG. 6.

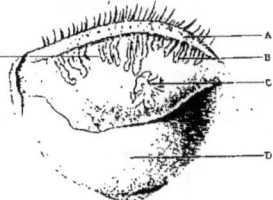

F. Sirn lr.

Imp. F. Chardon aine, Paris.

Debray sc.

LIBRAIRIE GERMER BAILLIÈRE.

PLANCHE XVII.

FIGURE 1. — Région lacrymale.
Glandes lacrymales et conduits lacrymaux.

EXPLICATION.

A. Lobe interne de la portion orbitaire de la glande lacrymale.
B. Lobe externe de la portion orbitaire de la glande lacrymale.
C. Lobe externe de la portion palpébrale de la glande lacrymale.
D. Lobe interne de la portion palpébrale de la glande lacrymale.
E, E. Petites granulations externes se réu-

nissant à la glande lacrymale au nombre de 5 à 8.
F. Conduit lacrymal correspondant au lobe externe de la portion orbitaire de la glande lacrymale.
G. Conduit lacrymal correspondant au lobe interne de la portion orbitaire de la glande lacrymale.

H, H. Conduits lacrymaux appartenant à la portion palpébrale et à la portion orbitaire de la glande lacrymale. Ces conduits sont ici au nombre de 15. Deux d'entre eux s'ouvrent par un orifice commun à la surface de la conjonctive.
I. Globe oculaire.
J. Conjonctive oculaire et palpébrale.

APPLICATIONS A LA PATHOLOGIE ET A LA MÉDECINE OPÉRATOIRE.

Les glandes lacrymales sont sujettes à l'hypertrophie, et elles offrent alors un volume très considérable. Cette affection peut débuter par toutes les glandes qui constituent ce que l'on désignait autrefois sous le nom de *glande lacrymale*, ou par quelques-unes d'entre elles seulement. Elle se caractérise par une tumeur plus ou moins globuleuse, unilobée ou multilobée, occupant la partie supérieure et externe de la paupière supérieure, refoulant ainsi graduellement le globe oculaire en dedans et un peu en arrière. L'ablation, quand elle est possible, est le seul moyen de guérir cette affection.

FIGURE 2. — Région lacrymale.
Glandes lacrymales de la paupière supérieure.

EXPLICATION.

A. Petites granulations glandulaires au nombre de 12, s'ouvrant par des orifices isolés dans le cul-de-sac oculo-palpébral supérieur.

B. Portion orbitaire de la glande lacrymale.
C. Portion palpébrale de la même glande.
D. Glandes de Meibomius.

E. Angle interne de l'œil et commissure interne des paupières.
F. Commissure externe des paupières.

APPLICATIONS A LA PATHOLOGIE ET A LA MÉDECINE OPÉRATOIRE.

L'existence de ces glandes nous montre que des tumeurs de la paupière que l'on croyait être des cancers peuvent être rattachées à leur hypertrophie. Nous en avons observé plusieurs cas qui ont été pris pour des cancers, soit de l'œil, soit des paupières. Ces tumeurs constituées par l'hypertrophie de ces glandes abaissent la paupière et l'immobilisent, de sorte qu'on ne peut observer l'œil, qui est refoulé en arrière. Si l'on n'y prend garde, on se laisse aller à croire qu'il s'agit d'un cancer de cet organe, et l'on en pratique à tort l'ablation, lorsque l'excision de la glande malade aurait été suffisante.

FIGURE 3. — Région lacrymale.
Glandes lacrymales accessoires de l'angle externe et de la paupière inférieure.

EXPLICATION.

A. Lobe externe de la portion orbitaire de la glande lacrymale.
B. Lobe interne de la portion orbitaire de la glande lacrymale.

C. Lobe externe de la portion palpébrale de la même glande.
D. Lobe interne de la portion palpébrale de la même glande.

E, E. Glandes lacrymales accessoires de l'angle externe et de la paupière inférieure.
F, F, F. Conduits de la glande lacrymale principale.
G. Angle externe de l'œil.

APPLICATIONS A LA PATHOLOGIE ET A LA MÉDECINE OPÉRATOIRE.

Il est démontré maintenant que l'ablation de la glande lacrymale des auteurs, dans le but de guérir l'épiphora, repose sur une base chimérique. En effet, en supposant que l'on fût assez heureux pour extirper complètement cette glande, les larmes couleraient encore sur la conjonctive au moyen de ces glandes accessoires que nous avons découvertes, et l'épiphora ne serait point détruit.

FIGURE 4. — Région lacrymale.
Glandes lacrymales contenues dans l'épaisseur de la conjonctive.

EXPLICATION.

A. Paupière supérieure.
B. Paupière inférieure.
C. Côté interne du globe oculaire.
D. Glandes de Meibomius de la paupière supérieure.
D′. Glandes de Meibomius de la paupière inférieure.

E. Conjonctive palpébrale.
F. Glandes lacrymales vues à travers la conjonctive et occupant le cul-de-sac oculo-palpébral supérieur, s'étendant depuis le côté interne de la glande lacrymale jusqu'au grand angle de l'œil.

G. Petites glandes contenues dans l'épaisseur de la conjonctive oculaire, réunies en divers groupes.
H. Glandes lacrymales intrinsèques de la paupière inférieure.
H′. Glandes lacrymales intrinsèques de la paupière supérieure.

APPLICATIONS A LA PATHOLOGIE ET A LA MÉDECINE OPÉRATOIRE.

Ces glandes, très nombreuses, réunies en plusieurs groupes, fournissent un liquide sur la nature duquel nous n'avons aucune notion et qui se mélange aux larmes, et qui peut être accru considérablement dans la conjonctivite. Peut-être leur inflammation sera-t-elle décrite un jour sous le nom de conjonctivite glanduleuse. Il est plus que probable que leur hypertrophie constitue une des variétés des granulations conjonctivales sur la nature et le siège desquelles on dispute encore aujourd'hui.

FIGURE 5. — Région lacrymale.

Orifices des glandes lacrymales extrinsèques s'ouvrant vers l'angle externe. Les paupières sont renversées pour mieux montrer ces orifices.

EXPLICATION.

A. Bulbe oculaire.
B. Paupière inférieure.
C. Paupière supérieure.

D. Glandes de Meibomius.
E. Angle externe.

F. Orifice des conduits des glandes lacrymales extrinsèques. Ces orifices sont ici au nombre de vingt-deux.

APPLICATIONS A LA PATHOLOGIE ET A LA MÉDECINE OPÉRATOIRE

Cette figure est destinée à montrer dans leur ensemble tous les orifices des glandes lacrymales occupant le côté supérieur et externe de la paupière supérieure et le côté externe de la paupière inférieure. Il suffit de voir tous les orifices pour comprendre combien était irrationnelle l'extirpation de la prétendue glande lacrymale.

FIGURE 6. — Région palpébrale.

Glandes de Meibomius.

EXPLICATION.

A. Paupière supérieure.
B. Glandes de Meibomius atrophiées.
B'. Espace dans lequel manquent des glandes de Meibomius.

C. Groupe de glandes de Meibomius s'ouvrant à la surface de la conjonctive, et non sur le bord libre des paupières.
D. Bulbe oculaire.

APPLICATIONS A LA PATHOLOGIE ET A LA MÉDECINE OPÉRATOIRE.

Cette figure montre une altération des glandes de Meibomius consistant dans l'atrophie et la disparition même complète de quelques-unes de ces glandes à la paupière supérieure. Elle fait voir aussi une anomalie qui peut expliquer quelques phénomènes morbides, tels que la sécrétion d'un produit épais, blanchâtre, concrescible, dans le cul-de-sac oculo-palpébral, ainsi qu'on le voit dans le début de la conjonctivite ; mais cette concrétion ne serait-elle pas plutôt le produit des glandes de la conjonctive oculo-palpébrale décrites dans la figure 4 ? C'est là une question que l'observation ultérieure résoudra certainement.

FIGURE 7. — Région lacrymale (1).

Voies lacrymales avec leurs valvules et leurs rapports.

EXPLICATION.

A. Coupe de la peau.
B. Coupe du fascia sous-cutané.
C. Coupe de l'os frontal.
D. Sinus frontal.
E. Coupe de l'os maxillaire supérieur.
F. Sinus maxillaire.
G. Cellules ethmoïdales.
H. Cornet moyen.
I. Méat moyen.
J. Cornet inférieur.

K. Méat inférieur.
L. Coupe de la muqueuse du méat inférieur.
M. Coupe de l'os cornet inférieur.
N. Coupe de la muqueuse recouvrant ce cornet.
O. Coupe de l'os unguis.
P. Coupe de la muqueuse des cellules ethmoïdales.
Q. Coupe de la muqueuse du sac lacrymal.
R. Sac lacrymal.

S. Valvule supérieure du sac lacrymal, ou valvule de Huschke.
T. Valvule inférieure du sac lacrymal, ou valvule de Béraud.
U. Valvule moyenne du canal nasal, ou valvule de Taillefer.
X. Valvule inférieure du canal nasal, ou valvule de Cruveilhier.
Y. Partie inférieure du canal nasal non ouverte.

APPLICATIONS A LA PATHOLOGIE ET A LA MÉDECINE OPÉRATOIRE.

Les rapports du sac lacrymal avec les fosses nasales et avec le sinus maxillaire indiquent pourquoi l'on a essayé de pratiquer une voie artificielle vers ces cavités, quand la voie naturelle des larmes était obstruée ou oblitérée. Mais nous avons démontré, depuis longtemps, que cette obstruction ou cette oblitération étaient loin d'être réelles dans la tumeur et la fistule lacrymales. Aussi a-t-on renoncé à ces moyens violents. Bien plus, loin d'être la cause de la fistule lacrymale, ces oblitérations ont été observées alors qu'il n'y avait pas la moindre tumeur ou fistule au sac lacrymal, de sorte que l'on en a déduit cette conséquence que, pour guérir la tumeur lacrymale, il fallait oblitérer les voies lacrymales : c'est encore là une exagération. Nous avons démontré qu'à tort on avait supposé que la cause de la tumeur lacrymale était dans le canal nasal ; nous avons fait voir qu'au contraire cette cause était dans le sac lacrymal, et que tantôt elle tenait à une altération des valvules que nous avons décrites, et tantôt elle était due à l'inflammation ou à l'enkystement des glandes qui sont contenues dans l'épaisseur des parois du sac lacrymal. Nous basant sur les données fournies par l'anatomie pathologique, nous avons admis quatre variétés de tumeur et de fistule lacrymales qui sont : 1° la tumeur lacrymale inflammatoire ; 2° la tumeur lacrymale due à l'abaissement de la valvule inférieure du sac lacrymal ; 3° la tumeur lacrymale due à l'enkystement du sac lacrymal ; 4° la tumeur lacrymale produite par un kyste glandulaire. Tout traitement qui ne sera pas basé sur cette distinction sera impuissant (2).

(1) Pour la description complète des rapports, de la direction, de la configuration et de la structure des voies lacrymales, il faut consulter les planches qui précèdent. La figure 2 de la planche XII montre les rapports du sac lacrymal avec le tendon de l'orbiculaire des paupières, et, par conséquent, le point de ce sac qui doit être ouvert. La figure 1 de la planche XIV montre toutes les valvules des voies lacrymales, ainsi que les principaux rapports du canal nasal et du sac lacrymal vus du côté interne. Les deux figures de la planche XVI font voir le canal lacrymo-nasal ouvert par la face postérieure. On peut consulter encore pour le sujet les planches qui suivent. La figure 2 de la planche XIX présente l'ouverture supérieure du canal nasal sur le squelette. La figure 2 de la planche XX montre l'orifice inférieur du canal nasal.

(2) Voyez *Archives générales de Médecine.* Mars et juillet 1853, mars 1854, février et mars 1855.

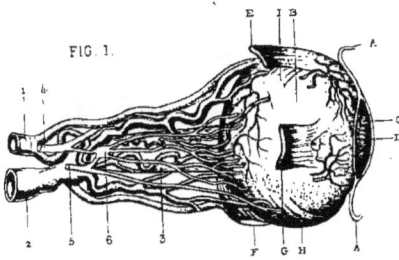

FIG. 1.

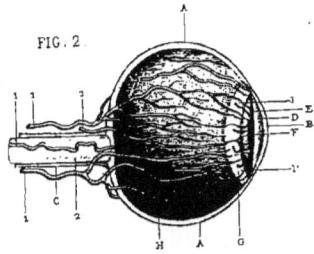

FIG. 2.

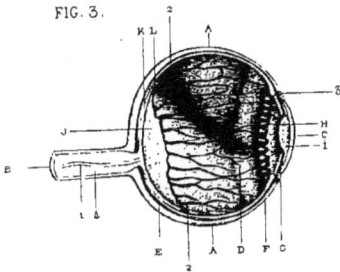

FIG. 3.

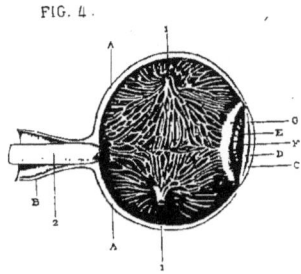

FIG. 4.

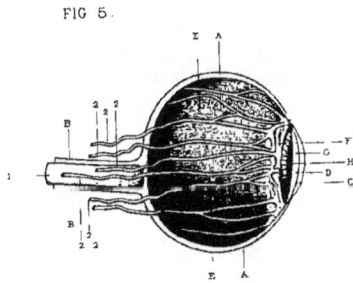

FIG 5.

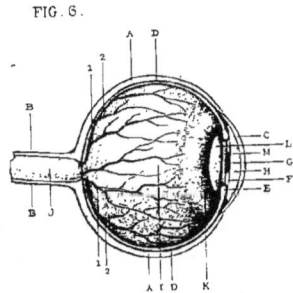

FIG. 6.

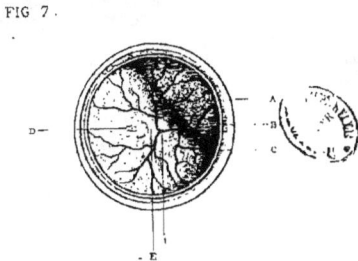

FIG 7.

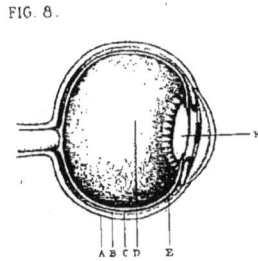

FIG. 8.

PLANCHE XVIII.

FIGURE 1. — Région oculaire.

EXPLICATION.

A. Coupe de la conjonctive.
B. Sclérotique.
C. Cornée.
D. Pupille.
E. Coupe du muscle droit supérieur.
F. Muscle droit inférieur.

G. Muscle droit externe.
H. Muscle petit oblique.
I. Insertion tendineuse du muscle grand oblique.

1. Artère ophthalmique.

2. Veine ophthalmique.
3. Nerf optique.
4. Nerf ophthalmique.
5. Nerf moteur oculaire commun.
6. Ganglion ophthalmique donnant naissance aux nerfs ciliaires.

APPLICATIONS A LA PATHOLOGIE ET A LA MÉDECINE OPÉRATOIRE.

Membrane protectrice de l'œil dont elle conserve la forme, la sclérotique offre en arrière un amincissement qui favorise dans ce point la production du staphylôme postérieur, dont l'existence se rattache sans doute à une choroïdite chronique. Forte, résistante, cette membrane peut recevoir des contusions et des plaies. Les plaies pénétrantes sont d'une certaine gravité, parce qu'elles peuvent être accompagnées d'épanchement sanguin dans les milieux de l'œil ou au dehors de cet organe et suivies d'une hernie des membranes et des liquides intra-oculaires. L'existence de l'ecchymose sous-conjonctivale qui se montre dans ces plaies en rend le diagnostic-difficile.

Les plaies de la cornée ne sont pas suivies d'épanchement sanguin ; mais elles laissent échapper l'humeur aqueuse, et si l'iris ne venait s'opposer à son issue à mesure que cette tumeur se reproduit, les chambres se videraient sans cesse. La coque de l'œil formée par la sclérotique et la cornée est peu extensible, aussi toutes les maladies intra-oculaires qui tendent à augmenter rapidement le volume de cet organe, sont-elles très douloureuses, et exigent souvent le débridement qui se fait au moyen d'une ponction.

La sclérotique et la cornée étant résistantes, il en résulte que si elles sont blessées, il y aura en même temps ébranlement des parties plus délicates qu'elles protègent, de sorte que tout le danger n'est pas dans les blessures de ces deux membranes, mais dans les lésions suites d'une commotion plus ou moins profonde des membranes sous-jacentes.

FIGURE 2. — Région oculaire.

EXPLICATION.

A. Coupe de la sclérotique.
B. Coupe de la cornée.
C. Coupe de la gaîne du nerf optique.
D. La chambre antérieure.

E. L'iris.
F. La pupille.
G. Ligament ciliaire.
H. Choroïde.

1. Artères ciliaires longues.
1'. Coupe des artères ciliaires antérieures.

2. Nerf optique.

APPLICATIONS A LA PATHOLOGIE ET A LA MÉDECINE OPÉRATOIRE.

La cornée est constituée par trois couches susceptibles de s'enflammer séparément, de là les expressions de *kératite superficielle*, *kératite interstitielle* et *kératite profonde*. Ces diverses espèces d'inflammation, comme les plaies de la cornée, peuvent laisser à leur suite des opacités plus ou moins étendues et d'autant plus graves qu'elles sont plus voisines du centre de la cornée. C'est pour remédier à ces opacités qu'on a proposé l'*abrasion de la cornée*, ou bien l'opération de la pupille artificielle. Quand la cornée est enflammée, on voit se produire, à sa circonférence, un cercle rougeâtre dit *cercle arthritique*, qui est constitué par les vaisseaux qui se terminent dans ce point.

FIGURE 3. — Région oculaire.

EXPLICATION.

A. Coupe de la sclérotique.
B. Coupe de la gaîne du nerf optique.
C. Coupe de la cornée.
D. Face interne ou concave de la choroïde.
E. Coupe de la choroïde.
F. Procès ciliaires de la choroïde.
G. Coupe de l'iris.

H. Pupille.
I. Chambre antérieure.
J. Surface interne ou concave de la rétine.
K. Coupe de la rétine, circonférence antéro-postérieure.
L. Coupe de la rétine, circonférence transversale.

1. Artère centrale de la rétine.
2. Artères choroïdiennes.
3. Coupe du canal veineux.

4. Coupe du nerf optique.

APPLICATIONS A LA PATHOLOGIE ET A LA MÉDECINE OPÉRATOIRE.

La choroïde offre de nombreuses altérations qui sont en rapport avec sa structure pigmentaire et vasculaire. L'ophthalmoscope est venu soulever un coin du voile qui nous cachait ces altérations. Parmi celles qui ont été étudiées dans ces derniers temps, nous citerons surtout la choroïdite chronique. Quant à la couche pigmentaire, elle peut présenter l'absence de pigment, ce qui constitue l'albinisme ou l'accumulation trop grande de ce même pigment, disséminé tantôt irrégulièrement, tantôt d'une manière uniforme. Certaines inflammations sont suivies d'une atrophie ou d'un déplacement de ce pigment.

La couche vasculaire peut offrir l'anémie, l'hypérémie, l'apoplexie et la formation d'un tissu dermoïde avec poils.

FIGURE 4. — Région oculaire.

EXPLICATION.

A. Coupe de la sclérotique.
B. Coupe de la gaîne du nerf optique.
C. Coupe de la cornée.
D. Chambre antérieure.

E. Iris.
F. Pupille.
G. Ligament ciliaire.

1. Troncs veineux coupés recevant les ramuscules veineux de la choroïde.

2. Nerf optique.

APPLICATIONS A LA PATHOLOGIE ET A LA MÉDECINE OPÉRATOIRE.

Les veines de la choroïde, ou *vasa vorticosa*, traversent la sclérotique d'une manière oblique, et comme elles sont quelquefois le siége d'une dilatation variqueuse, elles rendent la sclérotique moins résistante, et c'est sans doute, à cause de cela que l'on voit se produire le staphylôme dans leur point d'émergence. Il est probable que les douleurs et l'étranglement qui caractérisent la choroïdite sont dûs à l'inflammation de ces veines, qui se dilatent alors beaucoup.

FIGURE 5. — **Région oculaire.**

EXPLICATION.

A. Coupe de la sclérotique.
B. Coupe de la gaîne du nerf optique.
C. Coupe de la cornée.
D. Chambre antérieure.

E. Choroïde.
F. Ligament ciliaire.
G. Iris.

H. Pupille.

1. Nerf optique.
2. Nerfs ciliaires.

APPLICATIONS A LA PATHOLOGIE ET A LA MÉDECINE OPÉRATOIRE.

Les nerfs qui se distribuent aux diverses membranes de l'œil sont situés entre la sclérotique et la choroïde dans la plus grande partie de leur trajet, et c'est sans doute à cette situation qu'ils doivent d'être comprimés dans les distensions des milieux de l'œil; de là les douleurs intolérables des ophthalmies internes.

L'iris est plongé au milieu de l'humeur aqueuse qui, en s'écoulant à travers une plaie de la cornée, l'entraîne souvent et contribue ainsi à former une hernie de l'iris.

Les plaies de l'iris sont caractérisées : 1° par un épanchement sanguin dans les deux chambres, dû à la grande vascularité de l'organe; 2° par la déformation de la pupille résultant de la tonicité du tissu musculaire; 3° par l'intensité de l'inflammation et la fréquence des adhérences plastiques.

La rétraction des fibres musculaires de l'iris n'est pas très grande, car, après l'opération de la pupille artificielle par incision, les bords de la plaie ne s'écartent pas suffisamment, et c'est pour cela que l'excision, ou *iridectomie*, est préférable.

L'iris reçoit ses vaisseaux des artères ciliaires. Les postérieures percent le globe oculaire en arrière près du nerf optique; les antérieures traversent la sclérotique à 3 ou 4 millimètres de la circonférence de la cornée. Plus près de cette circonférence, ces artères se divisent et se subdivisent, et forment un réseau radié, un cercle rougeâtre qui apparaît surtout sans l'iritis, et a reçu le nom de *cercle* ou d'*anneau iridien*.

Les inflammations de l'iris peuvent se montrer sur chacune de ses membranes ou sur toutes les trois à la fois. Cette inflammation a pour effet de produire un trouble dans l'humeur aqueuse et des produits plastiques qui obstruent plus ou moins la pupille.

La circonférence externe de l'iris offre peu d'adhérences au ligament ciliaire; c'est ce qui explique son décollement dans les commotions de l'œil.

FIGURE 6. — **Région oculaire.**

EXPLICATION.

A. Coupe de la sclérotique.
B. Coupe de la gaîne du nerf optique.
C. Coupe de la cornée.
D. Coupe de la choroïde.
E. Coupe des procès ciliaires de la choroïde.

F. Coupe de l'iris.
G. Pupille.
H. Chambre antérieure.
I. Surface externe de la rétine.
J. Nerf optique.

K. Procès ciliaires de la rétine.
L. Cristallin.
M. Chambre postérieure.

1, 2. Artère de la rétine.

APPLICATIONS A LA PATHOLOGIE ET A LA MÉDECINE OPÉRATOIRE.

La chambre antérieure permet un jeu facile aux instruments, aussi c'est par elle que l'on pénètre quand on veut faire la pupille artificielle. Elle est susceptible de se remplir de sang (hypoéma) ou de pus (hypopyon), et elle renferme quelquefois des corps étrangers, tantôt venus du dehors; tels que fragments de fer, plomb de chasse, etc., tantôt venus du dedans, tels que fragments du cristallin induré, ou cysticerques. Il faut faire sortir ces corps qui produisent de l'irritation, en pratiquant une ponction ou une incision à la cornée.

La chambre postérieure est très étroite; son existence est même contestée par quelques auteurs; aussi les instruments n'y manœuvrent qu'avec danger pour l'iris ou pour la capsule du cristallin. Cependant, à la périphérie, elle présente encore un espace suffisant pour que l'aiguille à cataracte puisse y pénétrer sans inconvénient pour l'iris.

FIGURE 7. — **Région oculaire.**

EXPLICATION.

A. Coupe de la sclérotique.
B. Coupe de la choroïde.

C. Coupe de la rétine.
D. Tache jaune.

E. Papille du nerf optique.

1. Artère centrale de la rétine.

APPLICATIONS A LA PATHOLOGIE ET A LA MÉDECINE OPÉRATOIRE.

Le fond de l'œil doit être aujourd'hui un sujet d'étude approfondie. Pour bien apprécier la valeur sémiologique des lésions découvertes par l'ophthalmoscope, il faut avoir soin d'examiner l'œil à l'état physiologique. Combien de fois n'a-t-on pas décrit comme morbide une simple variété physiologique. Nous ne connaissons pas toutes les variétés de forme de la papille pour pouvoir en tirer des inductions thérapeutiques et sémiologiques. C'est avec beaucoup de raison que M. Argilagos a insisté sur cette étude à l'état physiologique du fond de l'œil.

FIGURE 8. — **Région oculaire.**

EXPLICATION.

A. Coupe de la sclérotique.
B. Coupe de la choroïde.

C. Coupe de la rétine.
D. Membrane hyaloïde.

E. Procès ciliaires de la membrane hyaloïde.
F. Cristallin contenu dans la capsule.

APPLICATIONS A LA PATHOLOGIE ET A LA MÉDECINE OPÉRATOIRE.

Le cristallin est susceptible de devenir opaque, c'est ce qui constitue la *cataracte lenticulaire*, dont nous n'avons pas à apprécier ici les nombreuses variétés. La capsule du cristallin est aussi susceptible de perdre sa transparence, et alors il y a une *cataracte cristalline*, que les travaux modernes ont mis hors de doute. Les adhérences intimes de la capsule du cristallin avec les procès ciliaires rendent presque impossible le procédé de M. A. Petit, qui croyait abaisser, sans l'ouvrir, la capsule et le cristallin. Telle est l'opinion de MM. les professeurs Gosselin, Nélaton et Richet.

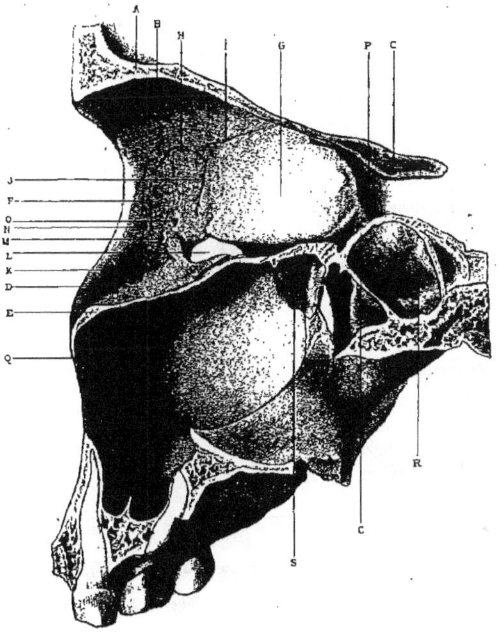

FIG. 1.

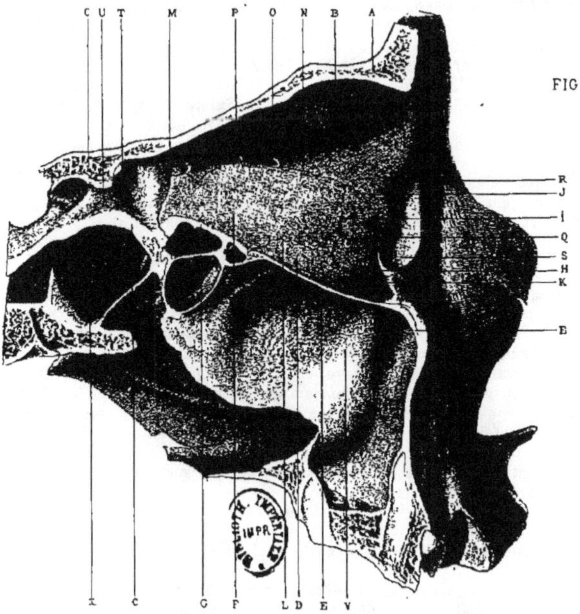

FIG. 2.

F Bion del   Imp. l'Charbon aux Paris.   Pierre sc.

LIBRAIRIE GERMER BAILLIÈRE.

PLANCHE XIX.

FIGURE 1. — Région orbitaire.

Paroi externe de l'orbite.

EXPLICATION.

A. Coupe de l'os frontal.
B. Partie supérieure et externe de l'orbite formée par l'os frontal.
C. Coupe de l'apophyse d'Ingrassias.
D. Partie du maxillaire supérieur formant le plancher de l'orbite.
E. Coupe de l'os maxillaire supérieur.
F. Surface interne de l'os malaire faisant partie de l'orbite.
G. Partie de la grande aile du sphénoïde concourant à former la paroi externe de l'orbite.
H. Suture fronto-malaire.

I. Suture sphéno-frontale.
J. Suture sphéno-malaire.
K. Suture maxillo-malaire.
L. Fente sphéno-maxillaire.
M, N, O. Orifices donnant passage à des vaisseaux et à des nerfs.
P. Fente sphénoïdale.
Q. Sinus maxillaire.
R. Sinus sphénoïdal.
S. Coupe de la partie supérieure de l'os palatin.

APPLICATIONS A LA PATHOLOGIE ET A LA MÉDECINE OPÉRATOIRE.

Les parois de l'orbite offrent aux violences extérieures une résistance d'autant plus grande qu'elles sont plus exposées à ces mêmes violences. La paroi externe, étant celle sur laquelle les coups portent le plus fréquemment, est aussi celle qui est la plus épaisse. La paroi interne, profondément située, est la plus fragile ; c'est pour cela que des corps peu aigus ont pu la fracturer et aller atteindre la carotide interne (observation de M. Nélaton). La paroi supérieure de l'orbite est plus épaisse que la paroi inférieure.

FIGURE 2. — Région orbitaire.

Paroi interne de l'orbite.

EXPLICATION.

A. Coupe de l'os frontal.
B. Portion de l'os frontal formant la paroi supérieure et interne de l'orbite.
C. Coupe du sphénoïde.
D. Portion du maxillaire supérieur formant le plancher de l'orbite.
E. Coupe du maxillaire supérieur.
F. Surface orbitaire de l'ethmoïde.
G. Coupe de l'ethmoïde.
H. Os unguis.
I. Suture de l'unguis avec l'ethmoïde.
J. Suture du frontal avec l'unguis.
K. Suture du maxillaire supérieur avec l'unguis.

L. Suture de l'ethmoïde avec le maxillaire supérieur.
M. Suture du sphénoïde avec l'ethmoïde.
N. Suture de l'ethmoïde avec le frontal.
O. Orifice par où passe le rameau artériel.
P. Orifice par où passe le filet nerveux.
Q. Suture du maxillaire supérieur avec l'unguis.
R. Suture de l'apophyse montante du maxillaire supérieur avec l'os frontal.
S. Gouttière du canal nasal.
T. Orifice qui donne passage au nerf optique.
U. Fente sphénoïdale.
V. Sinus maxillaire.
X. Sinus sphénoïdal.

APPLICATIONS A LA PATHOLOGIE ET A LA MÉDECINE OPÉRATOIRE.

Les fractures qui occupent l'une ou l'autre des parois de l'orbite sont graves, non-seulement par elles-mêmes, mais encore par les lésions qui les accompagnent. Ainsi le déplacement des fragments peut causer la compression d'un vaisseau, d'un nerf ou de tout autre organe important ; de là des troubles sérieux dans la fonction de la vision. Quand une violence extérieure a été assez forte pour amener une fracture, il y a nécessairement une commotion plus ou moins violente transmise aux organes encéphaliques ou au globe oculaire, de là des complications très redoutables.

L'orbite est le siége d'un grand nombre de tumeurs qui peuvent occuper les os, telles que les périostoses, les exostoses, ou bien les parties molles, telles que les anévrysmes, les tumeurs érectiles, les kystes, les cancers.

Toutes ces tumeurs naissent dans l'orbite et gagnent les cavités voisines en se développant réciproquement, si elles sont nées dans ces cavités, elles arrivent consécutivement dans l'orbite. Les rapports de région expliquent suffisamment pourquoi de l'orbite une tumeur peut envoyer des prolongements dans le sinus maxillaire, les fosses nasales, les sinus frontaux, la cavité encéphalique, la fosse temporale.

Toutes ces tumeurs offrent des caractères communs qui sont inhérents à la configuration de la cavité orbitaire, et qui peuvent être divisés en trois périodes.

Dans la première période, il y a des douleurs dans le fond de l'orbite, quelques troubles fonctionnels vagues, peu utiles pour le diagnostic.

Dans la deuxième période, il y a commencement de déplacement de l'œil. Si l'exophthalmie existe, il est probable que la tumeur a son siége en arrière de l'œil ; si le déplacement se fait en dedans, c'est que la tumeur occupe le côté externe.

Dans la troisième période, la tumeur apparaît à l'extérieur, où le chirurgien pourra l'examiner directement.

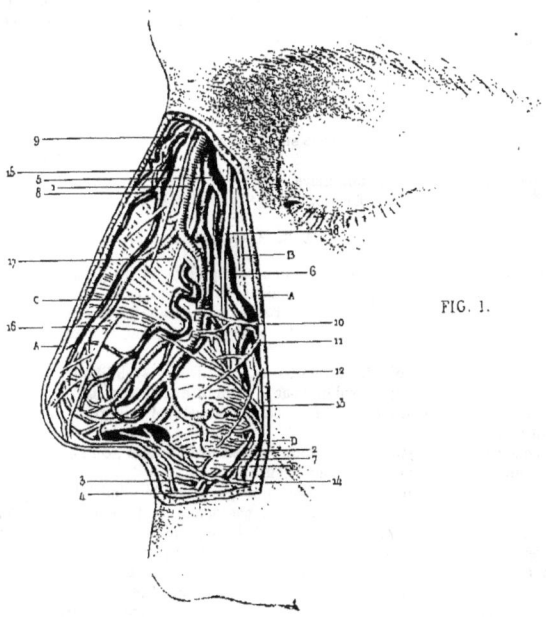

FIG. 1.

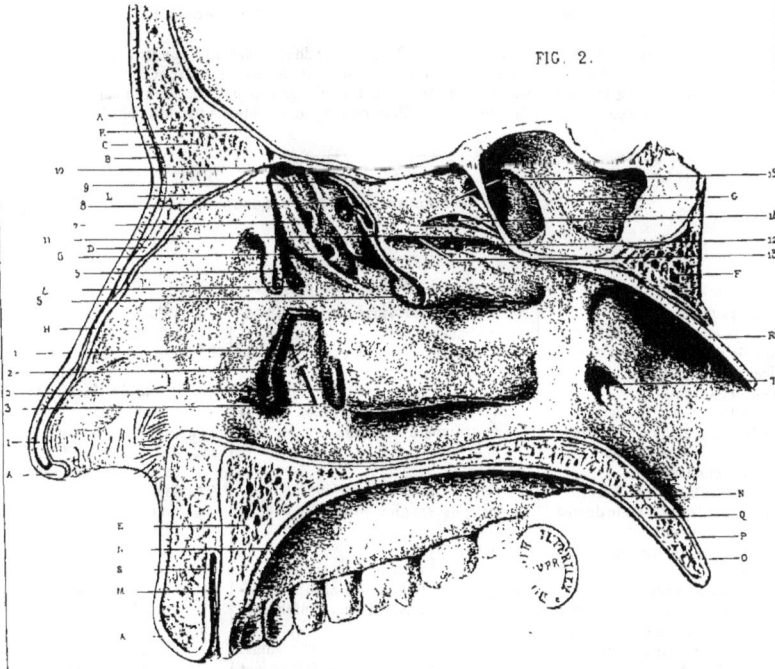

FIG. 2.

F. Piot. del. Imp. F. Chardon aine, Paris. Oudet sc.

LIBRAIRIE GERMER BAILLIÈRE

PLANCHE XX.

FIGURE 1. — Région nasale.

EXPLICATION.

A. Coupe de la peau et du fascia sous-cutané.

B. Muscle élévateur de l'aile du nez.

C. Muscle transverse du nez.

D. Muscle myrtiforme.

E. Fibres du muscle orbiculaire des lèvres.

1. Artère nasale (branche de l'ophthalmique).

2. Artère venant de la coronaire labiale et s'anastomosant à plein canal avec l'artère nasale.

3. Branche de l'artère coronaire labiale supérieure allant à la cloison des fosses nasales.

4. Autre branche artérielle venant de la coronaire supérieure.

5. Veine angulaire.

6. Veine faciale.

7. Veine coronaire labiale supérieure.

8, 9. Veines du nez allant se déverser dans la veine angulaire.

10, 11, 12, 13, 14. Vaisseaux lymphatiques.

15, 16. Nerfs naso-lobaires.

17, 18. Branches terminales du nerf nasal externe.

APPLICATIONS A LA PATHOLOGIE ET A LA MÉDECINE OPÉRATOIRE.

L'abondance des vaisseaux et des nerfs dans la région explique pourquoi les plaies y sont très douloureuses et souvent suivies de perte de sang très considérable. La suture de la plaie suffit souvent pour arrêter ces hémorrhagies. Les os propres du nez sont proéminents et exposés à des fractures qui amènent une gêne de la respiration et une difformité à laquelle il faut, dans certains cas, remédier. Les fractures et les plaies sont souvent accompagnées d'ecchymose et d'emphysème qui rendent alors le diagnostic difficile.

La carie, la nécrose, les tannes, l'hypertrophie des divers tissus, les ulcères syphilitiques scrofuleux, les cancers, les tumeurs érectiles affectent souvent le nez, et cela s'explique par la structure de la région.

Le nez est le siége de vices de conformation, tels que l'écrasement, le volume trop grand, l'aplatissement de la racine, la déviation à gauche ou à droite.

La *rhinorraphie* est destinée à réunir les parties séparées au moyen de la suture; on l'emploie pour une plaie récente ou pour remédier à une difformité résultant d'une lésion antérieure.

La *rhinoplastie* est une opération qui a pour but de refaire une partie ou la totalité d'un nez. La rhinoplastie totale, faite suivant les méthodes italienne, française ou indienne, n'a pas donné de bons résultats. Pour M. Nélaton, cette opération doit répondre aux indications suivantes : 1° reconstituer à l'aide de lambeaux pris sur les régions voisines un nez saillant et bien conformé ; 2° prévenir la déformation consécutive. La première indication est facile à remplir, quel que soit le procédé mis en usage ; il n'en est pas de même de la seconde. Pour cela, M. Nélaton a, le premier, eu soin de disséquer le périoste et de le laisser à la face profonde des lambeaux (*Société de chirurgie*, année 1862, p. 109 et suiv.). En taillant deux lambeaux latéraux et un lambeau frontal et en les superposant, en conservant le périoste et en déplaçant les os au besoin, on peut obtenir un résultat aussi avantageux et prévenir l'aplatissement consécutif des lambeaux.

La rhinoplastie partielle est destinée à remédier aux difformités du lobule, des ailes, de la sous-cloison ou des parties intermédiaires à la racine et aux ailes du nez. Cette opération donne de beaux résultats, et nous avons nous-même, dans un cas, remédié avec succès à la destruction de toute la partie latérale gauche du nez, détruite par le cancer. M. Michon nous a rendu témoin, dans son service à la Pitié, de résultats remarquables obtenus par la méthode indienne.

FIGURE 2. — Région des fosses nasales.

Paroi externe.

EXPLICATION.

A. Coupe de la peau.

B. Coupe de la couche celluleuse dans laquelle existe des fibres musculaires du pyramidal.

C. Coupe de l'os frontal.

D. Coupe de l'os propre du nez.

E. Coupe de l'os maxillaire supérieur.

F. Coupe du corps du sphénoïde.

G. Sinus sphénoïdal.

H. Coupe du cartilage latéral droit.

I. Coupe du cartilage de l'aile du nez.

K. Coupe de la dure-mère

L. Coupe de la muqueuse des fosses nasales.

M. Coupe de la muqueuse gingivale.

N. Coupe de la muqueuse de la voûte palatine et du voile du palais.

O. Coupe de la muqueuse pharyngienne du voile du palais.

P. Coupe musculaire du voile du palais.

Q. Coupe glanduleuse du voile du palais.

R. Coupe de la paroi postérieure du pharynx.

S. Vestibule de la cavité buccale.

T. Ouverture pharyngienne de la trompe d'Eustache.

1. Méat inférieur.

2. Coupe du cornet inférieur.

3. Soie de sanglier introduite dans le canal nasal.

4. Méat moyen.

5. Coupe du cornet moyen.

6. Orifice inférieur du sinus maxillaire s'ouvrant dans l'infundibulum.

7. Orifice supérieur du même sinus.

8. Orifice inférieur et postérieur des cellules ethmoïdales antérieures

s'ouvrant en arrière de l'infundibulum.

9. Orifice supérieur et postérieur de ces mêmes cellules.

10. Orifice du sinus frontal dans l'infundibulum.

11. Cornet supérieur.

12. Orifice des cellules ethmoïdales s'ouvrant dans le méat supérieur.

13. Soie de sanglier introduite dans un orifice qui fait communiquer les cellules ethmoïdales antérieures avec le méat supérieur.

14. Deuxième méat supérieur dans lequel on voit l'ouverture d'une cellule ethmoïdale.

15. Soie de sanglier introduite dans l'orifice qui fait communiquer le sinus ethmoïdal avec les fosses nasales.

Les saillies des cornets, les excavations des méats de la paroi externe expliquent pourquoi des corps étrangers séjournent dans les fosses nasales, et pourquoi, lorsqu'on introduit des instruments dans les fosses nasales, il faut avoir soin de s'éloigner autant que possible de cette paroi. Les divers replis offerts par la muqueuse nasale passant d'une saillie sur une autre, la prédisposent à l'infiltration, à l'épaississement, à l'hypertrophie, et de là sans doute la fréquence plus grande des polypes sur la paroi externe que sur la paroi interne.

Les ouvertures de nombreuses cavités se rencontrent sur cette paroi, sur laquelle se déversent les sinus frontaux, ethmoïdaux, sphénoïdaux et maxillaires; on y trouve aussi l'orifice inférieur du canal nasal. Toutes ces dispositions expliquent la propagation des maladies des fosses nasales à ces diverses cavités, et réciproquement celle de ces cavités aux fosses nasales.

Plusieurs opérations se pratiquent sur la paroi externe des fosses nasales. Ces opérations se rapportent au traitement des polypes et au cathétérisme des voies lacrymales, du sinus maxillaire et de la trompe d'Eustache.

Les polypes peuvent être attaqués par des opérations simples ou par des opérations composées. Les premières comprennent la *dessiccation*, la *compression*, le *broiement*, l'*excision*, la *cautérisation*, l'*arrachement* et la *ligature*. S'il s'agit de polypes muqueux, il faudra recourir au broiement et à l'arrachement, en ayant soin de faire des injections astringentes dans les fosses nasales après cette opération. S'il s'agit d'un polype fibreux ou cancéreux, il faut avoir recours à des opérations complexes ou composées qui seules peuvent amener une cure radicale. Ce sont : les incisions du nez ou de la lèvre supérieure, les dissections des joues, les trépanations des sinus maxillaire et frontal, l'incision du voile du palais, la résection de la voûte palatine (Nélaton), les résections totales ou partielles du maxillaire supérieur. Chacune de ces opérations peut avoir son indication suivant les cas ; mais la méthode de M. Nélaton, toutes choses égales d'ailleurs, nous paraîtra toujours préférable à l'ablation du maxillaire supérieur, parce qu'elle a l'avantage de laisser après elle moins de difformité. L'opération de M. Nélaton offre en outre l'avantage que la voûte palatine se reconstitue quand on a conservé le périoste.

Quant au cathétérisme du canal nasal par son ouverture inférieure, suivant la méthode de Laforest, d'après le procédé que nous avons décrit, il nous paraît aujourd'hui trop abandonné. Avec les perfectionnements que nous avons apportés dans cette opération, nous pensons que son usage se généralisera de plus en plus (1).

Le cathétérisme du sinus maxillaire peut être fait avantageusement, soit pour diagnostiquer les abcès de cette cavité, soit pour y injecter des liquides médicamenteux.

Le cathétérisme de la trompe d'Eustache pratiqué par la fosse nasale correspondante s'explique très bien par les rapports de cet orifice. En effet, on peut voir ici que cet orifice est situé au niveau de l'extrémité postérieure du cornet inférieur et au-dessus du point où le voile du palais se recourbe dans le pharynx, de sorte que le précepte de relever le bec de la sonde au moment où l'on ne sent plus la résistance du plancher nasal est très fondé, parce que l'on se trouve alors au niveau même de cet orifice.

(1) Voyez B.-J. Béraud, *Essai sur le cathétérisme du canal nasal suivant la méthode de Laforest (procédé nouveau)*, thèse inaugurale, 1854, 30 décembre, et *Archives d'ophthalmologie*, mars et avril 1855.

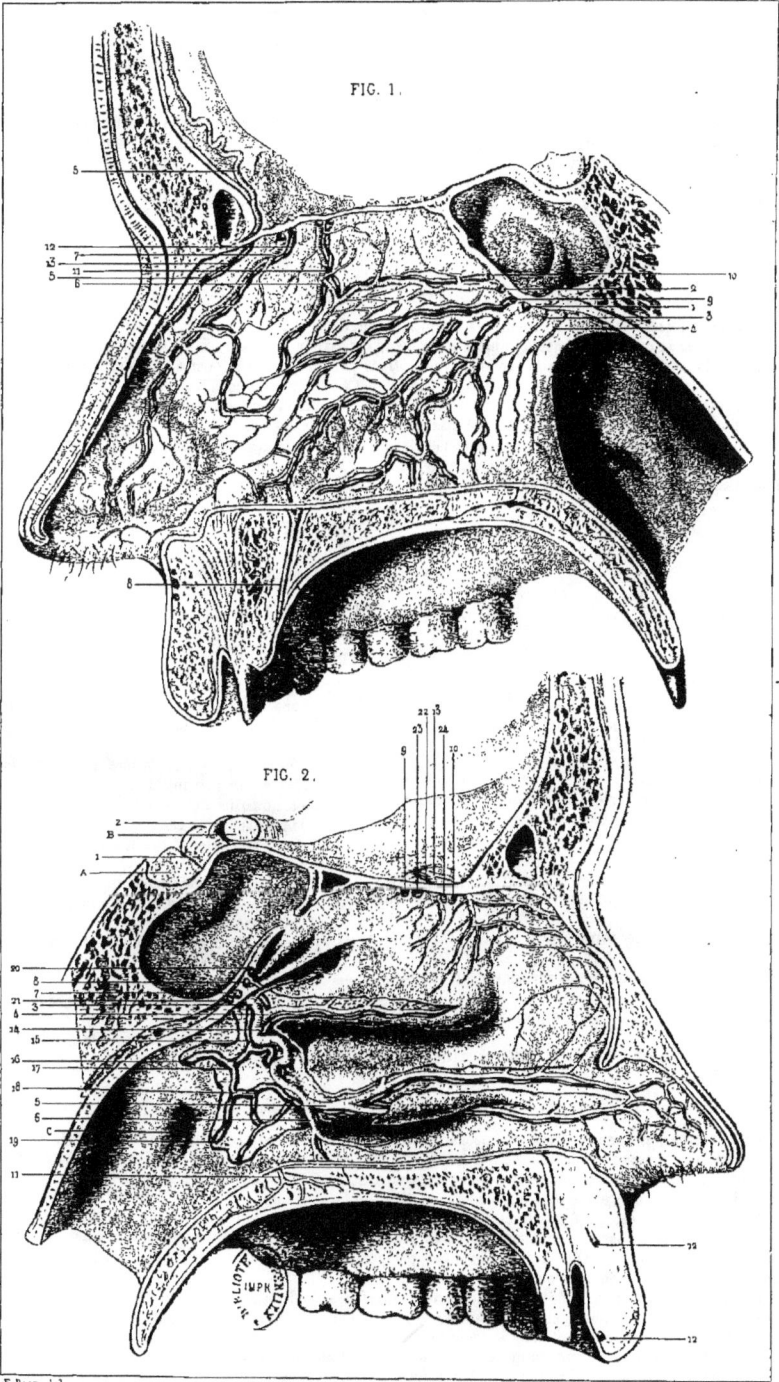

FIG. 1.

FIG. 2.

F. Bion del.   Imp. l'Chardon ainé, Paris.   Ondet sc.

LIBRAIRIE   GERMER BAILLIÈRE.

PLANCHE XXI.

FIGURE 1. — Région des fosses nasales.

Cloison des fosses nasales. Côté gauche.

EXPLICATION.

1. Branche interne et inférieure de l'artère sphéno-palatine.
2. Branche interne et supérieure de l'artère sphéno-palatine.
3, 4. Rameaux artériels de l'artère ptérygo-palatine.
5. Artère de la faux du cerveau venant se ramifier sur la paroi externe des fosses nasales (anomalie).
6. Branche interne et postérieure de l'artère ethmoïdale.
7. Branche interne et antérieure de l'artère ethmoïdale.
8. Artère traversant la palatine antérieure.
9. Tronc veineux interne et inférieur.
10. Tronc veineux interne et supérieur.
11. Tronc veineux accompagnant l'artère ethmoïdale interne et postérieure.
12. Tronc veineux accompagnant l'artère ethmoïdale interne et antérieure.
13. Veine accompagnant l'artère venant de la faux du cerveau.

APPLICATIONS A LA PATHOLOGIE ET A LA MÉDECINE OPÉRATOIRE.

La cloison des fosses nasales peut être déviée à droite ou à gauche et causer un rétrécissement de la cavité qui s'accompagne de gêne de la respiration nasale ; quand cette déviation existe en avant, elle est choquante et l'on a cherché à y remédier par l'excision. On a pris quelquefois ces déviations pour des polypes. Cette cloison est susceptible de se perforer, soit par des abcès, soit par des ulcérations scrofuleuses ou syphilitiques. La muqueuse qui la tapisse des deux côtés se sépare des parties sous-jacentes avec facilité ; de là, la production de tumeurs séro-sanguines qu'il faut bien connaître pour la distinguer des abcès, des polypes ou des affections des os.

Le nombre des vaisseaux explique pourquoi les lésions sont accompagnées d'une perte considérable de sang.

M. Ch. Robin a fait connaître une variété de polypes dus à l'hypertrophie des glandes de la muqueuse nasale. Il existe aussi des tumeurs dues à l'hypertrophie des papilles de cette muqueuse.

FIGURE 2. — Région des fosses nasales.

Paroi externe. Vaisseaux.

EXPLICATION.

A. Coupe du corps pituitaire.
B. Coupe du nerf optique.
C. Orifice pharyngien de la trompe d'Eustache.

1. Artère carotide interne.
2. Artère ophthalmique.
3. Branche externe de l'artère sphéno-palatine donnant en avant un rameau au méat supérieur.
4. Ramification de cette artère au cornet moyen.
5. Ramification artérielle de la même artère au cornet inférieur.
6. Branche se ramifiant au méat inférieur et au plancher des fosses nasales.
7. Coupe de la branche interne et inférieure de l'artère sphéno-palatine.
8. Coupe de la branche interne et supérieure de la sphéno-palatine.
9. Coupe de la branche interne et postérieure de l'artère ethmoïdale.
10. Coupe de la branche interne et antérieure de l'artère ethmoïdale.
11. Ramification de l'artère ptérygo-palatine.
12. Coupe des artères coronaires labiales supérieures.
13. Branche externe de l'artère ethmoïdale.
14. Veine accompagnant l'artère du cornet moyen.
15. Veine accompagnant la même artère et donnant par sa partie postérieure une branche qui s'anastomose avec le plexus pharyngien.
16. Veine pharyngienne supérieure.
17, 18. Plexus pharyngien.
19. Veine pharyngienne inférieure.
20. Coupe de la branche veineuse interne et supérieure de la sphéno-palatine.
21. Coupe de la branche veineuse interne et inférieure de la sphéno-palatine.
22. Veine ethmoïdale externe.
23. Coupe de la branche veineuse interne et postérieure de l'ethmoïdale.
24. Coupe de la branche veineuse interne et antérieure de l'ethmoïdale.

APPLICATIONS A LA PATHOLOGIE ET A LA MÉDECINE OPÉRATOIRE.

La paroi externe des fosses nasales est encore plus vasculaire que la paroi interne, de là l'issue facile du sang à travers ces vaisseaux. La communication de ces vaisseaux avec ceux de la cavité crânienne et de l'orbite rend compte de l'utilité de l'épistaxis dans les congestions cérébrales et dans certaines affections des yeux.

Cette richesse vasculaire explique aussi la production de ces tumeurs polypeuses très vasculaires, dites pour cela hémorrhoïdes des narines, qui sont caractérisées par une vascularisation abondante au milieu d'une trame cellulo-fibreuse ou purement celluleuse, par une couleur rouge très foncée et par une très grande facilité à saigner au moindre contact des doigts, des instruments. Quand on arrache ces polypes, il faut s'attendre à une hémorrhagie que l'on sera souvent obligé de combattre par le tamponnement.

Le tamponnement peut être fait par l'ouverture antérieure seulement ou par les deux ouvertures antérieure et postérieure à la fois. Le tamponnement antérieur se fait au moyen d'une mèche de charpie ou d'un bourdonnet introduit plus ou moins profondément dans la fosse nasale. Le tamponnement des deux orifices consiste à fermer les deux orifices avec de la charpie au moyen de la sonde de Belloc. Dans ces derniers temps on a proposé de remplacer cette sorte de tamponnement par une vessie insufflée et introduite vide dans la fosse nasale. Le tamponnement complet est le plus sûr, mais aussi le plus gênant.

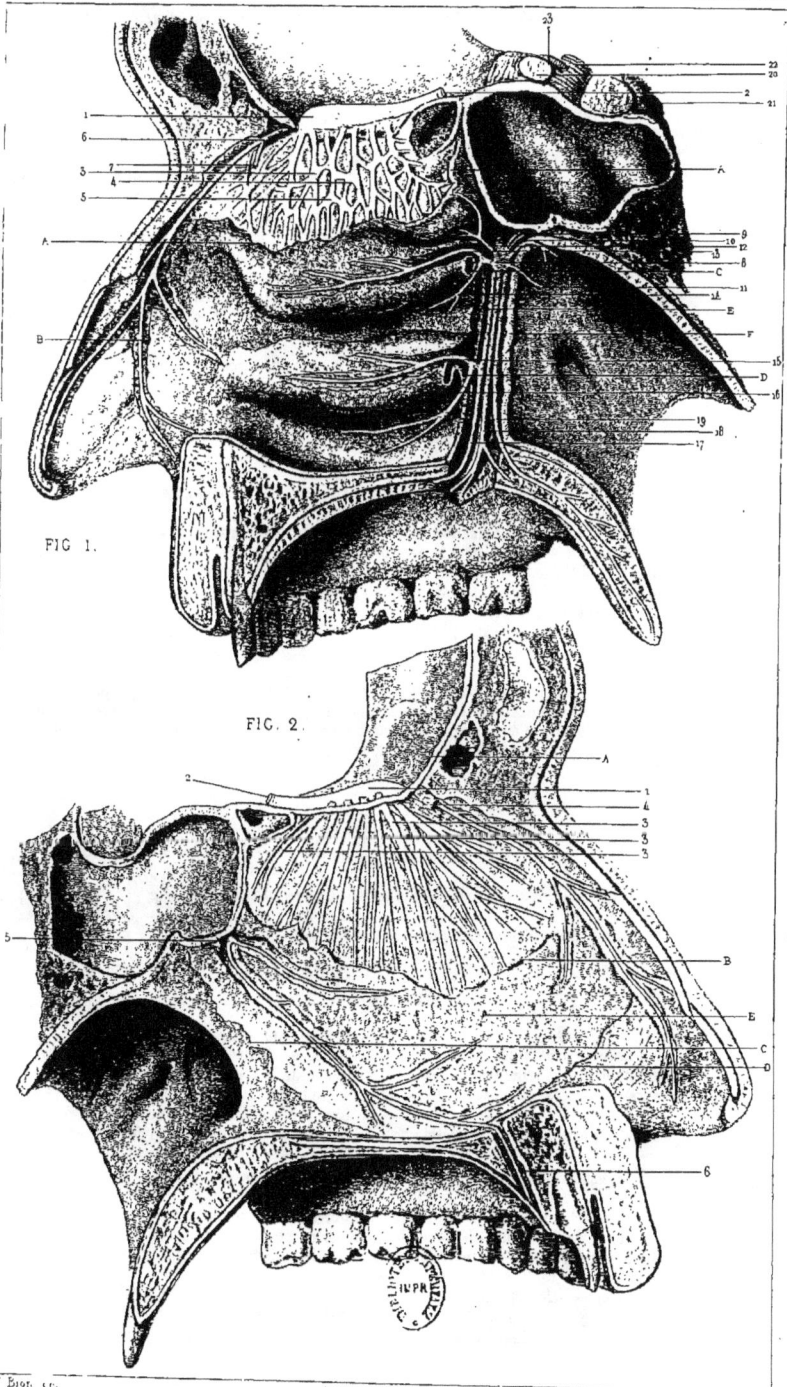

FIG. 1.

FIG. 2.

F. Biot.   Imp. l'Chardon ainé Paris   Oudet sc

PLANCHE XXII.

Figure 1. — Région des fosses nasales.

Cavité droite des fosses nasales. Nerfs de la paroi externe.

EXPLICATION.

A. Coupe de la muqueuse des fosses nasales pour montrer le plexus nerveux fourni par l'olfactif.
B. Coupe de la muqueuse pour laisser voir les branches externes du nerf ethmoïdal.
C. Coupe du cornet moyen.
D. Coupe du méat inférieur.
E. Coupe de la paroi antérieure du canal ptérygo-palatin.
F. Coupe de la paroi postérieure du même canal.

1. Bulbe olfactif coupé sur son axe antéro-postérieur.
2. Coupe transversale du nerf olfactif.
3, 4, 5. Plexus nerveux résultant de l'anastomose des racines du nerf olfactif.
6. Nerf ethmoïdal (branche de l'ophthalmique (5e paire).
7. Coupe de la branche interne de ce même nerf.
8. Ganglion sphéno-palatin.
9. Racine du ganglion sphéno-palatin venant du maxillaire supérieur.

10. Nerf vidien.
11. Rameau nerveux venant à la muqueuse du pharynx.
12. Branche nerveuse allant au cornet et méat supérieur.
13. Branche nerveuse se rendant au cornet moyen.
14. Branche nerveuse se ramifiant au méat moyen.
15. Branche nerveuse du cornet inférieur.
16. Branche nerveuse du méat inférieur.
17. Nerf palatin antérieur.
18. Nerfs palatins antérieur et moyen.
19. Nerf palatin postérieur.
20. Coupe du nerf optique.

21. Coupe du corps pituitaire.

22. Artère carotide interne.
23. Artère ophthalmique.

APPLICATIONS A LA PATHOLOGIE ET A LA MÉDECINE OPÉRATOIRE.

Les nerfs qui se distribuent à la muqueuse des fosses nasales sont de deux ordres. Les uns viennent de la cinquième paire et président à la nutrition, à la sécrétion et à la sensibilité des fosses nasales. La sécrétion peut être altérée et avoir une odeur spéciale, fétide : c'est l'*ozène*, qui est alors idiopathique. Dans d'autres circonstances, cette fétidité peut tenir à une inflammation aiguë ou chronique, à une ulcération simple, vénérienne ou scrofuleuse. Dans tous les cas, cette affection est très grave, non-seulement par l'incommodité qu'elle procure, mais encore parce qu'elle résiste souvent à tous les modes de traitement. Les nerfs de sensibilité générale lui viennent de la partie postérieure, de sorte que les tumeurs qui naîtront en arrière des fosses nasales auront pour caractère de s'accompagner promptement de l'altération de cette sensibilité.

Les autres nerfs sont des nerfs spéciaux et appartiennent aux ramifications du nerf olfactif, qui préside seul à la perception des odeurs. Or, ce nerf et ses ramifications occupent seulement la partie supérieure des fosses nasales, et dès lors si l'on voit une tumeur abolir la sensation des odeurs, on portera un pronostic grave, parce qu'alors le siège de la tumeur est très voisin du cerveau et peut promptement en compromettre les fonctions.

Figure 2. — Région des fosses nasales.

Cavité droite des fosses nasales. Nerfs de la cloison.

EXPLICATION.

A. Coupe de la dure-mère.
B. Coupe de la membrane fibreuse des fosses nasales.
C, D. Coupe de la membrane muqueuse des fosses nasales.
E. Glandes de la muqueuse des fosses nasales.

1. Bulbe olfactif coupé dans son axe antéro-postérieur.

2. Coupe transversale du nerf olfactif.
3. Branches du nerf olfactif.
4. Coupe de la branche interne du filet nerveux ethmoïdal venant de la branche ophthalmique (5e paire).
5. Nerf sphéno-palatin interne.
6. Même nerf passant dans le conduit palatin antérieur.

APPLICATIONS A LA PATHOLOGIE ET A LA MÉDECINE OPÉRATOIRE.

Les tumeurs qui sont situées en haut et vers la ligne médiane doivent être arrachées avec prudence, parce que si leur siège est sur la cloison, on peut fracturer celle-ci ; et comme la lame perpendiculaire de l'ethmoïde est en continuité avec l'apophyse crista-galli, il y a là possibilité d'une véritable fracture de la base du crâne dont le danger n'a pas besoin d'être signalé.

Les corps étrangers se logent quelquefois dans la partie supérieure des fosses nasales, entre la paroi externe et la cloison des fosses nasales, et ils y séjournent précisément parce que cette partie est de forme pyramidale : plus on veut les saisir, plus on les fait pénétrer profondément. Aussi n'est-il point rare de voir des accidents se manifester à la suite de tentatives d'extraction faites pour des corps étrangers ainsi placés.

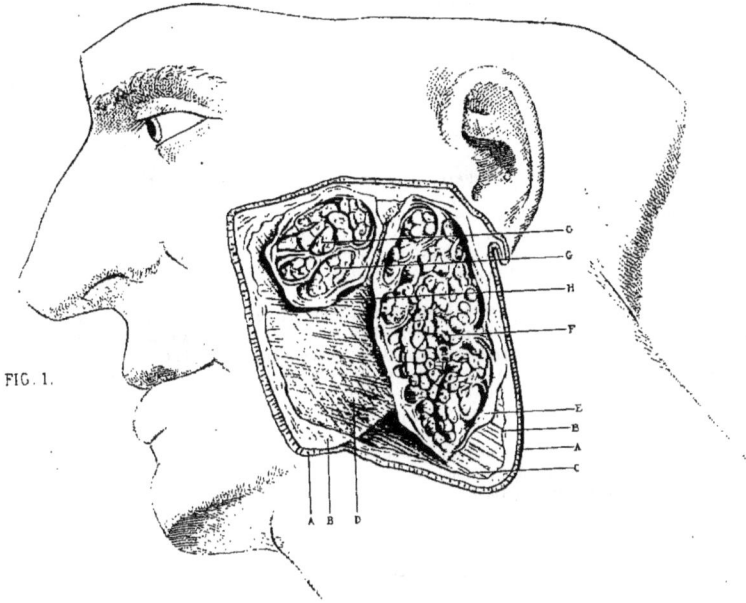

FIG. 1.

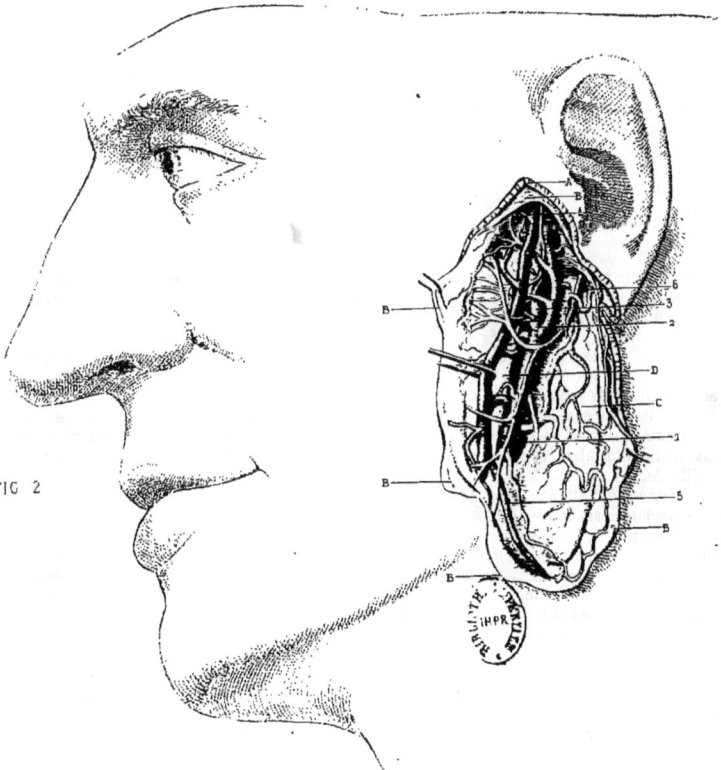

FIG 2

F Bion del

Imp. F. Chardon ainé Paris

Visto sc

LIBRAIRIE GERMER BAILLIÈRE.

PLANCHE XXIII.

FIGURE 1. — Région parotidienne.

Parotide vue dans sa loge.

EXPLICATION.

A. Coupe de la peau.
B. Coupe du fascia superficialis.
C. Muscle peaucier.
D. Muscle masséter.

E. Coupe de la loge fibreuse qui renferme la parotide.
F. Grains glanduleux de la parotide.
G. Grains glanduleux de la parotide accessoire.

APPLICATIONS A LA PATHOLOGIE ET A LA MÉDECINE OPÉRATOIRE.

L'inflammation de la parotide (*parotidite*), s'accompagne de douleurs très vives, parce que la glande est contenue dans une loge fibreuse qui s'oppose au gonflement. Les diverses cloisons qui séparent les lobes de la glande expliquent pourquoi des abcès s'y manifestent indépendamment les uns des autres et deviennent ainsi multiples.

Il existe dans cette région un gonflement spécial arrivant chez les enfants, appelé *oreillons*, et sur la nature duquel on n'est pas encore suffisamment éclairé.

La région offre aussi quelquefois de petits orifices qui laissent échapper de la salive et constituent les *fistules salivaires de la glande.* Ces fistules peuvent survenir à la suite d'une plaie, d'une opération, et surtout d'un abcès qui aurait détruit quelques lobules. La cautérisation et la compression suffisent pour amener la guérison de ces fistules.

La glande elle-même est susceptible de devenir le siège de plusieurs tumeurs, parmi lesquelles nous citerons l'hypertrophie, le cancer et l'enchondrome. Toutes ces affections peuvent être partielles ou totales, superficielles, interstitielles ou profondes. Ces caractères sont importants à connaître, parce qu'ils peuvent servir à porter les bases du diagnostic, du pronostic et du traitement.

On donne le nom d'éphidrose à la sortie d'un liquide transparent au moment des repas, à travers la peau de la région parotidienne, sous forme de gouttelettes plus ou moins abondantes. Ce liquide est-il de la salive parotidienne ? Nous ne le croyons pas, parce qu'il est difficile de comprendre que la salive traverse les lobules, le tissu cellulaire interlobulaire, la loge fibreuse, le fascia superficialis et la peau.

FIGURE 2. — Région parotidienne.

Loge de la parotide.

EXPLICATION.

A. Coupe de la peau.
B. Coupe de la loge fibreuse de la parotide.
C. Intérieur de la loge parotidienne.
D. Bord postérieur de la branche montante du maxillaire inférieur.

1. Artère carotide externe.
2. Artère temporale.

3. Artère maxillaire interne.
4. Veine temporale.
5. Veine faisant communiquer la jugulaire externe avec la veine temporo-faciale.
6. Nerf facial.

APPLICATIONS A LA PATHOLOGIE ET A LA MÉDECINE OPÉRATOIRE.

Les rapports de cette glande avec la mâchoire, avec l'articulation temporo-maxillaire et les muscles qui la font mouvoir, expliquent facilement les douleurs qui se manifestent dans les organes et caractérisent le début de l'inflammation de cette glande ou la présence de tumeurs dans l'excavation parotidienne.

Les ganglions lymphatiques de la région offrent un grand intérêt. Il en est de superficiels entre l'aponévrose et la parotide, recevant les vaisseaux lymphatiques du cuir chevelu. D'autres sont interstitiels, très faciles à voir au moyen de l'acide acétique dilué ; ils reçoivent les vaisseaux lymphatiques du sourcil, des paupières et de la peau de la pommette. D'autres, enfin, sont situés profondément dans l'excavation parotidienne, suivent la carotide externe, et reçoivent les vaisseaux de la partie profonde de la région temporale et maxillaire. Ces ganglions sont susceptibles de s'hypertrophier, de devenir cancéreux ou tuberculeux, de s'enflammer par une cause quelconque, venant du point d'émergence des vaisseaux qui les alimentent, et constituent ainsi des tumeurs de l'excavation parotidienne dont le diagnostic différentiel est souvent difficile.

La carotide externe peut-elle être respectée dans l'extirpation totale de la glande parotide ? Lorsque la glande parotide est simplement appliquée sur le côté externe de l'artère, cette extirpation peut être faite sans léser la glande, mais cette disposition est la plus rare ; le plus souvent, en effet, la parotide enveloppe de tous côtés l'artère carotide externe, et alors il peut y avoir danger à vouloir l'extirper en totalité. Dans l'extirpation de la glande on ne peut guère éviter l'ouverture de nombreuses artères parotidiennes fournies par la claviculaire, la temporale, les transversales de la face ; aussi l'hémorrhagie est encore très abondante, même quand on est assez heureux pour éviter la blessure des carotides. Ajoutez à cela que la veine intermédiaire qui unit la jugulaire interne et la jugulaire externe, nécessairement ouverte, fournit aussi une grande quantité de sang.

Le danger des opérations pratiquées sur la région parotidienne, est de blesser le nerf facial dans son tronc ou dans ses principales ramifications. Il faut à tout prix éviter cette complication qui laisse le plus souvent après elle, une difformité dans les traits de la face. Il faut reconnaître cependant que si le nerf est blessé, coupé, et que surtout si l'on a soin de rapprocher les deux bouts, il pourra survenir une guérison, en sorte que la paralysie faciale partielle ou totale, suite immédiate de l'opération, disparaîtra graduellement.

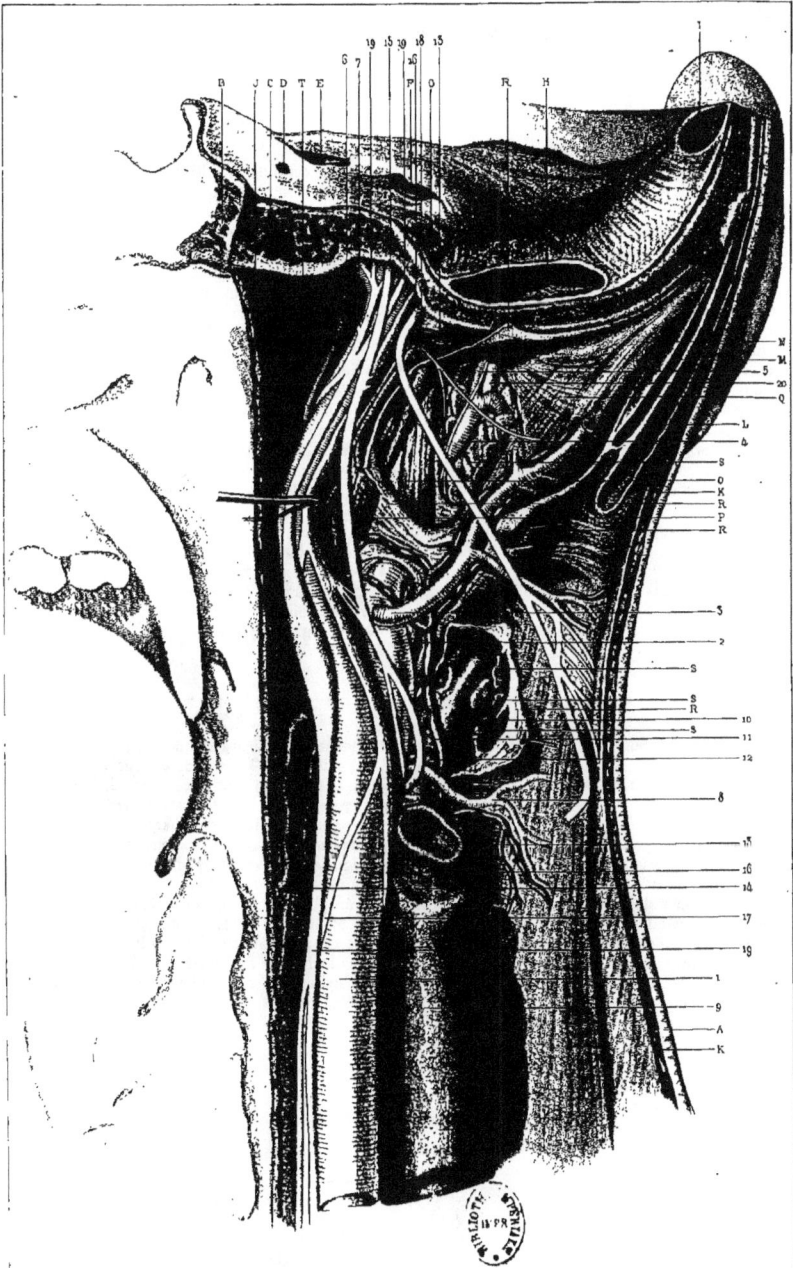

LIBRAIRIE GERMER BAILLIÈRE.

PLANCHE XXIV.

Région parotidienne.

Rapports profonds de la glande parotide.

EXPLICATION.

A. Coupe de la peau et du fascia graisseux sous-cutané.
B. Coupe sur la ligne médiane du corps du sphénoïde.
C. Coupe oblique d'avant en arrière et de dedans en dehors de l'os occipital.
D. Orifice donnant passage au nerf moteur oculaire externe.
E. Orifice pour le nerf trijumeau.
F. Orifice livrant passage aux nerfs facial et auditif.
G. Trou déchiré postérieur renfermant les nerfs glosso-pharyngien, pneumogastrique et spinal.
H. Coupe du sinus latéral à son extrémité inférieure.
I. Coupe du même sinus en haut.
J. Coupe de la paroi postérieure du pharynx.
K. Coupe du muscle trapèze.
L. Coupe du muscle splénius.
M. Coupe du muscle petit complexus.
N. Muscle digastrique recouvert de son aponévrose.
O. Muscle stylo-hyoïdien s'insérant sur la partie postérieure de l'apophyse styloïde.
P. Muscles stylo-pharyngien et stylo-glosse recouverts de l'aponévrose.
Q. Aponévrose recouvrant le digastrique.
R. Coupe de l'aponévrose.
S. Lobules de la glande parotide.
T. Face postérieure de la paroi postérieure du pharynx.

1. Artère carotide primitive.
2. Artère carotide externe.
3. Artère occipitale.
4. Artère auriculaire.
5. Artère stylo-mastoïdienne.
6. Artère pharyngienne supérieure.
7. Artère carotide interne.
8. Branche de l'artère thyroïdienne supérieure allant aux muscles sterno-cléido-mastoïdien et trapèze.

9. Veine jugulaire interne.
10. Veine volumineuse faisant communiquer la jugulaire interne et la jugulaire externe.
11. Veine occipitale se jetant dans la jugulaire interne.
12. Veine thyroïdienne supérieure arrivant dans la jugulaire interne.
13. Coupe de la veine jugulaire interne.
14. Coupe de la veine pharyngienne inférieure.

15. Nerf glosso-pharyngien.
16. Nerf pneumogastrique.
17. Nerf laryngé supérieur.
18. Nerf spinal.
19. Nerf grand sympathique.
20. Nerf facial.

APPLICATIONS A LA PATHOLOGIE ET A LA MÉDECINE OPÉRATOIRE.

Cette figure fait comprendre quels sont les dangers qui menacent le chirurgien qui extirpe en totalité la parotide et qui a pénétré jusqu'au fond de la loge parotidienne. Il est évident que la carotide externe et la plupart de ses branches collatérales et terminales sont dans la même loge que la glande, et par conséquent difficiles à éviter. Il en est de même du nerf facial. Mais le fond de cette loge est séparé par une aponévrose assez résistante d'organes très importants, tels que la veine jugulaire interne, le spinal, le pneumo-gastrique, le glosso-pharyngien, le grand hypoglosse et la carotide interne un peu plus éloignée cependant de la glande par l'interposition des muscles styliens. L'artère occipitale et ses veines est aussi en dehors de la loge. Il suffit de signaler ces rapports pour qu'il ne soit pas nécessaire de dire combien il est important de ne pas franchir cette membrane fibreuse.

Les rapports profonds de la parotide avec les parois latérales du pharynx expliquent parfaitement pourquoi certaines tumeurs de la loge parotidienne font à la fois saillie au dehors et du côté de la cavité pharyngienne. Quand il en est ainsi, il faut s'attendre à de grandes difficultés et à de graves dangers pendant l'extirpation de la tumeur.

On a fait la compression sur la glande parotide (Desault) dans le but de l'affaisser et de l'atrophier, et de guérir ainsi certaines fistules salivaires. Malgré le succès obtenu par Desault, il est douteux que ce procédé puisse être regardé comme d'une certaine valeur. En effet, la parotide est d'un volume trop considérable et trop enfoncée dans la loge pour qu'elle n'échappe pas à la compression.

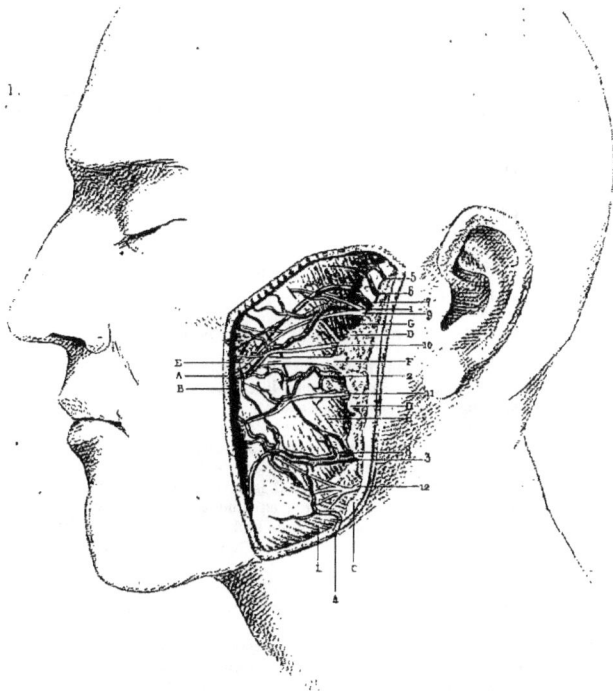

FIG 1.

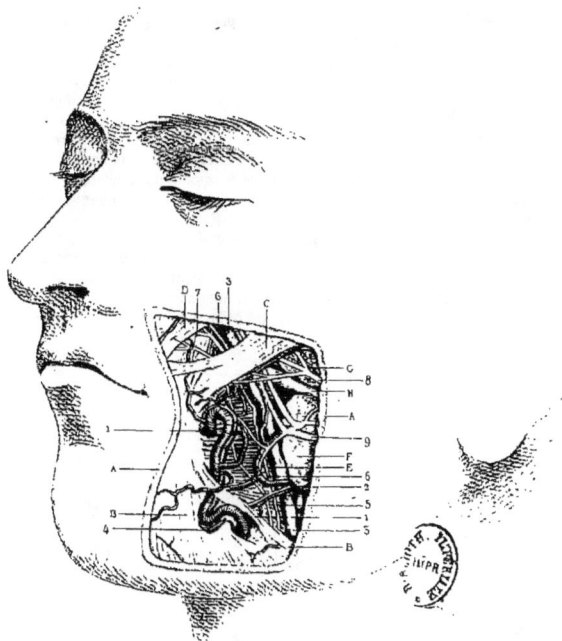

FIG 2.

LIBRAIRIE GERMER BAILLIÈRE.

PLANCHE XXV.

FIGURE 1. — Région massétérine.

EXPLICATION.

A. Coupe de la peau.
B. Coupe du tissu cellulaire sous-cutané.
C. Coupe de l'aponévrose parotidienne.
D. Glande parotide.
E. Glande accessoire de la parotide.
F. Canal de Sténon.
G. Muscle masséter, fibres profondes.
H. Fibres superficielles du même muscle.
I. Muscle peaucier.

1. Artère transversale supérieure de la face.

2. Artère transversale moyenne de la face.
3. Artère transversale inférieure de la face.
4. Petite ramification artérielle de la faciale.

5, 6, 7. Veines transversales supérieures.
8. Veine transversale inférieure.
9. Veine temporo-faciale.
10, 11. Ramification de la même veine.

12. Rameau nerveux de la branche cervico-faciale.

APPLICATIONS A LA PATHOLOGIE ET A LA MÉDECINE OPÉRATOIRE.

Par sa direction, le canal de Sténon est d'autant plus abrité par l'arcade zygomatique qu'il est plus voisin de son orifice buccal ; aussi est-il plus souvent blessé en arrière qu'en avant. Il est accompagné par une branche du nerf facial, mais celle-ci est au-dessus de lui, et par conséquent plus abritée encore.

On a voulu faire jouer au masséter un grand rôle dans la luxation de la mâchoire inférieure. D'après J.-L. Petit et Pinel, lorsque la bouche est largement ouverte, l'angle formé par l'axe du condyle et la direction du masséter n'est plus que de 4 à 5 degrés ; alors les fibres postérieures de ce muscle se trouvant derrière le condyle, leur contraction vient fixer l'os maxillaire inférieur en avant du condyle du temporal et la luxation est produite. Boyer a renversé cette explication. Que l'on divise le bord inférieur de l'arcade zygomatique en cinq parties égales, depuis le tubercule où s'insère le ligament latéral externe de l'articulation temporo-maxillaire jusqu'au bas de la suture malaire, les quatre cinquièmes de cette division marqueront toute l'étendue de l'attache du masséter. Que l'on prenne le point central de cet espace et que l'on tire de ce point une ligne horizontale par la région gutturale, et l'on verra que cette ligne tombe exactement sur le fond de la fosse ptérygoïde, c'est-à-dire dans le point où se fait l'attache du muscle ptérygoïdien interne. Or, pour que dans le mouvement forcé d'abaissement de la mâchoire, les branches de cet os puissent effectivement croiser la ligne moyenne de direction des muscles ptérygoïdien interne et masséter, il faudrait que les condyles fussent portés en avant au point d'atteindre et même de dépasser la ligne dont il s'agit. Mais un déplacement aussi étendu n'a jamais lieu, il suppose entre les mâchoires un degré d'écartement que l'on ne rencontre jamais en pareil cas. Un déplacement moitié moindre ne peut jamais exister sans luxation ; il paraît presque démontré que dans la luxation de la mâchoire inférieure les muscles masséter et ptérygoïdien restent constamment en avant des condyles, et que leur rôle dans la production de la luxation ne diffère pas notablement de celui du grand pectoral et grand dorsal dans la luxation de l'humérus, si ce n'est peut-être par l'obliquité de leur action.

Relativement à l'articulation, il faut bien connaître les rapports des os pour pouvoir déterminer quel est le déplacement qui caractérise une luxation. Or, M. Malgaigne a démontré que normalement, dans l'abaissement, le condyle de la mâchoire se porte naturellement au-devant du condyle temporal, laissant derrière lui une portion très sensible du masséter qui ne l'empêche pas de retourner dans sa cavité. M. Malgaigne a prouvé que dans la luxation réelle les condyles maxillaires étaient portés plus avant qu'on ne l'a dit, et qu'il faut pour cela une déchirure de la capsule et du ligament latéral externe, ou un relâchement anormal de ces parties, et peut-être aussi quelques ruptures des fibres musculaires. Acceptant cette doctrine, M. Nélaton a ensuite fait voir que la rétrocession du condyle est empêchée et la luxation maintenue, parce que le sommet de l'apophyse coronoïde vient arc-bouter contre l'angle inférieur de l'os malaire et se loger dans une petite fossette qui existe en dehors du tubercule malaire.

Le muscle masséter est quelquefois le siège d'une sorte de rétraction qui l'empêche de se contracter, et il constitue alors un obstacle à l'écartement des mâchoires. Cette affection peut tenir à diverses causes, telles que rhumatisme, syphilis. On a proposé divers moyens pour les combattre : les uns sont médicaux et s'adressent à la cause ; les autres chirurgicaux, tels sont l'écartement forcé des mâchoires, ou bien la section sous-cutanée d'un muscle ou des deux muscles à la fois. J'ai observé un cas qui, ayant résisté à l'iodure de potassium, a fini par guérir spontanément au bout de deux ans de durée.

FIGURE 2. — Région génienne.

EXPLICATION.

A. Coupe de la peau et de la couche sous-cutanée.
B. Muscle peaucier.
C. Muscle grand zygomatique.
D. Muscle petit zygomatique.
E. Muscle buccinateur.
F. Boule graisseuse de Bichat.
G. Glande accessoire de la parotide.
H. Canal de Sténon.

1. Artère faciale.
2. Ramification terminale de la transversale de la face.

3. Veine faciale.
4. Veine accompagnant l'artère faciale.

5, 6, 7. Vaisseaux lymphatiques.

8, 9. Rameau nerveux du facial.

La présence de la glande accessoire dans la région génienne explique pourquoi des fistules salivaires venant non du conduit parotidien, mais de ses grains glanduleux, peuvent exister dans ce point comme au niveau de la région paroti-dienne, et peuvent guérir par les mêmes moyens. Cependant, il faut le reconnaître, les fistules salivaires de la région génienne seront presque toujours des fistules du canal de Sténon. Ces dernières fistules sont plus rebelles au traite-ment, et diverses méthodes ont été instituées pour les guérir; ce sont : 1° l'oblitération directe de l'ouverture fistuleuse ; 2° la dilatation du conduit naturel ; 3° la création d'un conduit nouveau ; 4° l'atrophie de la parotide elle-même.

Les plaies du canal de Sténon sont ordinairement produites par des instruments tranchants qui divisent complétement ce canal. Les deux bouts de cette section n'ont pas une grande tendance à s'écarter, ce qui fait que si on les maintient en rapport, on aura souvent une réunion, et la fistule salivaire ne s'établira pas. Pour éviter les fistules consécutives à ces faits, Boyer se conduisait ainsi lorsque la plaie pénétrait dans la cavité buccale. Il plaçait dans la moitié interne de l'épaisseur de la plaie, vis-à-vis de l'ouverture accidentelle du canal, une mèche retenue par un fil qui embrasse sa partie moyenne, et qui, traversant le point le plus élevé de la plaie, sera fixé sur la joue à l'aide d'agglutinatifs. On laisse cette mèche jusqu'à ce que l'ouverture interne soit en quelque sorte rendue celluleuse et convertie en fistule interne ; l'externe se cicatrise promptement. C'est là aussi ce que l'on fait pour créer une voie artificielle à la salive quand la fis-tule est établie. (Procédés Deguise père et de Monro.)

A la suite de brûlures ou de gangrène de la bouche, il se forme dans la joue des cicatrices qui, en se rétractant, amè-nent les mâchoires au contact et les empêchent de s'écarter, de sorte que les malades finissent par ne plus pouvoir mâcher les aliments et parler. On a proposé divers moyens pour remédier à cet état. On a d'abord pensé à couper la cicatrice en travers et à introduire entre les arcades dentaires, ou en dehors de ces arcades, un coin de bois pour les écarter durant la cicatrisation nouvelle. Mais, à mesure que celle-ci s'opère, la rétraction du tissu cicatriciel suit son cours et reproduit le même degré de rapprochement. Carnochan, ayant cherché à abaisser la mâchoire après la section de la cicatrice, fractura l'os et essaya d'obtenir une pseudarthrose ; mais la consolidation s'étant opérée, il pro-posa la résection partielle du maxillaire, et cette idée fut réalisée par MM. Essmarch, Wilms et Dittl. De son côté, M. Rizzoli avait réussi après la section simple.

La section ou résection de l'os ne doit être tentée qu'après l'excision des cicatrices, et nous pensons que l'articulatio temporo-maxillaire n'étant pas ankylosée, si l'on procède avec ménagement, on ramènera peu à peu les mouvements dans cette articulation et la souplesse dans les muscles qui l'environnent.

FIG. 1.

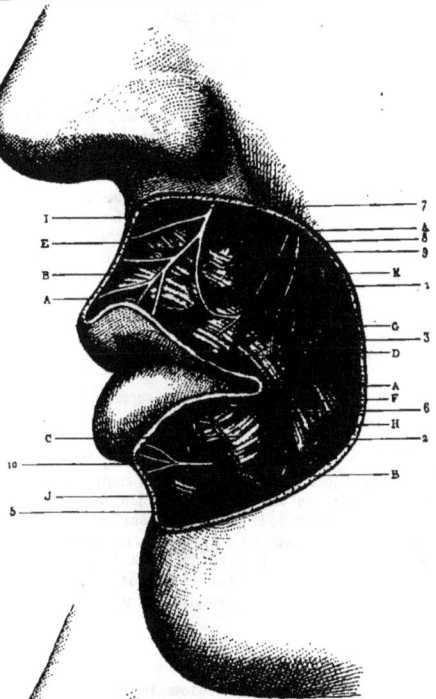

FIG. 2.

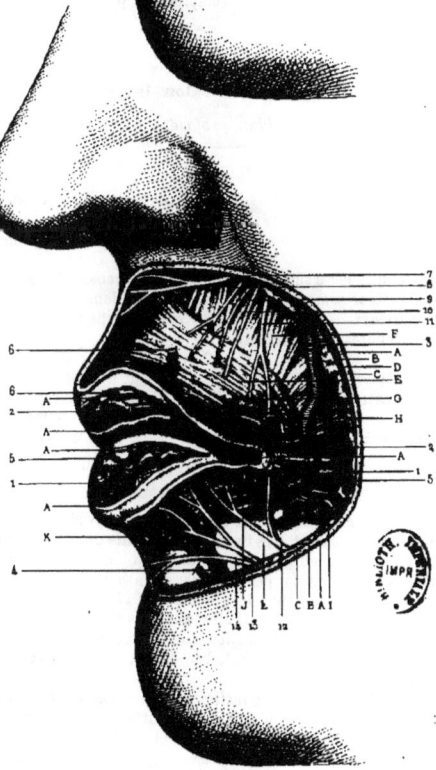

F. Bion del.   Imp. P. Chardon ainé, Paris.   Debray sc.

PLANCHE XXVI.

FIGURE **1.** — **Région labiale.**

Plan superficiel.

EXPLICATION.

A. Coupe de la peau.
B Coupe de la couche sous-cutanée.
C. Fibres musculaires superficielles de l'orbiculaire de la lèvre inférieure.
. Fibres musculaires superficielles de l'orbiculaire de la lèvre supérieure.
E Fibres musculaires de l'orbiculaire des lèvres se dirigeant vers la cloison du nez.
F. Entrecroisement des fibres musculaires du grand zygomatique et du muscle orbiculaire des lèvres au niveau de la commissure labiale.
G. Muscle grand zygomatique dans la région labiale.
H. Fibres supérieures du triangulaire des lèvres et du peaucier s'entrecroisant avec les fibres de l'orbiculaire des lèvres.
I. Muscle élévateur commun de la lèvre supérieure et de l'aile du nez.

J. Muscle triangulaire du menton.
K. Fibres du muscle petit zygomatique venant s'entrecroiser avec les fibres de l'orbiculaire des lèvres.

1. Artère faciale.
2. Artère labiale superficielle de la lèvre inférieure venant de la faciale.
3. Artère labiale superficielle de la lèvre supérieure venant de l'artère faciale.
4. Veines superficielles de la lèvre supérieure allant se jeter dans la veine faciale.
5, 6. Veines superficielles de la lèvre inférieure se rendant dans la veine faciale.
7. Nerf superficiel du nerf mentonnier (5e paire).

APPLICATIONS A LA PATHOLOGIE ET A LA MÉDECINE OPÉRATOIRE.

Les muscles et les vaisseaux des lèvres sont bien propres à rendre compte de certaines particularités des plaies qui occupent les lèvres. Ainsi, lorsque les muscles sont intéressés, la réunion sera insuffisante si elle ne combat pas la tendance des muscles à opérer l'écartement des bords de la plaie ; c'est pour cela que pour les plaies qui dépassent la peau, et surtout pour celles qui intéressent toute l'épaisseur de ces organes, la suture seule peut assurer la réunion. L'abondance des vaisseaux artériels et veineux explique l'hémorrhagie qui accompagne la plupart de ces plaies, et à laquelle du reste on remédie le plus souvent au moyen de la suture seule des bords de la plaie. La mobilité des lèvres, comme cur double face, permet d'exercer avec deux doigts une compression qui suffit pour prévenir ou arrêter l'hémorrhagie dans l'opération du bec-de-lièvre.

FIGURE **2.** — **Région labiale.**

Plan profond.

EXPLICATION.

A. Coupe de la peau limitant la région.
B. Coupe du fascia sous-cutané.
C. Coupe des muscles superficiels.
D. Tissu adipeux sous-cutané.
E. Fibres musculaires de l'orbiculaire de la lèvre supérieure.
F. Fibres profondes des muscles élévateur commun et élévateur propre de la lèvre supérieure.
G, H. Grains glanduleux intermusculaires de la lèvre supérieure.
I, J, K. Glandes labiales de la lèvre inférieure.
L. Muqueuse labiale vue par sa face externe.

1. Artère coronaire labiale inférieure (branche terminale de la faciale).

2. Artère coronaire labiale supérieure (branche terminale de la faciale.
3. Branche allant s'anastomoser avec la faciale (anomalie).

4. Veine coronaire labiale inférieure.
5. Ramifications de la veine coronaire labiale.
6. Veine coronaire labiale supérieure.

7, 8, 9, 10, 11. Filets terminaux du nerf sous-orbitaire allant à la peau et à la muqueuse de la lèvre supérieure (5e paire).
12, 13, 14. Filets terminaux du nerf mentonnier allant à la peau et à la muqueuse de la lèvre inférieure (5e paire).

APPLICATIONS A LA PATHOLOGIE ET A LA MÉDECINE OPÉRATOIRE.

Les grains glanduleux qui occupent le plan profond de la région sont susceptibles de s'hypertrophier, et de donner ainsi naissance à des tumeurs qui s'énucléent facilement. Ces tumeurs font saillie du côté de la muqueuse, à cause du siége des glandules qui sont plus voisines de cette membrane que de la peau. Mais il ne faut pas ignorer que ces tumeurs hypertrophiques peuvent apparaître du côté de la peau. Nous en avons observé un cas fort remarquable dans le service de M. Michon, et cela s'explique par l'existence de granulations glanduleuses qui occupent quelquefois les interstices musculaires et arrivent même jusque sous la peau, ainsi que nous l'avons constaté dans nos dissections.

Il y a peu d'organes plus disposés aux vices de conformation que les lèvres. Ces vices de conformation sont : l'imperforation de l'orifice buccal, le rétrécissement de ces cavités, le bec-de-lièvre, la tuméfaction, le boursouflement des lèvres et la perforation verticale de la lèvre inférieure.

Pour remédier à l'imperforation, il faut pratiquer une incision sur le sillon qui marque le plan de l'ouverture buccale, recouvrir les lèvres d'un linge fin enduit de cérat, et les maintenir écartées et renversées afin d'en prévenir l'agglutination. On procédera de même s'il s'agit de combattre le rétrécissement de l'orifice buccal.

Le bec-de-lièvre est le plus souvent congénital et occupe la lèvre supérieure ; il peut être unique ou double, simple ou compliqué. Pour corriger ce vice de conformation, il faut aviver les bords de la solution de continuité et les réunir par une suture; mais, comme à la suite de cette réunion il existait presque toujours une petite dépression sur le bord libre de la lèvre, MM. Malgaigne et Clémot (de Rochefort) ont inventé un procédé qui consiste à tailler deux petits lambeaux que l'on renverse au lieu de les retrancher, et qui servent à combler le vide que l'on remarquait à la lèvre, au niveau de la cicatrice. M. Mirault ne forme qu'un seul lambeau qu'il emprunte à la portion de la lèvre qui supporte le tubercule médian, avive la lèvre opposée et opère la réunion. Ce lambeau vient se placer horizontalement au niveau du bord libre de la lèvre et comble la dépression qui tend à se produire. M. Nélaton, à son tour, a proposé une modification très heureuse. Au lieu de former deux lambeaux, il prolongea les incisions jusqu'au delà de l'angle de la division de la lèvre, où elles se réunirent, de sorte que les parties détachées de la lèvre représentaient la lettre V retournée ; ce lambeau étant renversé, il forma au-dessous de la division la même lettre V, mais dans sa position droite. Ce lambeau constitue ainsi une sorte de suture naturelle.

Quant à la perforation verticale de la lèvre inférieure que nous avons décrite après M. Demarquay, elle a été observée depuis par M. Richet, M. Depaul et par M. Murray (de Brighton).

Le boursouflement de la lèvre inférieure peut être congénital ou accidentel. Lorsqu'il est congénital, il peut former une sorte de bourrelet muqueux plus ou moins difforme que l'on doit exciser dans quelques cas ; quelquefois ce vice de conformation est dû à une hypertrophie des glandes salivaires. J'en ai observé un cas dans le service de M. Nélaton ; l'excision en a amené la guérison.

Très vasculaires, très souvent irritées par le contact de corps extérieurs à des degrés très variables de température, les lèvres sont très sujettes aux dégénérescences, parmi lesquelles il faut mentionner le cancer et toutes ses variétés. Les tumeurs érectiles n'y sont point rares. J'en ai observé une avec M. Robert, qui a été cautérisée par ce chirurgien avec le fer rouge. Les lèvres sont souvent le siége d'opérations qui ont pour but de détruire le cancer qui les envahit. Comme elles sont mobiles, souples, revêtues d'un double tégument, elles se prêtent facilement à la restauration qui a reçu ici le nom de *chiloplastie*. Lorsque la perte de substance n'est pas considérable, après avoir enlevé la tumeur par excision en forme de croissant, on peut combler la perte de substance au moyen de la muqueuse, dont on se sert pour border la lèvre : ce procédé, que M. Richet a désigné du nom de *bordage*, a été mis en usage par nous avec beaucoup de succès dans un cas de cancroïde labial. Du reste, la continuité de la lèvre inférieure avec les régions voisines, et même avec la région sous-hyoïdienne, explique pourquoi on peut avec la méthode française combler des pertes de substance très grandes. C'est sur cette disposition que sont basés les procédés de Chopart, de M. Roux (de Saint-Maximin), de Lisfranc et Morgan, de Serre et de M. Malgaigne ; elle réunit tous les avantages de la méthode française et ceux de la méthode de Celse.

FIG 2

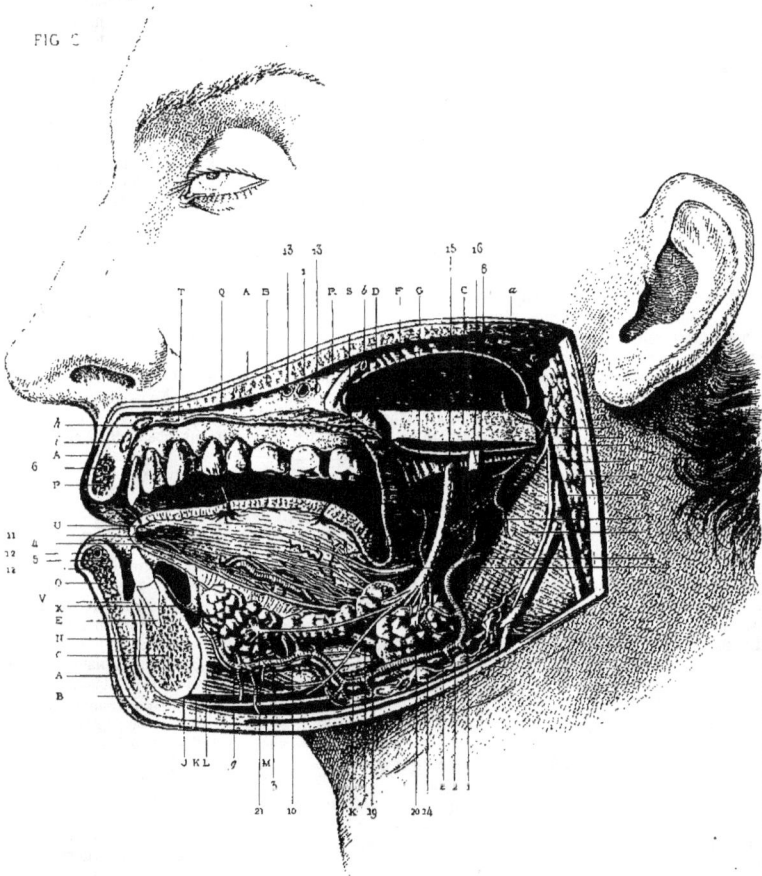

FIG 1

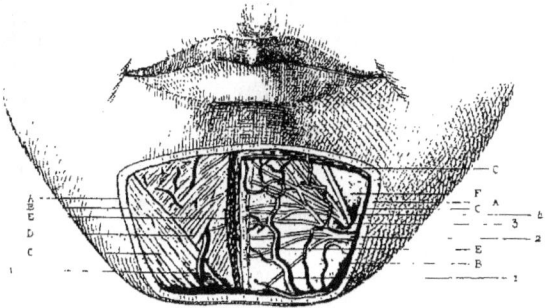

LIBRAIRIE GERMER BAILLIERE

PLANCHE XXVII.

Figure 1. — Région mentonnière.

EXPLICATION.

Coté droit (*plan superficiel*).

A. Coupe de la peau limitant la région.
B. Coupe du fascia graisseux sous-cutané.
C. Muscle triangulaire du menton.
D. Muscle carré du menton.
E. Coupe des fibres musculaires de la houppe du menton.

1. Artère fournie par la sous-mentale, traversant les fibres du muscle triangulaire et allant à la peau de la région.

Coté gauche (*plan profond*).

A. Coupe de la peau limitant la région.
B. Coupe du muscle triangulaire du menton.
C. Coupe du muscle carré du menton.
E. Coupe des fibres profondes du muscle de la houppe du menton.
F. Périoste recouvrant l'os maxillaire inférieur.

1. Artère mentonnière, branche de la sous-mentale, s'anastomosant avec l'artère coronaire labiale.
2. Branches du nerf facial allant former le plexus mentonnier.
3. Nerf mentonnier; s'anastomosant avec le précédent, et se distribuant à la muqueuse et à la peau de la lèvre inférieure (branche de la 5e paire).

APPLICATIONS A LA PATHOLOGIE ET A LA MÉDECINE OPÉRATOIRE.

Cette région est saillante et exposée aux contusions diverses et aux plaies. Sa peau est épaisse et recouverte de poils dont les follicules sont souvent le siége d'inflammation pustulo-crustacée qui caractérise la *mentagre*, dite aussi le *sycosis*. En continuité de tissus avec la région labiale, elle participe à ses maladies, et fournit souvent des matériaux de réparation dans le cas de chiloplastie. Les plaies du menton, comme celles du sourcil, sont souvent plus graves qu'elles ne paraissent, parce que les tissus profonds sont plus déchirés que les tissus superficiels.

Les fractures de la symphyse, que l'on avait rejetées, sont aujourd'hui parfaitement démontrées. Comme la saillie du menton l'expose aux chocs, il en résulte qu'un coup porté sur la région se transmet à l'os maxillaire, qui peut alors se fracturer, ou bien si la force est plus oblique, elle se transmet à l'articulation, et il y a luxation. M. Velpeau a signalé une bourse séreuse sous-cutanée au niveau de la symphyse, et M. Richet a constaté un abcès dans cette cavité.

Figure 2. — Région buccale.

EXPLICATION.

A. Coupe de la peau.
B. Coupe du fascia graisseux sous-cutané.
C. Coupe du maxillaire inférieur.
D. Saillie formée par le maxillaire supérieur.
E. Racine de la première dent incisive.
F. Coupe du muscle masséter.
G. Coupe du muscle ptérygoïdien interne.
H. Muscle stylo-glosse, traversé par l'artère palatine inférieure ou ascendante.
I. Muscle stylo-hyoïdien recouvert de son aponévrose.
J. Insertion au maxillaire inférieur du muscle digastrique.
K. Coupe du muscle mylo-hyoïdien.
L. Coupe du muscle géni-hyoïdien.
M. Coupe du muscle peaucier.
N. Coupe du muscle de la houppe du menton.
O. Coupe des fibres musculaires de la lèvre inférieure.

P. Coupe des fibres musculaires de la lèvre supérieure.
Q. Coupe des fibres musculaires des muscles élévateurs de la lèvre supérieure.
R. Coupe du muscle grand zygomatique.
S. Coupe du muscle buccinateur.
T. Coupe de la muqueuse buccale.
U. Coupe de la muqueuse linguale.
V. Coupe de la muqueuse labio-gingivale.
X. Coupe du repli muqueux formant le frein de la langue.
a. Glande parotide.
b. Coupe du canal de Sténon.
c. Coupe de la loge parotidienne.
e. Glande sous-maxillaire.
f. Conduit de Wharton.
g. Glande sublinguale.
h, i. Glandes labiales.

1. Artère faciale.
1′. Coupe du tronc facial de cette artère.

2. Artère allant se jeter dans la glande sous-maxillaire et dans le muscle ptérygoïdien interne.
3. Artère sous-mentale.
4. Artère ranine.
5. Artère labiale inférieure.
6. Artère labiale supérieure.
7. Artère allant se rendre aux muscles masséter et ptérygoïdien interne.
8. Artère dentaire inférieure.
9. Veine jugulaire externe.
10. Veine sous-mentale.
11. Veine ranine.
12. Artère labiale.
13. Veines faciales.
14. Ganglions lymphatiques.
15. Nerf lingual.
16. Nerf dentaire inférieur.
17. Branche cervicale du nerf facial.
18. Coupe du nerf glosso-pharyngien.
19. Coupe du nerf grand hypoglosse.
20. Ganglion nerveux sous-maxillaire.
21. Ganglion nerveux sublingual.

APPLICATIONS A LA PATHOLOGIE ET A LA MÉDECINE OPÉRATOIRE.

Il existe au-dessous de la langue une tumeur, dite *grenouillette*, dont le siége a été placé tour à tour sur le conduit de Wharton, les granulations glandulaires, la bourse muqueuse de Fleischmann, le tissu cellulaire sous-muqueux. Pour notre part, nous croyons que les observations sont aujourd'hui assez nombreuses pour ne pas admettre une opinion exclusive, et que tous ces organes peuvent, en effet, donner naissance à la grenouillette. Dupuytren et Breschet ont vu que cette tumeur était formée par un kyste séreux ou séro-muqueux développé sous la muqueuse.

M. Malgaigne, appuyé sur l'examen au microscope fait par M. Ch. Robin, admet que des granulations glanduleuses sont le siége de cette production, et M. Jobert (de Lamballe) ainsi que M. Richet ont vu le canal de Wharton s'ouvrir dans la cavité elle-même, ce qui était l'indice d'une dilatation de ce canal. La situation et le volume de cette tumeur expliquent bien les phénomènes morbides qui l'accompagnent. Ainsi retenue par le maxillaire inférieur en avant et par le maxillaire supérieur en haut, elle refoule la langue en arrière et le plancher buccal en bas. On en a vu qui remplissaient toute la bouche (F. de Hilden), qui comprimaient les carotides et la trachée-artère (Marchetti), qui amenaient la suffocation (Alix), qui empêchaient de manger (Taillardant). Quoi qu'il en soit, cette affection est très sujette à récidive, et l'on en peut juger par le nombre de procédés, qui sont : 1° l'incision ; 2° la ponction, soit avec le bistouri, soit avec le cautère actuel ; 3° l'introduction de tentes ou de bougies ; 4° le séton (Physick), le bouton à demeure (Dupuytren) ; 5° l'excision (Jobert, de Lamballe) ; 6° les injections iodées (Bouchacourt) ; 7° l'extirpation (Celse).

Le frein de la langue est un repli muqueux qui est quelquefois trop prolongé en avant, et constitue le *fi'ot*. Le filet est congénital et devient un obstacle à la succion, et c'est pour cela qu'on la coupe. L'opération du filet est très simple : avec la sonde cannelée on soulève la pointe de la langue dont le filet est engagé dans sa rainure, et avec des ciseaux on fait la section en dirigeant la pointe en bas pour éviter les veines et les artères ranines, qui du reste sont protégées par le pavillon de la sonde. Cette petite opération n'est pas suivie de perte de sang, parce que le repli muqueux ne présente pas de vaisseaux. Quelquefois cependant ce repli est un peu vasculaire, épais, et sa section est suivie alors d'un petit écoulement sanguin que nous avons arrêté avec succès dans deux cas avec la cautérisation par le crayon de nitrate d'argent.

La langue est fixée à la mâchoire inférieure par la muqueuse, par un tissu cellulo-filamenteux, par des aponévroses et par des muscles, et en particulier par les muscles génio-glosses. Dans la persuasion que le bégayement était dû à la brièveté de ces attaches, on a proposé de les couper, et successivement on a coupé le filet de la langue, la muqueuse buccale, l'aponévrose et les muscles. La section des génio-glosses doit être faite aussi près que possible de la face buccale du maxillaire inférieur, parce que là le muscle est moins haut et moins épais, et parce qu'il n'y a pas de vaisseaux dans ce point. Si l'on se porte un peu plus en arrière, il y a les artères sublinguales, qui, étant blessées, fournissent un écoulement difficile à arrêter. L'anatomie ne peut guère expliquer un phénomène remarquable de la section des génio-glosses, à savoir, une douleur vive dans l'oreille et quelquefois dans la gorge. Du reste, la section de ces muscles peut être faite du côté de la bouche (Baudens) ou du côté de la région sous-maxillaire par la méthode sous-cutanée (Bonnet). Ces diverses opérations sont aujourd'hui à peu près abandonnées, après avoir joui d'une vogue considérable.

Très vasculaire, composée d'éléments très nombreux et très variés, la langue est sujette à une infinité de maladies et de tumeurs dont la gravité tient non-seulement à leur nature intrinsèque, mais encore à leur situation. Ainsi, toute tumeur un peu considérable sera suivie de l'abolition plus ou moins complète de divers actes physiologiques, tels que la mastication, la prononciation, la déglutition, la respiration. De plus, les produits morbides fournis par les affections seront souvent introduits dans l'estomac, mal digérés, ou étant absorbés, ils altéreront promptement la constitution et amèneront ainsi une sorte de cachexie que M. Chassaignac a désignée sous le nom de *cachexie buccale*.

L'inflammation partielle ou totale de la langue superficielle n'offre pas de graves dangers ; mais lorsqu'elle est profonde et diffuse (phlegmon), elle peut entraîner la mort par suite de la gêne qu'elle amène dans la respiration.

Quand un ulcère a détruit la muqueuse et la portion fibreuse qui la double, les tissus sous-jacents de nature musculaire qui étaient soutenus, se soulèvent, se gonflent et font hernie à travers cette ouverture, et il se forme ainsi une tumeur qui pourrait donner lieu à une erreur de diagnostic. Nous en avons observé une qui occupait la face dorsale de la langue chez un jeune homme qui portait un ulcère syphilitique. Par un traitement spécifique la tumeur a promptement disparu. Les abcès qui se produisent à la suite de ces inflammations peuvent devenir très gros, à cause de la laxité du tissu cellulaire interfibrillaire.

L'inflammation aiguë ou chronique de la langue est caractérisée par un gonflement considérable qui fait que l'organe, ne pouvant plus être contenu dans la cavité buccale et pharyngienne, se porte en avant et sort à travers la bouche. Or, dans cette situation, la langue est portée entre les dents, qui la compriment sans cesse, en même temps que par son mouvement d'expansion elle se comprime sur elles ; d'où résulte promptement une ulcération plus ou moins profonde sur ses deux faces.

L'existence du tissu cellulaire séreux rend compte des kystes qui se rencontrent dans l'épaisseur de la langue. Les vaisseaux artériels et veineux expliquent aussi la production des tumeurs érectiles de toute sorte.

Le cancer envahit très souvent la langue, et cela se comprend par la multiplicité et la variété des irritations qui l'atteignent. Plusieurs procédés sont employés pour extirper ces tumeurs. Ce sont : 1° l'excision, 2° la ligature, 3° la cautérisation, 4° l'écrasement linéaire (Chassaignac).

Le maxillaire inférieur, comme tous les os placés sous la peau, est plus exposé à la nécrose, qui se montre surtout chez les personnes qui travaillent le phosphore. Que la nécrose soit partielle ou totale, il ne faut pas trop se presser d'enlever le séquestre, parce qu'il sert en quelque sorte d'attelle au nouvel os qui se produit par le périoste resté intact. Si l'on enlevait le séquestre avant la production et la consolidation du nouvel os, on aurait un maxillaire inférieur trop étroit. M. Jordan (de Manchester), à qui je dois cette remarque, m'a communiqué un fait à l'appui de cette manière de voir. Du reste, toutes les fois que l'on enlève une partie ou la totalité de l'os, il faut soigneusement conserver son périoste (Maisonneuve, Heyfelder). Le maxillaire inférieur peut être le siège d'exostoses, de kystes, d'ostéosarcomes et de tumeurs fibreuses, de tumeurs à myéloplaxes et de tumeurs érectiles.

La plupart de ces tumeurs exigent l'amputation de la mâchoire inférieure. Cette opération, instituée par Dupuytren en 1812, comprend : 1° la résection de la partie moyenne du corps ; 2° la résection de toute la portion horizontale ; 3° la résection d'une moitié seulement de la portion horizontale ; 4° la résection d'une des moitiés de l'os, à partir de la symphyse jusqu'au condyle et à l'apophyse coronoïde inclusivement ; 5° l'ablation de la totalité de l'os ; 6° la résection d'une portion plus ou moins étendue du rebord alvéolaire. Les vaisseaux et les nerfs qui peuvent être blessés sont le maxillaire interne, le facial, le lingual, le grand hypoglosse, le nerf dentaire, etc.

Cet os est susceptible de se fracturer dans toutes ses parties. Ses fractures sont obliques dans tous les sens, ou verticales. Elles sont souvent compliquées de plaies, de déchirures du périoste alvéolo-dentaire, qui les font communiquer avec l'air extérieur. Mais ici cette complication n'a pas les mêmes dangers que dans les autres organes.

Le maxillaire supérieur présente une vaste cavité communiquant avec les fosses nasales, c'est le sinus maxillaire dont les maladies nombreuses peuvent retentir du côté de la bouche. Ces maladies sont : les plaies, les abcès, les épanchements sanguins, les corps étrangers, les hydropisies, les polypes, la nécrose, les exostoses et les fistules. Les kystes du sinus maxillaire ont été décrits par nous pour la première fois, et nous avons montré qu'ils naissaient dans des glandes qui normalement existent dans la muqueuse de ce sinus. Toutes ces tumeurs, en augmentant de volume, avoisinent les os, et font saillie tantôt du côté de l'orbite, tantôt du côté des fosses nasales, tantôt vers les joues ou la cavité buccale, et souvent sur tous les points à la fois.

Les gencives sont souvent affectées d'inflammation (*parulis*) ou de tumeurs (*épulis*). Ces dernières sont ordinairement arrondies, saillantes, globuleuses, pédiculées, et sont facilement enlevées par l'excision Quelques-unes sont des cancers et affectent en même temps le périoste et l'os, et exigent une rugination de la mâchoire et quelquefois sa résection.

Les dents et le périoste alvéolo-dentaire sont fréquemment le siège d'altérations dont l'étude constitue l'*art dentaire*.

FIG. 1

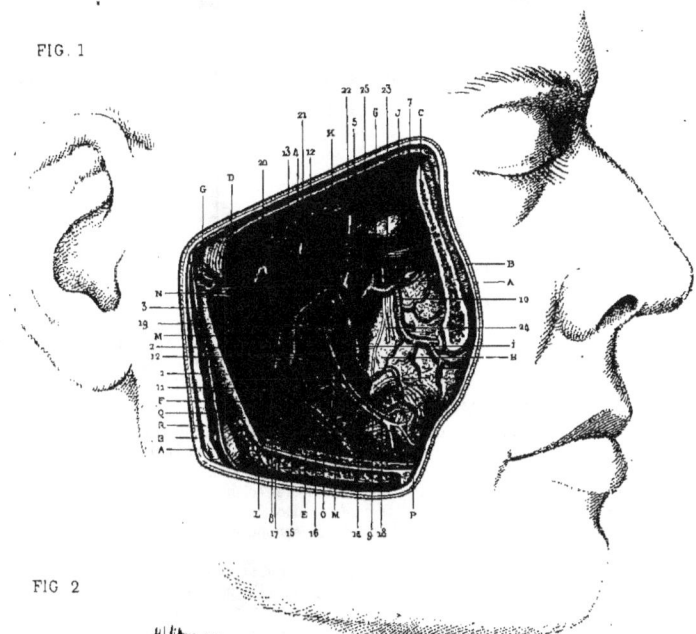

FIG 2

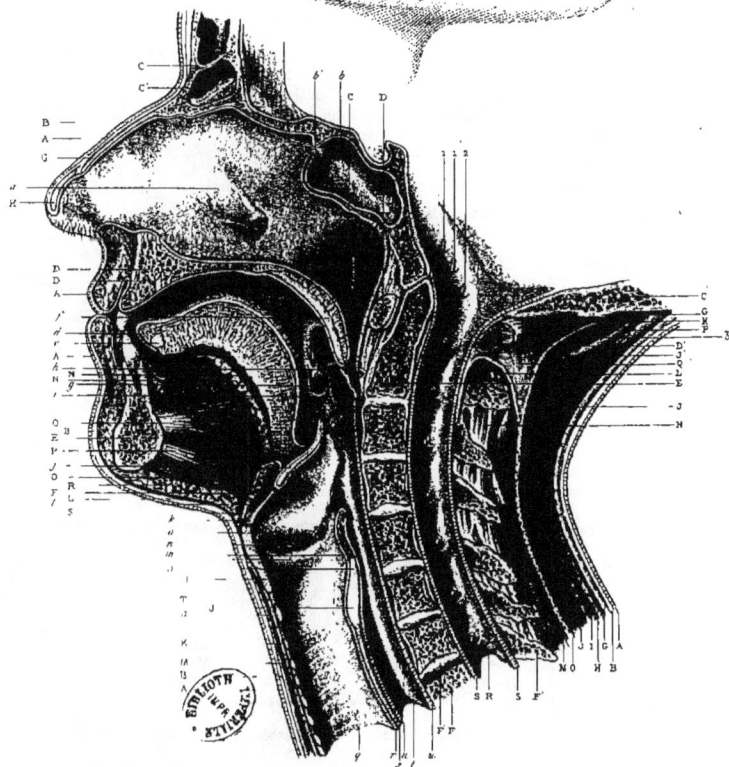

Imp. P. Thomlin mon Paris   Debray sc.

LIBRAIRIE GERMER BAILLIÈRE

PLANCHE XXVIII.

FIGURE 1. — Région ptérygo-maxillaire.

EXPLICATION.

A. Coupe de la peau limitant la région.
B. Coupe du fascia sous-cutané.
C. Coupe de l'os malaire.
D. Coupe de l'arcade zygomatique.
E. Coupe de la branche horizontale du maxillaire inférieur.
F. Coupe de la branche verticale de l'os maxillaire inférieur.
G. Capsule de l'articulation temporo-maxillaire.
H. Tubérosité du maxillaire supérieur.
I. Apophyse ptérygoïde.
J. Épine du sphénoïde.
K. Coupe du muscle crotaphyte.
L. Coupe du muscle masséter.
M. Coupe du muscle ptérygoïdien externe.
N. Faisceau de ce muscle venant s'insérer à l'épine du sphénoïde.

O. Muscle ptérygoïdien interne.
P. Muscle buccinateur.
Q. Coupe de la glande parotide.
R. Coupe de la loge parotidienne.

1. Artère maxillaire interne.
2. Artère méningée moyenne.
3. Artère petite méningée.
4. Artère temporale profonde moyenne.
5. Artère temporale profonde antérieure.
6. Artère sphéno-palatine.
7. Artère sous-orbitaire.
8. Artère mylo-hyoïdienne.
9. Artère buccale.
10. Artère alvéolaire supérieure et postérieure.
11. Veine maxillaire interne accompagnant l'artère du même nom.

12. Coupe de la veine précédente.
13. Nerf maxillaire inférieur.
14. Nerf lingual.
15. Nerf dentaire inférieur accompagné de sa veine et de son artère, qui est recouverte par lui.
16. Corde du tympan.
17. Nerf du muscle mylo-hyoïdien.
18. Nerf buccal.
19. Nerf ptérygoïdien externe.
20. Nerf temporal profond postérieur.
21. Nerf temporal profond moyen.
22. Nerf temporal profond antérieur.
23. Nerf maxillaire supérieur.
24. Nerfs dentaires postérieurs et supérieurs.
25. Ganglion sphéno-palatin.

APPLICATIONS A LA PATHOLOGIE ET A LA MÉDECINE OPÉRATOIRE.

Cette région est pour ainsi dire le rendez-vous commun de toutes les tumeurs des parties voisines. Ainsi les fongus de la dure-mère par les divers trous de la base du crâne, les tumeurs de l'orbite par la fente sphéno-maxillaire, les tumeurs du sinus maxillaire par la tubérosité de ce nom, qui offre une minceur considérable, les polypes naso-pharyngiens et supéro-pharyngiens par les parois latérales du pharynx et par les fentes sphéno et ptérygo-maxillaires, arrivent souvent dans cette région par des prolongements qui peuvent alors pénétrer dans la fosse temporale dans laquelle le chirurgien les observe. Mais qu'il se garde bien alors de regarder cette tumeur comme appartenant à la région temporale et d'en pratiquer l'extirpation.

Il suffit de voir combien cette région offre de vaisseaux nombreux, soit artériels, soit veineux, pour se faire une idée des difficultés que le chirurgien rencontrerait pour arrêter le sang dans l'extirpation d'une tumeur qui s'y serait développée. Du reste, la maxillaire interne, qui traverse obliquement cette région, est profondément située et à l'abri des blessures par les muscles masséter et ptérygoïdien interne, ainsi que par la branche verticale du maxillaire inférieur. C'est à cause de cette situation que l'on ne peut en pratiquer la ligature.

Le nerf dentaire inférieur est quelquefois le siège d'une névralgie qui exige sa section ; cette opération peut se faire avant son entrée dans le canal (Varren), ou bien dans le canal (Velpeau), ou bien à la sortie du trou mentonnier. Elle pourrait aussi être pratiquée du côté de la muqueuse buccale (Malgaigne). Un bistouri étroit à pointe émoussée est introduit entre l'os et le muscle ptérygoïdien interne, à quelques millimètres au-dessus du niveau de l'orifice du canal dentaire, et l'on coupe le nerf sur l'os en sciant avec la pointe de l'instrument.

FIGURE 2. — Région de l'isthme du gosier.
Coupe antéro-postérieure de la face et du cou.

EXPLICATION.

Partie antérieure.

A. Coupe de la peau.
B. Coupe du fascia superficialis.
C. Coupe de l'os frontal.
C'. Sinus frontal.
D. Coupe de l'os maxillaire supérieur.
D'. Canal palatin antérieur.
E. Coupe de l'os maxillaire inférieur.
F. Coupe de l'os hyoïde.
G. Coupe du cartilage latéral du nez.
H. Coupe du cartilage de l'aile du nez.
I. Coupe du cartilage thyroïde.
J. Coupe du cartilage cricoïde à sa partie postérieure.
J'. Coupe du cartilage cricoïde à sa partie antérieure.
K. Coupe du premier cerceau cartilagineux de la trachée.
L. Coupe du muscle peaucier.
M. Coupe du muscle sterno-hyoïdien.
N. Coupe du muscle génio-glosse droit.
N'. Tissu graisseux qui se trouve entre les muscles génio-glosses.
O. Tendon du muscle génio-glosse droit.
P. Coupe génio-hyoïdien droit.
Q. Coupe du muscle mylo-hyoïdien.
R. Coupe du tissu graisseux sous-cutané.
S. Membrane thyro-hyoïdienne.
T. Membrane crico-thyroïdienne.

a. Cloison des fosses nasales.
b. Sinus sphénoïdal.
b'. Ouverture du sinus sphénoïdal dans la partie postérieure des fosses nasales.
c. Trompe d'Eustache s'ouvrant sur les parties latérales du pharynx.
d. Coupe antérieure postérieure de la langue un peu en dehors de la ligne médiane.
e. Glande de Nuhn.
f. Coupe du voile du palais et couche glandulaire de ce voile.
g. Luette.
h. Amygdale.
i. Pilier postérieur du voile du palais.
j. Coupe de l'épiglotte.
k. Coupe de la muqueuse de la partie supérieure du larynx en arrière de l'épiglotte.
l. Bourse séreuse située en arrière du corps de l'os hyoïde.
m. Muscle aryténoïdien et coupe de la paroi postérieure du larynx.
n. Ventricule du larynx.
o. Corde vocale supérieure.
p. Corde vocale inférieure.
q. Trachée-artère.
r. Coupe de la muqueuse de la paroi postérieure de la trachée.
s. Coupe de la membrane fibreuse de la trachée.
t. Coupe de l'œsophage.
u. Paroi de l'œsophage.

Partie postérieure du cou, y compris la colonne vertébrale.

A, B. Coupe de la peau de la région postérieure du cou.
C. Coupe de l'os occipital.
D. Coupe de l'arc antérieur de l'atlas.
D'. Coupe de l'arc postérieur de l'atlas.
E. Coupe du corps de l'axis.
F. Coupe du corps de la première vertèbre dorsale.
F'. Coupe de l'apophyse épineuse de la septième vertèbre cervicale.
F''. Coupe du disque intervertébral.
G. Coupe du fascia graisseux sous-cutané.
H. Coupe du muscle trapèze dans sa partie fibreuse.
I. Coupe du muscle splénius du cou.
J. Coupe du muscle grand complexus.
J'. Faisceau supérieur du muscle grand complexus.
K. Muscle petit droit postérieur.
L. Coupe du muscle grand postérieur de la tête.
M. Muscle transversaire épineux.
N. Muscle interépineux.
O. Aponévrose intermusculaire qui sépare la couche superficielle de la couche profonde des muscles du cou à la partie postérieure.

P. Feuillet de cette aponévrose s'insérant à l'occipital.
Q. Tissu cellulo-graisseux contenu dans le dédoublement de cette aponévrose.

R. Cavité de la dure-mère rachidienne.
S. Coupe de cette membrane.

1. Nerf grand hypoglosse.

2. Premier nerf cervical passant entre l'atlas et l'occipital.
3. Deuxième nerf cervical ou nerf sous-occipital.

APPLICATIONS A LA PATHOLOGIE ET A LA MÉDECINE OPÉRATOIRE.

Cette figure est destinée à montrer la région amygdalienne ; mais elle fait voir aussi les rapports exacts de tous les organes du cou et de la face, de sorte que la médecine opératoire y pourra trouver de nombreuses applications.

Les abcès de la région amygdalienne ont leur siége : 1° sous la muqueuse, 2° dans les granulations glandulaires, 3° dans le tissu cellulaire sous-amygdalien. Ordinairement, ces derniers font saillie un peu au-dessous de l'angle de la mâchoire, où l'on trouve la peau, le peaucier et une lame fibreuse qui double ce muscle, un plexus veineux formé par les veines faciale, linguale, pharyngienne, laryngienne, thyroïdienne supérieure, occipitale, et un rameau de communication entre la jugulaire interne et la jugulaire externe. Si l'on doit agir promptement pour ouvrir ces abcès et les empêcher de fuser suivant le trajet des vaisseaux carotidiens, il faut attendre cependant qu'ils soient proéminents sous la peau, car, sans cela, le bistouri aurait à traverser tout ce plexus vasculaire.

Les amygdales sont fréquemment le siége d'un gonflement chronique de nature inflammatoire ou hypertrophique, qui gêne considérablement la déglutition, la respiration et la phonation, et exige leur ablation. Cette opération se pratique facilement avec l'instrument de Fahnestock, plus ou moins modifié, ou bien par le bistouri et l'érigne. Ordinairement cette opération n'est suivie d'aucun accident, mais quelquefois on a vu se manifester des hémorrhagies graves que l'on a combattues, soit par la compression directe, soit par la glace, soit par l'application du perchlorure de fer, et quand ces moyens échouent, par la compression des carotides. Dans un cas ce moyen nous a réussi alors que tous les autres avaient échoué. On redoutait autrefois la blessure de la carotide interne dans l'amygdalotomie ; mais il suffit de voir les figures 1 et 2 de la planche XXIX pour se convaincre que c'est là un danger imaginaire : quand il y a hémorrhagie, le sang vient du plexus veineux sous-amygdalien ou d'une petite branche fournie par l'artère pharyngienne inférieure.

Les rapports de l'amygdale et de l'ouverture de la trompe d'Eustache dans le pharynx sont bien éloignés pour admettre, avec Dupuytren, que même chez les enfants le gonflement de l'amygdale soit assez considérable pour aller oblitérer cet orifice et amener la surdité.

L'amygdale est susceptible de devenir le siége de cancers ou de kystes dont l'ablation ne sera pas toujours possible, à cause de la profondeur de l'organe.

Il n'est point rare de rencontrer à la surface des amygdales des concrétions blanchâtres qui font croire, au premier abord, à l'existence de fausses membranes, et qui ne sont que le produit des granulations amygdaliennes. Cependant il existe là de véritables concrétions calcaires, et les Mémoires de l'Académie de chirurgie en donnent une idée très précise.

La luette, ordinairement située sur la ligne médiane, est quelquefois déviée naturellement un peu à droite ou à gauche ; sa situation fait qu'elle répond immédiatement au-dessus de l'épiglotte qu'elle vient irriter incessamment quand elle s'allonge par infiltration aiguë ou chronique. Cette irritation est alors accompagnée de toux tellement persistante, qu'il faut en venir à l'excision de la luette. Cette opération se fait de la manière suivante. Le malade est assis en face du jour, la bouche largement ouverte ; on abaisse la langue, on saisit l'extrémité de la luette avec une pince à disséquer ou mieux avec une pince à griffes. On l'attire alors en avant avec la plus grande facilité, et on l'excise d'un seul coup avec des ciseaux à pointes mousses et courbes sur le plat : si, chose rare, l'hémorrhagie suivait cette excision, il suffirait de saisir le bout de la luette avec des pinces à torsion et de presser un certain temps.

Les rapports de l'isthme du gosier avec les voies aériennes et digestives sont ici parfaitement exprimés, et nous montrent les conditions physiques et mécaniques qui président au passage de l'air et des aliments dans le pharynx. En effet, si l'on examine la face antérieure de la colonne vertébrale au niveau des fosses nasales et au niveau de l'isthme du gosier on est frappé de ce fait capital, qu'il y a là une courbure et une concavité. La courbure est supérieure ou nasale ; elle est formée par l'arc antérieur de l'atlas, et elle est tellement disposée, que si l'on fait passer une tangente par son point le plus culminant, l'extrémité inférieure de cette tangente arrive au centre des voies aériennes. Il résulte de là que l'air passant par les fosses nasales est naturellement conduit en avant dans le bas du pharynx, et pénètre ainsi directement dans le larynx. Un corps étranger solide qui tomberait des fosses nasales dans le pharynx serait projeté dans le larynx par la présence de cette courbure.

Au bas de cette courbure se trouve une concavité qui correspond précisément à l'isthme du gosier, et constitue l'entonnoir ou l'infundibulum pharyngien de l'œsophage. Il résulte de là que les aliments passent rapidement de l'isthme du gosier dans cette partie du pharynx qui est au niveau des troisième et quatrième vertèbres cervicales. C'est ainsi que par une simple disposition de courbure la nature accomplit des actes très complexes.

FIG. 1.

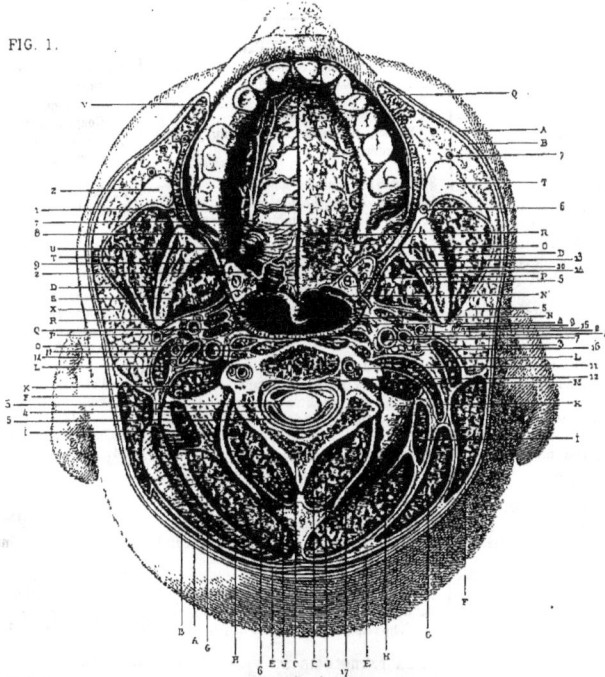

FIG. 2

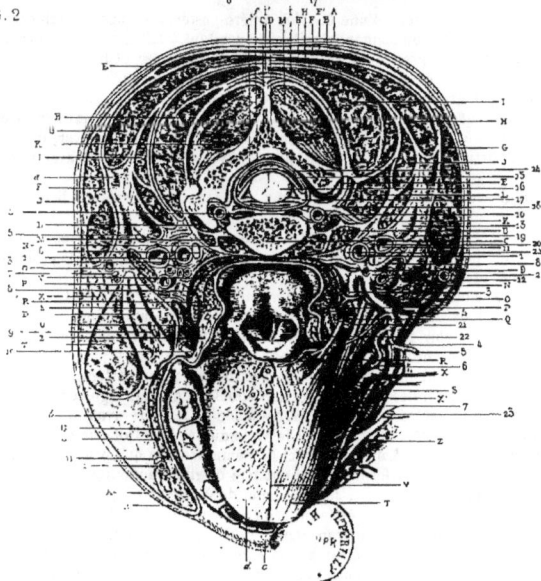

LIBRAIRIE GERMER BAILLIERE.

PLANCHE XXIX.

Figure 1. — Région buccale.

Paroi supérieure de la bouche et face inférieure du voile du palais.

EXPLICATION.

CÔTÉ DROIT.

A. Coupe de la peau.
B. Coupe du fascia sous-cutané.
C. Coupe de l'apophyse épineuse de l'axis.
D. Coupe de la branche montante du maxillaire inférieur.
E. Coupe du muscle trapèze.
F. Coupe du muscle sterno-cléido-mastoïdien.
G. Coupe du muscle splénius de la tête.
H. Coupe du muscle grand complexus.
I. Coupe du muscle petit complexus.
J. Coupe du muscle grand droit postérieur de la tête.
K. Partie supérieure et tendineuse du muscle angulaire de l'omoplate et des muscles scalènes.
L. Coupe du muscle digastrique.
M. Coupe du faisceau interne du muscle long du cou.
N. Coupe du faisceau externe du même muscle.
O. Coupe du muscle grand droit antérieur du cou.
P. Coupe du muscle stylo-hyoïdien.
Q. Coupe du muscle stylo-pharyngien.
R. Coupe du muscle stylo-glosse.
S. Coupe du muscle ptérygoïdien interne.
T. Coupe du muscle masséter.
U. Fibres palatines du muscle péristaphylin externe.
V. Fibres musculaires de l'orbiculaire des lèvres coupées.

X. Glande parotide coupée.
Z. Boule graisseuse de Bichat.

1. Artère palatine supérieure.
2. Branche terminale de l'artère pharyngienne inférieure.
3. Coupe de la moelle épinière.
4. Cavité de l'arachnoïde rachidienne.
5. Coupe de la dure-mère rachidienne.
6. Nerf sous-occipital.
7. Nerf palatin postérieur.
8. Coupe du nerf palatin allant se terminer dans le voile du palais.
9. Coupe du nerf lingual.

CÔTÉ GAUCHE.

A. Coupe de la peau.
B. Coupe du fascia sous-cutané.
C. Coupe de l'apophyse épineuse de l'axis.
D. Coupe de la branche montante du maxillaire supérieur.
E. Coupe du muscle trapèze.
F. Coupe du muscle sterno-cléido-mastoïdien.
G. Coupe du muscle splénius.
H. Coupe du muscle grand complexus.
I. Coupe du muscle petit complexus.
J. Coupe du muscle grand droit postérieur de la tête.
K. Coupe des scalènes.
L. Coupe du muscle digastrique.
M. Coupe du muscle angulaire de l'omoplate.
N. Coupe de la paroi latérale du pharynx.

N'. Coupe des piliers du voile du palais.
O. Coupe de l'aponévrose buccinato-pharyngienne.
P. Coupe de l'amygdale.
Q. Coupe du muscle orbiculaire des lèvres.
R. Coupe glandulaire de la voûte palatine et du voile du palais.
S. Coupe de la glande parotide.
T. Boule graisseuse de Bichat.

1. Coupe de l'artère carotide interne.
2. Coupe de l'artère temporale.
3. Coupe de l'artère occipitale.
4. Coupe de l'artère pharyngienne inférieure.
5. Coupe de l'artère dentaire inférieure.
6. Coupe de l'artère buccale.
7. Artère faciale et ses branches.
8. Veine jugulaire interne.
9. Veine intermédiaire unissant la jugulaire interne et la jugulaire externe.
10. Veine dentaire inférieure.
11. Veine vertébrale accompagnée de l'artère du même nom.
12. Sinus veineux intra-rachidiens antérieurs.
13. Nerf lingual.
14. Nerf dentaire inférieur.
15. Nerf facial.
16. Groupe des nerfs glosso-pharyngien, pneumogastrique, spinal et grand hypoglosse.
17. Nerf sous-occipital.

APPLICATIONS A LA PATHOLOGIE ET A LA MÉDECINE OPÉRATOIRE.

La voûte palatine est quelquefois le siège d'une division antéro-postérieure plus ou moins profonde qui accompagne et complique le bec-de-lièvre. Cette division congénitale n'existe pas tout à fait sur la ligne médiane, ainsi qu'on le croyait ; elle est un peu à côté, ainsi que l'ont prouvé les recherches de M. Legendre et les nôtres.

La muqueuse est ici épaisse, résistante, et au-dessous d'elle on voit une couche de glandules qui sécrètent de la salive et qui peuvent isolément ou par groupes s'hypertrophier et constituer une tumeur que l'on regardait autrefois comme cancéreuse, et qui, d'après les recherches de MM. Michon et Nélaton, n'est autre qu'une hypertrophie, et offre ce caractère fort remarquable, qu'elle s'énuclée avec la plus grande facilité. Il suffit, pour l'enlever, de faire une simple incision ou une incision cruciale sur la partie la plus proéminente, pour arriver à l'extraire soit avec une spatule, soit avec le bout du doigt.

Dans cette couche glanduleuse on rencontre de nombreux vaisseaux qui fournissent beaucoup de sang quand on opère sur la voûte palatine.

La couche périostique est très épaisse et très adhérente, mais quand on la sépare avec soin, on peut arriver à combler des fentes de la voûte palatine par l'autoplastie périostique, méthode employée, pour la première fois, par M. Jordan (de Manchester), pour la cure des pseudarthroses.

Le voile du palais est quelquefois divisé soit congénitalement, soit chirurgicalement ; on remédie à cette division par la cautérisation (Cloquet), ou mieux encore par la staphyloraphie. Cette opération, instituée par Roux, a été modifiée, soit pour le passage des fils (Bérard), soit pour l'avivement, soit pour le serrement des sutures. Souvent après cette opération les bords ne peuvent se rapprocher assez ou sont trop tiraillés ; on a proposé de combattre cette disposition en faisant des incisions latérales (Dieffenbach), ou bien la section du pilier postérieur du voile du palais (Warren), ou bien en pratiquant ces incisions latérales et cette section simultanément (Fergusson) ; mais il ne faut recourir à ces débridements que s'ils sont indispensables, et l'on serait blâmable de les faire avant d'avoir essayé l'affrontement.

Comme après cette suture la luette n'existait point et le voile du palais offrait une encoche comme la lèvre à la suite de l'opération du bec-de-lièvre, M. Nélaton a appliqué ici le même procédé que pour l'encoche labiale.

La voûte palatine peut être le siège de perforations qui ont une origine traumatique, syphilitique ou scrofuleuse, et que l'on doit combattre, soit par le procédé de Roux, soit par celui de Warren, soit par celui de M. Malgaigne. Dans ces dernières années, M. Baizeau a employé avec succès le procédé suivant : Il avive d'abord les bords de la fistule, et afin de redresser les bords qui présentent une courbure trop considérable pour permettre un rapprochement facile, il prolonge ses incisions en avant et en arrière de 5 millimètres au delà de la perforation qui se trouve ainsi allongée d'un centimètre, suivant le grand axe de la voûte. Il fait ensuite de chaque côté le long de l'arcade dentaire, et parallèlement aux bords latéraux de la fistule, une incision qui dépasse environ de 6 millimètres en avant et en arrière de la fistule. Il détache avec des bistouris courbes sur le plat, et une spatule également recourbée, la partie antérieure des parties molles adhérentes à la voûte osseuse : ses lambeaux ainsi mobilisés se rapprochent d'eux-mêmes ; très minces antérieurement, ils sont plus épais à la partie postérieure par suite de l'accolement de la muqueuse nasale à la muqueuse buccale. M. Gosselin a obtenu un autre succès par ce procédé (*Bulletins de la Société de chirurgie*, 1862, p. 459 et suiv.).

FIGURE 2. — Région buccale.

Paroi inférieure de la bouche et pharynx vu par en haut.

EXPLICATION.

CÔTÉ DROIT.

A. Coupe de la peau.
B. Coupe du tissu sous-cutané.
C. Coupe de l'apophyse épineuse de l'axis.
D. Coupe de la branche montante du maxillaire inférieur.
E. Coupe du muscle trapèze.
F. Coupe du muscle sterno-cléido-mastoïdien, dont les deux faisceaux sont unis par une intersection aponévrotique.
G. Coupe du muscle splénius de la tête.
H. Coupe du muscle grand complexus.
I. Coupe du muscle petit complexus.
J. Coupe du muscle splénius du cou.
K. Coupe du muscle grand droit postérieur de la tête.
L. Coupe du muscle grand droit antérieur de la tête.
M. Coupe du faisceau externe du muscle long du cou.
N. Coupe du faisceau interne du muscle long du cou.
O. Coupe du muscle digastrique.
P. Coupe du muscle stylo-hyoïdien.
Q. Coupe du muscle stylo-glosse.
R. Coupe du muscle stylo-pharyngien.
S. Coupe du muscle ptérygoïdien interne.
T. Coupe du muscle masséter.
U. Coupe du muscle buccinateur.
U'. Coupe de la muqueuse buccale.
V. Coupe de la muqueuse du pharynx.
X. Coupe de la glande parotide.
Z. Coupe de l'amygdale.
a. Ganglions lymphatiques situés dans une loge intermusculaire.
b. Graisse de la joue.
c. Bord libre de la lèvre inférieure.
d. Muqueuse de la langue.
e. Cavité de l'arachnoïde rachidienne.
f. Coupe de la dure-mère rachidienne.

1. Coupe de l'artère carotide interne.
2. Coupe de l'artère faciale.

3. Coupe de la veine jugulaire interne.

4. Coupe du sinus intra-rachidien antérieur.
5. Coupe du nerf spinal.
6. Coupe du ganglion supérieur du grand sympathique.
7. Coupe du nerf facial.
8. Coupe du nerf glosso-pharyngien.
9. Coupe du nerf dentaire inférieur.
10. Coupe du nerf lingual.
11. Coupe d'un filet du nerf facial.

CÔTÉ GAUCHE.

A. Coupe de la peau.
B. Coupe du fascia superficialis.
C. Coupe du corps de l'axis.
D. Coupe de l'apophyse épineuse de l'axis.
E. Articulation de l'axis avec la troisième vertèbre cervicale.
F. Coupe du muscle trapèze.
F'. Coupe de son aponévrose.
G. Coupe du muscle sterno-mastoïdien.
H. Coupe du muscle splénius de la tête.
H'. Coupe de l'aponévrose qui sépare ce muscle du grand complexus.
I. Coupe du muscle grand complexus.
I'. Coupe du ligament situé entre les deux bords des grands complexus.
J. Coupe du muscle petit complexus.
K. Coupe du muscle petit splénius.
L. Coupe du muscle angulaire de l'omoplate.
M. Coupe du muscle grand droit postérieur de la tête.
N. Coupe du muscle digastrique.
O. Coupe du muscle stylo-hyoïdien.
P. Coupe du muscle stylo-pharyngien.
Q. Coupe du muscle stylo-glosse.
R. Coupe du muscle glosso-staphylin.
S. Coupe du muscle mylo-hyoïdien.
T. Fibres du muscle lingual.
U. Aponévrose située entre les muscles long du cou et grand droit antérieur en avant, et intra-transversaire en arrière.
V. Coupe de la muqueuse linguale.
X. Glande sous-maxillaire.
X'. Canal de Wharton.

Z. Glande sublinguale.

1. Artère carotide interne.
2. Carotide externe se terminant par les artères maxillaire interne et temporale.
3. Artère linguale.
4. Artère faciale donnant sur son côté interne une branche qui se rend à la base de la langue.
5. Branche musculaire de l'artère faciale.
6. Branche glandulaire de l'artère faciale.
7. Artère sous-mentale fournie par la faciale.
8. Artère occipitale donnant des rameaux aux ganglions lymphatiques.
9. Artère pharyngienne inférieure fournissant une branche transversale à la paroi du pharynx.
10. Artère vertébrale donnant une branche qui sort par le trou de conjugaison, et se divise bientôt en deux branches qui accompagnent les nerfs rachidiens.
11. Veine jugulaire interne.
12. Veine intermédiaire entre la jugulaire interne et la jugulaire externe.
13. Ganglions lymphatiques. On compte quatre ganglions qui sont situés dans leur loge aponévrotique.
14. Coupe de la dure-mère rachidienne.
15. Cavité de l'arachnoïde rachidienne.
16. Coupe de la moelle.
17. Anastomose des racines antérieure et postérieure des nerfs rachidiens, et ganglions de la racine postérieure des rachidiens.
18. Division des nerfs rachidiens en rameaux antérieur et postérieur.
19. Nerf spinal.
20. Coupe des nerfs pneumogastrique et grand hypoglosse.
21. Nerf grand hypoglosse.
22. Nerf glosso-pharyngien.
23. Coupe du nerf lingual.
24. Coupe du ganglion cervical supérieur du grand sympathique.

APPLICATIONS A LA PATHOLOGIE ET A LA MÉDECINE OPÉRATOIRE.

La face dorsale de la langue est convexe et située au-dessus du niveau de l'extrémité supérieure de l'épiglotte, de sorte que si l'on veut apercevoir cet opercule même par son bord libre, il convient d'abaisser la langue avec le doigt ou avec un instrument spécial dit *abaisse-langue*. La langue remplissant la cavité buccale lorsque les mâchoires sont fermées, il en résulte que si l'on veut examiner l'intérieur de la bouche ou du pharynx, il convient de faire ouvrir la bouche, et si l'on fait prononcer la lettre A, on peut, en prolongeant le son de cette lettre, faire toutes les investigations nécessaires pour connaître l'état de l'isthme du gosier, des amygdales et du fond du pharynx vers sa partie moyenne.

Lorsque l'on veut voir en haut ou en bas du pharynx, lorsque surtout on veut inspecter les parties supérieures des voies aériennes, il faut employer la *laryngoscopie*, méthode d'exploration qui a déjà donné d'excellents résultats, et qui vient de permettre à M. Fauvel (*Gazette des hôpitaux*, 22 mai 1862) de diagnostiquer un polype situé dans l'intérieur du larynx. L'ouverture supérieure du larynx est très favorablement située pour qu'un miroir introduit dans le pharynx puisse réfléchir les rayons lumineux, les faire pénétrer dans le canal aérien, et le rendre visible à l'observateur. Pour voir la partie supérieure du pharynx, il suffirait de diriger le miroir en haut.

Les papilles nombreuses, comme les glandes qui sont à la base de la langue, sont susceptibles de se gonfler, de s'hypertrophier et de produire des tumeurs. Les glandules deviennent plus volumineuses dans les angines, dites *granuleuses*.

On peut voir sur cette figure quelle est la distance qui sépare l'amygdale de la carotide interne et de la carotide externe, pour que la blessure de ces vaisseaux soit bien difficile, sinon impossible, dans l'extraction des amygdales.

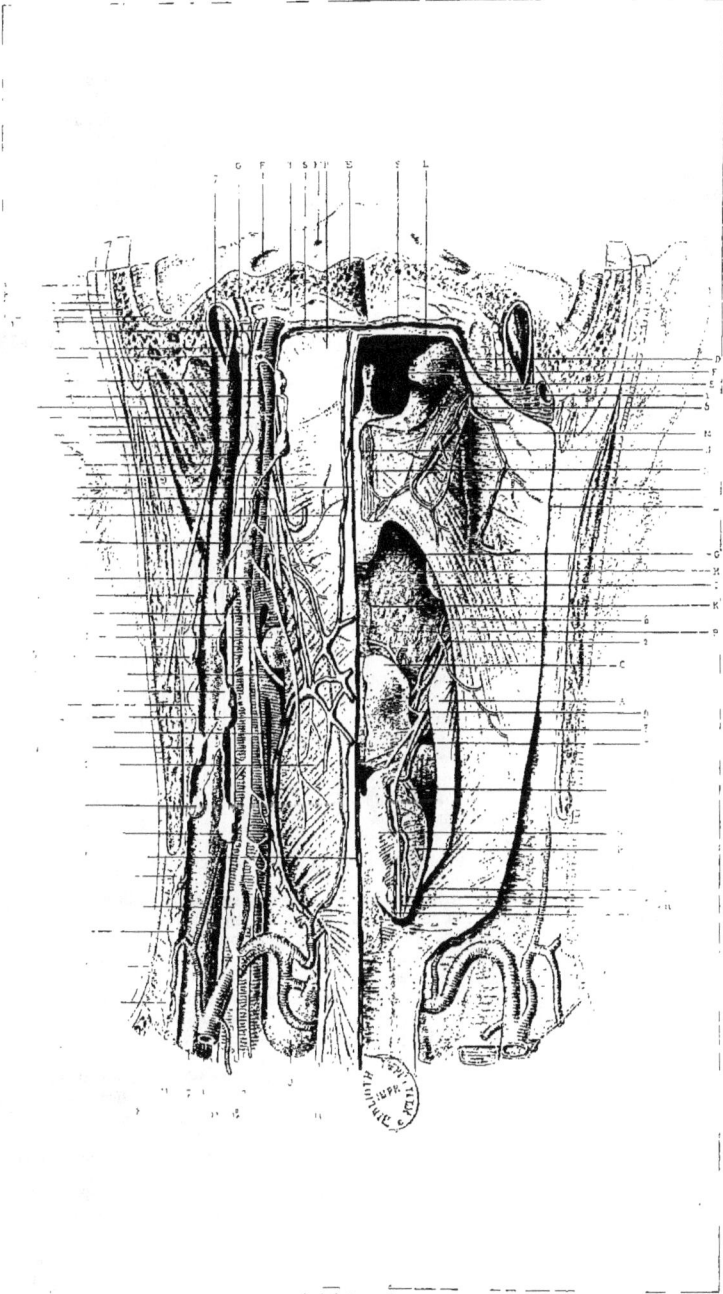

PLANCHE XXX.

Région du pharynx.

EXPLICATION.

CÔTÉ GAUCHE.

A. Coupe de la peau.
B. Couche sous-cutanée.
C. Coupe du périoste.
D. Coupe de l'os temporal.
E. Coupe de l'apophyse basilaire.
F. Orifice donnant passage au nerf.
G. Gouttière logeant le nerf glosso-pharyngien.
H. Sinus latéral.
I. Grande corne de l'os hyoïde.
J. Corps thyroïde.
K. Muscle.
L. Muscle.
M. Muscles sterno-mastoïdien.
N. Muscle constricteur supérieur du pharynx.
O. Muscle constricteur moyen du pharynx.
P. Muscle constricteur inférieur du pharynx.
Q. Coupe de la paroi postérieure du pharynx.
R. Aponévrose céphalo-pharyngienne.
S. Coupe des muscles prévertébraux.
T. Coupe du paquet cellulo-fibreux qui se trouve en arrière de ces muscles.

1. Coupe de l'artère thyroïdienne inférieure.
2. Coupe de l'artère carotide primitive.
3. Carotide interne.
4. Artère thyroïdienne supérieure.
5. Artère linguale.
6. Artère pharyngienne inférieure.
7. Coupe de la veine jugulaire interne.
8. Coupe de la veine jugulaire externe.

9. Veine thyroïdienne s'anastomosant avec les veines du plexus pharyngien.
10. Veine située presque sur la ligne médiane de la paroi postérieure du pharynx.
11. Coupe du nerf glosso-pharyngien.
12. Coupe du nerf pneumogastrique.
13. Nerf laryngé supérieur.
14. Coupe du nerf laryngé inférieur.
15. Coupe du nerf spinal.
16. Nerf spinal en dehors de la veine jugulaire interne.
17. Coupe du nerf grand hypoglosse.
18. Nerf grand sympathique.
19. Ganglion supérieur du grand sympathique.
20. Ganglion moyen du grand sympathique.
21. Plexus nerveux du pharynx.

22 à 34. Vaisseaux et ganglions lymphatiques du cou et des parties latérales du pharynx.

CÔTÉ DROIT.

A. Grande corne du cartilage thyroïde.
B. Cartilage cricoïde.
C. Cartilage épiglottique.
D. Cartilage de la trompe d'Eustache.
E. Cloison des fosses nasales.
F. Orifice pharyngien de la fosse nasale droite.
G. Luette.
H. Base de la langue.
I. Amygdale droite.

J. Coupe de la membrane muqueuse du voile du palais.
K. Coupe de la membrane muqueuse de la langue.
L. Coupe de la paroi postérieure du pharynx.
M. Faisceau musculaire allant de la trompe d'Eustache au voile du palais.
N. Muscle palato-staphylin.
O. Faisceau musculaire allant de la trompe d'Eustache au pharynx.
P. Muscle pharyngo-staphylin.
Q. Muscle crico-aryténoïdien latéral.
R. Muscle crico-aryténoïdien postérieur.
S. Coupe des muscles prévertébraux.

1. Ramification de l'artère pharyngienne inférieure.
2. Branche artérielle venant de la pharyngienne inférieure.
3. Artère venant de la thyroïdienne supérieure.
4. Artère anastomotique entre la laryngée supérieure et la laryngée inférieure.
5. Veine accompagnant les ramifications de l'artère pharyngienne inférieure.
6, 7. Veines laryngées supérieures.
8. Veine anastomotique entre les veines laryngées.
9. Nerf laryngé supérieur.
10. Nerf laryngé inférieur.
11. Anastomose entre les nerfs laryngés inférieur et supérieur.

APPLICATIONS A LA PATHOLOGIE ET A LA MÉDECINE OPÉRATOIRE.

Les polypes naso-pharyngiens ou supéro-pharyngiens occupent la partie supérieure du pharynx et sont implantés à la base du crâne, au niveau du corps du sphénoïde et de l'occipital, à la face inférieure de l'apophyse basilaire. Ils ne sont donc pas situés au devant de la colonne vertébrale et nés du corps des vertèbres ou des disques intervertébraux de la région cervicale, ainsi qu'on le croyait autrefois. Leur origine a lieu dans ce tissu fibro-muqueux, qui est en arrière et en dedans de la trompe d'Eustache et qui normalement offre une épaisseur considérable. Nés dans ce tissu dense, ils sont très durs, dès le début, mais plus tard la muqueuse qui les revêt devient plus vasculaire, leur tissu même se vascularise, de sorte qu'ils donnent lieu à des hémorrhagies considérables. Leur situation fait qu'ils correspondent aux arrière-narines et à la face dorsale du voile du palais, de sorte qu'ils pénètrent promptement dans les fosses nasales, et dépriment le voile du palais.

L'excision est le meilleur moyen de les attaquer ; si l'on pouvait employer l'écraseur linéaire, il faudrait cependant le faire de préférence à l'excision. Mais cette excision ne peut être pratiquée que par la section du voile du palais et une excision de la voûte palatine (Nélaton). La racine de ces polypes ne peut pas toujours être extirpée, et l'opération, quoique bien faite, est quelquefois suivie d'une sorte de végétation à la surface de section, de sorte que pour assurer la guérison, il est nécessaire de recourir à des cautérisations, soit avec l'acide nitrique porté par un tube de verre, soit avec la pâte de Canquoin maintenue avec un tube semblable.

La muqueuse pharyngienne est souvent le siège d'une inflammation dite granuleuse, très difficile à traiter, et qui se montre chez les personnes qui parlent beaucoup et surtout chez les fumeurs et les priseurs de tabac. Il suffit quelquefois de supprimer les causes pour en avoir raison.

La capacité du pharynx semble, au premier abord, exclure l'idée qu'il peut renfermer des corps étrangers, et cependant il n'est point rare d'en trouver dans sa cavité. Si ces corps venus du dehors sont volumineux, ils ne peuvent pénétrer ni dans l'œsophage, ni dans les voies aériennes à plus forte raison ; ils obstruent le passage de l'air, et la mort arrive bientôt, si ce corps n'est point chassé au dehors. C'est ainsi que meurent quelques aliénés. Si le corps est petit, le même accident n'arrive pas, parce qu'il sera promptement dégluté ou chassé. Mais quoique petit, ce corps pourra s'implanter s'il est aigu ou irrégulier, comme une épingle, une arête de poisson. Dès lors se déclareront l'inflammation, des abcès et des ulcérations. Ordinairement ces corps sortent par la bouche, mais on les a vus sortir derrière l'oreille (Muys), sur le cou (Plater).

Les abcès du pharynx méritent de fixer l'attention du chirurgien, et la figure que nous avons représentée ici, comme la figure 2 de la planche XXVIII, est bien propre à fournir des documents précieux à l'histoire de ces abcès qui offrent deux variétés.

Dans la première variété, l'abcès occupe les parties latérales du pharynx et descend le long des vaisseaux plus ou moins bas dans la région cervicale. L'origine de ces abcès peut être un abcès développé autour d'un sac anévrysmal (A. Cooper), des plaies, des inflammations de la partie supérieure du cou; ils peuvent venir d'une carie de l'os temporal (Velpeau), ou bien de l'inflammation provoquée par la dent de sagesse (Mozet).

Dans la seconde variété, qui mérite le mieux le nom d'*abcès du pharynx*, le pus est placé derrière le pharynx, entre lui et la colonne vertébrale. L'origine et le siége de ces abcès sont variables. Comme les parois sont minces, il est difficile de concevoir la formation du pus entre les diverses couches de cette paroi, mais il n'y a là rien d'impossible. Quand il y a suppuration, à la suite d'angine pharyngienne, il est probable que l'abcès se forme dans la couche celluleuse qui est entre le pharynx et la colonne vertébrale. Une cause fréquente des abcès rétro-pharyngiens est la tumeur blanche des articulations de la tête avec la colonne vertébrale. Enfin, l'abcès peut se développer d'emblée dans cette gangue celluleuse. Cette affection a été rarement observée, mais en 1840 M. Fleming a publié quatre exemples qui ont fixé l'attention, et depuis, plusieurs autres cas ont été observés. Le pus de ces abcès peut se porter en bas et sur les côtés du pharynx et de l'œsophage et fuser ainsi tout le long de la colonne vertébrale; et il ne rencontrera d'obstacle pour pénétrer dans la poitrine que le feuillet qui en ferme l'ouverture supérieure; il sera arrêté en haut par les aponévroses pétro-pharyngienne et occipito-pharyngienne, en avant par les plans profonds de l'aponévrose cervicale (voy. figure 1 et figure 2 de la planche XXIX).

L'abcès peut être circonscrit et situé à diverses hauteurs, de là des accidents variables et des différences dans la facilité du diagnostic. Si le foyer purulent est très haut, il y aura moins de gêne du côté de la respiration et de la voix, et la tumeur pourra être vue et touchée au fond de la gorge (voy. la figure 2 de la planche XXVIII). Si le pus est au bas du pharynx, il y aura en même temps gêne de la respiration, et il sera plus difficile de reconnaître l'abcès en explorant par la bouche.

Les rapports du pharynx expliquent tous les symptômes de ces abcès; à savoir, la gêne dans l'abaissement de la mâchoire et dans la déglutition, la roideur du cou et l'immobilité de la tête. Si l'abcès est volumineux, il abolit la déglutition et la respiration, surtout s'il répond à l'ouverture supérieure des voies aériennes en refoulant la paroi postérieure du pharynx en avant. On aperçoit alors au fond de la gorge une tumeur rouge, tendue, luisante et lisse à la surface. Si l'on introduit l'index, on pourra percevoir la fluctuation. Ces mêmes rapports rendent compte du gonflement qui se manifeste à l'extérieur du cou et sur l'un des côtés du larynx; comme le foyer est profond et recouvert par les aponévroses du cou, cette tuméfaction est tardive, et il est toujours difficile d'y trouver de la fluctuation.

Le traitement de ces abcès exige beaucoup de sagacité. S'ils font saillie du côté de la bouche, on pourra les ouvrir avec le pharyngotome ou le bistouri ordinaire, ou bien avec l'ongle par érosion. Lorsque l'abcès ne fait pas saillie du côté du pharynx, on est obligé de lui donner issue à l'extérieur, et le cas est beaucoup plus difficile. On divisera les tissus lentement, couche par couche, en ayant soin d'éviter la carotide ou ses divisions.

Des anévrysmes de l'artère carotide interne ou même de la carotide externe peuvent comprimer le pharynx; cette compression survient surtout si l'inflammation se déclare dans la poche anévrysmale ou à sa périphérie (A. Cooper).

FIG. 1.

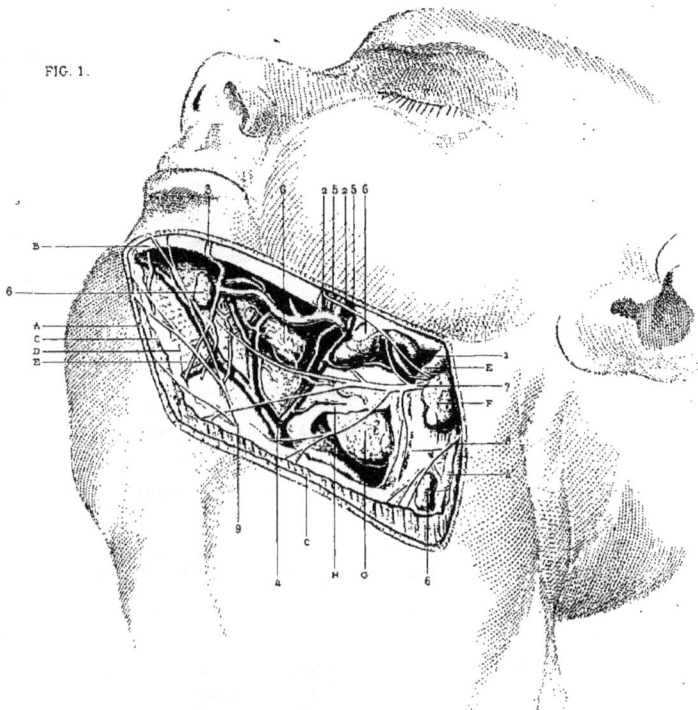

FIG. 2.

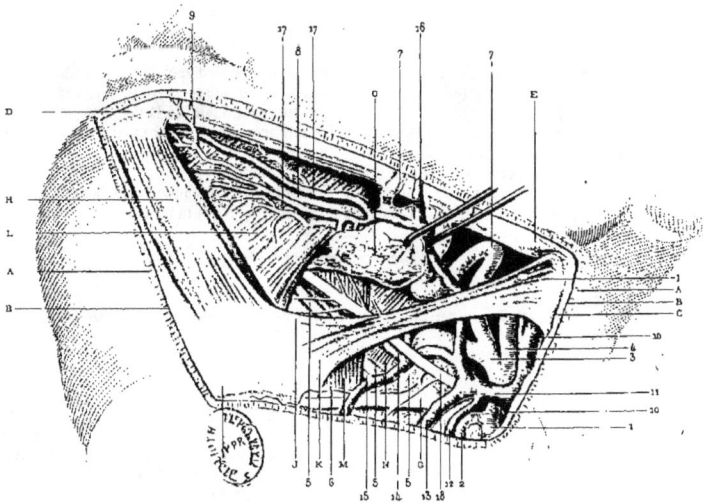

LIBRAIRIE GERMER BAILLIÈRE.

PLANCHE XXXI.

FIGURE. 1. — Région sus-hyoïdienne ou sous-maxillaire.

Plan superficiel.

EXPLICATION.

A. Coupe de la peau limitant la région.
B. Os maxillaire inférieur.
C. Coupe du muscle peaucier.
D. Coupe du fascia superficialis.
E. Aponévrose sus-hyoïdienne.
F. Extrémité inférieure de la glande parotide.
G. Glande sous-maxillaire.
H. Coupe de l'aponévrose qui constitue la loge de la glande sous-maxillaire.

1. Artère faciale dans la portion horizontale ou sous-maxillaire.

2. Artères faciales au nombre de deux (anomalie) passant du cou à la face.
3. Artère sous-mentale et ses divisions terminales.
4, 4'. Origines principales de la veine jugulaire externe.
5, 5'. Veines faciales.
6, 6', 6'', 6'''. Ganglions lymphatiques sous-maxillaires.
7. Branche cervicale du nerf facial.
8. Autre branche cervicale du nerf facial allant au muscle peaucier.
9. Branche transversale du plexus cervical.

APPLICATIONS A LA PATHOLOGIE ET A LA MÉDECINE OPÉRATOIRE.

Cachée, pour ainsi dire, sous la mâchoire, cette région se développe quand la tête est renversée en arrière, et c'est, du reste, la situation qu'il faudra donner à la région quand on voudra l'explorer ou pratiquer une opération sur elle.

Les ganglions lymphatiques un peu volumineux sont ici au nombre de quatre. Ils reçoivent les vaisseaux lymphatiques de presque toutes les régions de la face, et principalement des régions labiale, nasale et buccale, etc. Or, les inflammations et les dégénérescences de toute sorte ayant leur siége dans ces parties, retentissent dans ces ganglions ; de là la fréquence des adénites sous-maxillaires. Ces ganglions enflammés suppurent souvent, et l'abcès se trouve alors entre l'aponévrose sous-maxillaire et la peau, de laquelle il est séparé par le feuillet profond du fascia superficialis, le peaucier et le feuillet superficiel du fascia superficiel. Aussi ces abcès font promptement saillie sous la peau. Pour les ouvrir, on n'a pas de danger à courir, puisque l'artère faciale, qui seule avoisine ces ganglions, se trouve plus profondément située qu'eux. Dans les affections chroniques de la peau, des muqueuses, des dents, du nez, des yeux, dites *affections scrofuleuses*, la suppuration de ces ganglions est longue, d'où des amincissements et des décollements plus ou moins étendus de la peau et du peaucier, qui restent si longtemps sans se cicatriser. Ces ganglions lymphatiques sont susceptibles de se tuméfier, de devenir très volumineux et de s'indurer, de sorte qu'ils forment dans la mâchoire des tumeurs visibles et très choquantes. Quand les moyens médicaux ou internes sont impuissants à les faire disparaître, on peut les broyer avec une aiguille passée sous la peau, comme on broie le cristallin cataracté, ou bien on peut les écraser avec une pince, après les avoir mis à découvert. Leur extirpation n'est pas toujours facile, non-seulement lorsqu'ils sont volumineux, mais lorsqu'ils sont nombreux et vasculaires, et qu'ils forment une sorte de chapelet qui remonte sous la mâchoire plus ou moins haut et englobe l'artère faciale d'une manière tellement intime, que son isolement est très difficile.

L'artère faciale dans la région sous-maxillaire est profondément située et protégée, dès son origine, par les muscles stylo-hyoïdien et digastrique, puis par les prolongements inférieurs de la parotide et de son aponévrose ; plus loin, par les ganglions lymphatiques et le bord inférieur de la mâchoire. C'est ce qui explique pourquoi cette artère est rarement le siége de blessures. Le chirurgien est cependant exposé à la blesser pendant les opérations qui consistent à enlever des ganglions dégénérés, ou dans la résection partielle ou totale de la mâchoire inférieure. Si pareil accident arrivait, il faudrait chercher les deux bouts et les lier.

Dans les amphithéâtres on fait pratiquer quelquefois la ligature de l'artère faciale : c'est plutôt comme exercice que comme application à la pratique que cette manœuvre est exécutée, parce que la compression de l'artère sur la mâchoire inférieure est toujours facile, et arrêtera promptement le sang pour une plaie de la face.

Quoi qu'il en soit, voici les règles de cette ligature : On fait une incision de 3 à 4 centimètres le long du bord inférieur de la mâchoire, de manière que le centre de l'incision corresponde à la dépression que ce bord présente au-devant du masséter. Après avoir traversé la peau, on coupe le fascia sous-cutané, puis le peaucier. On arrive alors sur le feuillet profond du fascia, que l'on coupe sur la sonde cannelée, et l'on tombe sur le paquet vasculaire. L'artère est très mobile, et c'est pour cela qu'en dénudant il ne faut jamais s'éloigner de la gouttière qui la reçoit.

FIGURE 2. — Région sus-hyoïdienne ou sous-maxillaire.

Plan profond.

EXPLICATION.

A. Coupe de la peau limitant la région.
B. Coupe du muscle peaucier.
C. Coupe du fascia superficialis.
D. Os maxillaire inférieur.
E. Angle du maxillaire inférieur.
F. Corps de l'os hyoïde.
G. Grande corne de l'os hyoïde.
H. Ventre antérieur du muscle digastrique.

I. Ventre postérieur du muscle digastrique.
J. Tendon réfléchi du muscle digastrique.
K. Muscle stylo-hyoïdien.
L. Muscle mylo-hyoïdien.
M. Muscle hyo-glosse.
N. Fibres musculaires du muscle génio-glosse.
O. Glande sous-maxillaire un peu écartée pour laisser voir l'artère linguale.

1. Artère carotide externe.
2. Artère thyroïdienne supérieure.
3. Tronc commun de l'artère linguale et de l'artère faciale.
4. Carotide externe après l'origine de la faciale et de la linguale.
5, 5'. Artère linguale dans ses rapports avec le muscle hyoglosse et la grande corne de l'os hyoïde.
6. Rameau sus-hyoïdien de l'artère linguale.
7. Artère faciale.
8. Artère sous-mentale.
9. Rameau mentonnier de l'artère sous-mentale.
10. Veine jugulaire externe.
11. Veines sous-mentale, faciale et linguale allant se jeter dans la veine jugulaire externe.
12, 13. Veines thyroïdiennes supérieures.
14. Veines linguales passant au-dessus du muscle hyoglosse.
15. Autre veine linguale accompagnant l'artère du même nom.
16. Veine faciale.
17. Veine sous-mentale.
18. Nerf grand hypoglosse.

APPLICATIONS A LA PATHOLOGIE ET A LA MÉDECINE OPÉRATOIRE.

La glande sous-maxillaire est ici contenue dans la loge aponévrotique. Il faut savoir que chez les femmes le bord inférieur de cette glande, qui sert de premier point de ralliement, descend beaucoup plus bas que chez l'homme. Cette glande est sujette à l'hypertrophie, principalement chez les fumeurs. Il peut se faire que des fistules s'établissent dans les grains glanduleux ou dans une branche principale de son canal, et M. Nélaton en a observé une qui était congénitale et s'ouvrait dans la région. La cautérisation avec la pâte de Canquoin sur toute l'étendue du trajet fistuleux est le meilleur mode de traitement de ces fistules.

L'artère linguale parcourt la partie profonde et inférieure de la région, comme l'artère faciale en parcourait les couches superficielles et supérieures. La ligature de l'artère linguale est nécessitée par les tumeurs vasculaires de la langue, et surtout par les cancers, quand on veut pratiquer leur ablation pour prévenir l'hémorrhagie. Cette ligature, autrefois difficile, est aujourd'hui une des plus simples, en se comportant d'après la doctrine des points de ralliement établie par M. Malgaigne. Ainsi on fait d'abord une incision qui soit parallèle à l'os hyoïde et un peu au-dessus de lui, partant de quelques millimètres en dehors de la ligne médiane et arrivant au niveau de l'angle de la mâchoire inférieure. On coupe la peau, le fascia et le peaucier, et l'on rencontre alors le bord inférieur de la glande, descendant plus ou moins bas suivant les individus. On ouvre la loge de la glande, et un aide se charge de la relever pendant toute la durée de l'opération. Cette première partie de l'opération doit être faite avec prudence, pour éviter la blessure de cette glande qui pourrait être suivie de fistule. Quand la glande est soulevée, on trouve un deuxième point de ralliement ou de repère, c'est le tendon du muscle digastrique. Au-dessus de ce tendon il y a un triangle formé par en bas par le tendon, en dedans par le bord externe du muscle mylo-hyoïdien et en haut par le nerf grand hypoglosse. C'est dans ce triangle qu'il faut aller chercher l'artère linguale. Le nerf grand hypoglosse constitue le troisième point de ralliement. Ce point étant trouvé, on incise avec la pointe du bistouri un feuillet aponévrotique mince qui tapisse le triangle, et l'on peut alors écarter un peu le nerf en haut et le tendon digastrique en bas. Immédiatement après on voit à nu les fibres et le bord externe du muscle hyo-glosse. C'est là le quatrième point de ralliement. Sous le bord externe de ce muscle et suivant la direction de l'artère, on passe le bec de la sonde cannelée et l'on coupe ses fibres musculaires en travers, comme on couperait la gaîne d'une artère. Après cette section on voit l'artère accompagnée d'une veine comme ici ou bien seule. Dans notre figure, une veine accompagne le nerf grand hypoglosse, l'autre accompagne l'artère ; il est plus fréquent de voir les deux veines avec le nerf.

Cette ligature présente une difficulté consistant dans les mouvements incessants communiqués à la région par la déglutition, la respiration et les cris. Si c'était là un obstacle sérieux, on le ferait facilement disparaître en fixant l'os hyoïde avec un ténaculum.

L'opération du cancer de la langue peut se faire par la région sous-hyoïdienne (procédés de M. J. Cloquet et de M. Mirault, d'Angers).

Dans ces derniers temps, M. Chassaignac a employé l'écraseur linéaire en passant aussi par cette région. Dans tous les procédés, les fils ont été passés sur la ligne médiane de la région, c'est-à-dire là où il n'y a que peu de vaisseaux importants.

L'os hyoïde forme le squelette de la région ; il est mobile, flottant, souple au milieu des muscles nombreux auxquels il donne attache ; il est, en outre, protégé par la mâchoire inférieure, et cependant il n'est pas à l'abri des fractures, ainsi que le démontrent les faits d'Orfila, de M. Cazauvieilh, de MM. Lalesque, Dieffenbach, Auberge, Marcinkowski.

La mobilité des différentes pièces qui constituent l'os hyoïde les rend-elles susceptibles d'éprouver des luxations? Sans admettre le fait de Valsalva, qui n'est pas probant, il nous semble que les observations de Molinelli sont assez démonstratives de l'existence d'une véritable luxation de l'une des branches de cet os sur son corps.

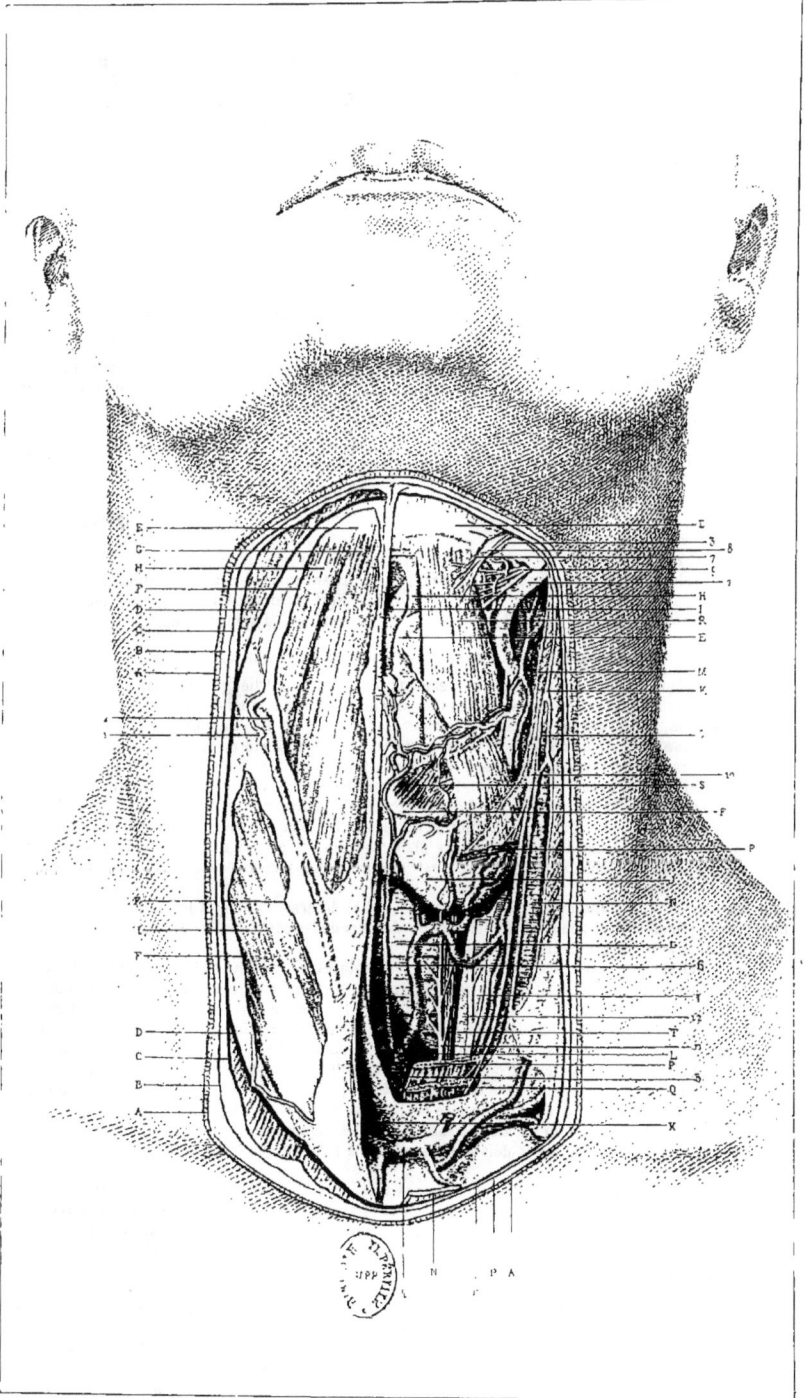

PLANCHE XXXII.

Région sous-hyoïdienne ou trachélienne.

EXPLICATION.

CÔTÉ DROIT.

A. Coupe de la peau.
B. Coupe du fascia sous-cutané.
C. Coupe de l'aponévrose du peaucier.
D. Coupe du muscle peaucier.
E. Coupe de l'os hyoïde.
F. Coupe de l'aponévrose superficielle du cou.
G. Muscle sterno-hyoïdien.
H. Muscle omoplat-hyoïdien.
I. Muscle sterno-mastoïdien.

1. Artériole fournie par l'artère thyroïdienne supérieure.

2. Veine jugulaire antérieure.

CÔTÉ GAUCHE.

A. Coupe de la peau.
B. Coupe du fascia sous-cutané.
C. Coupe du muscle peaucier et de son aponévrose.
D. Corps de l'os hyoïde.
E. Cartilage thyroïde.
F. Cartilage cricoïde.
G. Cerceau cartilagineux de la trachée.
H. Membrane thyro-hyoïdienne.
I. Bourse muqueuse située en arrière de cette membrane.
J. Corps thyroïde.
K. Coupe de l'aponévrose superficielle du cou.

L. Coupe du feuillet aponévrotique profond du cou recouvrant les muscles sterno-hyoïdien et thyroïdien.
M. Coupe de cette même aponévrose au niveau de la moitié supérieure de la région.
N. Coupe du muscle sterno-mastoïdien.
O. Coupe du muscle omoplat-hyoïdien.
P. Coupe du muscle sterno-thyroïdien.
Q. Coupe du muscle sterno-hyoïdien.
R. Muscle thyro-hyoïdien.
S. Muscle crico-thyroïdien.
T. Œsophage.

1. Artère carotide primitive.
2. Artère thyroïdienne supérieure.
3. Rameau artériel de la thyroïdienne.

4. Tronc veineux situé entre les deux feuillets de l'aponévrose du cou, et recevant des veines sternales et les veines jugulaires antérieures.
5. Veines thyroïdiennes inférieures.
6. Veine faisant communiquer les veines thyroïdiennes supérieures et inférieures.
7. Veine sus-hyoïdienne.
8. Branche du nerf grand hypoglosse allant au muscle thyro-hyoïdien.
9. Nerf laryngé supérieur.
10. Branche descendante du grand hypoglosse.
11. Nerf récurrent ou laryngé inférieur.
12. Nerf grand sympathique.

APPLICATIONS A LA PATHOLOGIE ET A LA MÉDECINE OPÉRATOIRE.

Les plaies de cette région sont assez fréquentes ; beaucoup de suicides ont lieu par des plaies faites sur le larynx ou la trachée. Or, ces plaies sont presque toujours pénétrantes, et elles offrent quelques différences suivant qu'elles sont sur la région hyo-thyroïdienne, le larynx ou la trachée. Les plaies de la région hyo-thyroïdienne pourront ouvrir les cavités buccale et pharyngienne, si l'instrument vulnérant est porté en haut et en arrière. Si l'instrument est porté en bas et en arrière, l'épiglotte sera coupée soit à la base, soit au milieu ; un lambeau de muqueuse ou d'épiglotte peut alors venir obstruer les voies aériennes et produire l'asphyxie. Issue des mucosités buccales, des boissons et des aliments entre les lèvres de la plaie, troubles de la déglutition, de la phonation et de la respiration, tels sont les signes physiologiques de ces plaies. Les mouvements incessants de déglutition et de respiration, l'abaissement et l'élévation de la mâchoire, occasionnent un écartement considérable des bords de la plaie. La réunion est ici indiquée, mais elle peut offrir quelques inconvénients en empêchant les mucosités de sortir; c'est pour cela qu'il ne faut réunir que les angles de la plaie, si elle est trop étendue.

Les plaies du larynx présentent de nombreuses variétés ; elles intéressent tantôt les cordes vocales, tantôt elles les laissent intactes ; la phonation est abolie si la plaie est au-dessous des cordes vocales, et, dans tous les cas, l'air sort au moment de l'opération avec un bruit caractéristique.

Les plaies de la trachée sont souvent accompagnées d'hémorrhagie, et le sang peut alors pénétrer dans les voies aériennes, non-seulement par son propre poids, mais encore par l'aspiration, et si l'œsophage est ouvert en même temps les aliments peuvent arriver dans le canal aérien ; de là deux causes de mort. Lorsque la trachée est complétement divisée, les deux bouts se rétractent en sens opposé, l'inférieur se cache sous les parties voisines, l'air n'arrive plus dans la poitrine et l'asphyxie est imminente. Comme la trachée est entourée d'une gaîne celluleuse à la manière de la gaîne celluleuse des artères, il en résulte que le travail de cicatrisation se fait dans cette gaîne. La suture est rejetée par tous les auteurs, cependant elle nous paraît indispensable lorsque la section est complète ; seulement, pour éviter le gonflement de la muqueuse qui tapisse la trachée, il serait utile de ne faire porter la suture que sur la gaîne celluleuse.

Toutes les plaies peuvent présenter un accident commun : c'est l'emphysème, qui, de proche en proche, envahit quelquefois tout le corps, et qui se produit par le défaut de parallélisme entre les bords de la plaie des téguments et ceux de la plaie de la trachée.

Des fistules succèdent souvent aux plaies que nous venons d'étudier. Pour les traiter, il faut les distinguer en celles qui occupent la région thyro-hyoïdienne et en celles qui siègent au-dessous de ce point. M. Velpeau a fait remarquer que les premières guérissent difficilement, parce que les parties divisées sont très mobiles. Pour les fistules de la seconde espèce on doit employer une des méthodes suivantes : 1° prolongation des angles supérieurs et inférieurs de la fistule, avivement, des bords et réunion par la suture ; 2° anaplastie par décollement ; 3° cautérisation. M. Velpeau a guéri une fistule rebelle en faisant un bouchon avec un lambeau et en le fixant entre les bords de la plaie.

Le corps thyroïde étant placé superficiellement au-devant du larynx, est souvent affecté par les instruments vulnérants ; ses plaies seront graves à cause de l'hémorrhagie, parce qu'il est très vasculaire.

L'œsophage est profondément situé derrière la trachée, de sorte que ses plaies sont rares. Cependant on en a observé, et elles se compliquent souvent de blessures du larynx ou de la trachée. L'issue des boissons et des aliments caractérise ces plaies. La position et la sonde œsophagienne sont des moyens souvent efficaces de produire la guérison.

Les phlegmons et les abcès de la région thyro-hyoïdienne peuvent être situés : 1° entre la peau et le peaucier ; 2° sous le peaucier ; 3° au-dessous de l'aponévrose superficielle ; 4° au-dessous des muscles thyro-hyoïdiens ; 5° dans la bourse séreuse hyo-thyroïdienne ; 6° sous la membrane muqueuse du larynx. Les phlegmons et les abcès profonds, qu'ils soient idiopathiques ou symptomatiques d'une affection de la langue, de l'épiglotte, du cartilage thyroïde, apportent une gêne considérable dans la transpiration, et amènent une infiltration sous-muqueuse, tout en refoulant l'épiglotte sur l'ouverture supérieure du larynx ; de là des dangers de suffocation. Aussi dès que l'on soupçonnera la formation du pus, on fera, entre l'os hyoïde et le cartilage thyroïde, une incision qui traversera la membrane fibreuse thyroïdienne H, et l'on pénétrera dans le foyer. C'est la *bronchotomie sous-laryngienne* de Vidal.

Les tumeurs du corps thyroïde sont susceptibles de se rattacher aux quatre variétés suivantes : 1° les hypertrophies, 2° les kystes, 3° le goître plongeant, 4° le cancer.

Toutes ces tumeurs offrent un caractère commun : le développement de la partie antérieure du cou. Appuyées sur le cartilage thyroïde, qui résiste en forme d'un coin ou d'un bouclier, elles sont forcées de se porter en avant, ce qui fait que les voies aériennes ne sont pas comprimées. Cependant le goître plongeant ou suffoquant amène la suffocation en s'enfonçant derrière le sternum ou la clavicule, par la compression de la trachée. Il est curieux de voir que si l'on retient cette humeur avec les doigts au-dessus du sternum, la suffocation n'a pas lieu ; d'où l'indication de la fixer en ce point d'une manière permanente (Bonnet). D'où proviennent ces sortes de tumeurs ? Sont-elles formées par le corps thyroïde ? Nous ne le croyons pas. Voici notre opinion à cet égard. Nous avons décrit dans la thèse de M. Houel (thèse de concours pour l'agrégation, 1860) de petits grains glanduleux ayant le volume depuis un grain de chènevis jusqu'à une cerise, et appartenant au corps thyroïde par leur couleur, leur situation et leur structure, tout en étant séparés de lui. Ces petits corps thyroïdes peuvent s'hypertrophier et donner naissance à des tumeurs. Nous en avons observé un cas que nous avons communiqué à M. Houel. Nous croyons que ces corps hypertrophiés constituent la tumeur du goître suffoquant.

On a proposé de lier les artères qui vont au corps thyroïde ; mais il suffit de voir combien ces vaisseaux sont nombreux, combien ils peuvent avoir d'anastomoses et d'anomalies, pour comprendre que cette ligature serait impuissante.

Les veines ne sont pas moins nombreuses que les artères, et lorsque l'hypertrophie porte sur ces deux ordres de vaisseaux, il en résulte une forme de goître dit *vasculaire* qui peut parfaitement simuler l'anévrysme de la carotide, quand il est semi-latéral, par ses mouvements d'expansion, de resserrement, par son affaissement quand on comprime la carotide, et par le bruit de souffle ; mais la mobilité dont jouira la tumeur, sa situation, son mouvement d'expansion moindre, suffiront pour la faire reconnaître.

Tous ces vaisseaux expliquent parfaitement combien se produiront facilement des épanchements sanguins dans le corps thyroïde.

Les cellules, les vacuoles du corps thyroïde, en se développant outre mesure, constitueront des kystes dont l'existence est assez fréquente.

Pour faire pénétrer de l'air dans les voies aériennes, le chirurgien peut être appelé à pratiquer le cathétérisme des voies aériennes. Cette opération doit être faite avec promptitude. La figure de la planche XXX, la figure 2 de la planche XXVIII et la figure 2 de la planche XXIX sont destinées à montrer les conditions anatomiques de ce cathétérisme, qui se fait souvent chez le nouveau-né en état de mort apparente, et plus rarement chez l'enfant ou chez l'adulte. On saisit le tube laryngien de la main droite comme une plume à écrire, on porte sa petite extrémité dans la bouche, le long du doigt préalablement introduit ; lorsqu'il est parvenu le long du larynx, on l'incline vers la commissure gauche, et par quelques légers mouvements on cherche à soulever l'épiglotte ; il suffit alors de redresser l'instrument et de le porter en même temps vers la ligne médiane pour que son extrémité s'engage dans la glotte. Pour prévenir le reflux de l'air que l'on insuffle, on conseille divers moyens : 1° le disque d'éponge, de peau ou d'agaric sur le tube, à 3 ou 4 centimètres de son extrémité ; 2° boucher l'entrée du larynx à l'aide de l'indicateur ; 3° en pinçant fortement les lèvres des deux côtés de la canule avec le pouce et l'indicateur de chaque main, tandis que les deux médiums bouchent le nez en comprimant les narines. Nous pensons que le meilleur moyen est de porter le doigt indicateur sur l'ouverture supérieure du larynx.

L'ouverture supérieure du larynx est entourée d'un repli muqueux qui s'infiltre facilement de pus ou de sérosité ; de là des accidents de suffocation, de là l'œdème du larynx, que l'on combat sans efficacité en détruisant par la déchirure ce repli au moyen d'un bistouri courbe ou mieux avec le doigt.

Lorsque le cathétérisme est impuissant à faire pénétrer de l'air dans les voies respiratoires, il reste la ressource de la *laryngotomie* et de la *trachéotomie*. La laryngotomie peut se faire de trois manières : 1° entre l'os hyoïde et le cartilage thyroïde (*laryngotomie sous-hyoïdienne*) ; 2° en fendant le cartilage thyroïde (*laryngotomie thyroïdienne*) ; 3° en divisant la membrane qui sépare le cartilage thyroïde du cartilage cricoïde (*laryngotomie crico-thyroïdienne*). Ces diverses opérations sont peu usitées, tandis que la trachéotomie est souvent faite.

On pourra étudier sur cette planche le rapport de la trachée avec le corps thyroïde, l'œsophage, le nerf récurrent, les muscles, les aponévroses ; on verra que s'il existe une veine volumineuse qui est au-devant de la trachée et que sa section est presque inévitable. Si un cas semblable se présentait dans la pratique, il faudrait lier les deux bouts de la veine avant de l'ouvrir, cette ouverture, en effet, pouvant donner lieu non-seulement à l'introduction du sang dans la trachée, mais encore à l'introduction de l'air dans les veines, ainsi que nous en avons observé un cas. Inférieurement on peut voir une veine transversale (4) qui peut être blessée si l'incision descend trop bas. Quant au tronc brachio-céphalique, il est ici caché par les muscles sterno-hyoïdien et sterno-thyroïdien.

L'œsophage est situé profondément et abrité par le larynx et la trachée-artère, de sorte qu'il est peu exposé aux plaies du dehors. Mais, par contre, il offre des altérations assez fréquentes, des rétrécissements soit fibreux, soit cancéreux. Ces rétrécissements siègent précisément dans le point où naturellement l'œsophage est un peu moins large, c'est-à-dire à son ouverture dans le pharynx et vers la partie inférieure de la région cervicale ; c'est aussi dans ces points que l'on voit s'arrêter les corps étrangers. Toutes ces affections pourront exiger deux opérations : le cathétérisme et l'œsophagotomie.

Les rapports de l'ouverture supérieure de l'œsophage expliquent pourquoi on peut introduire une sonde dans le canal, soit par les fosses nasales (Désault), soit par la bouche. L'œsophage est placé derrière la trachée, presque sur la ligne médiane, s'inclinant à gauche à mesure qu'il descend, de sorte qu'il est bon de diriger le bec de la sonde très légèrement de ce côté. Quand un corps étranger est arrêté dans l'œsophage, il y a trois méthodes pour débarrasser le malade : 1° la propulsion dans l'estomac, 2° l'extraction par la bouche, 3° l'œsophagotomie.

Trois voies ont été proposées pour découvrir l'œsophage : Guattani avait conseillé de l'aller chercher entre la trachée et les muscles sterno-hyoïdien et sterno-thyroïdien du côté gauche ; Eckholt, entre les deux faisceaux extérieurs du sterno-mastoïdien ; enfin Boyer, entre le sterno-mastoïdien et le sterno-hyoïdien.

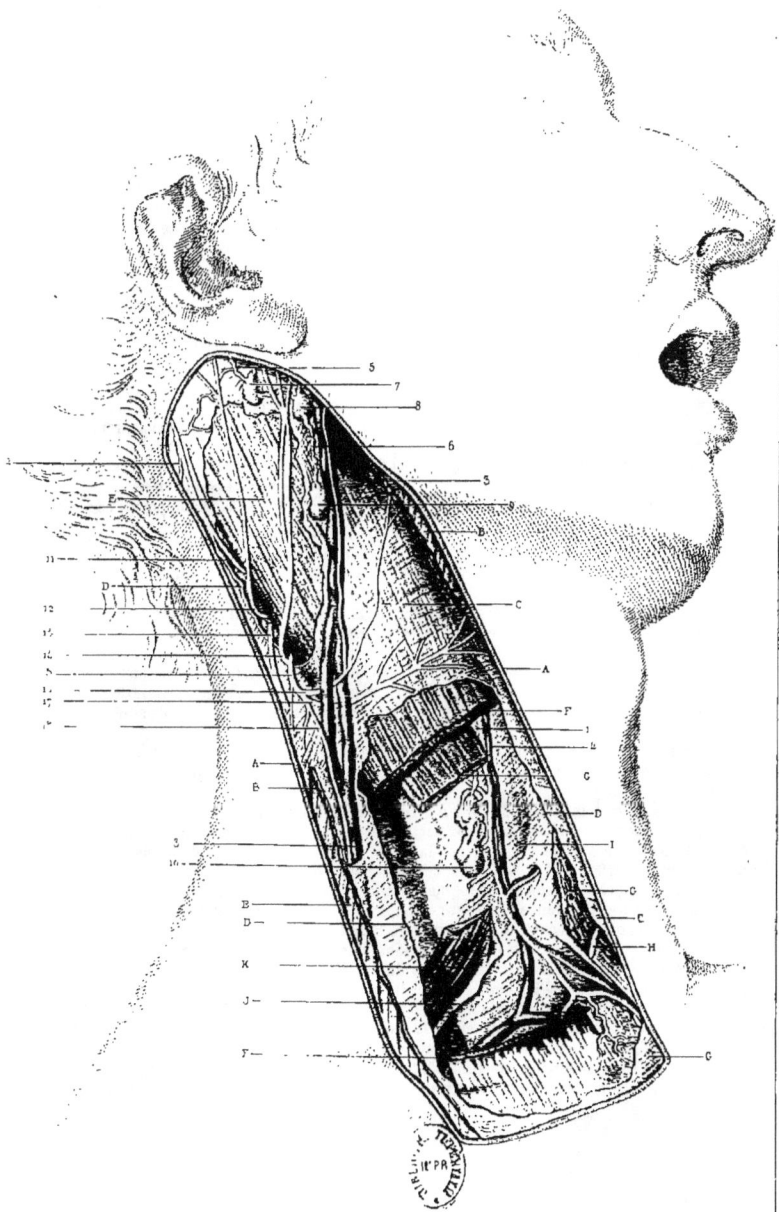

PLANCHE XXXIII.

Région sterno-mastoïdienne ou carotidienne.

Plan superficiel.

EXPLICATION.

A. Coupe de la peau doublée du fascia.
B. Muscle peaucier.
C. Aponévrose du cou, feuillet recouvrant le muscle sterno-mastoïdien.
D. Coupe de cette aponévrose pour montrer le muscle sterno-mastoïdien.
E. Muscle sterno-mastoïdien.
F. Faisceau claviculaire de ce muscle.
G. Faisceau sternal du même muscle.
H. Partie tendineuse du faisceau sternal.
I. Paroi profonde de la gaîne du muscle sterno-mastoïdien.
J. Coupe de ce feuillet aponévrotique pour montrer le muscle omoplat-hyoïdien.
K. Muscle omoplat-hyoïdien.

1. Artère sterno-mastoïdienne (branche de la thyroïdienne supérieure).
2. Artère sterno-mastoïdienne supérieure (branche de l'occipitale).

3. Veine jugulaire externe.
4. Veine sterno-mastoïdienne.

5, 6. Vaisseaux lymphatiques.
7, 8, 9. Ganglions lymphatiques situés sur la gaîne du muscle sterno-mastoïdien.
10. Ganglions lymphatiques situés dans la gaîne au-dessous du muscle sterno-mastoïdien.

11. Grande branche mastoïdienne.
12. Petite branche mastoïdienne.
13. Nerf spinal.
14. Nerf auriculaire.
15. Tronc commun aux branches transversales et descendante du plexus cervical.
16. Branche transversale supérieure.
17. Branche transversale inférieure.
18. Branche descendante du plexus cervical.

APPLICATIONS A LA PATHOLOGIE ET A LA MÉDECINE OPÉRATOIRE.

La veine jugulaire externe traverse obliquement la région accompagnée en haut et en bas par un nerf du plexus cervical, de sorte qu'il est difficile de l'ouvrir sans intéresser en même temps ces filets nerveux. En haut, elle est recouverte par des vaisseaux et des ganglions lymphatiques. Cette veine n'est pas sous-cutanée ; elle est séparée de la peau non-seulement par le fascia superficialis, mais encore par le peaucier et par un feuillet aponévrotique, dédoublement du feuillet superficiel de l'aponévrose cervicale. Si on l'ouvre, il faudra faire la section transversale pour couper les fibres du peaucier transversalement, car si elles étaient coupées en long, elles fermeraient la plaie, et un thrombus se produirait.

Le sterno-cléido-mastoïdien occupe toute l'étendue du plan superficiel de cette région à laquelle on a donné son nom. Il est utile de bien connaître les rapports et la structure de ce muscle, parce qu'il est sujet à des maladies qui exigent des opérations.

Pour faire la section de ce muscle, il faut d'abord le tendre en inclinant la tête du côté opposé. Ce muscle est contenu dans une gaîne aponévrotique ; il est recouvert par la peau, le fascia sous-cutané, le peaucier et le feuillet superficiel de l'aponévrose cervicale ; dans cette couche se trouvent la veine jugulaire et les nerfs descendants, ascendants et transverses du plexus cervical superficiel. Il a, en dedans, des rapports avec les vaisseaux carotidiens et les nerfs du cou profonds, ainsi qu'avec la jugulaire interne et les jugulaires antérieures, quand elles existent. Les organes lui sont sous-jacents vers la partie supérieure et moyenne. C'est pour éloigner ce muscle de ces organes, desquels il est séparé du reste par un feuillet aponévrotique, qu'il convient de faire tendre le muscle avant de le couper. Il faut remarquer qu'ici, dans la gaîne même du muscle, nous trouvons un ganglion lymphatique, qui, par son inflammation, produira des accidents spéciaux que peut-être on a mis jusqu'ici sur le compte du muscle lui-même, tels que l'induration, la suppuration et les abcès dans l'épaisseur de ce muscle. En outre, dans cette gaîne, il existe une artère et une veine volumineuse qui seront nécessairement coupées en même temps que le muscle. A 15 ou 20 millimètres au-dessus du sternum, le muscle sterno-cléido-mastoïdien est séparé des vaisseaux et nerfs profonds par le muscle omoplato-hyoïdien ; il n'est pas recouvert par la jugulaire externe, de sorte que c'est là le lieu d'élection pour sa section. En bas, il est séparé de vaisseaux par les muscles sterno-hyoïdien et sterno-thyroïdien. Ceci posé, il reste indifférent de faire la section en passant le ténotome sous la peau ou sous le muscle, en pénétrant en dedans ou en dehors. Le plus souvent c'est le faisceau sternal qui est rétracté et qui doit être coupé.

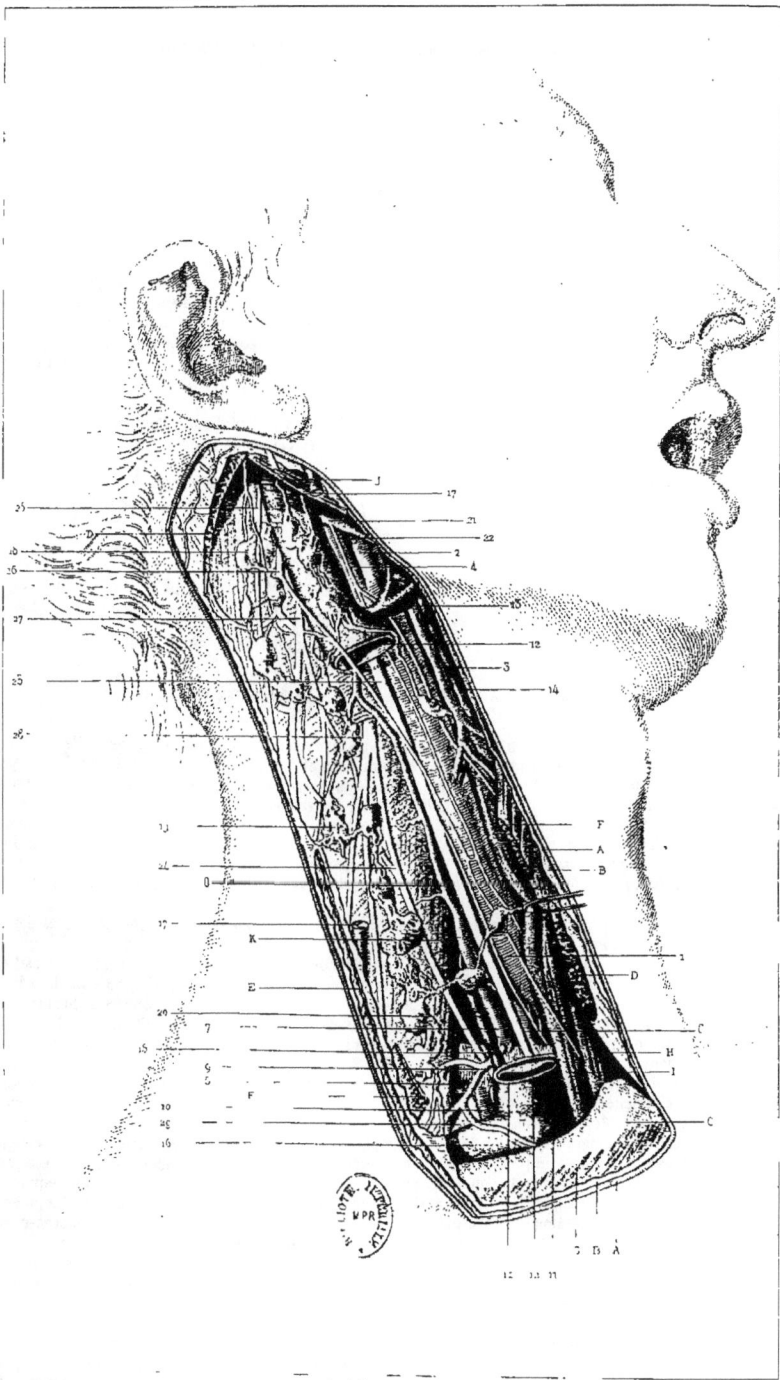

PLANCHE XXXIV.

Région sterno-mastoïdienne ou carotidienne.

Plan profond.

EXPLICATION.

A. Coupe de la peau doublée de son fascia.
B. Aponévrose superficielle du cou.
C. Clavicule.
D. Coupe du faisceau sternal du muscle sterno-mastoïdien.
E. Coupe du muscle peaucier.
F. Coupe du muscle omoplat-hyoïdien.
G. Muscle grand pectoral.
H. Muscle sterno-hyoïdien.
I. Muscle sterno-thyroïdien.
J. Ventre postérieur du muscle digastrique.
K. Muscle scalène antérieur recouvert de son aponévrose.

1. Artère carotide primitive.
2. Artère carotide externe.
3. Artère thyroïdienne supérieure.
4. Artère carotide interne.
5. Artère sous-clavière.
6. Artère vertébrale.
7. Artère thyroïdienne inférieure.
8. Artère cervicale ascendante.
9. Tronc commun des scapulaires supérieur et postérieure.
10. Artère mammaire interne.

11. Tronc veineux brachio-céphalique droit.
12. Coupe de la veine jugulaire interne.
12'. Valvule de cette veine.
13. Veine linguale recevant les veines thyroïdiennes supérieures et se jetant dans la jugulaire interne.
14. Veine thyroïdienne supérieure.
15. Veine thyroïdienne inférieure.
16. Veine sous-clavière passant en avant des scalènes.
17. Coupe de la veine jugulaire externe.

18, 19, 20. Ganglions lymphatiques situés sous la paroi profonde de la gaine du muscle sterno-mastoïdien.

21. Nerf grand hypoglosse.
22. Branche descendante de ce nerf.
23. Nerf pneumogastrique.
24. Nerf phrénique.
25. Nerf spinal.
26, 27, 28. Branches nerveuses profondes du plexus cervical.

29. Sommet de la plèvre droite.

APPLICATIONS A LA PATHOLOGIE ET A LA MÉDECINE OPÉRATOIRE.

La région est parcourue dans toute son étendue par des vaisseaux très nombreux, et plusieurs d'entre eux ont un calibre considérable. Les carotides, les sous-clavières, les jugulaires et leurs branches peuvent être lésées par des instruments vulnérants, et elles fournissent alors un écoulement de sang qui est assez abondant pour produire une mort rapide. Si le chirurgien est appelé au moment même, il doit découvrir les vaisseaux et faire la ligature au-dessus et au-dessous de la plaie, comme l'a fait M. Michon. En pareil cas, la recherche du vaisseau lésé est extrêmement difficile en raison de l'infiltration sanguine dans les parties molles du cou. Quand les grosses artères sont piquées par un instrument, ou quand leur blessure est transversale et petite, l'hémorrhagie peut s'arrêter spontanément, mais alors il se forme souvent un anévrysme, soit faux primitif, soit faux consécutif, soit artérioso-veineux quand la plaie intéresse à la fois la carotide et la jugulaire interne.

L'artère vertébrale, les artères thyroïdiennes, la linguale à son origine, sont aussi exposées à être blessées ; il faut également découvrir le vaisseau lésé et en pratiquer la ligature.

Les blessures des veines du cou exposent à tous les accidents de l'hémorrhagie, et à un accident spécial qui se rencontre dans toutes les veines qui avoisinent la poitrine : nous voulons parler de l'introduction de l'air dans les veines. Cela est dû à ce que des brides, des expansions aponévrotiques, maintiennent les vaisseaux ouverts, béants, de sorte qu'ils sont comme la trachée-artère, et quand l'inspiration appelle l'air dans la poitrine, elle fait pénétrer l'air aussi bien par les veines que par la trachée. La compression avec le doigt et plus tard la ligature de la veine, doivent être faites pour remédier à cet accident.

Les nerfs très nombreux de la région peuvent être blessés ou coupés pendant une opération ou par un instrument vulnérant. Cependant la situation profonde des nerfs pneumogastrique, spinal, glosso-pharyngien, grand hypoglosse, grand sympathique, rend leurs blessures isolées assez rares, et la science ne possède pas d'observations détaillées sur ces blessures. La ligature du pneumogastrique a été faite une fois par Roux, et il s'ensuivit des phénomènes de congestion pulmonaire (Fano). Du reste, la physiologie permet de supposer la nature des troubles fonctionnels spéciaux à chaque nerf. La section des nerfs récurrents s'annonce par de l'aphonie, comme lorsqu'il y a compression des filets nerveux par une tumeur.

Les phlegmons et les abcès superficiels de la région n'offrent rien de spécial ; mais, par contre, les phlegmons et abcès profonds méritent de fixer l'attention du chirurgien. Ces phlegmons, siégeant en arrière du muscle sterno-cléido-mastoïdien et l'aponévrose cervicale, ne pouvant pas se porter vers la peau, fusent facilement vers la tête et surtout vers la poitrine. C'est cette variété qu'il faut rapporter l'affection décrite par Dupuytren sous le nom de *phlegmon large du cou*.

Il est peu de régions où les ganglions lymphatiques soient plus nombreux qu'au cou et dans la région que nous étudions. On peut voir qu'ils forment une chaîne non interrompue étalée sous le muscle sterno-cléido-mastoïdien et recouvrant souvent la carotide primitive et ses deux branches terminales. Quand on pratique la ligature de ces vaisseaux, ils peuvent quelquefois par leur volume découvrir les vaisseaux et gêner considérablement la manœuvre, de sorte que l'on est obligé d'en pratiquer l'ablation pour se faire du jour. Ces ganglions s'altèrent fréquemment soit par des causes locales, soit par des causes constitutionnelles, telles que la syphilis, la scrofule. Les irritations locales sont fréquentes, et dans ces dernières années M. H. Larrey a signalé l'adénite qui se montre chez les militaires par suite de la pression du col d'uniforme. Quand ces ganglions sont hypertrophiés, comme ils sont comprimés par le muscle sterno-cléido-mastoïdien, ils ne peuvent se porter au dehors, et ils compriment la carotide et la jugulaire ou même le nerf ; de là des troubles fonctionnels fort graves. Dans une dégénérescence de ces ganglions, nous avons trouvé une fois, en 1848, que la tumeur avait englobé le pneumogastrique, et la mort s'en était suivie. M. A. Richard a prouvé dans un travail fort intéressant que certains kystes du cou avaient pour origine les vacuoles des ganglions lymphatiques. Cet habile chirurgien a montré des pièces dans lesquelles on a pu suivre toute l'évolution de ces kystes.

On peut voir sur cette figure tous les rapports de la carotide primitive qui ne fournit aucune branche collatérale dans tout son trajet. On peut faire la ligature de ce vaisseau en haut à 2 centimètres au-dessus de sa bifurcation, c'est le lieu d'élection, ou en bas à 2 centimètres au moins au-dessus de son origine. Le bord interne du muscle sterno-cléido-mastoïdien est le point de repère le plus sûr pour découvrir ce vaisseau, qui se trouve recouvert en bas par le muscle sterno-hyoïdien et le sterno-thyroïdien, et vers le milieu du cou par le muscle omoplat-hyoïdien. En bas, l'artère est située au-devant de la colonne, au niveau des apophyses transverses. Si sur le vivant l'engorgement des parties laissait quelque doute sur la situation de l'artère, on aurait pour point de ralliement le *tubercule carotidien* indiqué par M. Chassaignac. Ce tubercule est formé par la saillie de la branche antérieure de l'apophyse transverse de la sixième vertèbre cervicale, beaucoup plus distincte que toutes les autres, et qui se trouve à 6 centimètres au-dessus de la clavicule, sous le bord interne du muscle sterno-cléido-mastoïdien ; on le sent aisément après l'incision des premières couches ; il répond en avant et un peu en dedans à la carotide. Pour s'en servir de guide, il faut tenir le cou dans une rectitude absolue, car le moindre mouvement de rotation suffit pour modifier ses rapports.

Pour découvrir les carotides interne et externe, il faut aussi faire une incision le long du bord interne du sterno-cléido-mastoïdien. C'est ici qu'il y a souvent des ganglions au-devant des vaisseaux. Il faut éviter de blesser le nerf grand hypoglosse qui passe obliquement et presque transversalement au-devant des deux carotides. Tous les anatomistes savent quelles deux carotides peuvent être confondues, et que l'on peut prendre l'interne pour l'externe, et réciproquement. Pour éviter l'erreur, on doit se rappeler que la carotide externe est un peu en avant et en dedans de l'externe. Un moyen bien simple de faire cette distinction, est de comprimer l'artère et de voir l'effet de cette compression sur le temporal. Quand nous faisions répéter les opérations chirurgicales, nous avions un autre moyen : c'était de voir si le vaisseau présentait des collatérales ; s'il en avait, c'était la carotide externe.

Dans la ligature des carotides nous avons été fréquemment témoins d'une faute commise même par des élèves instruits, et sur laquelle le chirurgien doit être en garde. On sait que la gaine dans laquelle est contenue l'artère renferme en même temps la veine jugulaire, qui est en dehors. Or cette gaine est intimement unie à la veine jugulaire, dans quelques points même elle se confond avec elle dans des expansions fibreuses d'autant plus grandes que l'on se rapproche davantage de la poitrine. Or si l'on ouvre cette gaine sans précaution, on peut intéresser la veine en même temps. J'ai vu, dans ces cas, la sonde cannelée étant introduite dans la veine lorsqu'on la croyait seulement dans la gaine, des élèves fendre la jugulaire dans une très grande étendue. Pour éviter cet accident, je conseillai de pratiquer l'ouverture de la gaine en dedans, c'est-à-dire le plus loin possible de la veine. A peine est-il nécessaire de dire qu'en dénudant cette artère, il faut éviter de blesser et de léser le pneumogastrique et le grand sympathique, et, si c'est possible, la branche descendante de l'hypoglosse.

On peut voir sur cette planche, au n° 29, le sommet du poumon et de la plèvre du côté droit, et c'est ainsi que s'expliquent la possibilité d'une plaie pénétrante de poitrine faite par cette région, et l'application de la percussion au niveau même de la clavicule, et même un peu au-dessus, pour découvrir les altérations du sommet du poumon. Quand il existe un emphysème, on voit cette partie du poumon remonter encore plus haut.

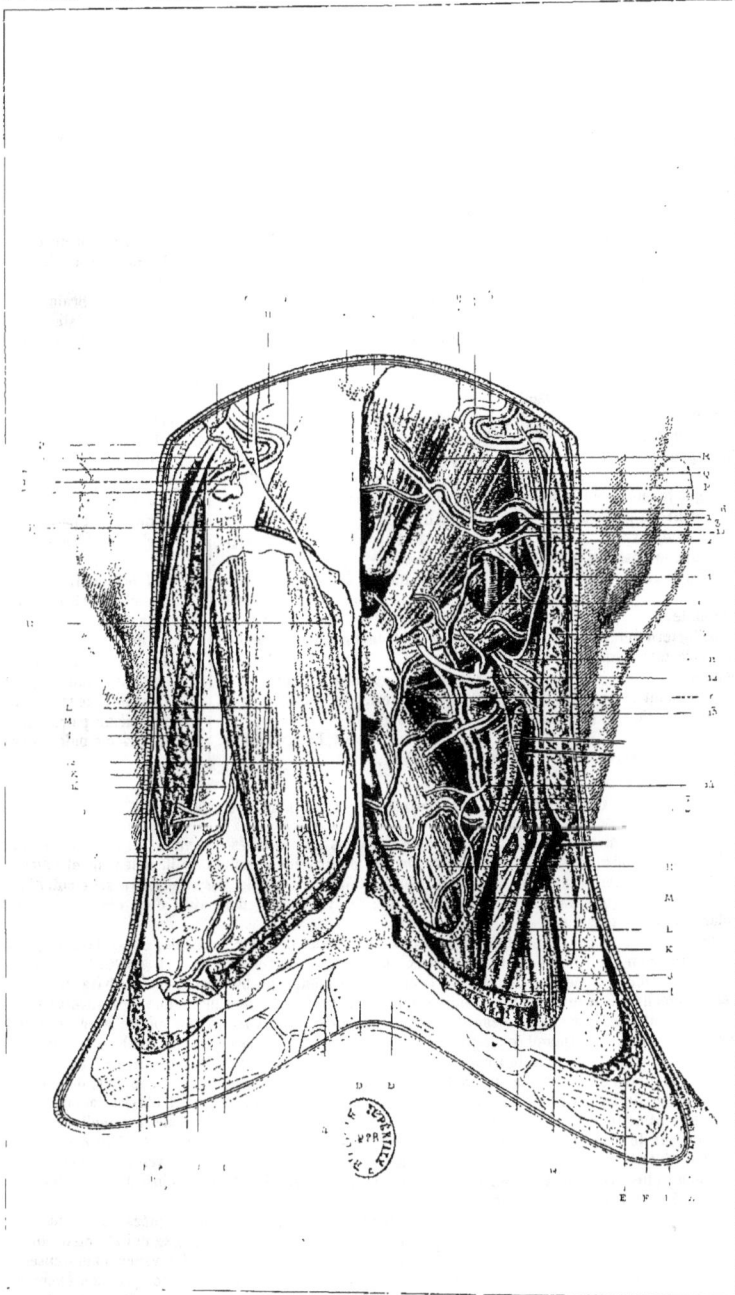

PLANCHE XXXV.

Région de la nuque.

Plan superficiel.

EXPLICATION.

APPLICATIONS A LA PATHOLOGIE ET A LA MÉDECINE OPÉRATOIRE.

Souvent dans les affections chroniques de l'encéphale, ou dans les maladies des yeux, on applique à la nuque un séton, c'est-à-dire un exutoire, qui consiste dans une fistule sous-cutanée établie artificiellement et entretenue par une bandelette de linge qu'on introduit dans les tissus. Cet exutoire agit sur le tissu cellulaire sous-cutané, et détermine une suppuration profonde qui établit une révulsion ou une dérivation éloignant ainsi d'un organe important une congestion vasculaire toujours nuisible.

Pour appliquer le séton au cou, on fait un pli à la peau dans une direction verticale, on soulève le pli de manière à mesurer l'espace que l'on veut laisser entre les deux ouvertures, c'est-à-dire 4 à 5 centimètres. Tout en faisant tenir l'extrémité supérieure de ce pli par un aide, le chirurgien plonge un bistouri droit à la base du pli; il le traverse rapidement en dirigeant l'instrument d'une manière oblique, dans le but de rendre une des ouvertures du séton plus oblique en bas que l'autre et de faciliter l'écoulement du pus. On conduit ensuite une mèche avec un stylet. Que s'est-il passé pendant cette opération? Quand le pli est bien fait, le tissu cellulaire sous-cutané seul est traversé, mais il arrive quelquefois que quelques fibres du muscle trapèze sont intéressées. Il faut, autant qu'on peut, éviter cet accident pour que des infiltrations purulentes ne puissent pas se produire au-dessous de ce muscle. Quoi qu'il en soit, dans le tissu cellulaire sous-cutané au niveau de la quatrième vertèbre cervicale, lieu d'élection du séton, il n'existe aucun organe important qui soit blessé pendant cette opération, de sorte qu'il n'y a pas d'hémorrhagie qui vienne le compliquer.

On peut voir ici sur le côté gauche (1er plan) trois ganglions (7, 8, 9) qui occupent le tissu cellulaire sous-cutané, et qui s'engorgent toutes les fois qu'il existe une irritation quelconque dans le cuir chevelu. Ces mêmes ganglions s'indurent et deviennent plus gros sous l'influence de la syphilis, et comme ils s'altèrent ainsi dès le début, ils fournissent alors des indices précieux pour le diagnostic.

Les plaies de la partie postérieure du cou qui sont superficielles ne sont pas compliquées d'accidents d'hémorrhagie, parce qu'il n'y a que les branches terminales de l'occipitale et de la cervicale transverse qui s'y distribuent. Mais quand la plaie a été profonde, une hémorrhagie peut se déclarer, parce que là se trouvent des veines nombreuses (5, 6, 7, 8). Cependant cette hémorrhagie ne donne ordinairement aucune inquiétude, parce que la compression exercée par les plans musculaires ou par l'art réussit constamment à l'arrêter. Il faut signaler ici une disposition importante et souvent ignorée des veines de la partie postérieure du cou. Ces veines sont toujours revêtues de gaînes fibreuses qui les maintiennent béantes, de sorte que si on les ouvre, on aura à redouter l'introduction de l'air dans les veines. C'est ainsi, sans doute, que la mort est arrivée chez la fille que Dupuytren opérait d'une tumeur du cou, et qui mourut subitement sous son bistouri. Du reste, le traitement de ces plaies n'offre ici rien de spécial, si ce n'est qu'il faudra éviter les mouvements de la tête, et surtout la flexion, qui a pour effet d'écarter les lèvres d'une plaie transversale.

Les phlegmons et les abcès prennent ici souvent la forme diffuse, à cause de la résistance des couches musculaires. Lors même que l'abcès est sous la peau, l'abcès a en général moins de relief à cause de l'épaisseur considérable de la peau ; il est large, de là une sorte d'étranglement et les douleurs vives qui accompagnent leur développement, de là aussi la nécessité de les ouvrir aussitôt que la formation du pus est constatée.

Il n'y a pas de région qui présente plus souvent que la nuque des furoncles et des anthrax. Ces affections sont ici fréquentes à cause de l'épaisseur de la peau et du peu d'extensibilité de la couche cellulaire sous-cutanée, et elles donnent lieu à des douleurs violentes à cause des nerfs nombreux qui s'y rendent et de l'étranglement qui les caractérise toujours. Dans quelques cas, ces anthrax ne pouvant se développer en largeur, gagnent la profondeur de la région et arrivent jusqu'aux muscles, et quand la partie mortifiée tombe, on voit alors les couches musculaires profondes à nu. Il est inutile de dire que des accidents sérieux, la mort même, peuvent être la conséquence de ces anthrax.

Les aponévroses, les tissus fibreux, les ligaments, les tendons, sont ici très nombreux, et il n'est rien d'étonnant d'y voir s'y développer des tumeurs fibreuses, lesquelles s'étendent quelquefois profondément entre les couches musculaires. Dupuytren en a opéré plusieurs dont les embranchements s'étendaient jusqu'aux apophyses épineuses des vertèbres.

Les frottements, les contusions fréquentes sur la région de la nuque, expliquent pourquoi les lipomes et les athéromes s'y présentent si souvent. Quand ils ne sont point gros et non circonscrits, il n'est pas urgent de les opérer, parce qu'ils peuvent être cachés, mais quand ils sont très volumineux, il faut se hâter d'opérer.

Les articulations des deux premières vertèbres entre elles et de l'atlas avec l'occipital sont très complexes, et comme elles sont en outre soumises à des mouvements répétés et continuels et souvent à des violences, il en résulte qu'elles s'enflamment quelquefois, et cette inflammation, passant à l'état chronique, donne lieu à une tumeur blanche qui amène des désordres locaux dont l'anatomie rend parfaitement compte. Ainsi s'explique, par le gonflement et le déplacement des os, la compression de la moelle épinière, qui amène la mort d'une manière si prompte. Ainsi s'expliquent la saillie que présente au début la région de la nuque au-dessous de l'occipital, et celle que l'on peut voir plus tard dans le fond du pharynx. Les troubles fonctionnels, tels que : la fixité de la tête, les douleurs dans les moindres mouvements qui font que le malade soutient sa tête avec les deux mains quand il veut se lever de son lit, la dysphagie, la dyspnée, etc., sont facilement compris et expliqués par l'examen seul des rapports offerts par ces articulations.

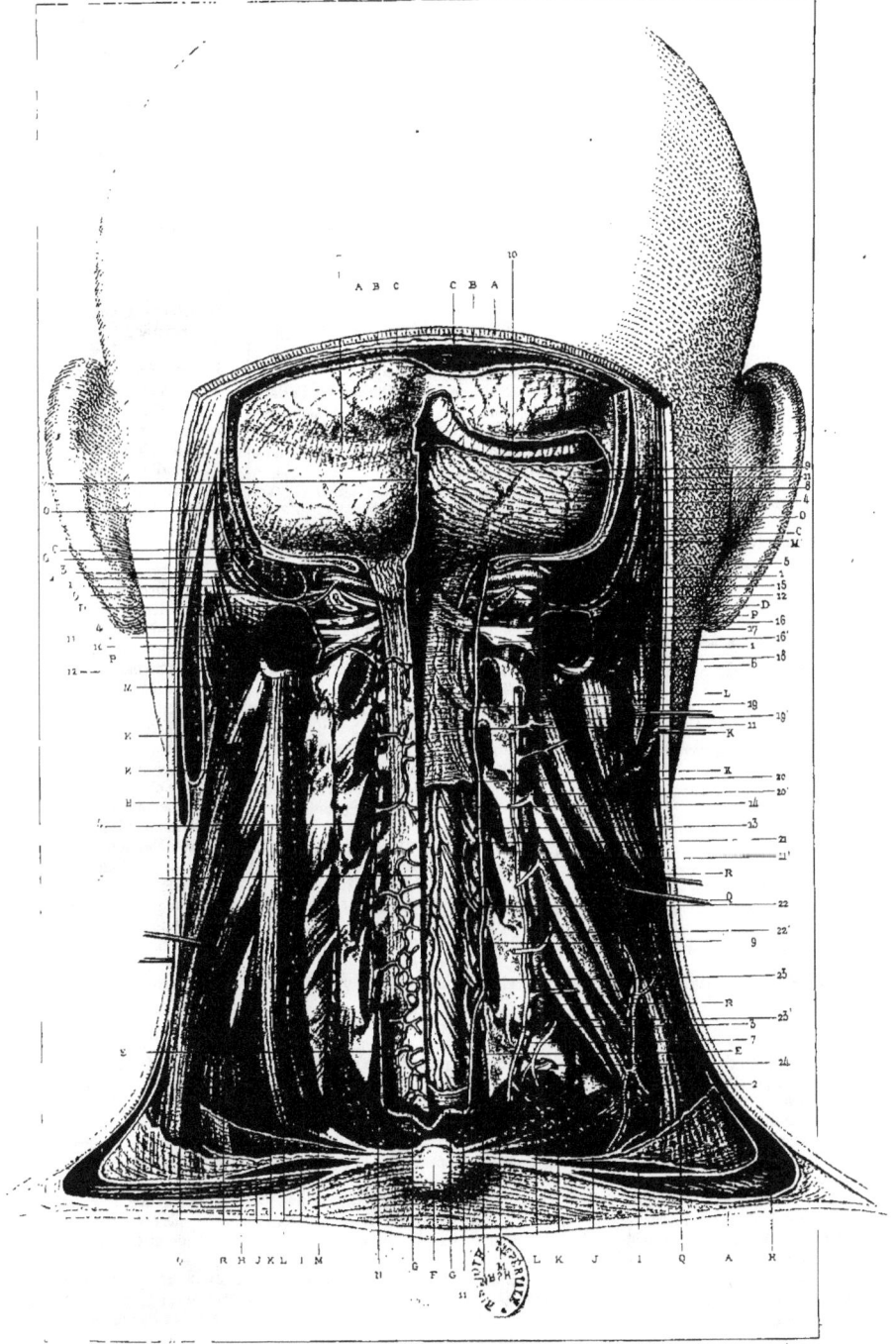

PLANCHE XXXVI.

Région de la nuque,

Plan profond.

EXPLICATION.

CÔTÉ GAUCHE (*première couche*).

A. Coupe de la peau limitant la région.
B. Coupe du fascia superficialis.
C. Coupe de l'os occipital.
D. Coupe de l'arc postérieur de l'atlas.
E. Coupe de la lame de la septième vertèbre cervicale.
F. Apophyse épineuse de la première vertèbre dorsale.
G. Ligament jaune.
H. Coupe du muscle trapèze.
I. Coupe du muscle rhomboïde.
J. Coupe du ligament aponévrotique du muscle dentelé postérieur et supérieur.
K. Muscle splénius.
K'. Muscle splénius du cou.
L. Muscle transversaire du cou.
M. Muscle grand complexus.
M'. Muscle petit complexus.
N. Muscle transversaire épineux.
O. Muscle grand droit postérieur de la tête.
P. Muscle grand oblique.
Q. Muscle angulaire de l'omoplate.
R. Extrémité supérieure du muscle long dorsal.

1. Artère vertébrale.
2. Artère occipitale.
3. Veine accompagnant l'artère vertébrale.
4. Veine accompagnant le nerf sous-occipital.
5. Sinus intra-rachidiens postérieurs recevant le plexus veineux situé sur la dure-mère rachidienne.
6. Coupe de la veine occipitale.
7. Saillie formée par le sinus latéral.
8. Coupe de la dure-mère.
9. Nerf de la première paire cervicale.

10. Ganglion nerveux de la deuxième paire cervicale situé dans le trou de conjugaison.
11. Branche antérieure de la deuxième paire cervicale.
12. Branche postérieure de la deuxième paire cervicale, ou nerf sous-occipital.

CÔTÉ DROIT (*deuxième couche*).

A. Coupe de la peau limitant la région.
B. Coupe du fascia superficialis.
C. Coupe de l'os occipital.
D. Coupe de l'arc postérieur de l'atlas.
E. Coupe de la lame de la septième vertèbre cervicale.
F. Apophyse épineuse de la première dorsale.
G. Ligament jaune.
H. Coupe du muscle trapèze.
I. Coupe du muscle rhomboïde.
J. Coupe de l'aponévrose du muscle dentelé postérieur et supérieur.
K. Muscle splénius de la tête.
K'. Muscle splénius du cou.
L. Muscle transversaire du cou.
M. Muscle grand complexus.
M'. Muscle petit complexus.
N. Muscle transversaire épineux.
O. Muscle grand droit postérieur de la tête.
P. Muscle grand oblique de la tête.
Q. Muscle angulaire de l'omoplate.
R. Tendons d'insertion des muscles scalènes postérieur et antérieur.

1. Artère vertébrale.
2. Artère vertébrale postérieure superficielle.
3. Artère cervicale postérieure profonde.
4. Coupe de l'artère occipitale.
5, 6. Veine vertébrale.
7. Veine cervicale postérieure profonde.

8. Veine occipitale.
9. Coupe de la dure-mère.
10. Sinus latéral ouvert.

11, 11. Moelle épinière et cervelet recouverts par le feuillet viscéral de l'arachnoïde et par la pie-mère.
11'. Coupe de l'arachnoïde spinale.
12, 13. Ligament dentelé.
14. Artère et veine spinales postérieures.
15. Première paire cervicale des nerfs rachidiens (petit nerf sous-occipital).
16. Deuxième paire cervicale des nerfs rachidiens.
16'. Ganglion nerveux de la deuxième paire des nerfs rachidiens.
17. Branche antérieure de la deuxième paire des nerfs rachidiens.
18. Branche postérieure de la deuxième paire des nerfs rachidiens, ou branche sous-occipitale.
19. Troisième paire cervicale des nerfs rachidiens.
19'. Branche postérieure de la troisième paire cervicale.
20. Quatrième paire des nerfs rachidiens.
20'. Branche postérieure de la quatrième paire rachidienne.
21. Cinquième paire rachidienne.
21'. Branche postérieure de la cinquième paire rachidienne.
22. Sixième paire rachidienne.
22'. Branche postérieure de la sixième paire rachidienne.
23. Septième paire rachidienne.
23'. Branche postérieure de la septième paire rachidienne.
24. Branche postérieure de la huitième paire rachidienne, dernière paire cervicale.

APPLICATIONS A LA PATHOLOGIE ET A LA MÉDECINE OPÉRATOIRE.

La courbure de la colonne cervicale est telle (voy. planche XXVIII, figure 2), que la cavité pharyngienne se trouve repoussée en avant par la concavité qui existe au niveau de la deuxième et de la troisième vertèbre cervicale. Cette courbure est beaucoup plus considérable chez le fœtus au moment de la naissance que chez l'adulte, et comme chez le fœtus les articulations sont plus souples ; il en résulte que la tête peut subir ses mouvements de flexion et d'extension nécessaires pour franchir l'excavation pelvienne. Nous avons déjà fait ressortir toutes les conséquences de cette disposition dans notre *Traité de physiologie* à propos du mécanisme de la colonne vertébrale (1). Cette concavité correspond à la partie du pharynx visible à travers la cavité buccale. Or il n'est point rare de voir par la bouche des exagérations de cette courbure, soit dans les tumeurs blanches des articulations de la tête avec la colonne vertébrale, soit quand il y a eu écrasement du corps d'une des trois premières vertèbres cervicales. Nous avons observé, il y a cinq ans, dans le service de notre savant maître M. Michon, une malade qui offrait cette exagération de courbure à un degré très prononcé.

Il est important de signaler ici une disposition de la colonne vertébrale qui peut avoir son application dans la théorie du torticolis. Généralement on croyait que la tête repose sur la colonne vertébrale comme sur un plan parfaitement horizontal ; nous croyons avoir démontré qu'il n'en est point ainsi (2). Comme le côté gauche de la colonne vertébrale est moins

(1) B. J. Béraud, *Traité élémentaire de physiologie*, t. I, p. 213.
(2) Loc. cit., t. I, p. 215.

haut que le côté droit, il en résulte que la tête repose sur un plan incliné de droite à gauche et de haut en bas, et que, si elle est abandonnée à son propre poids, elle se portera à gauche. Ce qui maintient la tête en équilibre, c'est la prédominance de force des muscles du côté droit sur celle des muscles du côté gauche. Ne pourrait-on pas dire que le torticolis de cause paralytique agissant sur les deux côtés, sera toujours caractérisé par l'inclinaison de la tête sur le côté gauche?

Les vertèbres cervicales sont profondément situées, aussi sont-elles rarement fracturées; cependant les chutes sur le sommet de la tête ou sur les pieds peuvent produire une fracture.

Les vertèbres cervicales sont articulées entre elles par des apophyses articulaires dont les surfaces sont presque horizontales, tandis que dans les autres régions les surfaces articulaires sont très obliques et souvent verticales. Il résulte de cette considération que les luxations sans fractures ne sont guère possibles qu'à la région cervicale.

La solidité de l'articulation occipito-atloïdienne tient non pas aux ligaments, mais plutôt à la disposition des surfaces articulaires, qui forment comme un cône s'engageant dans d'autres excavations scellées obliquement. Il suit de là que la sortie des condyles de l'occipital hors des surfaces articulaires correspondantes de l'atlas n'est possible qu'à la condition d'un écartement considérable, écartement qui lui-même, dit M. Richet, ne peut s'effectuer que dans le cas où les ligaments qui unissent l'occipital avec l'apophyse odontoïde et l'axis ont été rompus ou cette apophyse fracturée. Or, c'est une luxation de l'atlas sur l'axis que l'on observe alors, et non un déplacement de l'occipital sur l'atlas. Aussi M. Richet a pu avancer avec raison que la luxation traumatique de la tête sur la première vertèbre était sinon impossible, du moins inconnue jusqu'à ce jour, et qu'il n'en existait pas un exemple concluant dans l'histoire de l'art (1).

L'articulation de la tête avec la colonne vertébrale est telle que la résistance à tous les moyens de traction est incroyable. Alors même que, pour disséquer cette articulation, on a enlevé toutes les fibres musculaires, tous les liens cellulo-fibreux qui l'entourent et contribuent à la rendre encore plus solide, on n'arrive à séparer les surfaces articulaires que par les plus violents efforts. Aussi comprend-on difficilement que l'atlas puisse se luxer sur l'axis par suite de violences sans fracture. Cependant J. L. Petit et Louis pensent que la mort instantanée des pendus est le résultat de la compression que l'apophyse odontoïde luxée exerce sur la partie antérieure de la moelle épinière. Mais Roaldo Colombo, Mackenzie, Monro, Orfila et Casper ont démontré que la luxation de la première vertèbre sur la seconde, à la suite de la pendaison, n'est appuyée sur aucune preuve sérieuse. S'il en est ainsi pour la pendaison, il ne faudrait cependant pas rejeter la possibilité de cette luxation dans d'autres conditions. Ainsi M. Sédillot et M. Hérigoyen ont chacun de leur côté observé un cas de luxation traumatique de l'atlas sur l'axis sans fracture de l'apophyse odontoïde.

Les corps et les apophyses articulaires des cinq dernières vertèbres cervicales sont disposés de manière à ne permettre que des mouvements de flexion et d'extension, de légers mouvements d'inclinaison latérale. Quant au mouvement de rotation, il n'existe point, et il faut forcer les ligaments pour le produire. Ces faits rendent compte du mécanisme des luxations de ces vertèbres. C'est à juste titre que, contrairement à l'opinion de Boyer, M. Richet professe qu'elles ne s'effectuent pas par suite d'un mouvement de rotation. Il a démontré que ces luxations en avant des corps ou des apophyses n'ont lieu que par l'exagération des mouvements de flexion et d'extension ou de latéralité. Ainsi, d'après le chirurgien de l'hôpital Saint-Louis, les luxations complètes en avant se produisent par la flexion forcée de la colonne cervicale, dans laquelle la vertèbre supérieure glisse sur l'inférieure jusqu'à ce que les apophyses articulaires supérieures aient débordé les inférieures au-devant desquelles elles s'accrochent. Pour produire une luxation isolée des apophyses articulaires, il faut que la tête s'incline fortement à droite ou à gauche en accomplissant un mouvement léger de rotation, mouvement pendant lequel les surfaces articulaires glissent l'une sur l'autre de bas en haut, et réciproquement, jusqu'à ce que l'apophyse articulaire supérieure venant à dépasser l'inférieure, s'accroche au-devant d'elle et ne puisse plus rétrograder pour reprendre sa position première. Ainsi peuvent se concevoir pour ces vertèbres les luxations sans fracture.

Les blessures de la moelle épinière ne sont point rares; elles peuvent être faites directement par des instruments vulnérants, ou bien par des tumeurs, ou des os qui se déplacent dans les luxations et les fractures. Ces blessures sont d'autant plus graves et plus promptement mortelles, qu'elles sont plus voisines du bulbe rachidien. Ainsi un instrument piquant qui pénètre entre la première vertèbre cervicale et l'occipital atteindra le bulbe rachidien, le nœud vital, et produira une mort instantanée. Tout le monde connaît l'observation de J. L. Petit, relative à ce père qui, irrité de la mort de son jeune fils, causée par l'imprudence de son voisin, lui lança un marteau de sellier, dont la partie tranchante pénétra entre la première et la deuxième vertèbre cervicale. Ce voisin périt à l'instant même. À mesure que l'instrument vulnérant frappe un point moins élevé de la moelle épinière, le blessé vit plus longtemps, et peut même guérir. Du reste, il faut savoir que les plaies ou les lésions qui sont au-dessus de l'origine du nerf phrénique, c'est-à-dire entre la troisième et la quatrième vertèbre cervicale, sont toujours fort graves, parce que l'action de ce nerf étant paralysée, la respiration est bientôt abolie. Dans la région cervicale, la blessure pourrait aussi porter sur le nerf spinal, et amener ainsi des troubles graves dans les actes de la respiration.

La moelle épinière peut présenter des vices de conformation dans la région cervicale; c'est ainsi qu'à la Maternité, nous avons observé un enfant qui avait une moelle épinière dilatée dans toute cette région, et offrait à son centre un canal rempli de matière purulente: c'était une persistance du canal central de la moelle épinière.

L'hydrorachis ou spina-bifida se rencontre quelquefois dans la région cervicale, mais plus rarement que dans les régions dorsale et sacro-lombaire. La région cervicale présente en haut des encéphalocèles congénitales, ce qui s'explique par l'absence de réunion des deux parties de l'occipital et des lames des vertèbres.

(1) A. Richet, Des luxations traumatiques du rachis. Paris, 1851, p. 22.

FIG 1

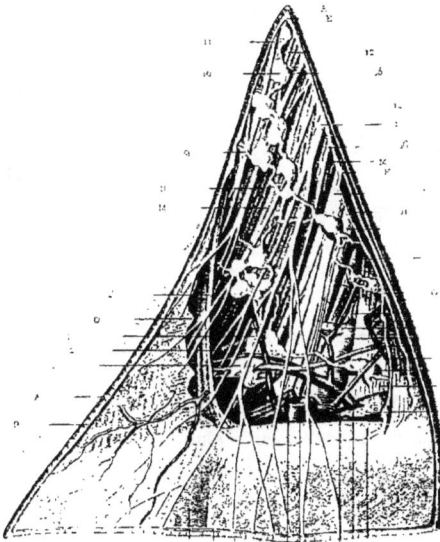

FIG 2

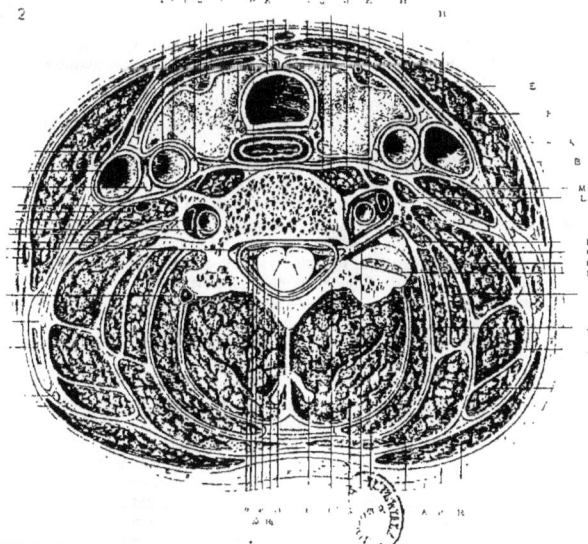

PLANCHE XXXVII.

FIGURE 1. — Région sus-claviculaire.

EXPLICATION.

A. Coupe de la peau limitant le triangle sus-claviculaire.

B. Fascia sous-cutané.

C. Aponévrose du muscle grand pectoral.

D. Coupe de l'aponévrose du muscle trapèze.

E. Coupe de l'aponévrose unissant le trapèze et le sterno-cléido-mastoïdien, aponévrose superficielle de la région.

F. Dédoublement de cette aponévrose pour envelopper les fibres du muscle peaucier.

G. Autre dédoublement de cette aponévrose pour former la gaine aponévrotique du sterno-cléido-mastoïdien.

H. Coupe du muscle peaucier.

I. Portion claviculaire du muscle sterno-cléido-mastoïdien.

J. Bord antérieur du muscle trapèze formant le côté postérieur du triangle sus-claviculaire.

K. Coupe du muscle omoplat-hyoïdien.

L. Scalène antérieur.

M. Faisceau antérieur du muscle scalène postérieur.

N. Faisceau postérieur du muscle scalène postérieur.

O. Clavicule.

1. Artère sous-clavière.

2. Artère scapulaire postérieure ou cervicale transverse.

3. Artère cervicale ascendante.

4. Artère scapulaire supérieure ou sus-scapulaire.

5. Petite artère non décrite, naissant de l'artère sous-clavière et allant se rendre dans les muscles du cou, et principalement dans le muscle omoplat-hyoïdien.

6. Veine sous-clavière.

7. Coupe de la veine jugulaire externe.

8. Tronc veineux sus-scapulaire se jetant dans la veine jugulaire externe.

9. Vaisseaux lymphatiques.

10. Ganglions lymphatiques.

11. Nerf spinal.

12, 13, 14, 15, 16. Branches descendantes du plexus cervical.

17, 18, 19. Origines du plexus brachial.

APPLICATIONS A LA PATHOLOGIE ET A LA MÉDECINE OPÉRATOIRE.

Les phlegmons et les abcès de la région sus-claviculaire peuvent offrir trois variétés. La première siége dans le tissu cellulaire compris entre la peau et le feuillet superficiel de l'aponévrose cervicale. Ces abcès restent confinés à la région et ne présentent du reste rien de spécial. La seconde variété se trouve entre le feuillet superficiel et le feuillet moyen de l'aponévrose cervicale. Ces abcès seront retenus au-dessous de l'aponévrose superficielle qui unit les bords correspondants des muscles trapèze et sterno-cléido-mastoïdiens. S'ils ne peuvent se porter franchement sous la peau, ils ne pourront pas plus se porter vers les parties profondes, à cause des obstacles que leur fait l'aponévrose profonde. La troisième variété siége au-dessous du fascia profond qui embrasse les muscles scalènes, l'artère sous-clavière et le plexus brachial. Aussi les abcès par congestion qui auront pour origine la colonne vertébrale, viendront facilement jusque dans le creux de l'aisselle.

Les plaies de la région sus-claviculaire offrent une gravité très grande, parce que des vaisseaux et des nerfs importants peuvent être blessés. Il suffit de citer la blessure des veines jugulaires et de l'artère sous-clavière pour s'en faire une idée. Les blessures de cette artère peuvent être le siége d'anévrysmes très souvent funestes. Les plaies profondes peuvent atteindre le cul-de-sac supérieur de la plèvre et offrir toute la gravité des plaies pénétrantes de poitrine.

Les opérations pratiquées sur la région sus-claviculaire sont peut-être plus que partout ailleurs soumises à l'introduction de l'air dans les veines. Cela tient à ce que ses nombreuses veines sont presque toutes revêtues d'une gaine aponévrotique fournie par les aponévroses voisines qui les maintient béantes ; de sorte que l'aspiration s'exerce avec une grande puissance, à cause du voisinage de la poitrine. Nous signalerons surtout la veine sous-clavière comme étant très béante ; l'expansion qu'elle reçoit lui est fournie par l'aponévrose du muscle sous-clavier.

Les ganglions lymphatiques sont disposés sur trois plans. Les ganglions superficiels compris entre les aponévroses superficielle et moyenne sont pour la plupart derrière la clavicule et reçoivent les vaisseaux lymphatiques de la région latérale superficielle du cou et des régions voisines du thorax et de l'épaule. Toutes les fois qu'on trouvera ces ganglions engorgés, on aura droit de croire à l'existence d'une irritation dans ces diverses parties.

Les ganglions moyens sont placés sous l'aponévrose moyenne et parallèlement à la veine sous-clavière, ils se continuent en dedans avec la chaîne verticale des ganglions cervicaux profonds. Ils reçoivent les vaisseaux lymphatiques venant de l'aisselle et de l'épaule, et quelques-uns des poumons. Il résulte de là que les maladies chroniques du poumon ou des plèvres s'accompagnent fréquemment d'un engorgement de ces ganglions lymphatiques.

Les ganglions profonds, au nombre d'un ou deux, sont placés sous l'aponévrose profonde et en rapport intime avec l'artère sous-clavière. Nous avons montré à la Société de biologie des ganglions lymphatiques pris dans cette région et hypertrophiés chez la femme enceinte. Nous avons prouvé que cette hypertrophie est sous l'influence de la grossesse.

Cette région communique en dehors et en bas avec l'aisselle, en dedans et en bas avec la cavité thoracique. Il résulte de là que les abcès, les anévrysmes, peuvent ne point s'y développer primitivement et n'y réclamer droit de domicile qu'après avoir acquis un développement considérable. La région sus-claviculaire pourrait être regardée comme un centre commun où viendraient aboutir diverses tumeurs.

Les anévrysmes artérioso-veineux auront peu de conditions favorables pour leur production. Ainsi l'artère sous-clavière est séparée de la veine du même nom par le muscle scalène antérieur et par du tissu cellulaire lâche. Ces deux vaisseaux ne se rapprochent qu'au moment de s'engager sous la clavicule ; aussi les anévrysmes artérioso-veineux ne se sont montrés que dans ce point. Il faut signaler ici les deux observations de Larrey comme exemples de ces anévrysmes. Les anévrysmes de la région sus-claviculaire étant retenus par des os, bridés par des muscles et des aponévroses, il est facile de prévoir que leurs progrès doivent être lents et pénibles, et que la force excentrique présidant à leur développement doit exercer une fâcheuse influence sur les parties qui les avoisinent. Ainsi la clavicule est quelquefois repoussée en avant et même comme luxée dans ses deux articulations. Elle peut être détruite ou usée, mais assez rarement à cause de sa mobilité ; tandis que le sternum, les côtes, les vertèbres, plus fixes, sont plus souvent usées. Cependant, au lieu d'user la première côte, la tumeur peut pénétrer entre elle et la seconde, et venir proéminer dans la cavité thoracique (Seutin). Les muscles sont tous plus ou moins distendus, aplatis et confondus avec les parois du sac. Les nerfs sont également comprimés ; de là des troubles nerveux

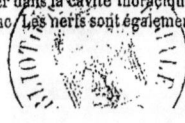

dans la sensibilité et la motilité des parties où se distribuent ces nerfs. Quant au nerf phrénique, il échappe souvent aux effets de la compression, parce qu'il est protégé par le bord interne du muscle scalène antérieur. Les veines et les artères n'échappent pas à cette compression ; d'où l'absence de circulation artérielle lorsqu'une artère est comprimée, ou bien la stase du sang lorsque c'est une veine ; ainsi s'expliquent, dans ce dernier cas, les dilatations variqueuses des veines et l'œdème du membre supérieur. Autour de ces anévrysmes, la plèvre s'épaissit et contracte des adhérences avec la surface contiguë du poumon. Il y a plus : dans une observation de Néret (de Nancy), le sommet du poumon gauche était envahi, la paroi inférieure de la poche anévrysmale était détruite et les bords de l'ouverture adhéraient intimement avec le pourtour d'une large excavation creusée dans le parenchyme pulmonaire.

La ligature de l'artère sous-clavière peut être pratiquée dans trois points différents : en dedans des scalènes, entre les scalènes et en dehors de ces muscles. Dans ce dernier point, la ligature est assez facile, si l'on veut suivre les points de ralliement. Dans la couche sous-cutanée, après avoir coupé le peaucier, il faut avoir soin de ne pas couper la veine jugulaire externe qui traverse perpendiculairement le champ de l'incision faite parallèlement à la clavicule. Si elle est sur le milieu de l'incision, on dissèque un peu, et, avec un rétracteur, un aide la maintient dans un des angles de l'incision. Après avoir écarté cette veine, on tombe sur l'aponévrose superficielle, que l'on incise dans toute l'étendue de la plaie. On tombe alors sur le triangle omo-claviculaire, et l'on coupe l'aponévrose qui le ferme. Cela fait, avec le bec de la sonde cannelée et parallèlement à l'artère, on écarte un peu le tissu cellulaire et la gaîne aponévrotique des vaisseaux, qui est presque cellu-leuse. On va à la recherche du tubercule de la première côte, facile à sentir sur le bord externe de l'insertion inférieure du muscle scalène antérieur. On place le doigt sur ce tubercule, et l'on sait dès lors que l'artère est immédiatement en arrière. Ainsi, bord inférieur du muscle omoplat-hyoïdien, bord externe du muscle scalène antérieur, tubercule de la première côte : voilà les trois points de repère qui permettront de trouver à coup sûr l'artère sous-clavière.

Au niveau des scalènes, la ligature exige la même incision, mais en empiétant un peu sur le bord antérieur du muscle sterno-cléido-mastoïdien, dont il faut inciser une partie. On tombe alors sur la face antérieure du muscle scalène antérieur, au-dessous duquel est l'artère. Pour inciser ce muscle vers son insertion inférieure, il faut savoir que le nerf phrénique longe son bord interne et lui est accolé intimement. On soulève les fibres de ce muscle les unes après les autres, et l'on ne fait de section qu'après avoir bien constaté que le nerf phrénique n'est pas soulevé.

En dedans des scalènes, la ligature de la sous-clavière offre des dangers tels, que les chirurgiens l'ont abandonnée. Les rapports de la région avec la clavicule expliquent pourquoi la fracture de cet os peut amener la compression de l'artère et de la veine sous-clavière. M. Nélaton a prouvé qu'en portant en arrière et en abaissant fortement le moignon de l'épaule, on peut exercer sur l'artère sous-clavière une compression qui arrête complétement le cours du sang dans le membre supérieur. Si l'on était appelé à arrêter une hémorrhagie du membre supérieur, il faudrait avoir recours à cette compression, à défaut d'autres moyens.

FIGURE 2. — **Coupe horizontale du cou au niveau de la quatrième vertèbre cervicale.**

Aponévroses.

EXPLICATION.

COTÉ DROIT.

A. Coupe de la peau du cou.
B. Tissu cellulo-graisseux sous-cutané, se confondant avec le feuillet superficiel de l'aponévrose cervicale au niveau du peaucier.
C. Surface de section du corps de la quatrième vertèbre cervicale.
C'. Coupe des tubercules de l'apophyse épineuse de la quatrième vertèbre cervicale.
C''. Coupe de la lame droite de cette même apophyse.
D. Apophyse articulaire de la quatrième vertèbre cervicale.
E. Muscle peaucier compris dans un dédoublement du feuillet superficiel de l'aponévrose cervicale.
F. Coupe du muscle sterno-cléido-mastoïdien.
G. Muscle sterno-hyoïdien.
H. Muscle omoplat-hyoïdien.
H'. Membrane aponévrotique unissant les muscles sterno-hyoïdien et omoplat-hyoïdien.
I. Coupe du muscle sterno-hyoïdien.
J. Coupe du muscle long du cou.
J'. Aponévrose de ce muscle.
K. Coupe du muscle grand droit antérieur de la tête.
L. Faisceau du muscle intertransver-saire antérieur.

M. Coupe du muscle scalène antérieur.
N. Coupe du muscle intertransversaire postérieur.
O, P. Coupe des deux faisceaux du muscle postérieur.
Q, Q'. Coupe des deux faisceaux du muscle angulaire de l'omoplate.
R. Coupe du muscle trapèze.
S. Coupe du muscle transversaire épineux.
T. Coupe du muscle grand complexus.
U. Coupe du muscle splénius de la tête.
V. Coupe du muscle petit complexus.
X. Coupe du muscle splénius du cou.

COTÉ GAUCHE.

A. Coupe transversale de la trachée.
B. Coupe de l'œsophage.
C. Coupe du corps thyroïde.
1. Coupe de la carotide primitive.
2. Coupe de l'artère vertébrale.
4. Coupe d'une veine thyroïdienne.
5. Coupe de l'artère cervicale ascendante.
6. Coupe de la veine thyroïdienne inférieure.
7. Coupe d'une branche de l'artère thyroïdienne.
8. Coupe d'une branche de la veine thyroïdienne.

9. Coupe de la jugulaire antérieure.
10. Coupe d'une branche collatérale de la jugulaire antérieure.
11. Coupe d'une veine accessoire de la veine jugulaire interne.
12. Coupe de la veine jugulaire interne.
13. Coupe de la veine cervicale ascendante.
14. Coupe de la veine vertébrale.
15. Coupe du sinus veineux intra-rachidien.
16. Coupe de la veine jugulaire externe.
17. Veine cervicale profonde postérieure.
18. Ganglions lymphatiques.
19. Coupe de la dure-mère rachidienne.
20. Coupe de l'arachnoïde spinale.
21. Coupe de la moelle épinière.
22. Racine nerveuse antérieure.
23. Racine nerveuse postérieure.
24. Coupe d'une branche du nerf spinal.
25. Coupe du nerf spinal.
26. Coupe d'un des nerfs du plexus cervical.
27, 28. Coupe de deux nerfs du plexus brachial.
29. Coupe du pneumogastrique.
30. Coupe du grand sympathique.
31. Coupe du nerf récurrent.

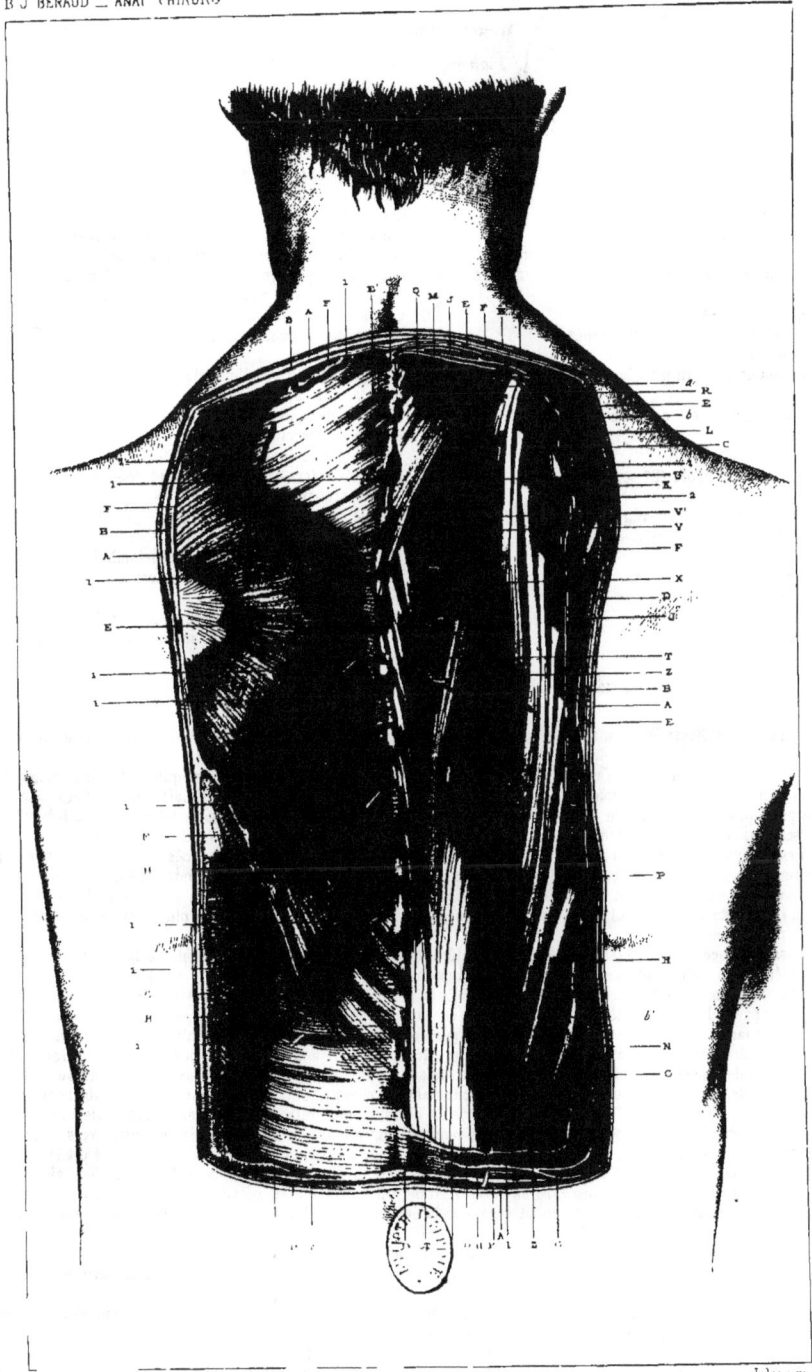

PLANCHE XXXVIII.

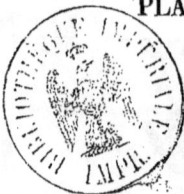

Région dorsale.

Plan superficiel.

EXPLICATION.

CÔTÉ GAUCHE (1ᵗᵉ couche).

A. Coupe de la peau limitant la région.
B. Coupe du fascia graisseux sous-cutané.
C. Apophyse épineuse de la première vertèbre dorsale.
D. Apophyse épineuse de la première vertèbre lombaire.
E. Muscle trapèze.
E'. Fibres aponévrotiques du trapèze.
F. Coupe de l'aponévrose du muscle trapèze.
G. Muscle grand dorsal.
H. Coupe de l'aponévrose du muscle grand dorsal.

1. Coupes des vaisseaux et nerfs allant se ramifier dans les téguments.

CÔTÉ DROIT (2ᵉ couche).

A. Coupe de la peau limitant la région.
B. Coupe du fascia graisseux sous-cutané.
C. Troisième côte.
D. Angle postérieur de l'omoplate.
E. Coupe du muscle trapèze.
F. Aponévrose du muscle trapèze.
G. Coupe du muscle grand dorsal.

H. Coupe de l'aponévrose du grand dorsal.
I. Coupe du tendon aponévrotique du grand dorsal.
J. Coupe du muscle rhomboïde.
K. Coupe de l'aponévrose du muscle rhomboïde.
L. Coupe du muscle petit dentelé inférieur.
M. Coupe de l'aponévrose du muscle petit dentelé inférieur.
N. Coupe du muscle petit dentelé inférieur.
O. Coupe du tendon aponévrotique du même muscle.
P. Aponévrose qui relie les deux petits dentelés.
Q. Muscle splénius.
R. Muscle angulaire de l'omoplate.
S. Muscle long dorsal.
T. Muscle interépineux du dos.
U. Muscle transversaire du cou.
V. Muscle grand complexus.
V'. Faisceau externe du muscle grand complexus.
X. Muscle transversaire épineux.
Z. Muscle sacro-lombaire.

a. Muscle de renfoncement du sacro-lombaire.
b. Deuxième muscle intercostal externe.

1. Artère scapulaire postérieure avec sa veine.
2. Rameau artériel fourni par l'artère scapulaire postérieure.

APPLICATIONS A LA PATHOLOGIE ET A LA MÉDECINE OPÉRATOIRE.

La connaissance des divers éléments de ce plan superficiel peut nous fournir quelques notions utiles pour la pathologie.

La peau est épaisse comme dans la région postérieure du cou, et comme elle, elle est susceptible d'être le siége d'inflammations furonculeuses, anthracoïdes et érysipélateuses qui sont graves. Le tissu cellulaire sous-cutané, dense et fibreux, se prête peu à l'extension de l'inflammation, aussi celle-ci y est-elle caractérisée par des douleurs très vives.

Les masses musculaires sous-cutanées sont larges et étendues : de là les suppurations diffuses qui envahissent quelquefois le tissu cellulaire assez dentelé qui les sépare ; de là aussi la nécessité d'ouvrir ces abcès en nappe de bonne heure et de favoriser l'issue du pus par des ouvertures nombreuses. Les inflammations et les suppurations qui siégent dans la masse des muscles profonds auront de la difficulté à se frayer une voie dans la peau ; elles gagneront plutôt toute l'étendue de la gaîne aponévrotique qui les revêt, et ne se montreront que tard vers la partie la plus déclive de la région ou bien dans la région lombaire.

On a proposé, dans ces derniers temps, de faire la section de ces muscles dans les déviations de la colonne vertébrale, mais cette opération n'est pas encore entrée dans la pratique usuelle.

Sur la ligne médiane de la région on remarque les saillies des apophyses épineuses. La série de ces apophyses constitue ce qu'on appelle l'*épine dorsale*. La disposition de ces apophyses est utile à connaître. Dans l'état normal, elle est régulière, constituant une légère courbure à convexité postérieure dont le centre est au niveau du tiers moyen de la région; Chez les droitiers, il existe aussi normalement une légère déviation à droite avec une concavité correspondante à gauche. La série des apophyses est visible sous la peau, mais il faut savoir qu'en marquant avec de l'encre ou un crayon chacun des sommets apophysaires, on remarque plus facilement les changements qui peuvent survenir dans la disposition qu'elles présentent. Ainsi, lorsqu'il y a une déviation de la colonne vertébrale, on peut, par la vue seule, mais surtout par le moyen de l'encre, juger de cette déviation qui a lieu surtout chez les enfants et les jeunes filles vers l'âge de la puberté. Cette incurvation anormale se fait à droite, de sorte que l'angle inférieur du scapulum de ce côté est légèrement soulevé. Cette courbure à convexité droite donne lieu à une convexité en sens opposé dans la région lombaire ; cette dernière déviation a reçu le nom de *courbure de compensation*. On y remédie au moyen d'un appareil qui, prenant son point d'appui sur le bassin, refoule en dedans et à gauche la courbure supérieure ; tandis qu'elle porte en sens contraire la courbure de compensation ou lombaire.

Les apophyses et les lames vertébrales sont disposées en forme de carène de vaisseau, de sorte que si un corps vulnérant vient à tomber sur elles, ce corps se trouve déjeté en dehors; de là une protection plus efficace de la moelle épinière.

Dans les fractures de la colonne vertébrale occupant le corps des vertèbres ou même seulement les apophyses épineuses, l'exploration de ces dernières proéminences peut mettre sur la voie du diagnostic.

Quand il y a usure d'un corps vertébral, les lames et les apophyses sont chassées en arrière, et alors par le rapprochement des deux vertèbres supérieure et inférieure à celle détruite, ces lames et apophyses font une proéminence très considérable sous les téguments, d'où résulte une *voussure en bosse* plus ou moins grande. Au début, on peut diagnostiquer le mal par une pression exercée sur le sommet de ces apophyses épineuses. En effet, cette pression, étant brusque, imprime à la masse de la vertèbre un ébranlement qui se traduit par de la douleur, quand elle a lieu sur une vertèbre affectée de carie. C'est là un moyen excellent de diagnostic.

Les plaies n'auront que peu de gravité, tant qu'elles ne dépasseront pas le plan superficiel. En effet, il n'y a pas de vaisseaux ni de nerfs importants à blesser; mais il faut toujours s'attendre à une inflammation diffuse et douloureuse. Quelques lipomes, quelques tumeurs fibreuses, rarement des cancers, occupent ce plan superficiel. Le spina-bifida s'y rencontre quelquefois.

Lorsqu'il existe une myélite, on a conseillé de faire passer sur la région spinale une éponge imbibée d'eau chaude pour arriver au diagnostic de cette affection. On a remarqué, en effet, qu'au niveau de l'inflammation médullaire, le malade éprouvait une douleur vive au moment du passage de l'éponge. Ce phénomène, quoique non constant, n'en mérite pas moins une sérieuse attention; il s'explique, du reste, par la distribution des filets nerveux des branches postérieures des nerfs rachidiens, qui, fortement impressionnés, communiquent au centre nerveux une douleur spéciale.

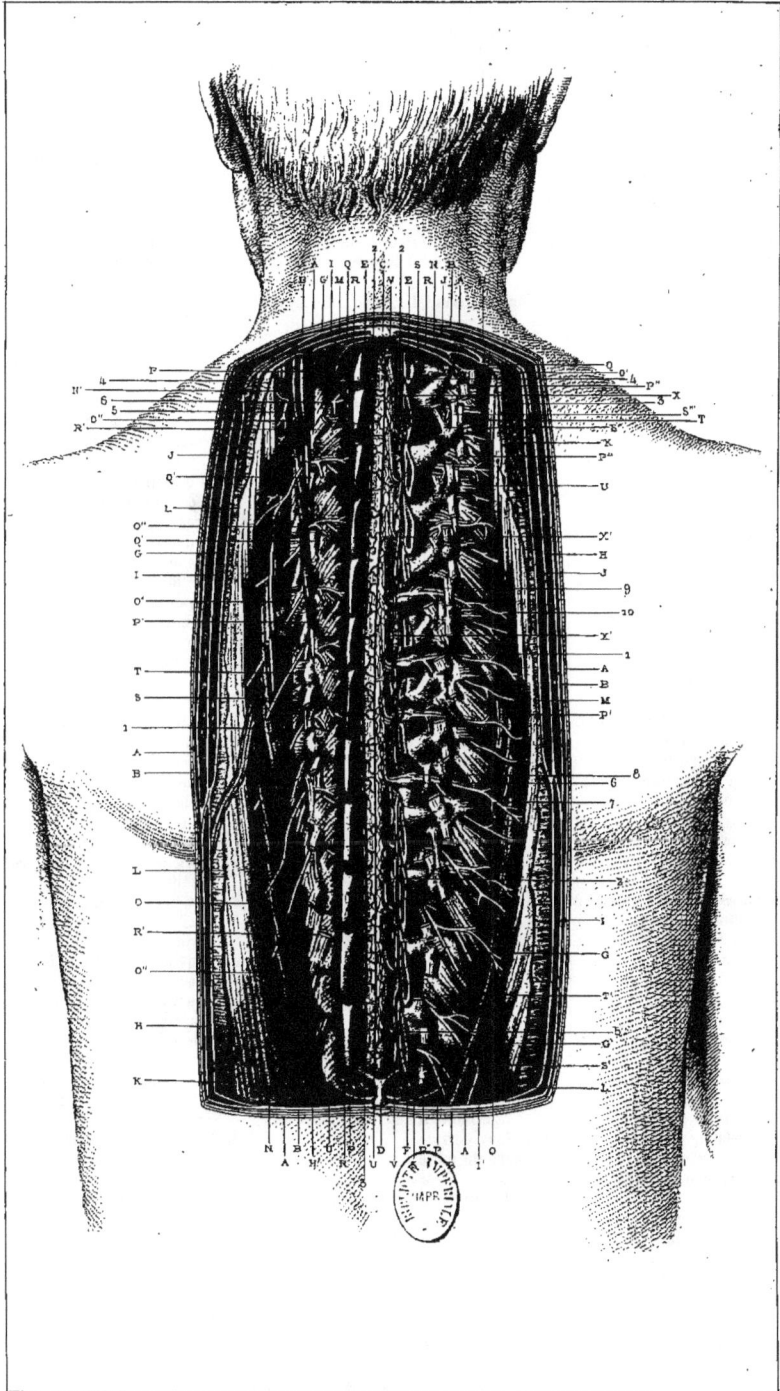

Bion del   Imp. l'Chardon ainé. Paris.   Debray sc.

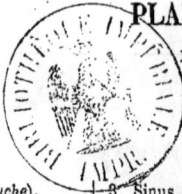

PLANCHE XXXIX.

Région dorsale.

Plan profond.

EXPLICATION.

TÉ GAUCHE (3ᵉ couche).

A. Coupe de la peau limitant la région.
B. Coupe du fascia sous-cutané.
C. Apophyse épineuse de la 7ᵉ vertèbre cervicale ou proéminente.
D. Apophyse épineuse de la 1ʳᵉ vertèbre lombaire.
E. Lame de la vertèbre dorsale coupée.
F. Lame de la 12ᵉ vertèbre dorsale coupée.
G. Coupe du muscle trapèze.
H. Coupe du muscle grand dorsal.
H′. Tendon aponévrotique de ce muscle.
I. Coupe du muscle rhomboïde.
J. Coupe du muscle petit dentelé supérieur.
K. Coupe du muscle petit dentelé inférieur.
L. Coupe de l'aponévrose qui relie les deux petits dentelés.
M. Coupe du muscle splénius.
N. Muscle sacro-lombaire.
N′. Faisceau de renforcement de ce muscle.
O. Faisceau de fibres les plus externes du muscle long dorsal.
O′. Coupe du muscle long dorsal.
O″. Tendon du muscle long dorsal s'insérant au tubercule postérieur de la 7ᵉ vertèbre cervicale, jusqu'à la 11ᵉ vertèbre dorsale.
P. Muscle transversaire du cou.
P′. Insertion du transversaire du cou, ou tubercule postérieur de l'apophyse transverse de la 7ᵉ vertèbre du dos.
Q. Coupe du muscle grand complexus.
Q′. Insertion tendineuse du grand complexus, ou tubercule des 4ᵉ et 5ᵉ vertèbres dorsales.
R. Coupe du muscle transversaire épineux.
R′. Tendons de la couche superficielle du muscle transversaire épineux coupés.
S. Insertion au tubercule postérieur de l'apophyse transverse de la 7ᵉ vertèbre dorsale d'un des muscles surcostaux.
T. Ligament costo-transversaire.
U. Coupe de la dure-mère rachidienne.

1. Artère fournie par une intercostale accompagnée de deux veines.
2. Plexus veineux situé sur la face extérieure de la dure-mère.
3. Sinus veineux recevant les veines de la face extérieure de la dure-mère.
4. Branche de la veine cervicale transverse.
5. Branche postérieure du premier nerf dorsal allant au muscle et à la peau.
6. Ramification interne de cette branche nerveuse.

CÔTÉ DROIT (4ᵉ couche).

A. Coupe de la peau limitant la région.
B. Coupe du fascia sous-cutané.
C. Tubercule de l'apophyse épineuse de la 7ᵉ vertèbre cervicale.
D. Tubercule de l'apophyse épineuse de la première vertèbre dorsale.
E. Lame de la première vertèbre dorsale coupée.
F. Lame de la 12ᵉ vertèbre dorsale coupée.
G. Onzième côte.
G′. Douzième côte.
H. Coupe du muscle trapèze.
I. Coupe du muscle grand dorsal.
I′. Coupe de l'aponévrose de ce muscle.
J. Coupe du muscle rhomboïde.
K. Coupe du muscle petit dentelé supérieur.
L. Coupe du muscle petit dentelé inférieur.
M. Coupe de l'aponévrose reliant les deux dentelés.
N. Coupe du muscle splénius.
O. Muscle sacro-lombaire.
P. Coupe des fibres musculaires du long dorsal.
P′. Insertion du long dorsal à la 7ᵉ côte.
P″. Tendons coupés du même muscle s'insérant sur les tubercules de l'apophyse transverse de la première vertèbre lombaire, et sur celui de la 3ᵉ vertèbre dorsale. Entre ces deux tendons, on voit une série de neuf autres tendons représentant les insertions du long dorsal.
Q. Coupe du muscle transversaire du cou.
R. Coupe du muscle grand complexus.
S. Coupe du muscle transversaire épineux.
S′. Coupe du tendon du muscle transversaire épineux s'insérant sur le tubercule de l'apophyse transverse de la première vertèbre lombaire.
S″. Coupe d'un tendon semblable au précédent, s'insérant sur le tubercule transverse de la 3ᵉ vertèbre dorsale.
S‴. Coupe de deux tendons de la couche superficielle des fibres du transversaire épineux. A partir de la première vertèbre lombaire, il existe jusqu'à la 3ᵉ vertèbre dorsale une série de tendons analogues qui représentent l'insertion du transversaire épineux aux tubercules transversaires dans toute la région dorsale.
T. Le muscle surcostal.
T′. Le dernier des muscles surcostaux.
U. Ligament costo-transversaire.
V. La dure-mère coupée et renversée.
X. Arachnoïde viscérale.
X′. Arachnoïde viscérale coupée.
X″. Ligament dentelé.
Z. Pie-mère rachidienne sur laquelle on voit des vaisseaux sanguins, et recouvrant la moelle épinière.

1. Branche postérieure de l'artère intercostale du sixième espace. On voit dans chaque espace inter-transversaire une artère analogue qui se distribue aux muscles et à la peau du dos.
2. Sinus veineux postérieur intra-rachidien.
3. Branche de la veine cervicale transverse.
4. Nerf dorsal, première paire.
5. Racine postérieure de la douzième paire dorsale.
6. Ganglions situés à la jonction des racines antérieure et postérieure des nerfs rachidiens.
7. Branche postérieure du huitième nerf dorsal.
8. Branche antérieure ou intercostale du même nerf. Même préparation pour les trois espaces situés au-dessus.
9. Branche antérieure du ganglion nerveux de la cinquième paire dorsale. On voit qu'elle se continue du côté de la moelle avec la racine antérieure rachidienne.
10. Rameau nerveux musculaire.

APPLICATIONS A LA PATHOLOGIE ET A LA MÉDECINE OPÉRATOIRE.

Ce plan profond nous offre à considérer les os et la moelle.

Les os sont profondément situés, et par conséquent peu exposés aux fractures. Les articulations des côtes avec la colonne vertébrale sont tellement solides, qu'il est difficile d'y concevoir des luxations. Néanmoins on cite quelques exemples. A. Paré, le premier, a parlé de ces luxations, dont il admettait trois espèces : en haut, en bas et en dedans. Bultet, au XVIIIe siècle, n'admet que les luxations en dedans pouvant siéger seulement sur les quatre ou cinq dernières vraies côtes et les deux ou trois premières fausses côtes. Boyer rejeta toute luxation de ce génre, mais aujourd'hui on en cite six cas bien avérés. Ils sont dus à Henkel, à M. Boudet, à Alcock ; deux cas ont été communiqués à la Société royale de Dublin ; le sixième se trouve dans les *Archives générales de médecine* (1841, t. XI, p. 99).

Ce qui est le plus important pour la pathologie, c'est la moelle épinière ; quoique protégée par les masses musculaires, par les apophyses épineuses, par les lames vertébrales et les ligaments élastiques, la moelle épinière et ses enveloppes n'en sont pas moins exposées à des blessures de toutes sortes. Ainsi les plaies, les contusions peuvent les atteindre. L'imbrication des lames vertébrales les soustraient, à la vérité, aux plaies par instruments piquants ou tranchants, mais les balles peuvent les atteindre ; il en est de même des fractures qui, par la projection de leurs fragments, amènent quelquefois des compressions dont le résultat est la paralysie des parties auxquelles vont se distribuer les nerfs qui émergent immédiatement au-dessous du point comprimé.

On peut juger de l'effet de cette compression par l'examen des nerfs qui sortent de la moelle épinière dans la région dorsale ; plus le point comprimé sera élevé, plus l'effet de la lésion sera étendu. Ainsi la lésion de la moelle épinière à la réunion de la région dorsale avec la région cervicale amènera, non-seulement la paralysie des membres inférieurs, mais encore celle de tous les muscles des parois abdominales et celle de tous les muscles intercostaux. Il n'y aura que le diaphragme qui échappera à cette paralysie, parce qu'il reçoit ses nerfs moteurs de la région cervicale ; c'est ainsi qu'il faut s'expliquer la persistance d'une partie de la respiration quand la moelle épinière est lésée en haut de la région dorsale.

Ces plaies de la moelle épinière ne sont pas fatalement incurables. La paralysie partielle ou totale qui les caractérise peut guérir, ainsi que le démontrent les observations récentes de MM. Brown-Séquard et Follin. Ces auteurs ont prouvé qu'il se formait une cicatrice entre les deux bouts, et qu'après il y avait production de fibres nerveuses qui rétablissaient la communication entre les deux fragments.

La direction presque verticale des plans par lesquels se touchent les apophyses articulaires rend très difficile la production d'une luxation en avant. Il faudrait, en effet, pour que les apophyses inférieures vinssent se placer au devant des apophyses de la vertèbre supérieure, un écartement préalable à peu près impossible sans fractures. Les déplacements en avant sont donc nécessairement préparés par une fracture des apophyses articulaires ou des autres parties de la vertèbre. En arrière ils ne seraient pas empêchés par la direction des éminences articulaires, mais ils doivent être excessivement rares à cause des liens nombreux qui unissent les divers éléments des vertèbres. A la suite de violents ébranlements, on voit quelquefois des troubles nerveux se manifester dans les organes qui reçoivent leurs nerfs de la moelle épinière dorsale ; on dit alors qu'il y a commotion de la moelle : nous croyons que cette commotion n'est guère possible, en raison de la structure de la moelle et de la facilité avec laquelle les mouvements sont décomposés par la multiplicité des pièces du rachis. Nous expliquons tous ces troubles par des tiraillements subis par les nerfs qui émergent de la moelle. En effet, au moment de l'accident, la moelle tend à se déplacer en masse dans le liquide qui l'environne ; retenue par les attaches du ligament dentelé et des nerfs, elle ne peut ni éprouver une forte secousse, ni se rapprocher assez de son enveloppe osseuse pour être contusionnée, mais en se déplaçant elle tire sur les nerfs. Or le tiraillement peut se faire sentir : 1° dans le point d'implantation des racines antérieures et postérieures, où les fibres sont très délicates ; 2° dans le point où les nerfs correspondent aux trous de conjugaison.

Les seules opérations qui aient été faites sur le rachis sont l'extraction des corps étrangers et la trépanation. Les corps étrangers que l'on a eu l'occasion d'extraire sont des fragments d'instruments piquants, tranchants ou contondants. Les faits de M. Velpeau et de M. Hard sont trop connus pour les rapporter ici. Il en est de même de ceux rapportés par Cuvillers et Louis. La trépanation du rachis a été faite d'abord par Cline, puis par Tyrrel, en 1822, et par M. Laugier, en France, en 1840. Le quatrième cas est dû à M. Potter ; mais cette opération n'est pas encore entrée dans la pratique générale. Elle pourrait être indiquée dans les fractures du rachis avec enfoncement des fragments, ou bien dans les épanchements sanguins occupant la cavité rachidienne. M. Brown-Séquard a publié un mémoire pour démontrer l'utilité de cette opération.

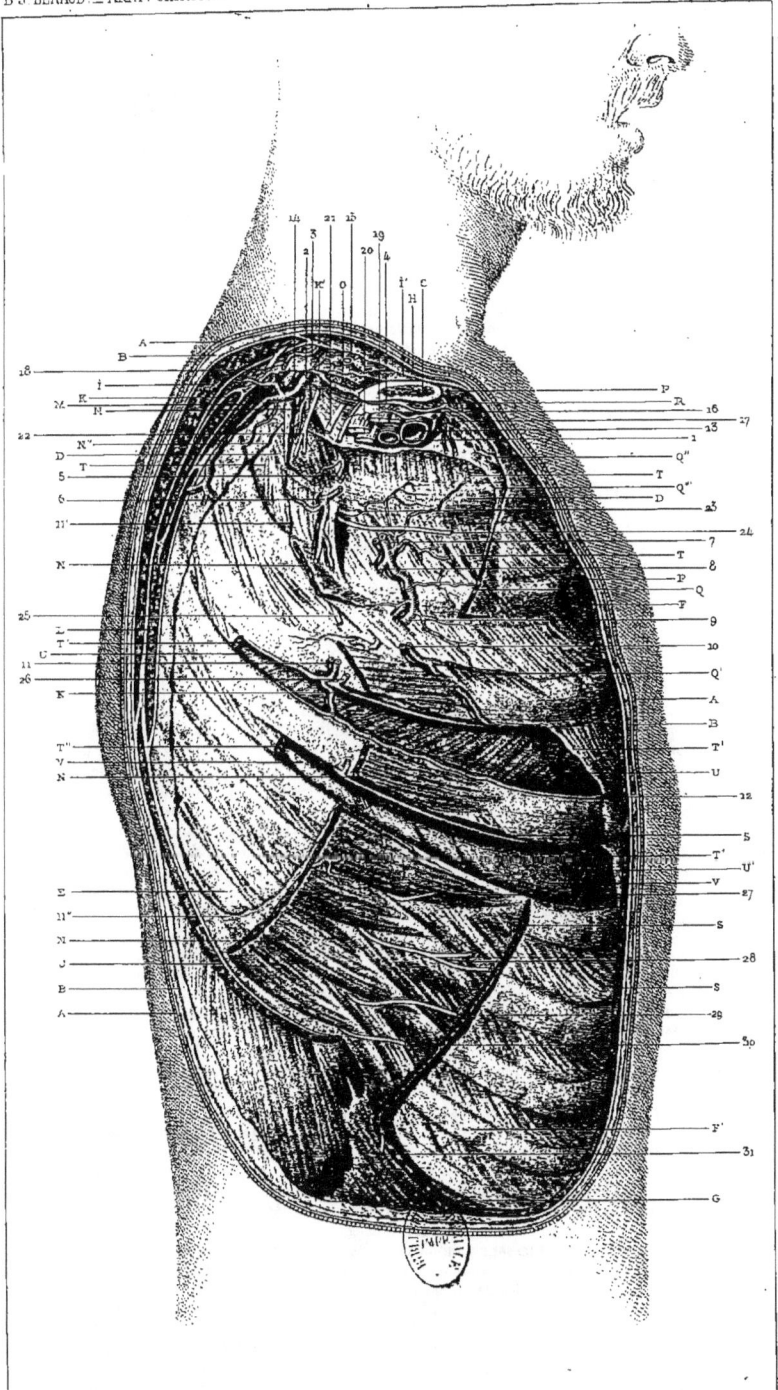

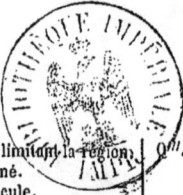

PLANCHE XL.

Région costale.

EXPLICATION.

A. Coupe de la peau limitant la région.
B. Fascia sous-cutané.
C. Coupe de la clavicule.
D. Deuxième côte.
E. Neuvième côte.
F. Articulation de la troisième côte avec le cartilage costal correspondant.
F'. Articulation de la neuvième côte avec son cartilage costal correspondant.
G. Cartilage costal de la dixième côte.
H. Coupe du muscle peaucier.
I. Coupe du muscle trapèze.
I'. Feuillet profond de l'aponévrose superficielle du cou.
J. Coupe du muscle grand dorsal.
K. Coupe du muscle angulaire de l'omoplate.
K'. Aponévrose cervicale se continuant en arrière avec l'aponévrose de l'angulaire de l'omoplate, et se dédoublant en avant pour loger le muscle omoplat-hyoïdien.
L. Coupe du muscle rhomboïde.
M. Muscle scalène postérieur.
N. Coupe du muscle grand dentelé.
N'. Coupe de l'aponévrose réunissant les deux faisceaux supérieurs du grand dentelé.
N''. Coupe de l'aponévrose qui sépare le muscle grand dentelé des côtes.
O. Coupe du muscle omoplat-hyoïdien.
P. Coupe du muscle grand pectoral.
Q. Coupe du muscle petit pectoral.
Q'. Coupe du faisceau inférieur du petit pectoral.
Q''. Coupe du feuillet superficiel de l'aponévrose du petit pectoral s'insérant sur l'aponévrose du sous-clavier.

Q'''. Coupe du feuillet aponévrotique situé sous le petit pectoral, allant concourir en haut à former la gaîne des vaisseaux et des nerfs du membre thoracique.
R. Coupe du muscle sous-clavier renfermé dans sa gaîne aponévrotique.
S. Coupe du muscle grand oblique de l'abdomen.
T. Muscles intercostaux externes.
T'. Coupe des muscles intercostaux externes des quatrième et cinquième espaces intercostaux.
T''. Coupe des muscles intercostaux externe et interne du cinquième espace intercostal.
U. Muscle intercostal interne du quatrième espace intercostal.
V. Plèvre vue au niveau du cinquième espace intercostal.

1. Coupe de l'artère axillaire.
2. Artère cervicale transverse ou scapulaire postérieure.
3. Artère sus-scapulaire.
4. Artère acromiale.
5. Rameau superficiel ou perforant de la première intercostale.
6. Rameau superficiel ou perforant de l'artère du deuxième espace intercostal.
7. Coupe de l'artère thoracique externe.
8. Branche de cette artère allant s'anastomoser avec l'intercostale du deuxième espace.
9. Anastomose de l'artère thoracique externe avec l'intercostale du troisième espace.

10. Coupe d'une branche terminale de l'artère thoracique externe.
11. Coupe d'une autre branche terminale de la thoracique externe s'anastomosant avec l'intercostale du quatrième espace.
12. Terminaison de l'artère du quatrième espace intercostal.
13. Coupe de la veine axillaire.
14. Veine cervicale transverse.
15. Ganglions et vaisseaux lymphatiques du triangle sus-claviculaire.
16. Ganglions lymphatiques sous-claviculaires.
17. Ganglions et vaisseaux lymphatiques sous-pectoraux.
18. Rameau nerveux du trapèze.
19. Les deux troncs superficiels du plexus brachial.
20. Les deux troncs profonds du même plexus.
21. Nerf sous-scapulaire.
22. Nerf du grand dentelé.
23-24. Branches du nerf du deuxième espace intercostal.
25. Branche nerveuse perforante du troisième espace intercostal.
26. Branche nerveuse perforante du quatrième espace intercostal.
27. Branche nerveuse perforante du sixième espace intercostal.
28. Branche nerveuse perforante du septième espace intercostal.
29. Branche nerveuse perforante du huitième espace intercostal.
30. Branche nerveuse perforante du neuvième espace intercostal.
31. Branche nerveuse perforante du dixième espace intercostal.

APPLICATIONS A LA PATHOLOGIE ET A LA MÉDECINE OPÉRATOIRE.

La région costale subit souvent des déformations variées et profondes. On sait, par exemple, que l'usage du corset amène chez les femmes des saillies et des dépressions quelquefois considérables. Dans le rachitisme ou l'ostéomalacie, elle peut se déprimer en dedans ou faire plus de saillie en dehors. Il en est de même dans le ramollissement sénile des os, qui vient d'être signalé tout récemment à la Société de biologie par MM. Charcot et Vulpian. Lorsque la colonne vertébrale est déviée à droite ou à gauche, la région costale se fléchit du côté vers lequel la courbure s'est faite, les côtes se rapprochent et les espaces intercostaux deviennent très étroits ; tandis qu'au contraire, du côté opposé, la région costale se bombe, les côtes s'éloignent et les espaces intercostaux deviennent plus larges.

Chez les personnes qui guérissent d'un épanchement thoracique avec adhérences, les parois costales se dépriment en dedans par un mécanisme facile à comprendre. En effet, quand les muscles inspirateurs dilatent la poitrine, les points adhérents de la plèvre ne se prêtent pas à cette dilatation ; de là une dépression qui est encore augmentée par la rétraction propre aux tissus cicatriciels et plastiques.

Les côtes supérieures sont rarement fracturées, parce qu'elles sont protégées par l'épaule et par les masses musculaires, qui en partent en avant et en arrière ; les inférieures, parce qu'elles sont très mobiles. Les côtes moyennes sont plus exposées à cet accident, parce qu'elles sont plus superficielles et moins protégées.

J. L. Petit a donné une théorie du mécanisme des fractures des côtes qui a régné longtemps, et que M. Malgaigne a réfutée avec des arguments puisés dans l'observation simple des faits. Suivant J. L. Petit, la côte représente un arc dont la partie moyenne peut être enfoncée par un coup violent qui produit une fracture en dedans ou fracture directe. J. L. Petit admettait encore que la pression exercée sur les deux bouts de l'arc et tendant à les rapprocher faisait éclater la partie moyenne de la côte en dehors, d'où les fractures en dehors ou indirectes. Cette théorie n'est juste et vraie que dans certaines limites. Aussi, dit M. Malgaigne, un choc agissant sur le milieu de la côte se borne fréquemment à produire une seule fracture directe ; mais quelquefois aussi elle en détermine d'indirectes à une certaine distance de la première. Il ne faudrait pas croire non plus que la fracture commence toujours par la table interne ; quelquefois, en effet, elle débute par la table externe et s'arrête à elle seule. Quant aux fractures indirectes, elles n'occupent pas la partie moyenne de la côte, mais elles siégent plus en avant, de 2 à 7 millimètres au plus en dehors des cartilages costaux, et quand la pression est exercée sur le rachis, leur siége a lieu près du col de la côte. Dans les fractures simples, le déplacement est peu considérable. On avait invoqué l'action des muscles pour expliquer le déplacement, mais M. Malgaigne a réduit à sa juste valeur l'action des muscles intercostaux, grand dorsal et grand et petit pectoraux. Dans les fractures des côtes comme dans toutes les autres, dit M. Malgaigne, ou bien le périoste n'a pas été déchiré, et les fragments restent en contact sans que l'action des muscles y soit pour rien ; ou bien le périoste est détruit, les muscles sont un peu déchirés, l'un des fragments, dentelé ou taillé en biseau, est déprimé sous l'autre, et les inégalités des surfaces fracturées font obstacle à la réduction complète. Si l'obliquité de la fracture a lieu du bord supérieur au bord inférieur de la côte, l'un des fragments fait une légère saillie au-dessus et l'autre au-dessous, toujours par la même cause. Enfin lorsque la fracture est double et que le fragment moyen a été fortement enfoncé dans la poitrine, l'action des muscles intercostaux et la dilatation de la poitrine par l'insufflation ne peuvent le ramener que très imparfaitement au niveau de l'autre.

La très grande mobilité de la région costale est un obstacle continuel à la contention des fragments des fractures costales, aussi le traitement consiste-t-il à diminuer cette mobilité. On y parvient au moyen d'un bandage de corps qui serre la poitrine, et en faisant dilater la poitrine par le diaphragme.

Les fractures des cartilages costaux sont fort rares ; elles offrent ce caractère que la cassure est toujours nette et perpendiculaire à l'axe du cartilage. En général, il y a chevauchement du fragment sternal en avant de l'autre. Toutes les pièces connues ont démontré que ces fractures se consolident par une virole osseuse. Cependant, dès 1837, M. Malgaigne a démontré que chez les jeunes sujets la réunion a lieu par des tissus cartilagineux ; quelquefois aussi on voit une arthrose s'établir dans le point fracturé.

Les cartilages costaux sont unis aux côtes par des liens peu forts, d'où la facilité de leur luxation. Ces luxations se réduisent et se reproduisent avec la même facilité et avec un bruit de craquement quelquefois accompagné de douleurs. A part cette circonstance, ces luxations ne sont pas graves, et il est peu important de tenter une réduction complète, souvent impossible d'ailleurs.

Les plaies de la région costale bornées aux couches superficielles sont en général bénignes. En haut, cependant, elles peuvent être accompagnées d'une abondante hémorragie, par suite de l'ouverture des artères thoraciques. Lorsque ces plaies sont plus profondes, elles peuvent intéresser les côtes et les artères intercostales. La lésion de l'artère intercostale a depuis longtemps occupé les chirurgiens, et des moyens nombreux ont été proposés pour arrêter l'hémorrhagie qui en résulte. La fiche du Quesnay, la plaque de Lottery, agissant comme des leviers du premier genre dont le point d'appui serait sur la côte inférieure, sont des moyens ingénieux, mais souvent infidèles. Le tamponnement est préférable, soit qu'on l'établisse avec un peloton de charpie retenu au dehors par un fil, soit qu'à l'exemple de Dupuytren on emploie à cet effet une compresse qu'on enfonce dans la plaie et dans le sac de laquelle on accumule des bourdonnets de charpie.

La disposition des plans musculaires de la région, les rapports des muscles intercostaux, expliquent pourquoi le pus provenant d'une carie des corps vertébraux fuse le long des nerfs et des vaisseaux intercostaux, et, passant entre les muscles intercostaux externes et internes, vient faire saillie sous la peau des parties latérales de la poitrine, dans les points qui précisément donnent issue aux branches nerveuses et vasculaires destinées à la peau.

On pratique sur la région costale une opération d'une grande importance, je veux parler de la paracentèse de la plèvre. Cette opération est indiquée toutes les fois que des accidents d'asphyxie se manifestent à la suite d'un épanchement de sérosité, de pus ou de sang dans la plèvre. Quelquefois le lieu de l'opération est indiqué par une saillie, mais le plus souvent le chirurgien sera obligé de choisir un point déterminé. Les notions anatomiques peuvent alors lui servir d'un grand secours.

Le lieu d'élection le plus convenable, dit M. Malgaigne, doit réunir ces trois conditions : 1° placer l'ouverture en un point suffisamment déclive, 2° éviter le diaphragme, 3° éviter l'artère intercostale. Cette dernière condition est facile à remplir. A partir des articulations costo-vertébrales jusqu'à l'angle des côtes et même un peu plus loin, l'artère traverse obliquement de bas en haut l'espace intercostal, pour se loger enfin dans la gouttière de la côte supérieure, qu'elle occupe sur une longueur d'environ 8 centimètres. Au delà, elle sort de sa gouttière et se divise en deux branches, trop petites déjà pour donner lieu à une hémorrhagie. Au total, on est certain de l'éviter en divisant l'espace intercostal depuis l'angle des côtes jusqu'à peu près à égale distance du sternum et des vertèbres. En général, on s'accorde à choisir l'union du tiers postérieur de la poitrine avec les deux tiers antérieurs.

Pour éviter la blessure du diaphragme, on ne doit jamais descendre au-dessous de la dixième côte. En France, on conseille de porter l'instrument entre la dixième et la neuvième côte à gauche, et à droite entre la neuvième et la huitième côte.

Pour trouver le troisième ou le quatrième espace intercostal, en comptant de bas en haut, on conseille de compter les côtes de bas en haut, si le sujet est maigre. Si le sujet est gras ou œdémateux, on peut fixer le lieu de l'incision ou de la perforation à six travers de doigt au-dessous de l'angle inférieur de l'omoplate, ou bien on fait appliquer la main du malade sur le sternum, et l'on opère au niveau du coude un peu repoussé en arrière. Ces moyens sont peu certains ; aussi M. Malgaigne conseille-t-il avec raison de prendre pour point de départ la dernière côte qui s'attache au sternum, ou le dernier espace intercostal qui va jusqu'à cet os et qui est le sixième. Chez les personnes grasses ou infiltrées, on parviendra toujours à sentir le rebord inférieur de la poitrine, et l'incision se fera sans crainte à trois travers de doigt au-dessus.

La paracentèse de la plèvre ne se fait plus aujourd'hui au moyen du fer rouge ou des caustiques, on emploie seulement l'incision ou la ponction. Celle-ci est simple et facile dans son exécution, et permet de rencontrer toujours l'espace intercostal ; mais il n'en est plus de même avec le trocart : la pointe de l'instrument peut tomber sur la côte. Pour éviter ce grave inconvénient, nous conseillons de faire la manœuvre suivante : le doigt indicateur est placé sur la région, dans une direction parallèle aux côtes ; on déprime avec lui les parties molles, et l'on finit ainsi par s'assurer si l'on est au niveau d'une côte ou d'un espace intercostal ; si l'on est au niveau de l'espace, la dépression est plus grande, et l'on fait la ponction dans le point où elle existe.

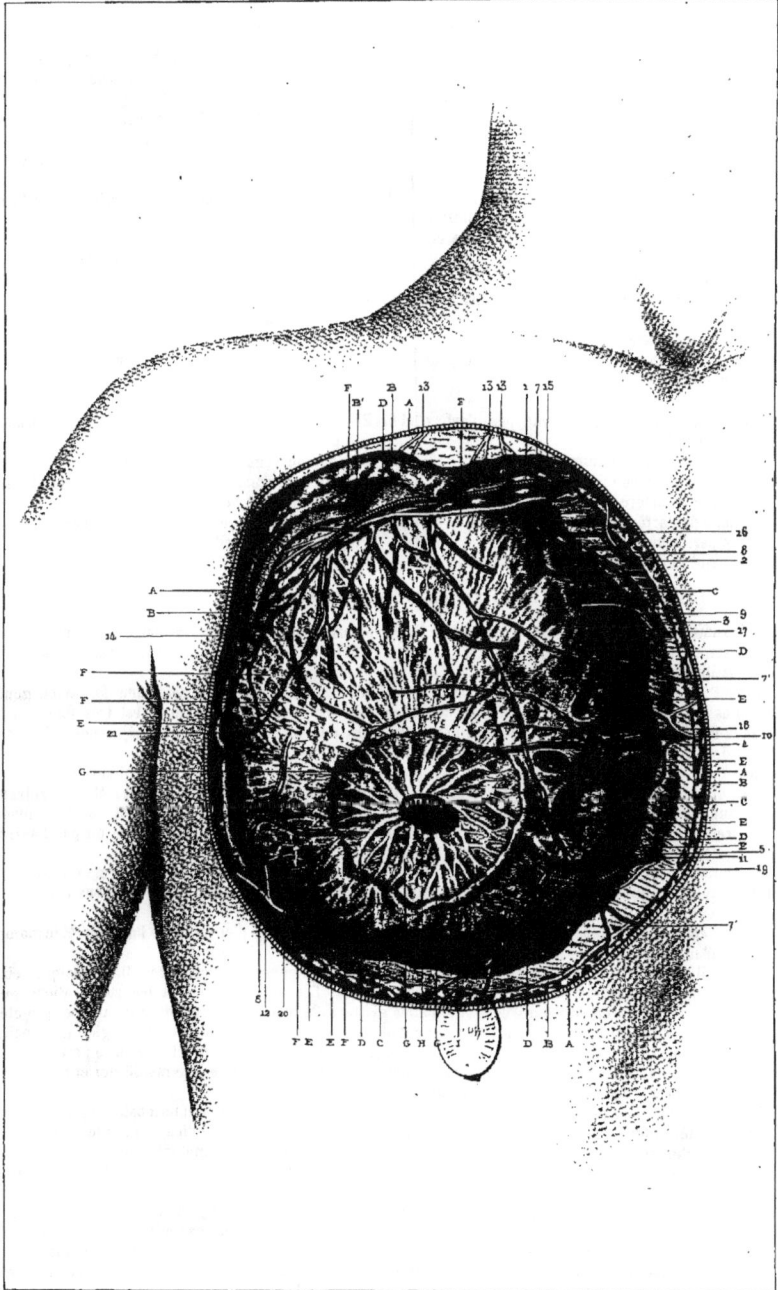

F Bion del

Imp F Chardon aîné. Paris.

Lebrun sc.

L'BRAIRIE GERMER BAILLIERE

PLANCHE XLI.

Région mammaire.

(Femme morte à la suite de couches.)

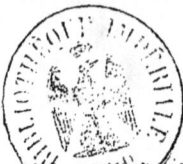

EXPLICATION.

A. Coupe de la peau limitant la région.

B. Fascia graisseux sous-cutané.

B'. Lame profonde du fascia superficiel passant en arrière de la glande mammaire.

C. Aponévrose recouvrant le muscle grand pectoral.

D. Lobes de la glande mammaire.

E. Grains glanduleux vus sur la face cutanée de la glande.

E'. Grains glanduleux vus sur un plan plus profond, (Les loges au fond desquelles on voit ces grains glanduleux étaient remplies par de la graisse. Les bords de ces loges sont libres.)

F. Conduits galactophores superficiels.

G. Conduits galactophores profonds venant s'aboucher dans le mamelon.

H. Le mamelon avec ses orifices.

I. Coupe d'une couche de la glande mammaire faite pour montrer les conduits galactophores.

1. Première branche très développée fournie par l'artère mammaire interne.

2. Deuxième branche de l'artère mammaire interne.

3. Troisième branche de l'artère mammaire interne.

4. Quatrième branche de l'artère mammaire interne.

5. Cinquième branche de l'artère mammaire interne.

6. Branche fournie par l'artère mammaire externe.

7. Veine accompagnant la première branche artérielle, et recevant presque toutes les veines qui se trouvent dans le fascia sous-cutané antérieur à la mamelle, et des veines qui sortent de la glande.

8. Deuxième veine peu développée.

9. Troisième veine ayant son origine dans la glande.

10. Quatrième veine dont l'origine était sur la base du mamelon.

11. Cinquième veine ayant la même origine que la précédente.

12. Veine accompagnant une branche de l'intercostale.

13. Branches nerveuses fournies par le plexus cervical.

14. Branche nerveuse fournie par un des nerfs intercostaux.

15. Branche nerveuse fournie par le deuxième nerf intercostal ; elle va s'anastomoser avec l'accessoire du brachial cutané interne.

16. Branche nerveuse du troisième intercostal.

17. Branche nerveuse du quatrième se ramifiant dans la glande.

18. Branche nerveuse du cinquième espace passant sous la glande.

19. Branche nerveuse du sixième espace.

20. Branche nerveuse ayant traversé le grand pectoral pour venir à la peau.

21. Ganglion lymphatique recevant des vaisseaux lymphatiques de la mamelle.

APPLICATIONS A LA PATHOLOGIE ET A LA MÉDECINE OPÉRATOIRE.

En raison des fluxions menstruelles, en raison surtout de l'acte important de la lactation, la mamelle est soumise à des affections nombreuses et variées, et particulièrement à des inflammations et à des tumeurs se montrant dans les divers éléments qui la constituent.

Le mamelon peut être plus ou moins saillant. Chez les primipares, il n'est pas encore bien formé en général ; de là des difficultés pour la succion. Comme il est constitué par des rugosités, la peau y est très fine entre les éminences ; de là la facilité avec laquelle des liquides, des poussières, des détritus organiques y séjournent et y produisent des gerçures, des fissures et des ulcérations souvent rebelles et toujours très douloureuses.

Dans son savant *Traité sur les maladies du sein et de la région mammaire*, M. Velpeau, se basant sur la stratification des couches et des éléments anatomiques, a établi dans les inflammations et les suppurations les classes suivantes : 1° inflammations superficielles ou sous-cutanées, 2° inflammations profondes ou sous-mammaires, 3° inflammations glandulaires ou parenchymateuses. Dans chacune des couches, l'inflammation peut débuter par l'un ou par l'autre des tissus constituants, d'où il résulte autant d'affections avec des caractères spéciaux et différents.

L'inflammation de la couche sous-cutanée n'est pas très-rare, mais elle ne prend pas souvent la forme diffuse. Cependant il est peu de chirurgiens qui n'aient eu l'occasion de voir le phlegmon diffus du sein ; nous en avons observé quelques cas que nous avons combattus avec succès par des incisions larges et nombreuses.

M. Richet a fait la remarque intéressante que dans ces phlegmons l'inflammation n'envahit pas l'auréole et le mamelon, parce qu'au-dessous d'eux il n'existe pas de tissu cellulaire lâche.

Derrière la mamelle il existe un tissu cellulaire séreux, très prompt à s'enflammer et à suppurer. Dans quelques circonstances nous avons constaté qu'il y avait là une véritable bourse séreuse. Ces inflammations et les suppurations qui les terminent peuvent être primitives ou consécutives. Lorsqu'elles existent, la mamelle est soulevée en masse, projetée en avant et comme séparée de la paroi costale. Les abcès viennent alors se montrer à la périphérie de la région mammaire, et surtout en bas, dans le point le plus délicat, où il est opportun de les ouvrir. Une large ouverture nous a permis d'obtenir la guérison rapide de plusieurs de ces abcès. Dans ces cas la fluctuation est toujours lente à se manifester et difficile à être perçue ; il faut donc la chercher dans la partie la plus déclive.

L'inflammation et la suppuration parenchymateuse a pour siége tantôt le tissu cellulaire interlobaire, tantôt les granulations glandulaires, tantôt enfin les canaux galactophores. Dans ce dernier cas, l'inflammation a reçu le nom de *poil* ou de *galactocèle*. Lorsque l'inflammation est dans les lobules, elle donne lieu à des abcès multiples qui se répètent à des intervalles plus ou moins éloignés dans les lobules voisins ; de là cette série interminable d'abcès qui atteignent certaines femmes à la suite de leurs couches, et qui ont été si bien décrits et signalés par M. Velpeau.

M. Nélaton a indiqué qu'une des causes les plus fréquentes de ces inflammations tient à une angioleucite des vaisseaux lymphatiques partant du mamelon. Les vaisseaux lymphatiques qui traversent la mamelle en suivant les canaux galactophores sont les voies suivies par l'inflammation, qui se localise tantôt dans un tissu, tantôt dans un autre.

Il n'est pas rare de voir des inflammations et des suppurations du sein chez les nouveau-nés. Ces abcès ont cela de remarquable qu'ils se ferment promptement dès qu'ils ont été ouverts par le bistouri. Dans plusieurs cas observés par nous à la Maternité, nous avons pu constater une prompte guérison après l'issue du pus.

1863

Il est peu d'organes plus sujets que la mamelle aux tumeurs de toutes sortes. On y voit, en effet, des hypertrophies, des engorgements simples, des kystes de toutes sortes, des tumeurs gommeuses, des tumeurs fibreuses ou fibro-plastiques, des cancers, etc. M. Richet, MM. Maisonneuve et Yvarèse ont, chacun de leur côté, observé des tumeurs syphilitiques du sein, analogues à cette tumeur de nom semblable qui occupe le testicule.

Le cancer a pour cette glande une véritable prédilection. Il débute le plus souvent par la base du mamelon, et alors on voit bientôt cet appendice diminuer de longueur et même disparaître, attiré en dedans par une sorte de recoquillement de son tissu cellulaire et des canaux galactophores. Dans le cancer du sein, on voit les ganglions axillaires se tuméfier. Il en est de même des ganglions lymphatiques intercostaux et de ceux qui accompagnent l'artère mammaire interne. C'est sans doute ce qui explique ces douleurs sous-sternales si intenses dont se plaignent les femmes atteintes d'un cancer de la mamelle.

Dans les cancers avancés de la mamelle les pectoraux sont quelquefois atteints, et le mal peut gagner jusqu'aux muscles intercostaux et aux plèvres. Il est un moyen excellent indiqué par M. Michon, et que nous avons pu vérifier, de juger des adhérences profondes du cancer de la mamelle. Toutes les fois que la peau est envahie par le cancer et fait corps avec lui, on peut à coup sûr affirmer que le grand pectoral est aussi envahi et adhérent à la tumeur.

Quand le cancer a retenti sous l'aisselle et a donné naissance à d'énormes masses ganglionnaires cancéreuses, il ne faut point tenter les hasards d'une opération dont le résultat ne peut amener une guérison. Si les ganglions sont peu tuméfiés, l'opération doit être faite, et l'on a même vu quelquefois ces ganglions diminuer et reprendre leur volume normal après l'ablation de la tumeur du sein.

Les opérations que l'on pratique sur la mamelle sont les incisions ou l'extirpation et la cautérisation. Les incisions faites dans le but de donner issue à du pus doivent être pratiquées aussi loin que possible de l'auréole et du mamelon, parce qu'à leur niveau se trouvent les sinus galactophores qu'il faut éviter d'ouvrir afin de ne pas s'exposer à des fistules laiteuses souvent très rebelles.

L'extirpation totale ou partielle de la mamelle est ordinairement une opération assez simple ; mais elle peut quelquefois être suivie d'accidents tels que l'hémorrhagie et l'érysipèle. Il suffit de voir sur notre planche la source des vaisseaux pour se rendre compte de cette hémorrhagie ; elle viendra surtout des thoraciques antérieures et longues et des branches de la mammaire interne. Il faut donc pratiquer la ligature de ces vaisseaux avec le plus grand soin. Les veines qui rampent à la surface des tumeurs que l'on extirpe sont quelquefois volumineuses, variqueuses même ; mais quand leur sang s'est échappé, elles s'affaissent rapidement sur elles-mêmes, de sorte que l'hémorrhagie s'arrête spontanément.

Le nombre considérable de vaisseaux lymphatiques situés dans la peau de la mamelle rend bien compte de la facilité avec laquelle on voit se manifester l'érysipèle à la suite de ces opérations. Peut-être que la cautérisation offre moins d'inconvénients sous ce rapport, et c'est là ce qui explique pourquoi MM. Girouard (de Chartres) et M. Maisonneuve ont employé avec succès les flèches de pâte caustique.

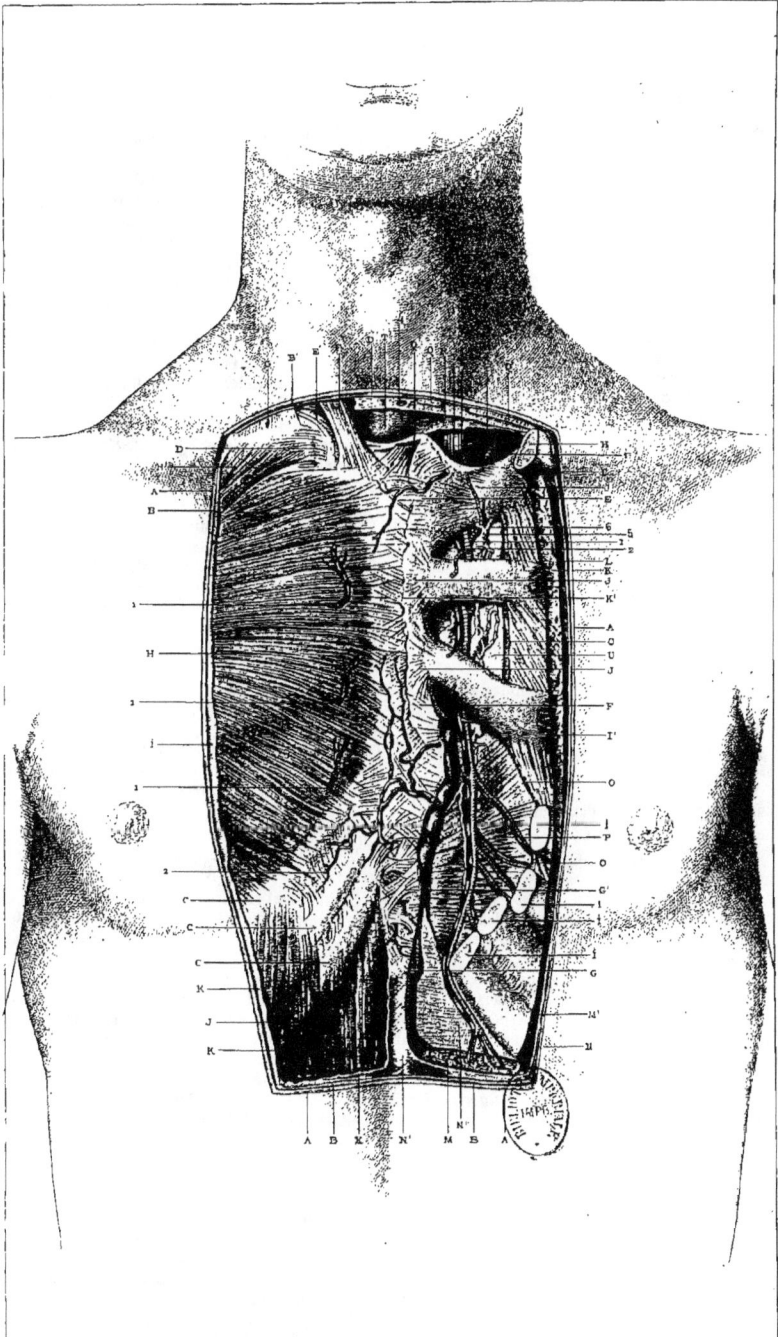

F. Bion del.   Imp. J. Chardon ainé Paris.   Lebrun sc.

LIBRAIRIE GERMER BAILLIÈRE.

PLANCHE XLII.

Région sternale.

EXPLICATION.

Plan superficiel.

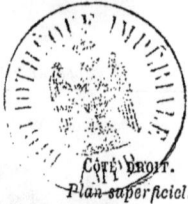

A. Coupe de la peau limitant la région.
B. Coupe du fascia superficialis.
B'. Coupe du muscle peaucier.
C. Cartilage des 5e, 6e et 7e côtes.
D. Ligament de l'articulation sterno-claviculaire.
E. Faisceau musculaire (non signalé).
F. Tendon sternal du muscle sterno-cléido-mastoïdien.
G. Portion claviculaire du muscle sterno-cléido-mastoïdien.
H. Muscle grand pectoral.
H'. Fibres du muscle grand pectoral allant s'insérer sur le bord antérieur de la clavicule.
I. Coupe de l'aponévrose du grand pectoral.
J. Extrémité supérieure du muscle grand droit de l'abdomen.
K. Coupe de l'aponévrose du muscle grand droit de l'abdomen.

1. Ramifications artérielles et veineuses fournies par les vaisseaux mammaires et allant se distribuer aux téguments.
2. Plexus veineux présternal, fournissant des troncs qui vont dans l'épaisseur du sternum.

CÔTÉ GAUCHE.
Plan profond.

A. Coupe de la peau.
B. Coupe du fascia superficialis.
C. Coupe du muscle peaucier.
D. Coupe de l'aponévrose réunissant les deux muscles peauciers sur la ligne médiane.
E. Face antérieure du sternum (première pièce).
F. Deuxième pièce du sternum recouverte de fibres ligamenteuses.
G. Appendice xiphoïde.
G'. Fibres ligamenteuses recouvrant l'appendice xiphoïde.

H. Coupe de la clavicule.
I. Coupes des 4e, 5e, 6e et 7e cartilages costaux.
I'. Articulation chondro-costale.
J. Articulations chondro-sternales des 1re, 2e et 3e cartilages costaux.
K. Coupe des fibres musculaires du grand pectoral.
K'. Coupe des fibres ligamenteuses du grand pectoral.
L. Coupe de l'aponévrose du muscle grand pectoral.
M. Coupe du muscle grand droit de l'abdomen.
M'. Fibres longitudinales du muscle grand droit de l'abdomen allant s'insérer au sixième cartilage costal.
N. Coupe de l'aponévrose du grand droit de l'abdomen.
N'. Ligne blanche.
N''. Aponévrose formant la paroi postérieure de la gaine du grand droit de l'abdomen.
O. Coupes des muscles intercostaux externes et internes des 1er, 2e, 3e et 4e espaces.
P. Surface externe du muscle triangulaire du sternum.
Q. Coupe du tendon sternal du muscle sterno-cléido-mastoïdien.
Q'. Coupe du tendon claviculaire du muscle sterno-cléido-mastoïdien.
R. Coupe d'une couche adipeuse située entre les lames de l'aponévrose cervicale.
S. Surface antérieure du muscle sterno-hyoïdien.
T. Coupe de l'aponévrose du muscle sterno-hyoïdien.
T'. Surface antérieure du deuxième feuillet aponévrotique recouvrant les muscles sterno-hyoïdiens.
U. Surface externe de la plèvre pariétale.

1. Artère mammaire interne.
2. Veine mammaire interne.
3. Veine sous-clavière.
4. Coupe de la veine jugulaire antérieure.
5. Ganglions lymphatiques du premier espace intercostal.
6. Vaisseau lymphatique accompagnant l'artère mammaire interne.

APPLICATIONS A LA PATHOLOGIE ET A LA MÉDECINE OPÉRATOIRE.

Comme sur la ligne médiane la peau est peu mobile, peu extensible, il faut être très réservé dans les pertes de substance qu'on doit lui faire subir; c'est là, suivant la remarque de M. Velpeau, ce qui rend longues et difficiles les cicatrisations des plaies avec perte de substance; c'est encore à cette cause qu'il faut attribuer la dépression que subissent les cicatrices dans ce point.

Le sternum est composé de trois pièces qui restent distinctes pendant longtemps, ce sont : la poignée, le corps et l'appendice. Les deux premières pièces sont quelquefois sur un plan différent, surtout chez les ouvriers, qui appuient leurs instruments de travail sur le devant de la poitrine, de là résulte une déformation qui peut être prise pour une luxation. Les deux articulations qui unissent les trois pièces du sternum peuvent être le siège de luxations. Les luxations de la première pièce sur la seconde sont rares. Duvernoy a observé la première, et aujourd'hui, grâce au mémoire de M. Maisonneuve, on en connaît une dizaine de cas. Les luxations de l'appendice xiphoïde sont encore plus rares : signalées par A. Paré et Codronchi, elles ont été vues deux fois depuis. Il n'est pas démontré que tous les accidents éprouvés par certains malades du côté de l'estomac ou du cœur, attribués à cette luxation, soient réellement produits par elle.

L'articulation sterno-claviculaire appartenant à la région peut subir plusieurs sortes de déplacements, en haut, en arrière et en avant. La présence de la première côte rend impossible la luxation en bas ; dans la luxation en avant, qui peut être complète ou incomplète, la tête de la clavicule est uniquement recouverte par la peau ; dans la luxation en arrière, la tête de la clavicule s'enfonce sous le sternum, en arrière des muscles sterno-hyoïdiens et sterno-thyroïdiens. On comprend, par les rapports nouveaux de cette extrémité, qu'il peut résulter d'un déplacement semblable, surtout si la luxation est complète, des phénomènes de compression du côté des vaisseaux et du côté de la respiration et de la déglutition. Dans les luxations en haut, l'extrémité interne de la clavicule se loge entre les muscles sterno-cléido-mastoïdien en avant et sterno-hyoïdien en arrière. Il en résulte que les trois places occupées par la tête luxée sont essentiellement séparées par des cloisons musculaires, ce qui rend désormais toute méprise impossible.

Saillant, sous-cutané, le sternum est exposé à des fractures, mais la fréquence de ces fractures est diminuée par la mobilité et surtout par l'élasticité dont il jouit. Ces fractures peuvent donner lieu à des accidents graves, par suite de la compression que les fragments exercent sur les organes contenus dans la poitrine.

Comme tous les os spongieux, vasculaires, sous-cutanés, le sternum est fréquemment atteint par l'ostéite, la carie, la nécrose, et les tumeurs gommeuses. Quand la suppuration occupe sa face superficielle, on voit le pus se frayer une voie sous la peau, qu'il érode et ulcère promptement ; aussi les cas de carie sont faciles à reconnaître, à l'aspect seul de la plaie, ou, si cela ne suffisait pas, en employant le stylet. Dans quelques cas cependant, le pus fuse sur les côtés et arrive jusque sous l'aisselle. J'observe en ce moment une dame de cinquante ans, chez laquelle le pus s'est d'abord montré en haut sur la ligne médiane, au niveau de la carie ; puis il est venu plus loin en dehors, est passé sous la mamelle, où il y formait une tumeur considérable jusque vers le bord externe du grand pectoral. Cette tumeur offrait aussi une bosselure sur le côté droit du sternum, au-dessous et en dedans de la mamelle : j'ai pratiqué là une petite ouverture qui a donné issue à du pus mal lié.

Quand la suppuration occupe la face profonde du sternum, le pus fuse dans le médiastin antérieur, et vient se montrer, soit dans les espaces intercartilagineux, soit plus bas, au niveau de l'épigastre.

Des nécroses quelquefois très étendues peuvent ouvrir largement la poitrine sans compromettre la vie, comme dans le cas observé par Harvey, où l'on distinguait, à travers la perte de substance, les battements du cœur. Cette circonstance doit encourager les chirurgiens à pratiquer l'extraction des sequestres qui sont la suite de ces nécroses.

La trépanation du sternum a été conseillée dans bien des cas. M. Drivon aurait eu l'idée de trépaner cet os pour aller lier le tronc branchio-céphalique. Cette opération n'a été jusqu'ici pratiquée que sur le cadavre.

Dans la paracentèse du péricarde, Skiedelrup et Laennec ont proposé de perforer le sternum vers son tiers inférieur à gauche ; mais il existe une voie plus facile pour arriver dans le péricarde : aussi ce procédé n'est pas adopté.

Lamartinière et J. L. Petit ont conseillé la perforation du sternum pour évacuer les abcès du médiastin ; cette dernière opération a donné de bons résultats.

On peut arriver sur le péricarde par deux autres points : 1° entre l'appendice xiphoïde et le cartilage de la septième côte ; 2° par l'un des espaces intercostaux. Larrey a conseillé le premier moyen ; il voulait que l'on portât le bistouri de bas en haut, en épargnant à la fois la plèvre, le péritoine, le diaphragme et l'artère mammaire interne. Nous pensons que ce procédé n'est pas aussi exempt de dangers que celui que nous allons décrire.

Plusieurs espaces intercostaux peuvent permettre d'arriver sur le péricarde, mais on est loin de s'entendre sur celui qui donne une voie plus facile. Desault avait fait une incision entre la sixième et la septième côte. Larrey pénétrait entre la cinquième et la sixième. Schuh a choisi l'espace compris entre la troisième et la quatrième côte, immédiatement en dehors du bord gauche du sternum. Heger a perforé l'espace compris entre la cinquième et la sixième côte, à 5 centimètres et demi en dehors du sternum. M. Behier pénétra entre la septième et la huitième côte, sur le trajet d'une ligne verticale passant au bord externe de la mamelle, et, n'ayant pas réussi, il reporta l'instrument entre la sixième et la septième côte, immédiatement au-dessous du sein. Enfin, M. Jobert (de Lamballe), de concert avec M. Trousseau, a choisi le troisième espace intercostal, à 3 centimètres du sternum, en faisant précéder la ponction d'une incision allant jusqu'aux muscles. C'est aussi à ce niveau qu'avait pénétré Aran. C'est ce dernier espace qui nous paraît préférable.

L'artère mammaire interne peut être blessée dans les opérations ou dans les plaies par instruments vulnérants ; en haut elle est assez volumineuse pour donner lieu à une hémorrhagie grave. Si semblable accident arrivait, il faudrait la découvrir largement pour lier les deux bouts, car ses anastomoses nombreuses reproduiraient facilement l'hémorrhagie, si le bout supérieur seul était lié. Dans les cas où cette double ligature n'est pas possible, il faudrait pratiquer la ligature du vaisseau au-dessus du point où a porté l'agent vulnérant. On fait pour cela une incision de 3 à 4 centimètres, parallèle au bord du sternum ; à un centimètre environ en dehors de ce bord, on coupe successivement la peau, le tissu cellulaire sous-cutané, l'aponévrose superficielle du grand pectoral, les fibres musculaires de ce muscle et les muscles intercostaux, au-dessous de l'aponévrose profonde desquels on voit apparaître le vaisseau. On le sépare de la veine ou des veines avec une aiguille de Deschamps ou d'Astl. Cooper. Cette ligature est du reste peu usitée.

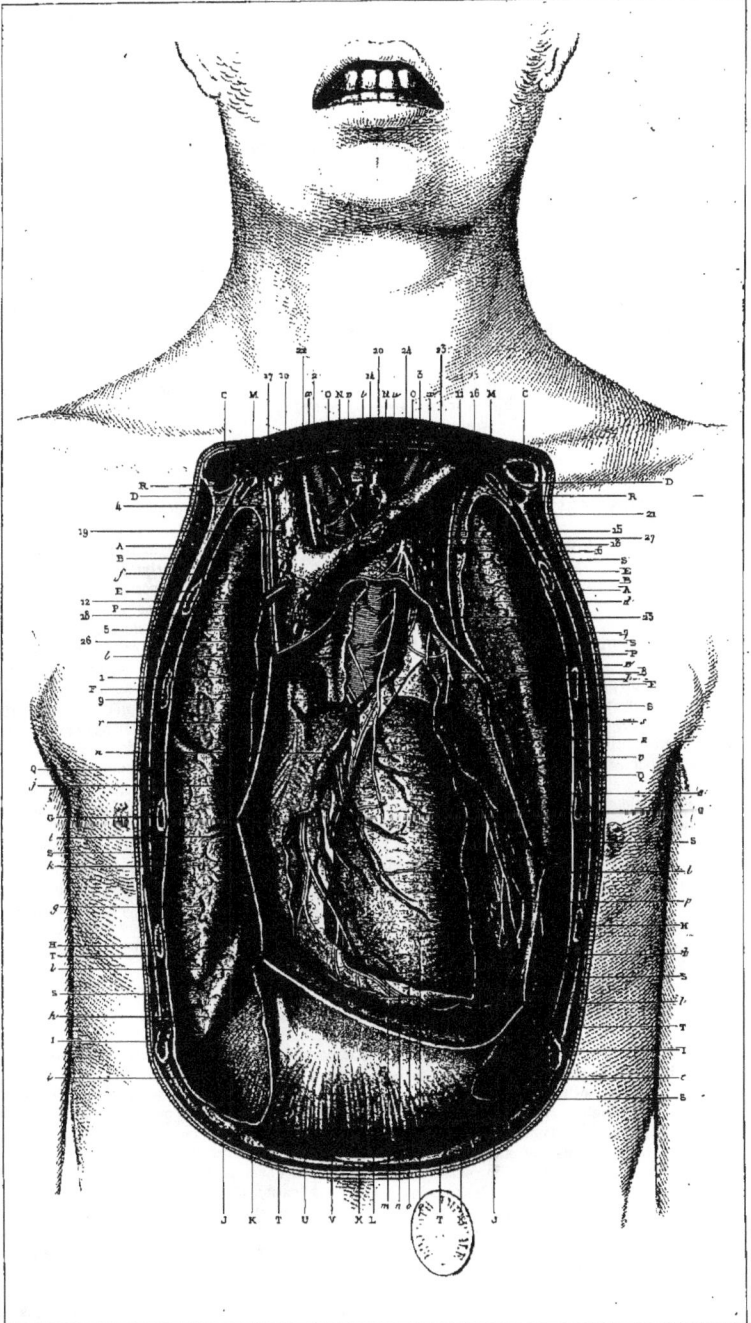

F. Bion del.   Imp. F. Chardon ainé._Paris.   Debray sc.

LIBRAIRIE GERMER BAILLIERE.

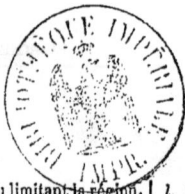

PLANCHE XLIII.

Régine médiastine.

Médiastin antérieur.

EXPLICATION.

A. Coupe de la peau limitant la région.
B. Coupe du fascia sous-cutané.
C. Coupe de la clavicule.
D. Coupe de la 1re côte.
E. Coupe de la 2e côte.
F. Coupe de la 3e côte.
G. Coupe de la 4e côte.
H. Coupe de la 5e côte.
I. Surface articulaire de la 6e côte.
J. Coupe du 7e cartilage costal.
K. Coupe du 8e cartilage costal.
L. Coupe de l'appendice xiphoïde.
M. Coupe du muscle sterno-cléido-mastoïdien.
N. Coupe du muscle sterno-hyoïdien.
O. Coupe du muscle sterno-thyroïdien.
P. Coupe du muscle grand pectoral.
Q. Coupe du muscle petit pectoral.
R. Coupe du muscle sous-clavier.
S. Coupe des muscles intercostaux internes et externes.
T. Coupe du muscle grand droit de l'abdomen.
U. Coupe du muscle triangulaire du sternum.
V. Muscle diaphragme.
X. Ligne blanche de l'abdomen.

a. Lobe supérieur du poumon gauche.
b. Lobe inférieur du poumon gauche.
c. Cavité de la plèvre gauche.
d. Coupe de la plèvre gauche limitant le médiastin antérieur, renversée en dehors.
e. Coupe de la plèvre pariétale gauche.
f. Lobe supérieur du poumon droit.
g. Lobe moyen du poumon droit.
h. Lobe inférieur du poumon droit.
i. Cavité de la plèvre droite.
j. Coupe de la plèvre droite limitant le médiastin antérieur, renversée en dehors.
k. Coupe de la plèvre pariétale droite.

l. Le péricarde écarté par des érignes. (Toute la partie antérieure de ce sac a été réséquée.)
m. Cavité du péricarde, surface séreuse.
n. Coupe de la membrane séreuse du cœur et de la partie viscérale du péricarde.
o. Coupe de la membrane fibreuse du cœur.
p. Fibres musculaires situées dans le sillon interventriculaire et s'insérant sur la membrane fibreuse du cœur.
q. Fibres musculaires du cœur recouvrant le ventricule droit.
r. Auricule droit.
s. Auricule gauche.
t. Trachée-artère.
u. Œsophage.
v. Coupe du feuillet antérieur profond de l'aponévrose du cou.
x. Coupe du thymus.

1. Origine de la crosse aortique.
2. Tronc artériel brachio-céphalique.
3. Artère carotide primitive gauche.
4. Artère mammaire interne droite coupée.
5. Artère diaphragmatique droite.
6. Coupe de l'artère mammaire interne gauche.
7. Artère diaphragmatique gauche.
8. Origine de l'artère pulmonaire.
9. Veine cave supérieure.
10. Tronc veineux brachio-céphalique droit.
11. Tronc veineux brachio-céphalique gauche.
12. Coupe de la veine mammaire interne droite.
13. Coupe de la veine mammaire interne gauche.
14. Veine thyroïdienne inférieure moyenne.
15. Petit tronc veineux recevant la veine diaphragmatique droite : le plexus veineux périodique et le plexus veineux aortique.
16, 17. Veines transversales situées derrière le muscle sterno-mastoïdien.
18. Plexus veineux aortique faisant communiquer les veines du cœur avec le tronc veineux brachio-céphalique gauche.
19. Ganglions lymphatiques recevant les lymphatiques mammaires internes, des lymphatiques du côté droit du péricarde et du poumon, et fournissant des vaisseaux lymphatiques qui vont se déverser dans la grande veine lymphatique.
20. Ganglions lymphatiques recevant les lymphatiques du côté gauche du péricarde et d'autres lymphatiques qui viennent du côté droit du sommet de la poitrine.
21. Ganglions lymphatiques profonds.
22. Nerf pneumogastrique droit donnant, après un trajet de 6 ou 7 millimètres, le nerf récurrent qui s'enfonce sous le tronc artériel brachio-céphalique droit.
23. Nerf pneumogastrique gauche.
24. Nerf récurrent gauche.
25. Nerf phrénique gauche venant du plexus cervical.
26. Nerf phrénique droit.
27. Nerf venant du pneumogastrique et formant, avec le grand sympathique qui accompagne l'artère brachio-céphalique, le plexus aortique antérieur.

APPLICATIONS A LA PATHOLOGIE ET A LA MÉDECINE OPÉRATOIRE.

Les plaies de cette région pouvant atteindre les organes les plus importants à la vie, sont susceptibles d'offrir une gravité extrême. Il suffit de voir le cœur, les vaisseaux qui en sortent ou qui y arrivent, pour se faire une idée de cette gravité. On comprend, en effet, difficilement qu'un instrument ou un projectile quelconque traverse le sternum sans blesser en même temps les vaisseaux artériels ou veineux qui sont en haut du médiastin, ou le cœur, qui est en bas. Ces lésions sont le plus souvent mortelles par suite de l'hémorrhagie abondante à laquelle elles donnent lieu. Un instrument vulnérant qui agit directement d'avant en arrière, ne peut atteindre le médiastin qu'après avoir traversé la région sternale, si ce n'est à gauche et en bas; car dans ce point le médiastin venant se mettre en rapport avec la région costale, c'est cette région qui doit être préalablement traversée. Les rapports des organes et leur stratification démontrent qu'en bas une plaie peu profonde peut n'intéresser que le péricarde ou avec lui les cavités droites du cœur et l'artère pulmonaire. Une plaie plus profonde, ayant la même direction, atteindrait nécessairement les cavités gauches du cœur et l'aorte à sa naissance. Si la plaie portait sur la partie la plus élevée du médiastin, la crosse de l'aorte pourrait être lésée indépendamment de l'artère pulmonaire, car à cette hauteur la disposition relative des deux vaisseaux a tout à fait changé, au point que l'aorte est devenue antérieure à l'artère pulmonaire. L'épaisseur des parois des ventricules permet de concevoir comment des blessures peuvent les pénétrer sans pénétrer dans leur cavité. On cite l'exemple d'un soldat qui conserva pendant six ans une balle enchatonnée dans l'épaisseur des parois du ventricule droit.

Les cavités gauches du cœur et plusieurs autres organes profonds du médiastin peuvent être intéressés en premier lieu, si l'instrument vulnérant ou le projectile arrive sur la poitrine dans une direction plus ou moins oblique. Quelques auteurs ont cité des exemples de la lésion de l'œsophage dans son trajet thoracique, mais il est facile de comprendre que cette lésion doit être rare. Blandin a vu un jeune homme qui, dans un duel, avait eu la veine azygos coupée par une balle près de sa courbure terminale ; le projectile avait labouré le médiastin de sa partie antérieure vers la postérieure, et il était venu se loger dans le corps des vertèbres dorsales.

Des abcès peuvent se manifester dans le médiastin antérieur. Ces abcès sont idiopathiques ou symptomatiques. Les premiers s'expliquent très bien par l'abondance du tissu cellulaire qui sert de gangue aux nombreux vaisseaux et à tous les organes qui se trouvent dans la région. Les seconds peuvent venir d'une carie du sternum, des côtes, des cartilages costaux où d'une arthrite suppurée des nombreuses articulations voisines. Les abcès par congestion venant de la région cervicale occupent le médiastin postérieur. La disposition des aponévroses du cou explique parfaitement cette particularité. Les nombreux ganglions lymphatiques superficiels du médiastin antérieur fournissent aussi quelquefois du pus, surtout dans les affections tuberculeuses de la poitrine. Ces abcès peuvent s'ouvrir sur la région sternale, en passant entre les espaces intercartilagineux, mais le plus souvent ils gagnent les parties déclives, passent au-devant du péricarde, et fusent dans la paroi abdominale jusqu'au niveau du creux de l'estomac, en traversant l'ouverture sous-xiphoïdienne du diaphragme.

On peut voir que des ganglions lymphatiques se trouvent en haut du médiastin antérieur et suivent précisément la veine cave supérieure, les deux troncs brachio-céphaliques veineux. Or, les hypertrophies, les cancers, les altérations de toutes sortes de ces ganglions amèneront une compression de ces veines avec d'autant plus de facilité, que les ganglions ne peuvent se développer qu'en gagnant les parties profondes, retenus qu'ils sont en avant par le plan résistant du sternum. Cette compression aura pour effet immédiat de produire une infiltration séreuse dans les membres supérieurs, la face, la tête et le cou.

La portion ascendante de l'aorte est quelquefois le siége d'anévrysmes. Or, l'anatomie nous apprend comment se comportent ces sortes de tumeurs. Il est évident que la poche anévrysmale atteindra facilement la face profonde du sternum et des cartilages costaux, et tandis que les anévrysmes de l'aorte descendante attaquent la colonne vertébrale, ceux de la portion ascendante et de la première portion de la crosse aortique useront la partie antérieure du squelette de la poitrine. C'est ainsi que dans leur période avancée ces anévrysmes se montrent à travers une érosion du sternum, luxant les articulations sterno-claviculaires ou chondro-costales. Les rapports de la crosse aortique avec la trachée-artère expliquent pourquoi les anévrysmes de celle-ci compriment ce conduit de l'air et troublent la respiration. On peut ainsi s'expliquer pourquoi les poumons, les veines pulmonaires, brachio-céphalique et cave supérieure, sont soumises à la compression. De là les troubles si profonds et si variés qui se montrent dans ces affections.

Le tronc brachio-céphalique artériel appartient à la partie supérieure et droite du médiastin antérieur. C'est donc le moment de discuter l'opportunité de sa ligature. Sans aucun doute le tronc artériel peut être oblitéré sur l'homme vivant, sans que la circulation de la tête, du cou et du membre supérieur droit soit un seul instant interrompue ; les anastomoses nombreuses des artères carotides et cervicales sur la ligne médiane suffisent amplement pour assurer cette circulation, mais il s'en faut de beaucoup que l'on puisse comparer les phénomènes de cette oblitération spontanée avec ceux qu'apporte la ligature. En effet, pendant le travail de l'oblitération spontanée, le malade ne court aucune chance d'hémorrhagie, tandis que ces chances sont nombreuses quand on fait la ligature de cette artère. Il est même presque impossible qu'une hémorrhagie foudroyante ne survienne pas dans ce cas à la chute du fil, car le tronc brachio-céphalique est fort court, et pour peu que sa ligature ait été faite à quelques millimètres au-dessous de sa bifurcation, ceux de la portion ascendante du cœur sera très petit, et les plus grandes probabilités se réuniront pour qu'il soit chassé par la colonne sanguine venant du cœur. Dans treize cas d'opération, il y a eu treize morts. Ces chiffres parlent assez haut pour qu'ils n'aient pas besoin de commentaires. Est-ce à dire cependant que les malheureux qui sont affectés d'anévrysmes à l'origine de l'artère sous-clavière de la carotide droite et du tronc brachio-céphalique lui-même soient au-dessous des ressources de l'art? Nous ne le pensons pas. Wardrop et A. Cooper ont obtenu des succès remarquables en liant les artères anévrysmatiques entre la tumeur et les capillaires. C'est ainsi que M. Broca a agi récemment pour un anévrysme du tronc brachio-céphalique en liant seulement l'artère sous-clavière, et a pu obtenir une amélioration notable chez son malade. Ces considérations nous dispensent donc de décrire quel est le meilleur procédé opératoire pour faire la ligature du tronc brachio-céphalique artériel.

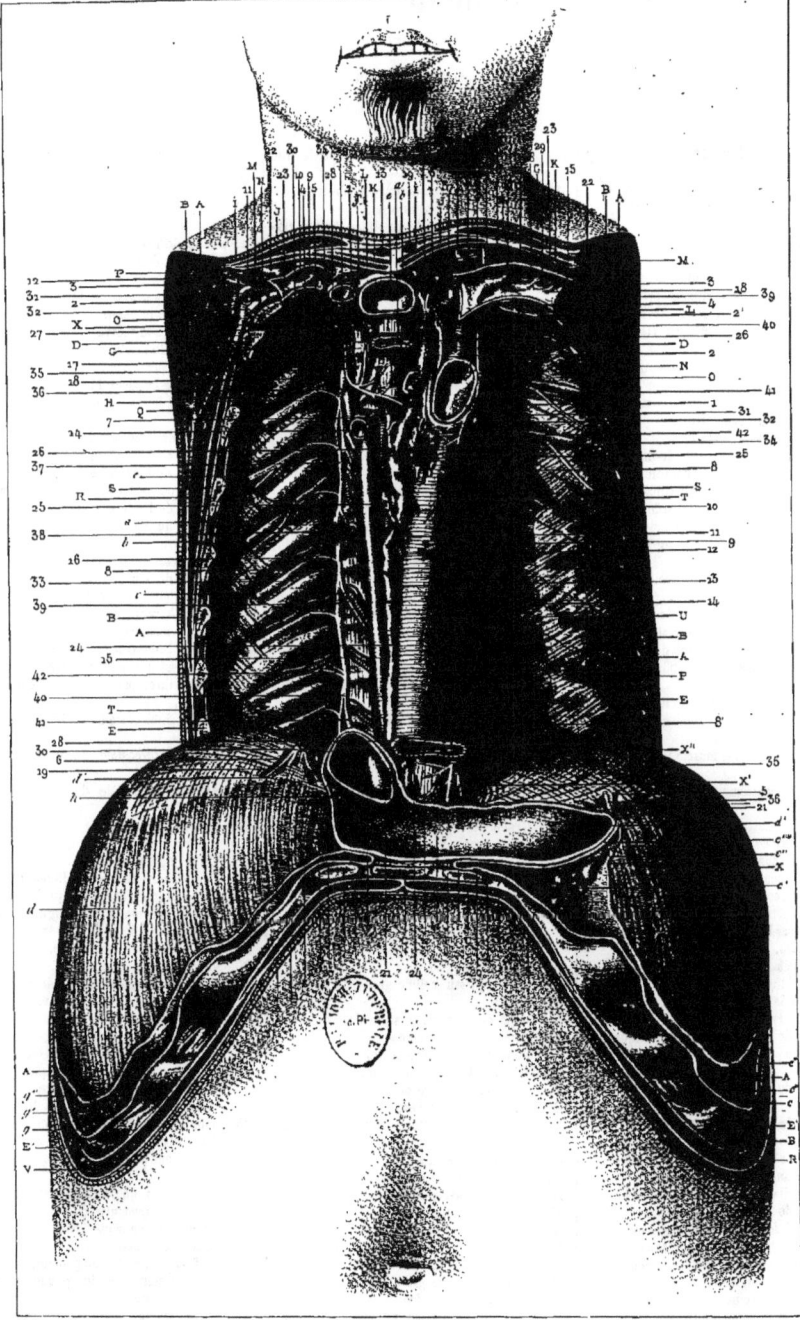

F. Bion del.　　　　　　　Imp. F. Bourbon aux　Paris.　　　　　　　Lebrun sc.

LIBRAIRIE GERMER BAILLIÈRE.

PLANCHE XLIV.

Région thoracique.

Médiastin postérieur.

EXPLICATION.

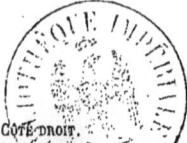

A. Coupe de la peau.
B. Coupe du fascia sous-cutané.
C. Coupe de l'appendice xiphoïde.
D. Coupe de la deuxième côte.
E. Coupe de la huitième côte.
E'. Bord supérieur de la neuvième côte.
F. Coupe du septième cartilage costal.
G. Disque intervertébral séparant les corps des deuxième et troisième vertèbres dorsales.
H. Fibres ligamenteuses situées entre le bord supérieur de la quatrième côte et le bord inférieur de l'apophyse transverse de la troisième vertèbre dorsale.
I. Coupe du muscle peaucier.
J. Coupe du muscle sterno-cléido-mastoïdien.
K. Coupe du muscle sterno-hyoïdien.
L. Coupe du muscle sterno-thyroïdien.
M. Coupe du muscle omoplat-hyoïdien.
N. Coupe du muscle scalène antérieur.
O. Coupe du muscle scalène postérieur.
P. Coupe du muscle trapèze.
Q. Coupe du muscle omoplat-hyoïdien.
R. Coupe du muscle rhomboïde.
S. Coupe du muscle petit dentelé supérieur.
T. Coupe du muscle grand dorsal.
U. Coupe du muscle grand droit de l'abdomen.
V. Coupe du muscle grand oblique de l'abdomen.
X. Extrémité inférieure du muscle long du cou.
Z. Coupe du muscle triangulaire du sternum.

a. Coupe du quatrième muscle intercostal externe.
b. Coupe du quatrième muscle intercostal interne.
c. Muscle sous-costal.
c'. Arcade formée par les premières fibres du muscle sous-costal, sous laquelle passent les vaisseaux et les nerfs.
d. Fibres musculaires du muscle diaphragme.
d'. Centre aponévrotique du diaphragme traversé par les vaisseaux et nerfs diaphragmatiques.
e. Coupe de la trachée-artère.
f. Coupe du thymus droit.
g. Cavité de la plèvre.
g'. Coupe de la plèvre costale.
g''. Coupe de la plèvre diaphragmatique.
h. Coupe du péricarde.

1. Coupe du tronc brachio-céphalique artériel.
2. Coupe de l'artère sous-clavière.
3. Coupe de l'artère sus-scapulaire.
4. Coupe de l'artère mammaire interne.
5. Artère intercostale supérieure.
6. Artère diaphragmatique supérieure.
7. Coupe de l'artère bronchique droite.
8. Artère intercostale du sixième espace.
9. Coupe du tronc de la veine sous-clavière.
10. Orifice de la jugulaire interne.
11. Coupe de la jugulaire externe.
12. Coupe de la veine cervicale transverse.
13. Coupe de la veine jugulaire antérieure.
14. Coupe de la veine azygos.
15. Grande veine azygos.
16. Veine du sixième espace intercostal.
17. Veine intercostale supérieure allant se rendre dans l'azygos.
18. Tronc recevant les veines des premier et deuxième espaces intercostaux, et un tronc très volumineux sortant par le trou de conjugaison.
19. Veines diaphragmatiques supérieures.
20. Veine mammaire interne.
21. Veine cave inférieure située dans le péricarde.
22. Grande veine lymphatique.
23. Son orifice dans la veine sous-clavière droite.
24. Canal thoracique.
25. Ganglions et vaisseaux lymphatiques prévertébraux se rendant dans le canal thoracique.
26. Vaisseaux lymphatiques allant dans le canal thoracique.
27. Coupe d'un des ganglions situés entre l'œsophage et la trachée.
28. Coupe du nerf pneumogastrique.
29. Coupe du nerf récurrent.
30. Coupe du nerf diaphragmatique.
31. Coupe du plexus nerveux brachial situé au-dessus de l'artère axillaire.
32. Coupe du plexus nerveux brachial situé au-dessous de la même artère.
33. Nerf intercostal du sixième espace.
34. Premier ganglion du grand sympathique.
35. Branche nerveuse fournie par le deuxième ganglion du grand sympathique allant concourir à la formation du plexus pulmonaire, aortique et cardiaque.
36. Troisième ganglion du grand sympathique.
37. Quatrième ganglion du grand sympathique.
38. Cinquième ganglion du grand sympathique.
39. Sixième ganglion du grand sympathique.
40. Septième ganglion du grand sympathique.
41. Grand nerf splanchnique.
42. Anastomose du grand sympathique avec le septième nerf intercostal. (On voit pour les autres nerfs intercostaux une disposition analogue.)

A. Coupe de la peau.
B. Coupe du tissu cellulo-graisseux sous-cutané.
C. Coupe de l'appendice xiphoïde.
D. Coupe de la deuxième côte.
E. Coupe de la huitième côte.
E'. Cartilage de la même côte.
F. Coupe du cartilage de la sixième côte.
G. Coupe du muscle peaucier.
H. Coupe du muscle sterno-cléido-mastoïdien.
I. Coupe du muscle sterno-hyoïdien.
J. Coupe du muscle sterno-thyroïdien.
K. Coupe du muscle omoplat-hyoïdien.
L. Coupe du muscle scalène postérieur.
M. Coupe du muscle trapèze.
N. Angulaire de l'omoplate.
O. Coupe des muscles rhomboïde et petit dentelé supérieur.
P. Coupe du muscle grand dorsal.
Q. Coupe du grand droit de l'abdomen.
R. Coupe du muscle grand oblique de l'abdomen.
S. Coupe du muscle intercostal externe du quatrième espace.
T. Coupe du muscle intercostal interne du même espace.
U. Muscles sous-costaux.
V. Coupe du muscle triangulaire du sternum.

X. Fibres musculaires du diaphragme.
X'. Fibres musculaires du diaphragme formant l'anneau œsophagien.
X''. Centre phrénique du diaphragme.

a. Coupe de l'œsophage.
b. Coupe des débris du thymus.
c. Cavité de la plèvre.
c'. Appendices graisseux de la plèvre.
c''. Coupe de la plèvre diaphragmatique.
c'''. Coupe de la plèvre costale.
c''''. Coupe de la plèvre péricardique.
d. Cavité du péricarde.
d'. Coupe de la paroi du péricarde.
e. Coupe de la trachée-artère.

1. Coupe de la crosse de l'aorte.
2. Artère sous-clavière.
2'. Coupe de l'artère sous-clavière.
3. Coupe de l'artère cervicale transverse.
4. Coupe de l'artère mammaire interne.
5. Coupe de l'artère diaphragmatique supérieure.
6. Artère œsophagienne supérieure.
7. Coupe de l'artère carotide primitive.
8. Aorte thoracique à son origine.
9. Aorte thoracique à sa terminaison.
9. Artère œsophagienne et médiastine.
10. Artère intercostale du troisième espace fournissant une artère bronchique droite.
11. Artère intercostale du quatrième espace droit.
12. Artère intercostale du cinquième espace droit.
13. Artère intercostale du dixième espace droit.
14. Artère intercostale du septième espace gauche.
15. Coupe des parois de la veine sous-clavière gauche.
16. Veine jugulaire interne.
17. Embouchure de la veine jugulaire interne dans le tronc brachio-céphalique.
18. Embouchure de la veine jugulaire externe dans la veine sous-clavière.
19. Veine jugulaire antérieure.
20. Veine mammaire interne.
21. Veine diaphragmatique supérieure gauche.
22. Ganglions lymphatiques situés au-dessous du trapèze.
23. Autre ganglion lymphatique coupé et situé derrière la veine sous-clavière.
24. Ganglions et vaisseaux lymphatiques situés sur la face antérieure de l'œsophage avant de traverser le diaphragme.
25. Ganglions lymphatiques bronchiques.
26. Vaisseaux lymphatiques de ces derniers ganglions se jetant dans le canal thoracique.
27. Terminaison du canal thoracique.
28. Première ouverture du canal thoracique dans la veine sous-clavière.
29. Deuxième orifice du canal thoracique.
30. Nerf pneumogastrique gauche.
31. Branche nerveuse du pneumogastrique allant au poumon.
32. Autre branche nerveuse du pneumogastrique fournissant le récurrent et au plexus cardiaque et pulmonaire.
33. Nerf récurrent gauche.
34. Coupe du nerf pneumogastrique allant dans le tronc thoracique.
35. Coupe du pneumogastrique accompagnant l'œsophage.

APPLICATIONS A LA PATHOLOGIE ET A LA MÉDECINE OPÉRATOIRE.

Si les plaies du médiastin antérieur sont graves, celles qui atteignent le médiastin postérieur le sont encore plus. Ces dernières peuvent non-seulement intéresser des vaisseaux, mais encore des nerfs, ainsi que la trachée-artère et l'œsophage. Heureusement que tous ces organes sont profondément situés, et échappent ainsi à l'action des instruments vulnérants. Il est presque inutile de faire remarquer que les plaies de l'œsophage sont graves par l'épanchement des matières alimentaires qui se fait consécutivement dans le tissu cellulaire du médiastin, et par l'inflammation inévitable qui l'accompagne. Les blessures de l'aorte descendante donneront lieu à une hémorrhagie qui sera promptement mortelle. Ces blessures seront plus fréquentes en haut de la région que dans sa partie inférieure, parce que dans ce dernier point un instrument vulnérant aurait à traverser d'avant en arrière toute la masse charnue du cœur et les divers feuillets du péricarde.

Les abcès du médiastin postérieur comme ceux du médiastin antérieur sont idiopathiques ou symptomatiques. Les premiers naissent dans le tissu cellulaire abondant qui environne la trachée, l'œsophage ou l'aorte. Les abcès symptomatiques peuvent être dus à l'altération d'un organe situé dans cette région ou venir de loin. Ainsi les ganglions lymphatiques si nombreux, suppurant sous l'influence de la diathèse scrofuleuse ou tuberculeuse, les épanchements purulents des plèvres, les ostéites, les caries ou les nécroses du corps des vertèbres ou de l'extrémité postérieure des côtes, donnent lieu à des abcès du médiastin. Le pus peut encore se collectionner là après avoir pris naissance dans la région cervicale, et même à la base du crâne, en suivant la face antérieure de la colonne vertébrale. De quelque origine qu'ils soient, les abcès du médiastin postérieur peuvent fuser dans la cavité abdominale en passant par les ouvertures que le diaphragme offre aux nerfs, aux vaisseaux ou à l'œsophage. On a vu de ces abcès venir se montrer alors, soit dans l'aine, soit dans la région périnéale. Très rarement ils passent dans le médiastin antérieur pour se montrer au niveau de la région sternale.

Les anévrysmes qui siégent dans la deuxième partie de la crosse de l'aorte, et dans l'aorte descendante qui lui fait suite, se portent en arrière, affaissent la trachée, l'œsophage, détruisent les canaux, et peuvent se faire jour dans leur cavité. Ceux qui naissent spécialement de la concavité de la crosse de l'aorte portent la compression sur la racine du poumon gauche, tandis que ceux qui procèdent de la convexité se développent du côté de la région cervicale et font bientôt saillie au-dessus de la fourchette du sternum. Aussi Allan Burns avait raison de faire remarquer que l'on pouvait confondre ces derniers anévrysmes avec les anévrysmes des carotides ou du tronc brachio-céphalique et des branches qui en partent. Celui qui donnerait aujourd'hui un bon signe pour établir ce diagnostic rendrait un service réel à la science. Peut-être qu'au moyen de la compression des carotides on pourra y arriver.

On constate sur la planche le rapport intime du nerf récurrent avec la crosse de l'aorte et le commencement de l'aorte descendante, rapport qui explique pourquoi ce nerf est comprimé très tôt par les anévrysmes qui siégent sur ces vaisseaux. Cette circonstance rend compte de l'aphonie qui existe dès le début de ces anévrysmes. Le nerf récurrent du côté gauche est évidemment plus exposé à la compression que celui du côté droit, parce que les anévrysmes de l'aorte sont plus fréquents que ceux du tronc brachio-céphalique artériel, qui sert de poulie de réflexion au récurrent droit. Les anévrysmes de l'aorte descendante compriment l'œsophage d'abord, mais retenus par la colonne vertébrale ils refoulent ensuite le cœur en avant, au point de faire croire à une affection de cet organe. Dans ce cas l'erreur est d'autant plus facile que des battements doubles sont ressentis par le malade plus fortement et plus superficiellement que de coutume. Les anévrysmes de l'aorte thoracique attaquent et détruisent les corps des vertèbres, surtout à gauche, et ici, comme dans tous les autres points du corps les os, cèdent plus promptement que les tissus fibro-cartilagineux. Blandin cite l'exemple d'un individu qui portait un anévrysme tellement volumineux de l'aorte descendante, que cette tumeur, après avoir occupé la cavité pulmonaire gauche, refoulé le poumon correspondant et détruit l'extrémité postérieure des côtes, s'était portée dans la région dorsale, où l'on pouvait la reconnaître à ses battements.

Très nombreux et complexes, les organes du médiastin postérieur sont sujets à des tumeurs de toute nature, tuberculeuses, fibreuses, lipomateuses, cancéreuses, et l'on comprend que toutes ces tumeurs amèneront promptement des désordres dans leur voisinage. Aussi la compression de la trachée, de l'œsophage, de la veine azygos, du canal thoracique sera presque inévitable. Néanmoins la mobilité dont jouissent tous ces organes leur permet d'échapper jusqu'à un certain point à ces fâcheux effets. Le grand sympathique lui-même n'échappe pas à cette compression. Dès que la poche anévrysmale commence à se développer, dit M. Richet, elle tend à comprimer ce tronc nerveux, et l'existence de cette tumeur n'est révélée, vu la profondeur à laquelle elle est située, que par des troubles dans les organes qui reçoivent leurs filets de cette portion du grand sympathique. Or, ces troubles sont de nature si singulière, qu'il est réellement impossible, si l'on n'est prévenu, de les rattacher à la présence de cette affection. M. Richet cite un cas fort remarquable, observé par lui avec MM. Bouillaud et Trousseau, où ces troubles ont mis sur la voie du diagnostic. Quand une plèvre se remplit de liquide, le médiastin est refoulé du côté opposé à la collection, et c'est ainsi que le cœur a pu être transporté jusqu'à la partie supérieure de la cavité thoracique droite. Quand l'évacuation a lieu, le cœur revient peu à peu à sa place, ainsi que tous les autres organes qui l'avaient suivi dans son déplacement.

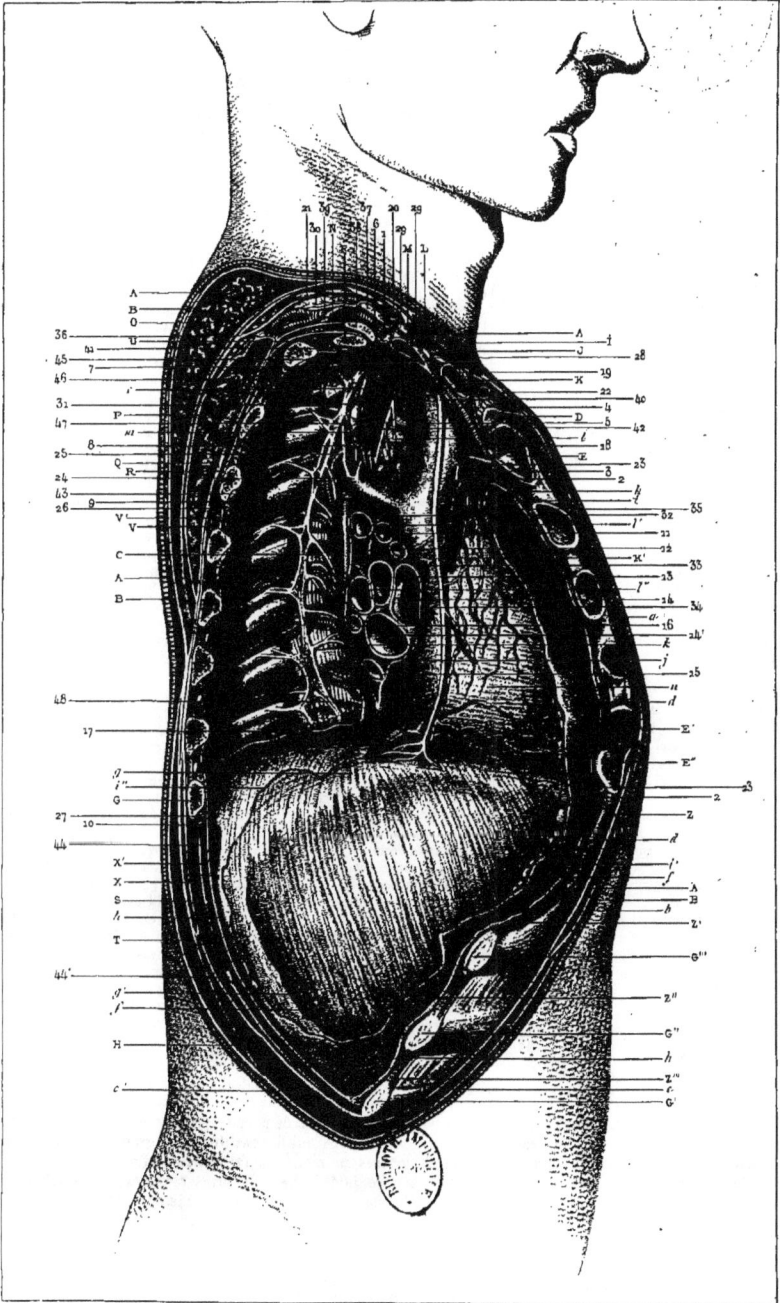

F. Bion del   Imp. F. Chardon ainé. — Paris.   Lebrun sc.

LIBRAIRIE GERMER BAILLIÈRE.

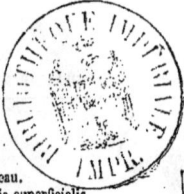

PLANCHE XLV.

Région thoracique.

Cavité droite de la poitrine.

EXPLICATION.

A. Coupe de la peau.
B. Coupe du fascia superficialis.
C. Colonne vertébrale.
D. Face articulaire du sternum.
E. Surface articulaire du sternum pour le premier cartilage costal.
E'. Surface articulaire du sternum pour le cinquième cartilage costal.
E''. Surface articulaire du sternum pour le sixième cartilage costal.
F. Coupe de la première côte.
G. Coupe de la neuvième côte.
G'. Surface articulaire du cartilage avec la neuvième côte.
G''. Surface articulaire du huitième cartilage costal.
G'''. Surface articulaire du septième cartilage costal.
H. Bord supérieur de la dixième côte.
I. Coupe du muscle peaucier.
J. Coupe du muscle sterno-cléido-mastoïdien.
K. Bord externe des muscles sterno-thyroïdien et sterno-hyoïdien.
L. Coupe du muscle omoplat-hyoïdien.
M. Coupe du muscle scalène antérieur.
N. Coupe du muscle scalène postérieur.
O. Coupe du muscle trapèze.
P. Coupe du muscle angulaire de l'omoplate.
Q. Coupe du muscle rhomboïde.
R. Coupe du muscle petit dentelé supérieur.
S. Coupe du muscle petit dentelé inférieur.
T. Coupe du muscle grand dorsal.
U. Coupe du muscle intercostal externe du premier espace.
V. Coupe du muscle intercostal externe du deuxième espace.
V'. Coupe des muscles intercostal interne et sous-costal du quatrième espace.
X. Coupe du muscle intercostal externe du neuvième espace.
X'. Coupe du muscle intercostal interne du neuvième espace.
Z. Muscles intercostaux dans le sixième espace intercartilagineux.
Z'. Coupe des muscles intercostaux dans le septième espace intercartilagineux.
Z''. Coupe des muscles intercostaux dans le huitième espace intercartilagineux.
Z'''. Coupe des muscles intercostaux dans le neuvième espace intercartilagineux.

a. Coupe du muscle grand pectoral.
b. Coupe du muscle grand droit de l'abdomen.
c. Coupe du muscle grand oblique de l'abdomen.

c'. Insertion du muscle grand oblique de l'abdomen à la dixième côte.
d. Coupe du muscle triangulaire du sternum.
e. Muscle long du cou.
f. Muscle diaphragme.
g. Centre phrénique du diaphragme.
h. Coupe de la plèvre pariétale.
i. Coupe de la plèvre péricardique.
i'. Coupe de la plèvre diaphragmatique.
i''. Coupe de la plèvre recouvrant le centre phrénique du diaphragme.
j. Coupe de la plèvre enveloppant le pédicule du poumon.
k. Coupe du tissu pulmonaire dans le pédicule du poumon.
l. Trachée-artère.
l'. Coupe de la bronche droite allant au lobe supérieur du poumon.
l''. Coupe de la branche droite allant aux lobes moyen et inférieur du poumon.
m. Fibres musculaires de l'œsophage.
n. Péricarde.

1. Coupe de l'artère sous-clavière.
2. Coupe de l'artère mammaire interne.
3. Artère diaphragmatique supérieure.
4. Branche de la mammaire interne allant au diaphragme.
5. Artère bronchique venant de l'intercostale supérieure.
6. Coupe de l'artère cervicale transverse.
7. Artère intercostale supérieure.
8. Première artère intercostale naissant de l'artère et donnant l'artère bronchique droite.
9. Coupe de l'artère intercostale du quatrième espace.
10. Coupe de l'artère intercostale du neuvième espace.
11. Coupe de l'une des branches de l'artère pulmonaire droite.
12. Coupe d'une seconde branche de l'artère pulmonaire droite.
13. Coupe d'une troisième branche de l'artère pulmonaire droite.
14. Coupe de la branche supérieure de la veine pulmonaire droite.
14'. Coupe d'une branche inférieure de la veine pulmonaire droite.
15. Coupe d'une veine pulmonaire.
16. Ramifications des veines pulmonaires.
17. Veine cave inférieure pénétrant dans le péricarde.
18. Division de la veine supérieure.
19. Coupe du tronc brachio-céphalique veineux droit.

20. Coupe de la veine jugulaire externe.
21. Veine cervicale transverse.
22. Coupe d'un tronc veineux situé sur le bord supérieur du sternum, recevant les veines thyroïdiennes inférieures.
23. Coupe de la veine mammaire interne.
24. Grande veine azygos.
25. Tronc veineux allant se rendre dans la veine azygos, et recevant des veines œsophagiennes du premier, du deuxième et du troisième espace intercostal, et une grosse veine sortant par le trou de conjugaison, venant des sinus rachidiens.
26. Coupe de la veine du quatrième espace intercostal.
27. Coupe de la veine du neuvième espace intercostal.
28. Grande veine lymphatique.
29. Ganglions lymphatiques situés sous le muscle omoplat-hyoïdien.
30. Espace du triangle sus-claviculaire contenant une coupe du tissu graisseux et des ganglions lymphatiques qu'il renferme.
31. Ganglions lymphatiques situés entre l'œsophage et la trachée.
32. Coupe d'un ganglion lymphatique situé dans le pédicule du poumon.
33. Coupe d'un ganglion lymphatique situé sur la face antérieure du pédicule du poumon.
34. Ganglion lymphatique faisant suite aux précédents.
35. Ganglions lymphatiques situés entre la veine cave supérieure et la crosse de l'aorte.
36. Nerf spinal.
37. Faisceau supérieur du plexus brachial.
38. Faisceau inférieur du plexus brachial.
39. Nerf du grand dentelé.
40. Nerf phrénique ou diaphragmatique.
41. Premier nerf intercostal concourant à former le plexus brachial.
42. Nerf pneumogastrique.
43. Coupe du nerf intercostal du quatrième espace.
44. Nerf intercostal du neuvième intercostal.
44'. Coupe de ce dernier nerf.
45. Premier ganglion thoracique du grand sympathique.
46. Anastomose du grand sympathique avec le deuxième nerf intercostal. (On peut voir des anastomoses analogues pour les autres nerfs intercostaux.)
47. Rameaux du grand sympathique allant concourir à la formation du plexus pulmonaire.
48. Grand splanchnique.

APPLICATIONS A LA PATHOLOGIE ET A LA MÉDECINE OPÉRATOIRE.

Nous attirerons d'abord l'attention sur le pédicule du poumon représenté dans cette planche par une surface de section antéro-postérieure. On peut voir que l'ordre de succession des canaux qui le constituent en grande partie se fait de la manière suivante d'avant en arrière : veines pulmonaires, artères pulmonaires et bronches. De là résulte cette conséquence qu'un instrument vulnérant qui agirait d'avant en arrière intéresserait d'abord les veines pulmonaires, puis les artères du même nom, et en dernier lieu les bronches. Si l'hémorrhagie fournie par la blessure des vaisseaux sanguins n'amenait point la mort d'une manière prompte, et si les bronches étaient ouvertes, il en résulterait un emphysème qui par son existence indiquerait suffisamment la gravité de la blessure. Au reste, les rapports des bronches en haut du pédicule du poumon permettent de supposer que ces bronches peuvent être blessées indépendamment de tout autre organe, et alors on voit se manifester un emphysème dont la marche et l'envahissement des diverses régions sont bien indiquées par l'anatomie. En effet, l'air passera bientôt dans le tissu cellulaire du médiastin postérieur, de là il arrivera facilement dans la région cervicale, où on le rencontre d'abord ; puis il gagnera la face, la tête et en même temps les membres supérieurs, le tronc et le reste du corps, qu'il distendra plus ou moins, suivant que l'air s'échappera de la bronche blessée en plus ou moins grande quantité. Cette même coupe du pédicule du poumon montre que des ganglions lymphatiques nombreux existent au-devant et au-dessous des bronches et entre les vaisseaux. Si ces ganglions s'indurent, s'hypertrophient, suppurent, il en résultera une compression de ces canaux, et certains de leurs abcès peuvent venir se frayer une voie dans les bronches.

On peut voir que la grande veine azygos embrasse la partie supérieure du pédicule du poumon, et qu'appliquée sur la colonne vertébrale, elle reçoit le sang des veines intercostales droites. Si un épanchement dans la plèvre devient considérable, cette veine sera presque toujours comprimée, surtout en haut, où elle s'écarte davantage de la ligne médiane. Cette compression amènera dès lors une gêne de la circulation dans la paroi thoracique droite, d'où l'œdème de ces parois qui accompagne certains épanchements pleuraux, et qui se manifeste surtout au niveau des espaces intercostaux, ce qui, dans quelques cas, masque ces espaces et rend la ponction de la plèvre un peu plus difficile.

Les nerfs reçoivent souvent certaines influences du voisinage de la plèvre. On sait que les inflammations de cette membrane sont souvent accompagnées de douleurs dites névralgies *intercostales*. On croyait autrefois que ces douleurs étaient purement névralgiques ; mais les travaux de MM. Beau et Bouillaud ont démontré depuis longtemps qu'elles étaient dues quelquefois à une névrite intercostale. J'ai pu assister aux recherches de M. Beau, et voir que le nerf intercostal était enflammé précisément dans la portion qui est en contact direct avec la face externe de la plèvre. L'inflammation de cette membrane paraissait s'être communiquée au nerf par une sorte de propagation de voisinage. C'est par cette névrite qu'il faut aussi sans doute s'expliquer les douleurs sous-claviculaires des phthisiques, douleurs qui par les anastomoses des premiers nerfs intercostaux avec les nerfs du plexus brachial peuvent retentir jusque dans les membres supérieurs. Si les derniers nerfs intercostaux sont ainsi affectés, la douleur se manifeste sur les téguments de l'abdomen, quelquefois même jusqu'au-dessus des pubis où se ramifie le dernier nerf intercostal. Si l'on n'a l'esprit fixé sur cette circonstance, on peut tomber dans des erreurs graves et méconnaître des pleurésies, en les prenant, par exemple, pour des cystites ou des péritonites, etc. M. Nélaton cite dans ses leçons un exemple frappant de cette erreur, commise par des médecins d'ailleurs très instruits. Si les nerfs intercostaux sont ainsi influencés, à plus forte raison le grand sympathique, qui est plus superficiel, doit l'être davantage. Mais il faut avouer que les phénomènes consécutifs à cette inflammation n'ont pas été étudiés, et peut-être qu'un jour ils seront dévoilés et nous donneront la clef d'une foule d'accidents aujourd'hui encore inexpliqués. Nous ne savons guère plus sur l'inflammation du nerf phrénique, qui cependant est aussi en contact direct avec la plèvre. Son inflammation pourrait peut-être nous expliquer certains troubles du côté du diaphragme, qui se voient dans quelques pleurésies. La compression de ce nerf portée à un certain degré dans les épanchements pleuraux ne serait-elle pas la cause de la paralysie de ce muscle si important de la respiration.

Du reste, l'inflammation de la plèvre ne retentit pas seulement sur les nerfs ; elle peut se propager aussi au périoste des côtes et amener sur ces os les mêmes phénomènes que l'ostéite, d'où des *ostéophytes* signalés par M. Parise dans les côtes voisines des inflammations chroniques des plèvres. Comme ces ostéophytes ont acquis dans quelques cas des dimensions considérables, il en est résulté que des espaces intercostaux ont été comblés ; dans la paracentèse de la poitrine, le trocart tombait sur eux et ne pouvait arriver jusqu'à la plèvre.

Le diamètre vertical de la cavité pulmonaire est moins étendu à droite qu'à gauche. Néanmoins il faut remarquer que c'est seulement au centre de chacune des moitiés latérales du diaphragme que ces différences existent, car près des côtes la cavité pulmonaire a toujours pour limites les attaches du diaphragme sur lesquelles la plèvre se réfléchit. Quant au diamètre transverse, il présente une disposition opposée à celle du diamètre vertical ; mais, en somme, la capacité de la cavité pulmonaire droite dans l'état normal est un peu plus ample que celle du côté gauche. Du reste, il existe à cet égard des variétés individuelles ou accidentelles. Parmi ces dernières, nous signalerons la diminution des cavités pulmonaires chez la femme grosse ou bien chez les femmes qui ont une ascite, de même que chez celles qui ont un kyste volumineux de l'ovaire.

De ce que le diaphragme par sa convexité occupe une certaine étendue de la cavité thoracique droite et gauche, il en résulte que les plaies pénétrantes qui atteindront la poitrine pourront à la fois traverser la plèvre, le diaphragme et le péritoine, et que des plaies de la poitrine, même très hautes, peuvent offrir cette complication, surtout si l'instrument a traversé les organes au moment d'une forte expiration. Dans le cas contraire, c'est-à-dire lorsque le diaphragme est fortement abaissé, comme dans une profonde inspiration, une plaie pénétrante de poitrine, située même très bas, n'atteindra que les organes thoraciques sans léser le diaphragme ou le foie.

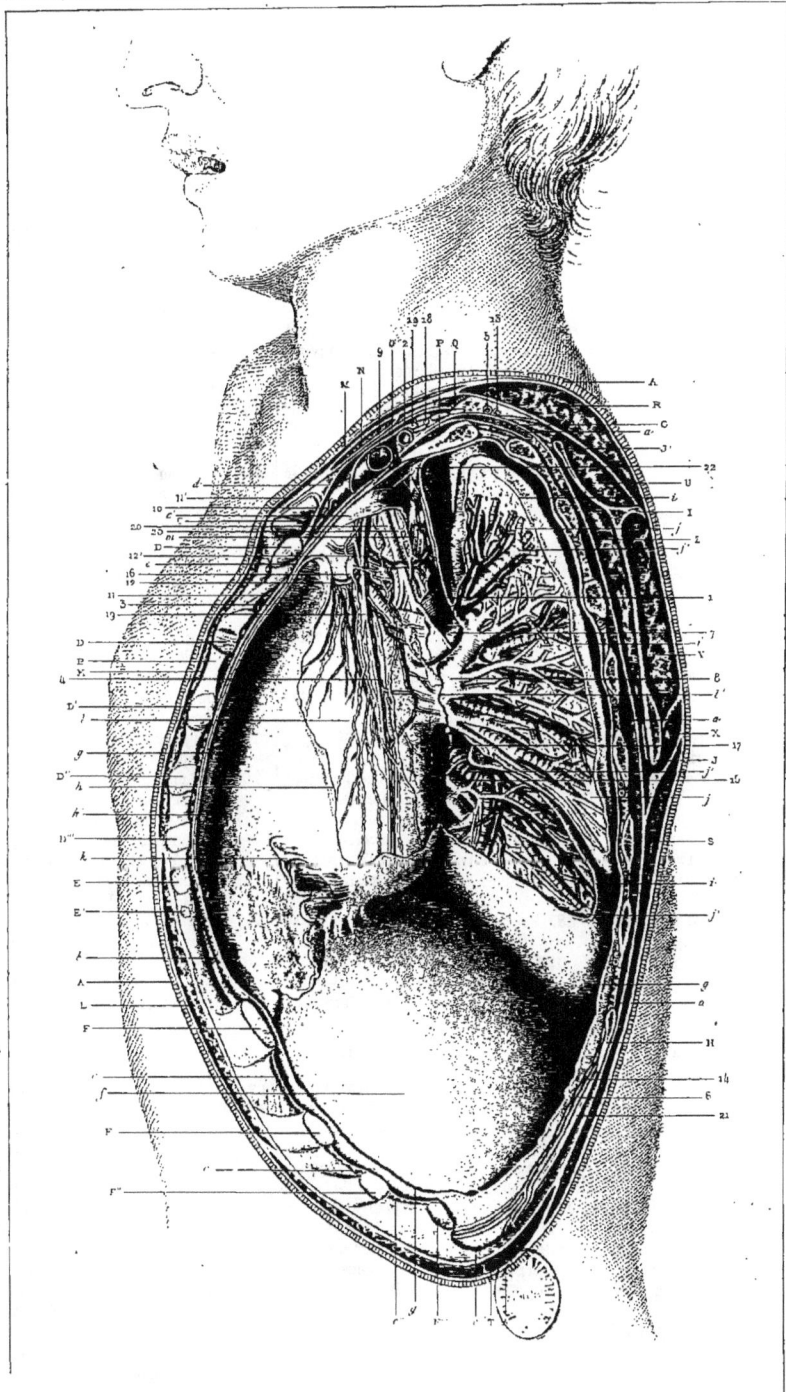

PLANCHE XLVI.

Région thoracique.

Côté gauche de la poitrine.

EXPLICATION.

A. Coupe de la peau limitant la région.
B. Bord gauche du sternum.
C. Surface sternale pour l'articulation de la clavicule.
D, D', D'', D'''. Surfaces sternales pour l'articulation des 1re, 2e, 3e, 4e et 5e cartilages costaux.
E, E'. Surfaces articulaires résultant de la juxtaposition entre le 5e et le 6e cartilage.
F, F', F'', F'''. Coupe des 6e, 7e, 8e et 9e cartilages costaux.
G. Coupe de la 1re côte.
H. Coupe de la 9e côte.
I. Coupe de l'épine de l'omoplate.
J. Coupe de l'angle inférieur de l'omoplate.
J'. Coupe du bord supérieur de l'omoplate.
K. Coupe du muscle grand pectoral.
L. Coupe du muscle grand droit de l'abdomen.
M. Muscle peaucier.
N. Coupe du faisceau claviculaire du muscle sterno-cléido-mastoïdien.
O. Muscle scalène antérieur coupé.
P. Muscle scalène postérieur coupé.
Q. Muscle omoplat-hyoïdien coupé.
R. Coupe du muscle trapèze.
S. Coupe du muscle grand dorsal.
T. Coupe du muscle grand oblique de l'abdomen.
U. Coupe du muscle sus-épineux.
V. Coupe du muscle sous-épineux.
X. Coupe du muscle grand rond.
Z. Coupe du muscle sous-scapulaire.

a. Coupe du muscle grand dentelé.
b. Coupe du muscle triangulaire du sternum.
c, c', c'', c'''. Muscles intercostaux internes et externes coupés.
d. Coupe de l'aponévrose recouvrant les muscles sterno-thyroïdien et hyoïdien.
e. Feuillet fibreux doublant la plèvre pariétale et allant se continuer avec l'aponévrose qui ferme en haut la poitrine et s'insère sur le bord de la 1re côte.
e'. Surface de cette aponévrose vue à nue, la plèvre qui la recouvrait ayant été enlevée.
f. Plèvre recouvrant le diaphragme.
g. Coupe de la plèvre pariétale.
h. Coupe de la plèvre recouvrant le péricarde.
h'. Prolongement fibreux qui revêt la plèvre.
i. Coupe de la plèvre viscérale pulmonaire.
j. Tissu du poumon.
j'. Ramifications bronchiques.
k. Appendice graisseux.
l. Surface externe du péricarde.
l'. Coupe du péricarde sur la veine pulmonaire.
m. Insertion supérieure du péricarde aux corps de la 2e et 3e vertèbre dorsale.

1. Artère aorte thoracique.
2. Coupe de l'artère sous-clavière.
3. Artère mammaire interne.
4. Artère diaphragmatique.
5. Artère cervicale transverse.
6. Artère intercostale du 9e espace.
7. Branche gauche de l'artère pulmonaire.
8. Veines pulmonaires gauches se déversant dans l'oreille gauche.
9. Coupe du tronc veineux brachio-céphalique gauche.
10, 11. Veine mammaire interne.
12. Plexus veineux péricardique recevant la veine diaphragmatique gauche.
12'. Veine sous-pleurale venant du côté du corps des vertèbres et constituant avec le plexus précédent un tronc qui va s'aboucher dans le tronc veineux brachio-céphalique.
13. Coupe de la veine cervicale transverse.
14. Veine intercostale.
15. Veine pulmonaire du lobe inférieur sur la racine de laquelle on voit un ganglion lymphatique.
16. Ganglion lymphatique dont les vaisseaux lymphatiques afférents accompagnent les veines péricardique et diaphragmatique, et le vaisseau efférent va dans le canal thoracique situé derrière le ligament suspenseur du péricarde.
17. Ganglion lymphatique situé à l'origine de la bronche du lobe inférieur du poumon.
18. Coupe des nerfs qui concourent à former le plexus brachial.
19. Nerf phrénique donnant un rameau au péricarde.
20. Nerf pneumogastrique donnant au niveau de la concavité de la crosse de l'aorte le récurrent, et un peu plus bas et en arrière une branche qui accompagne la bronche.
21. Nerf intercostal.
22. Ganglion du grand sympathique fournissant un filet nerveux.
23. Filet du grand sympathique allant accompagner le nerf récurrent pour former le plexus pulmonaire

---

APPLICATIONS A LA PATHOLOGIE ET A LA MÉDECINE OPÉRATOIRE.

La planche XLIII et celle-ci montrent les plèvres et les poumons dans leurs rapports généraux. On peut voir que les plèvres droite et gauche forment une sorte de sac dans lequel le poumon est logé. Le trajet de ces deux membranes séreuses leur permet de se mettre en rapport par leur face externe avec les parois thoraciques et avec la surface des poumons, d'où les expressions de plèvre pariétale et de plèvre pulmonaire. La plèvre pariétale offre elle-même plusieurs régions, telles que la plèvre costale, la plèvre diaphragmatique, la plèvre péricardique. La plèvre pulmonaire elle-même est quelquefois distinguée en plèvre lobaire et en plèvre interlobaire. L'inflammation de cette membrane (pleurésie) peut occuper une ou plusieurs de ces régions, d'où les expressions de *pleurésie pulmonaire*, *pleurésie diaphragmatique*, *interlobaire*, etc. Un des résultats de cette inflammation est la production d'une lymphe plastique qui, en s'organisant, fait adhérer entre elles les surfaces de la cavité pleurale. Il résulte à la longue une adhérence de la plèvre qui, si elle trouble un peu les mouvements d'expansion du poumon, peut dans quelques circonstances offrir de l'utilité. Roux a démontré depuis longtemps que, dans les plaies pénétrantes de la poitrine, les adhérences empêchent la rétraction du poumon. Il est peu de sujets qui n'offrent des adhérences plus ou moins étendues de la face interne des plèvres, et le chirurgien qui est appelé à administrer le chloroforme doit tenir compte de ces adhérences, parce que si elles étaient trop nombreuses elles constitueraient une contre-indication formelle de l'emploi de cet agent anesthésique. C'est dans la cavité virtuelle de la plèvre que la sérosité, le pus, le sang, ou l'air, peuvent s'accumuler et produire des *hydrothorax*, des *pyothorax*, des *hémothorax* et des *pneumothorax*.

La plaie pénétrante de poitrine a pour conséquence presque inévitable l'entrée d'une certaine quantité d'air dans la cavité de la plèvre ouverte, le refoulement du poumon qui se trouve alors séparé des côtes par un espace plus ou moins grand, une gêne plus ou moins considérable de la respiration, et l'issue, pendant l'expiration, d'une partie de l'air qui a pénétré dans la plèvre pendant l'inspiration précédente. Si la plaie de la poitrine est étroite, l'air qui la parcourt en entrant et en sortant alternativement produit la vibration de ses lèvres et un bruissement quelquefois très fort. Pendant l'inspiration, les lèvres de la plaie sont repoussées en dedans, elles deviennent au contraire saillantes en dehors pendant l'expiration ; nous avons pu constater tous ces phénomènes sur les blessés de février et de juin 1848. Si le trajet de la plaie est oblique, l'air s'infiltre en partie dans le tissu cellulaire ambiant et produit l'emphysème.

Il existe deux sortes d'emphysème dans les plaies pénétrantes de poitrine : la première peut compliquer la plus légère plaie, elle consiste dans l'infiltration dans le tissu cellulaire des parois de la poitrine de l'air que chaque inspiration introduit ou tend à introduire dans la plèvre ; la seconde arrive lorsque le poumon est lésé et est caractérisée par le passage de l'air des vésicules pulmonaires, soit dans la plèvre, soit dans le tissu sous-pleural, soit même plus loin dans le tissu cellulaire du médiastin et ensuite de tout le corps. Les faits de ce genre signalés récemment par M. H. Royer sont très remarquables. Cette infiltration se fait au moyen de la compression exercée sur le poumon par les parois thoraciques au moment de l'expiration. Cette espèce d'emphysème survient quelquefois, même sans plaie extérieure, lorsque, par exemple, les fragments d'une côte fracturée ont déchiré le poumon. Nous avons observé dans le service de M. Velpeau, en 1849, pendant notre internat, plusieurs exemples de cette variété d'emphysème, et nous avons pu constater, ce qui du reste avait été annoncé par M. Velpeau, que cette complication n'avait alors aucune gravité. Généralement le sixième jour de l'accident la crépitation emphysémateuse s'était déjà dissipée.

Nous avons observé l'emphysème pulmonaire dans une circonstance qui mérite de fixer l'attention des chirurgiens. En 1848, lors des journées de juin, un malade fut atteint de tétanos, il mourut. Je fis l'autopsie, et je constatai que de l'air s'était infiltré dans les lobules pulmonaires et sous la plèvre. Ce fait me frappa ; je poursuivis mes recherches, et je trouvai de l'air dans les cavités droite et gauche du cœur en très grande quantité. La veine cave inférieure était aussi volumineuse que l'intestin grêle, et lorsque je fis sur elle une ponction l'air s'échappa en sifflant, et puis il sortit du sang ayant l'aspect d'une écume sanguinolente. Les sinus veineux de la dure-mère étaient vides de sang, mais ils renfermaient quelques bulles d'air mélangées avec quelques débris de sang. J'ai trouvé un cas semblable en 1861, lorsque j'ai remplacé M. Morel-Lavallée à l'hôpital Necker. Un malade avait reçu une blessure, il mourut du tétanos, et il offrait la même quantité d'air dans le tissu pulmonaire et dans les veines. Dans ces cas la mort est arrivée probablement par l'introduction de l'air dans le système veineux. On pourrait croire que le chloroforme n'a pas été étranger à cette pneumatose ; mais si chez le premier malade on pouvait invoquer cet agent, on ne le pouvait plus chez le second qui n'a pas été chloroformisé.

Le poumon est un organe très vasculaire, et par suite très susceptible de s'enflammer et d'offrir toutes les phases de l'inflammation aiguë ou chronique. Il est aussi par ce même motif très fréquemment atteint par des produits morbides spéciaux, en particulier par le tubercule. Ce qui doit fixer l'attention du chirurgien c'est que les poumons sont le siège de prédilection des abcès dits métastatiques. Il est rare que l'infection purulente n'amène pas d'abcès dans cet organe. Aussi est-il important de les examiner en premier lieu quand on veut rechercher les traces de cette terrible complication des plaies et des opérations chirurgicales. D'autres abcès peuvent se montrer dans le poumon : ce sont des abcès simples ou des abcès tuberculeux. Le plus souvent ces abcès s'ouvrent dans les bronches, et le pus qu'ils contenaient est craché ; c'est ce qui constitue les *vomiques*. Mais dans quelques cas le pus s'ouvre une voie vers les parois thoraciques et se montre sous la peau, à la surface de laquelle il se déverse. Ces abcès restent quelquefois fistuleux ; de là des *fistules pulmonaires*. Des abcès contenus dans la plèvre peuvent aussi se frayer une voie vers la peau et former des *fistules pleurales*.

Le poumon peut se déplacer, pressé de tous côtés pendant les efforts et l'expiration ; il tend à s'échapper par toutes les ouvertures artificielles ; c'est ainsi que se produisent les hernies du poumon, d'où si bien étudiées dans ces dernières années par M. Morel-Lavallée, chirurgien de l'hôpital Beaujon (1). Lorsque le poumon s'échappe à travers une plaie, sa circulation est gênée d'une manière considérable, le sang veineux qui lui est amené par l'artère pulmonaire séjourne, d'où l'augmentation de volume de cette hernie, d'où l'aspect noirâtre qu'elle prend rapidement au contact de l'air. C'est cet aspect qui fait croire à la gangrène lorsqu'il y a simplement congestion sanguine. Cette considération doit mettre en garde sur l'excision que l'on serait tenté de faire en se guidant d'après la couleur. Une fois réduite, la partie herniée reprend promptement ses propriétés.

Quand il existe une plaie du poumon avec hémorrhagie interne, que convient-il de faire ? On a conseillé de laisser la plaie ouverte ; mais notre opinion est, au contraire, de fermer d'abord la plaie, à la condition toutefois de rendre au sang une libre issue dès que l'épanchement menace de suffoquer le blessé. Quand il existe un épanchement sanguin dans la plèvre, Valentin croyait le reconnaître au moyen de l'ecchymose qui se manifestait quelque temps après dans la région lombaire au défaut des côtes. Ce signe est loin d'avoir la valeur qu'on a voulu lui donner. Nous croyons qu'il y a eu seulement coïncidence entre l'ecchymose et l'épanchement.

Très vasculaires, les côtes sont quelquefois affectées de carie, de nécrose ou même de cancer, affections qui exigent la résection de la partie malade. Quoique rarement exécutée, cette opération est facilitée par le décollement du périoste. Le danger de blesser la plèvre ou bien l'artère intercostale et le nerf qui accompagnent la côte se trouve diminué par les exsudations plastiques qui se font en dedans de la côte Une scie à chaîne ou bien une forte pince de Liston suffirait pour couper le fragment de côte malade.

(1) Voir, *Mémoires de la Société de chirurgie*, Sur les hernies du poumon, par M. Morel-Lavallée, t. I, p. 75.

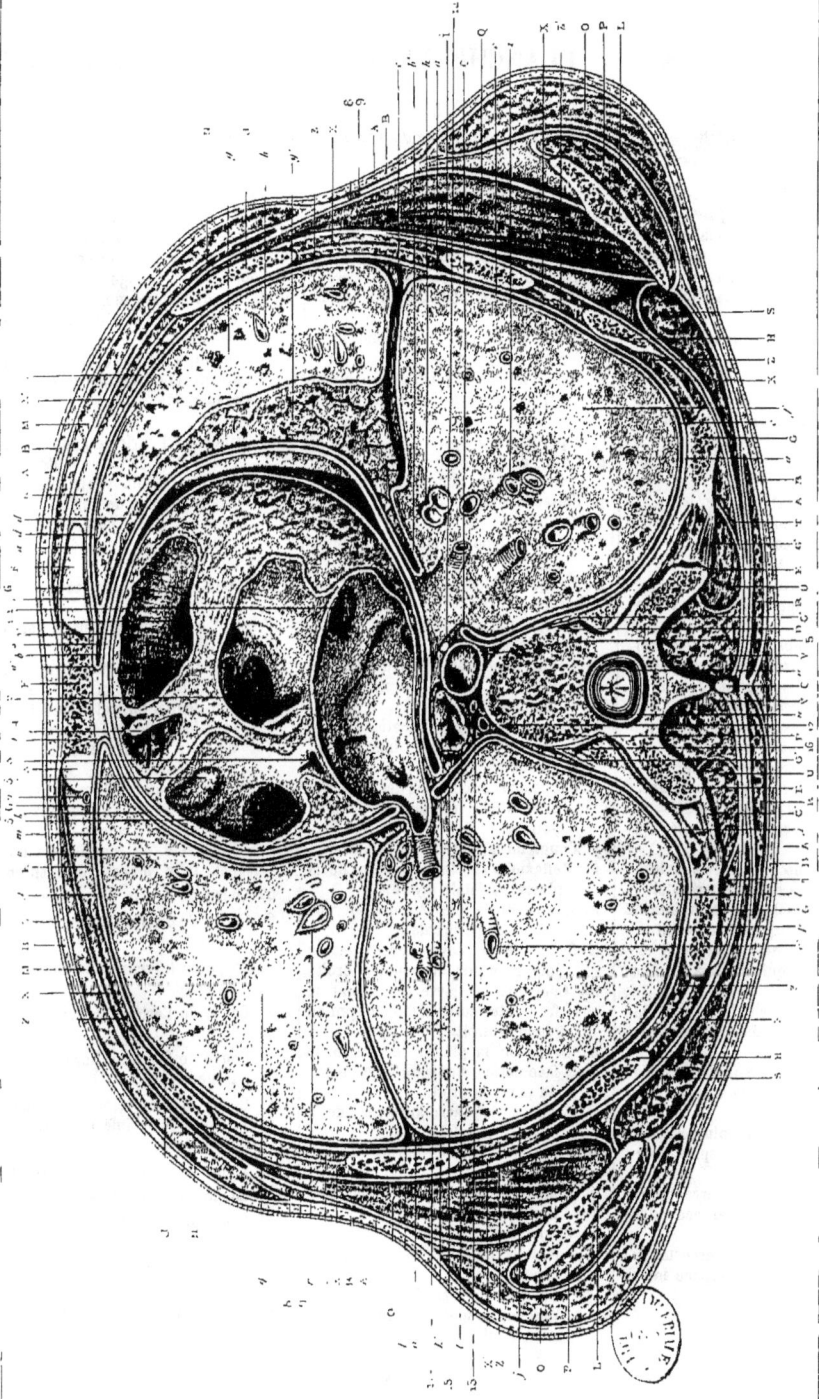

PLANCHE XLVII.

Région thoracique.

Coupe transversale horizontale de la poitrine au niveau de la huitième vertèbre.

EXPLICATION.

A. Coupe de la peau.

B. Coupe du fascia superficialis.

C. Coupe de l'apophyse épineuse de la septième vertèbre dorsale.

D. Coupe du corps de la huitième vertèbre dorsale.

E. Apophyse transverse de la huitième vertèbre dorsale.

F. Coupe du sternum.

G. Coupe de la septième côte.

G'. Ligament transverso-costal postérieur.

G''. Ligament rayonné ou costo-vertébral.

H. Coupe de la sixième côte.

I. Coupe de la cinquième côte.

J. Coupe de la quatrième côte.

K. Coupe du cartilage costal de la troisième côte.

L. Coupe de l'angle inférieur de l'omoplate.

M. Coupe du muscle grand pectoral.

N. Coupe du muscle petit pectoral.

O. Coupe du muscle grand dorsal.

P. Coupe du muscle grand rond.

Q. Coupe du muscle grand dentelé.

R. Coupe du muscle trapèze.

S. Coupe du muscle rhomboïde.

T. Coupe du muscle sacro-lombaire.

U. Coupe du muscle long dorsal.

V. Coupe du muscle transversaire épineux.

X. Coupe du muscle intercostal externe du sixième espace intercostal.

Z. Coupe du muscle intercostal interne du sixième espace intercostal.

X'. Coupe du muscle intercostal externe du cinquième espace intercostal.

Z'. Coupe du muscle intercostal interne du cinquième espace intercostal.

X''. Coupe du muscle intercostal interne du quatrième espace intercostal.

Z''. Coupe du muscle intercostal interne du quatrième espace intercostal.

X'''. Coupe du muscle intercostal externe du troisième espace intercostal.

Z'''. Coupe du muscle intercostal interne du troisième espace intercostal.

a. Coupe de la plèvre pariétale gauche.

a'. Coupe de la plèvre au niveau de sa réflexion sur le péricarde.

b. Coupe de la plèvre péricardique.

b'. Réflexion de la plèvre péricardique sur le pédicule du poumon gauche.

c. Coupe de la plèvre du lobe inférieur du poumon.

c'. Réflexion de la plèvre du poumon sur le corps de la huitième vertèbre dorsale allant constituer la plèvre pariétale.

d. Coupe de la plèvre revêtant le lobe inférieur du poumon gauche.

e. Scissure interlobaire et cavité pleurale.

f. Coupe du lobe inférieur du poumon gauche.

g. Coupe du lobe supérieur du poumon gauche.

g'. Face interne du poumon revêtue par la plèvre.

h. Coupe d'une ramification bronchique dans le lobe supérieur du poumon.

h'. Coupe de deux ramifications bronchiques dans le lobe inférieur du poumon.

i. Coupe de ramifications des bronches dans le lobe inférieur du poumon gauche.

j. Coupe de la plèvre pariétale droite.

j'. Réflexions sur le péricarde de la plèvre pariétale droite.

k. Coupe de la plèvre revêtant une partie du péricarde.

l. Coupe de la plèvre recouvrant le lobe inférieur du poumon droit.

m. Coupe de la plèvre recouvrant la face antérieure du lobe moyen du poumon droit.

n. Coupe de la plèvre recouvrant la face péricardique du lobe moyen du poumon droit.

o. Cavité de la plèvre au niveau de la scissure interlobaire.

p. Coupe du lobe inférieur du poumon droit.

q. Coupe du lobe moyen du poumon droit.

r. Coupe des divisions bronchiques dans le lobe moyen du poumon droit.

r'. Coupe d'une des divisions bronchiques du lobe inférieur du poumon droit.

s. Coupe du péricarde.

s'. Coupe du feuillet séreux du péricarde recouvrant le cœur.

t. Coupe de l'œsophage.

u. Coupe de la dure-mère rachidienne tapissée par l'arachnoïde sur sa face interne.

v. Coupe de la pie-mère, de la moelle épinière et du feuillet viscéral de l'arachnoïde.

1. Orifice de l'auricule gauche dans l'oreillette correspondante.

2. Infundibulum du ventricule gauche au niveau de l'orifice aortique, sur lequel on peut voir les trois valvules sigmoïdes (ventricule gauche).

3. Orifice de la veine cave supérieure.

3'. Orifice de l'auricule dans l'oreillette droite.

3''. Orifice interauriculaire ou trou de Botal avec sa valvule, et dans lequel on voit une soie de sanglier indiquant la persistance de cette ouverture dans ce cas particulier.

4. Orifice et infundibulum de l'artère pulmonaire séparée en deux parties par une colonne charnue. (Une soie de sanglier est mise pour faire voir cette disposition.)

5. Coupe de l'aorte thoracique.

6. Coupe de l'artère mammaire interne.

7. Coupe de la veine mammaire interne.

8. Coupe de l'artère thoracique externe.

9. Coupe de la veine thoracique externe.

11. Coupe d'une veine pulmonaire dans le lobe inférieur du poumon droit.

12. Coupe de la grande veine azygos.

13. Coupe du canal thoracique.

14. Coupe du nerf pneumogastrique gauche.

15. Coupe du nerf pneumogastrique droit.

16. Coupe du grand sympathique droit.

APPLICATIONS A LA PATHOLOGIE ET A LA MÉDECINE OPÉRATOIRE.

Sur cette coupe on peut voir les rapports réciproques des médiastins antérieur et postérieur avec les cavités pleurales ainsi qu'avec le péricarde. On peut juger aussi de l'épaisseur relative des parois thoraciques dans les diverses régions. Cette coupe offre en quelque sorte le résumé de toutes les planches qui précèdent, et l'on pourrait, à propos d'elle, donner toutes les considérations chirurgicales et opératoires qui ont été déjà présentées.

Néanmoins nous ajouterons maintenant quelques faits qui méritent plus spécialement de fixer l'attention.

En ce qui concerne la plèvre, nous ferons remarquer son trajet sur les parois thoraciques et sur le poumon. Par sa face externe au niveau des parois, dans les espaces intercostaux comme au niveau des côtes, cette membrane séreuse n'adhère pas aux organes sous-jacents d'une manière intime, de sorte qu'on la sépare facilement de ces organes. Lorsque cette membrane s'enflamme, elle s'épaissit, et en outre se sépare encore plus facilement. Cette circonstance permet d'admettre que lorsqu'on veut faire sa ponction dans la thoracocentèse, on peut la refouler vers le poumon, sans l'ouvrir, de sorte que le liquide pleural ne s'écoulera pas, puisque la pointe du trocart n'est pas dans la cavité de l'épanchement. Pour éviter ce contre-temps, il importe de pousser le trocart avec vigueur et promptement, comme lorsqu'on veut percer, par exemple, une membrane tendue. Le coup doit être sec et rapide. La plèvre ne se prête pas à la distension comme le péritoine, et c'est ce qui explique pourquoi les hernies de poumon n'ont pas de sac séreux comme les hernies de l'abdomen.

Le cul-de-sac supérieur de la plèvre remonte quelquefois assez haut au-dessus même de la clavicule. Dans les toux opiniâtres, longues et fortes, chez les hommes qui font des efforts considérables, dans l'emphysème pulmonaire suite de bronchite chronique, le poumon, sans cesse sollicité à la hernie, se développe davantage en haut, où il trouve moins de résistance; de là un cul-de-sac qui remonte plus ou moins haut. La présence de la plèvre à la partie inférieure du cou doit être connue du chirurgien, qui évitera de l'ouvrir dans les opérations qu'il pratiquera dans la région sus-claviculaire. Quelques vaisseaux lymphatiques de la partie supérieure de la plèvre et du poumon se rendent dans les ganglions cervicaux, d'où la possibilité des adénites et des suppurations profondes du cou accompagnant les inflammations de la plèvre et du poumon. Les tubercules peuvent avoir le même retentissement; il en sera de même pour le cancer et pour d'autres tumeurs susceptibles de se développer dans le poumon ou la plèvre.

On sait que le poumon est souple, vasculaire, et qu'en même temps il est toujours en contact avec la face interne des côtes, dont il est séparé seulement par les deux feuillets de la plèvre. Or nous avons déjà vu que les fragments d'une côte fracturée peuvent léser cet organe, de là de l'emphysème et des crachats sanguinolents qui caractérisent cet accident. Il faut savoir que ces phénomènes morbides peuvent se présenter encore même lorsque la fracture n'a pas lieu. Cela s'explique par l'élasticité des côtes et des cartilages costaux. Supposons, en effet, qu'un coup violent soit porté sur le côté de la poitrine, les parois thoraciques seront fortement déprimées, et si, dans ces conditions, le poumon ne s'affaise pas promptement comme dans l'expiration, ou bien s'il est en voie de dilatation, il offrira une certaine résistance à cette dépression, et si celle-ci est trop puissante, il en résultera une déchirure du tissu pulmonaire. M. Gosselin a insisté depuis longtemps sur les contusions et déchirures du poumon survenues suivant ce mécanisme.

Comment se fait la guérison des plaies du poumon? Cette question n'a pas été résolue par les auteurs d'une manière identique. Ainsi, les uns ont supposé que le poumon s'affaisait sur lui-même, se rétractait et oblitérait ainsi les vaisseaux et les canaux ouverts. Cette interprétation peut être juste dans quelques cas, lorsqu'il y a, par exemple, un pneumothorax, mais il ne saurait en être ainsi lorsque le poumon ne se rétracte point. Dans ce dernier cas, voici ce qui a lieu : autour du point blessé, il se produit une congestion vasculaire et du gonflement, qui suffisent pour agglutiner les lèvres de la plaie ; bientôt ces lèvres contractent des adhérences et la cicatrisation s'opère d'une manière définitive. La lymphe plastique qui est fournie par la plèvre contribue puissamment à cette guérison.

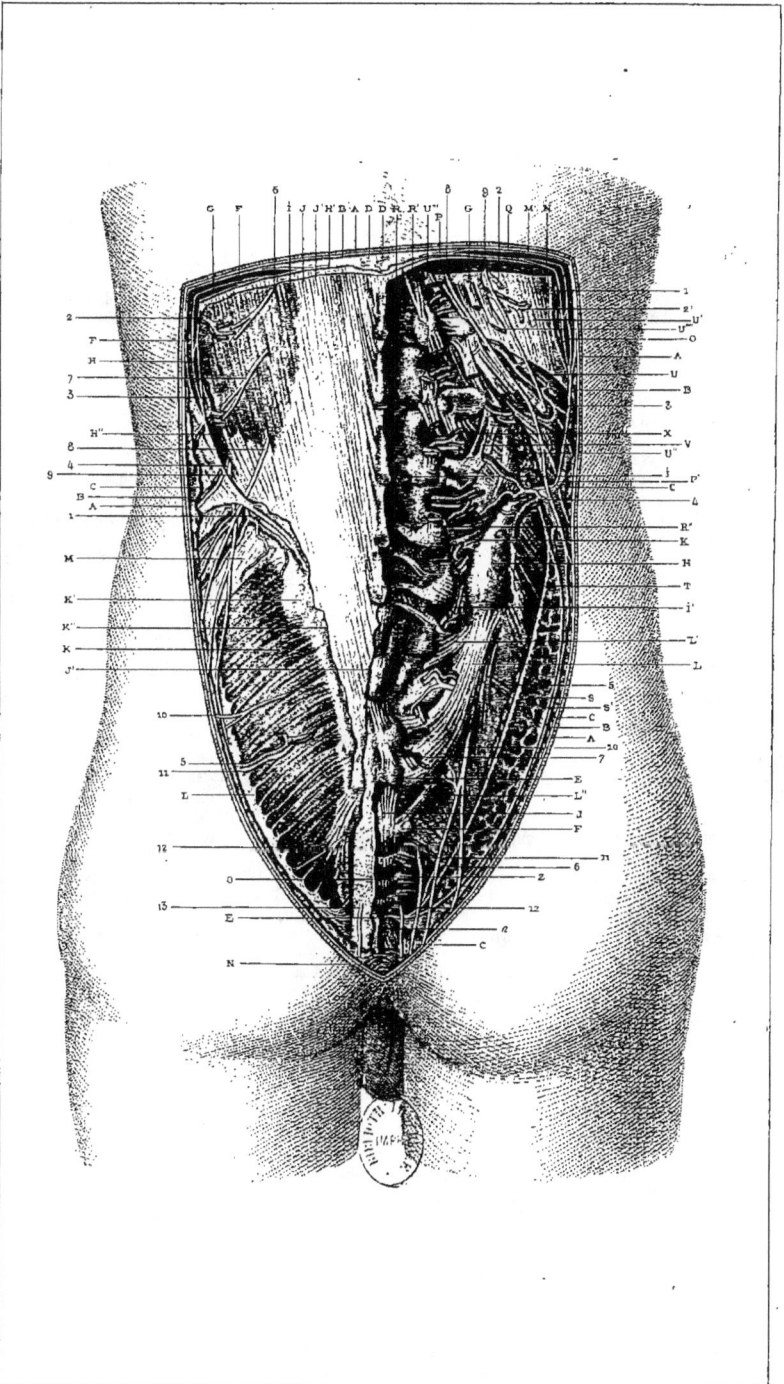

F Bion del   Imp J.Chardon ainé _ Paris.   Debray sc

LIBRAIRIE GERMER BAILLIÈRE.

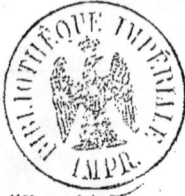

PLANCHE XLVIII.

Région lombo-sacrée.

Plan superficiel.

EXPLICATION.

CÔTÉ GAUCHE (1ʳᵉ *couche*).

A. Coupe de la peau limitant la région.
B. Coupe du fascia sous-cutané.
C. Coupe du fascia graisseux profond.
D. Apophyse épineuse de la douzième vertèbre dorsale.
E. Dernière pièce du coccyx.
F. Coupe du muscle grand dorsal.
G. Coupe du muscle petit dentelé inférieur.
H. Coupe du faisceau inférieur du petit dentelé inférieur.
H′. Tendon aponévrotique appartenant aux muscles grand dorsal et petit dentelé inférieur, et venant s'insérer sur les apophyses épineuses.
H″. Tendon aponévrotique commun aux muscles grand dorsal et petit dentelé inférieur s'insérant sur la crête iliaque.
I. Fibres musculaires de la masse commune.
J. Fibres aponévrotiques de la masse commune.
J′. Coupe des fibres aponévrotiques de la masse commune dans le point de terminaison vers la ligne médiane.
K. Muscle grand fessier.
K′. Fibres aponévrotiques du muscle grand fessier s'insérant sur l'épine iliaque postérieure et supérieure.
K″. Coupe de l'aponévrose recouvrant les fibres tendineuses de la masse commune, et prolongeant l'insertion du grand fessier sur les apophyses épineuses des vertèbres lombo-sacrées.
L. Aponévrose du muscle grand fessier.
M. Aponévrose du muscle moyen fessier servant à l'insertion des fibres supérieures du muscle grand fessier.
N. Fibres musculaires postérieures du sphincter anal.
O. Coupe de la membrane fibreuse faisant suite à la paroi postérieure du canal sacré, et se continuant en bas avec les aponévroses du périnée. Entre cette membrane et la moitié supérieure du coccyx, existe une cavité contenant de la graisse dans laquelle est le prolongement du canal sacré.

1. Ramifications terminales de l'artère ilio-lombaire, accompagnées de leurs veines.

2. Ramifications terminales de la première artère lombaire, accompagnées de leurs veines.
3. Ramifications de la deuxième artère lombaire avec leurs veines.
4. Ramifications de la troisième artère lombaire, accompagnées de leurs veines.
5. Ramifications superficielles des artères fessières, accompagnées de leurs veines et de leur nerf.
6. Branche nerveuse venant du dixième nerf intercostal.
7. Branche nerveuse venant du onzième nerf intercostal.
8. Branche nerveuse venant de la première paire lombaire.
9. Branche nerveuse venant de la première paire lombaire, située plus profondément que la précédente et allant se distribuer à la peau de la région fessière.
10. Branche postérieure de la troisième paire sacrée.
11. Branche postérieure de la quatrième paire sacrée.
12. Branche postérieure de la cinquième paire sacrée.
13. Branche postérieure du plexus sacré et allant se distribuer à la peau de la région ano-coccygienne.

CÔTÉ DROIT (2ᵉ *couche*).

A. Coupe de la peau limitant la région.
B. Coupe du fascia sous-cutané.
C. Coupe du fascia graisseux profond.
D. Apophyse épineuse de la douzième vertèbre dorsale.
E. Tubercule droit de l'apophyse épineuse de la dernière pièce du sacrum.
F. Première pièce du coccyx.
G. Apophyse transverse de la douzième vertèbre dorsale.
H. Épine iliaque postérieure et supérieure de l'os iliaque.
I. Ligament postérieur de l'articulation des apophyses articulaires lombaires entre elles.
I′. Ligament très-fort unissant le sacrum à la dernière vertèbre lombaire.
J. Ligament postérieur unissant la dernière pièce du sacrum avec la première pièce du coccyx.
K. Ligament ilio-lombaire.
L. Ligament ilio-sacré vertical postérieur.
L′. Portion postérieure du ligament ilio-sacré postérieur s'insérant

sur le premier tubercule articulaire du sacrum.
L″. Portion inférieure du ligament ilio-sacré vertical postérieur allant s'insérer à l'extrémité supérieure du coccyx.
M. Coupe du muscle grand dorsal.
N. Coupe du faisceau supérieur du muscle petit dentelé inférieur.
O. Coupe du faisceau inférieur du muscle petit dentelé inférieur.
P. Aponévrose d'insertion du muscle petit dentelé inférieur et grand dorsal.
P′. Aponévrose d'insertion à la crête iliaque des muscles petit dentelé inférieur et grand dorsal.
Q. Coupe des muscles de la masse commune.
R. Coupe du muscle transversaire épineux.
R′. Faisceau du muscle transversaire épineux s'insérant sur le tubercule de l'apophyse articulaire de la première vertèbre lombaire.
R″. Un des tendons d'insertion du muscle transversaire épineux.
S. Coupe du muscle grand fessier.
S′. Coupe de l'aponévrose du muscle grand fessier.
T. Fibres musculaires du muscle moyen fessier.
U. Fibres postérieures et moyennes du muscle carré des lombes.
U′. Partie fibreuse du muscle carré des lombes allant s'insérer à la dernière côte.
U″. Coupe des fibres musculaires les plus inférieures du muscle carré des lombes.
U‴. Tendon d'insertion du muscle carré des lombes.
U‴′. Un des deux tendons s'insérant sur l'apophyse transverse de la douzième vertèbre dorsale et appartenant au muscle carré des lombes. (Des insertions analogues du muscle carré lombaire se voient sur la première et la deuxième vertèbre lombaire.)
V. Bandelettes fibreuses du muscle carré des lombes.
X. Un des muscles intertransversaires de la région lombaire.
Z. Muscle ischio-coccygien.
a. Muscle sphincter de l'anus.

1. Branche terminale de la onzième artère intercostale.
2′ Branche artérielle de la dernière intercostale.
2. Branche de la première artère lombaire.

3. Deuxième artère lombaire rameau externe.
4. Ramifications de l'artère ilio-lombaire s'anastomosant avec les troisième et quatrième artères lombaires.
5. Branche artérielle sacrée postérieure sortant par le troisième trou sacré postérieur.
6. Branche postérieure de l'artère ischiatique s'anastomosant avec les artères sacrées postérieures.
7. Dernière artère sacrée postérieure accompagnée d'une veine et d'un nerf.
8. Branche postérieure de la onzième paire intercostale des nerfs rachidiens.
9. Branche externe de la onzième paire nerveuse rachidienne intercostale.
10. Nerf sacré postérieur, sortant par le troisième trou sacré, et constituant le plus volumineux des nerfs sacrés postérieurs.
11. Nerf anal venant du plexus sacré.
12. Nerf anal (petite branche) allant au sphincter et à la peau de la marge de l'anus.

APPLICATIONS A LA PATHOLOGIE ET A LA MÉDECINE OPÉRATOIRE.

La région lombaire offre une cambrure, ou, si l'on veut, une concavité qui est plus ou moins prononcée suivant les individus et suivant les races, mais qui l'est toujours plus chez la femme que chez l'homme ; chez les femmes de la halle qui portent des paniers sur le ventre, comme chez la femme enceinte, qui est obligée de se renverser pour maintenir son équilibre, la concavité lombaire augmente. Dans quelques maladies, cette concavité peut être modifiée en plus ou en moins. Ainsi, dans la coxalgie, elle s'accentue davantage. Dans les déviations de la colonne vertébrale, s'il se forme une courbure à droite, on trouve, dans la région lombaire, une concavité à gauche ; c'est là ce qu'on appelle une courbure de compensation. Dans le mal de Pott, souvent cette région est affectée, mais alors la déviation se fait dans le sens antéro-postérieur et la convexité est en arrière.

Les plaies de la région qui n'atteignent que le plan superficiel n'offrent, en général, aucune gravité, quelle que soit d'ailleurs la cause qui les a produites. Elles ne donnent guère lieu à des inflammations, et encore moins à des hémorrhagies.

Les plaies contuses sont quelquefois graves quand elles atteignent les masses musculaires ou les os ; ceux-ci cependant sont puissamment protégés par les masses musculaires et par les feuillets aponévrotiques qui les recouvrent. L'aponévrose si forte et si large qui sert à la fois de gaîne et de moyen d'insertion aux muscles sacro-lombaire, long dorsal et transversaire épineux, protégera souvent, d'une manière très-efficace, les organes plus profonds. Ainsi, une balle qui arriverait obliquement sur cette membrane fibreuse pourrait très-bien glisser sur elle, être réfléchie et sortir promptement, ou du moins rester dans les tissus sous-cutanés.

Dans les efforts pour soulever un fardeau ou pour se relever quand on est courbé, on voit quelquefois se manifester subitement une douleur très-vive dans la région des lombes, et dont l'apparition est quelquefois accompagnée d'un petit bruit qui rappelle le coup de fouet ; on désigne cet accident sous le nom de tour de rein. On a cherché longtemps l'explication de ce phénomène : on a dit, par exemple, qu'il y avait une sorte de hernie des fibres musculaires à travers les fibres aponévrotiques, et que les fibres musculaires pressées à travers une fente, étranglées en quelque sorte, devenaient le siége d'une douleur très-vive. Nous ne croyons pas à la justesse de cette interprétation. Nous pensons plutôt qu'il y a là une déchirure de quelques faisceaux musculaires, et que dès que la contraction veut les faire entrer en action, il y a douleur. On voit aussi survenir, du reste, une douleur semblable dans les affections aiguës du rein et dans le rhumatisme, qui est alors désigné sous le nom de lumbago. Au début de la variole, il y a souvent une douleur très-vive de la région lombaire dès le début.

Dans la région sacrée, la peau est, pour ainsi dire, directement appliquée sur les os et sur les membranes fibreuses qui les unissent, à peine un peu de tissu cellulo-adipeux sépare les deux ordres d'organes. Quand, par suite d'une maladie ou d'une blessure, un individu est obligé de rester longtemps dans le décubitus dorsal, la résultante de toutes les forces passe par le sacrum, et la peau se trouve dès lors pressée sans cesse entre la surface du lit et le poids du corps. La peau finit par ne plus se nourrir ; elle s'amincit, elle rougit, et elle finit par s'enflammer, s'ulcérer et quelquefois par se mortifier, comme cela s'observe dans la fièvre typhoïde ; de là des eschares au sacrum qui compliquent des fièvres graves par elles-mêmes. Il faut chercher à éviter cette complication en faisant changer de position fréquemment et en faisant des lotions astringentes et toniques. Cela est d'autant plus important que ces eschares, en se détachant, laissent quelquefois le sacrum à nu et ouvrent le canal rachidien par où l'inflammation pénètre et se propage aux méninges ou à la moelle épinière elle-même. Cet accident, qui avait été signalé par Blandin, a été vu depuis par plusieurs observateurs ; et M. Broca, entre autres, communiquait tout récemment à la Société de chirurgie un exemple propre à démontrer que Blandin ne s'était pas trompé dans ses observations.

Le sacrum est uni à la colonne vertébrale et à l'os iliaque par des ligaments très-puissants qui ne permettent que des mouvements très-bornés à cet os. Néanmoins, dans des traumatismes très-violents, on a vu le sacrum avec le coccyx subir un déplacement en bas, à l'instar d'un coin qui disjoindrait les deux os iliaques. Pendant mon internat à l'hôpital de la Charité, en 1850, dans le service de M. Velpeau, j'ai observé un malade qui présentait une luxation du sacrum en bas et en avant. Est-il besoin d'ajouter que cette luxation est très-rare et presque au-dessus des ressources de l'art, et que la mort suivra cette lésion, non-seulement par suite des dérangements qu'elle amène directement, mais encore par les lésions viscérales qui l'accompagneront nécessairement, soit dans le bassin ou le ventre, soit dans les autres cavités viscérales.

La carie du sacrum n'est point rare. Cet os est, en effet, très-vasculaire et très-sujet à des contusions qui l'exposent à cette affection. Certaines fistules anales ont quelquefois leur point de départ dans cette maladie du sacrum.

L'articulation du sacrum avec le coccyx est aussi susceptible de luxation : ainsi, dans les chutes sur les fesses, on voit quelquefois le coccyx se porter en dedans du bassin, et par son extrémité terminale cet os comprime, irrite le rectum ; de là des douleurs excessivement vives auxquelles il faut remédier en réduisant promptement.

J'ai vu une dame qui, à la suite d'une chute, présentait une douleur extrêmement vive, à forme névralgique, qui était certainement sous l'influence de la déviation du coccyx.

Pendant l'accouchement, l'articulation sacro-coccygienne, par sa mobilité, se prête à l'agrandissement du diamètre antéro-postérieur du détroit inférieur, et facilite ainsi l'issue de la tête fœtale. Lorsque cette articulation est ossifiée, comme cela arrive naturellement chez une femme vers quarante ans, cette extension ne pouvant plus se faire, il se présente des difficultés pour le passage du fœtus, et l'on est quelquefois obligé d'appliquer le forceps pour remédier à cet obstacle.

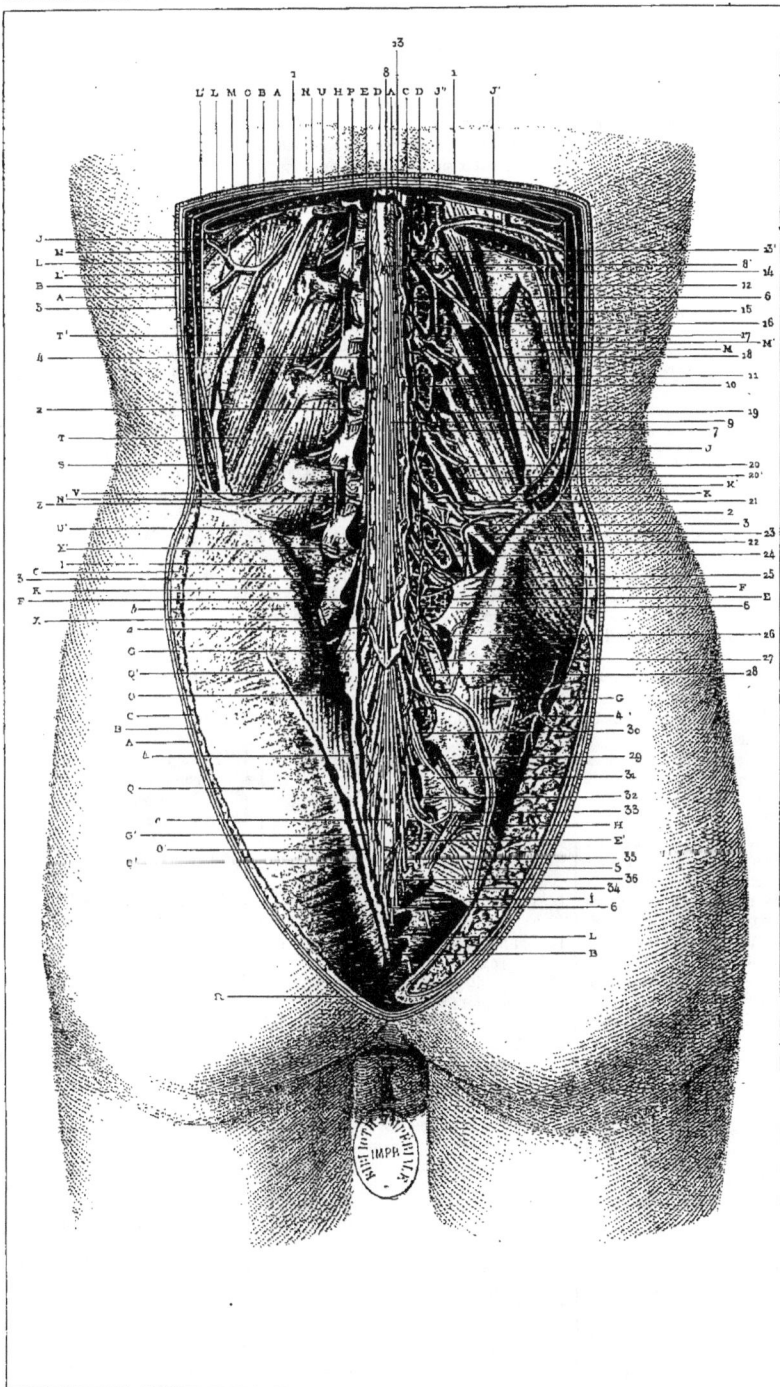

PLANCHE XLIX.

Région lombo-sacrée.

Plan profond.

EXPLICATION.

CÔTÉ GAUCHE (1re *couche*).

A. Coupe de la peau limitant la région.
B. Coupe du fascia superficialis.
C. Tissu graisseux sous-cutané.
D. Apophyse épineuse de la dernière vertèbre dorsale.
E. Coupe de la lame de la dernière vertèbre dorsale.
F. Coupe de la lame de la dernière vertèbre lombaire.
G. Coupe de la paroi postérieure du canal sacré.
G'. Terminaison inférieure de la coupe de la paroi postérieure du canal sacré.
H. Apophyse transverse de la première vertèbre lombaire.
I. Apophyse transverse de la dernière vertèbre lombaire.
J. Douzième côte.
K. Crête iliaque se renflant pour constituer l'épine iliaque postérieure et supérieure.
L. Coupe du muscle grand dorsal.
L'. Coupe de l'aponévrose du muscle grand dorsal.
M. Coupe du muscle petit dentelé inférieur.
N. Coupe du feuillet fibreux sur lequel s'insèrent les muscles grand dorsal et petit dentelé, allant sur la ligne médiane.
N'. Feuillet aponévrotique commun aux muscles grand dorsal, petit dentelé et transverse de l'abdomen, allant s'insérer sur la crête iliaque et sur le sommet de l'apophyse transverse de la quatrième vertèbre lombaire.
O. Coupe des muscles de la masse commune dans la gouttière sacrée.
O'. Membrane fibreuse appartenant à l'extrémité inférieure de la masse commune.
P. Coupe du muscle transversaire épineux.
Q. Muscle grand fessier recouvert de son aponévrose.
Q'. Coupe des fibres aponévrotiques du muscle grand fessier, allant s'insérer sur la ligne des apophyses épineuses sacrées.
R. Muscle sphincter de l'anus.
S. Muscle transverse de l'abdomen.
T. Muscle carré des lombes.
T'. Aponévrose du muscle carré des lombes.
U. Premier muscle intertransversaire des lombes.
U'. Dernier muscle intertransversaire des lombes.
V. Petit muscle allant d'une apophyse articulaire à l'autre. (Ces faisceaux musculaires ne sont pas décrits dans les auteurs.)

X. Dernier des tendons d'insertion du faisceau de la masse commune (long dorsal).
X'. Autre tendon de la masse commune. On voit sur les autres apophyses articulaires des tendons semblables appartenant au même muscle.
Z. Premier tendon d'insertion à la quatrième vertèbre lombaire pour le muscle transversaire épineux.

a. Coupe de la dure-mère rachidienne.
b. Arachnoïde rachidienne.
c. Ligament médian de la moelle épinière s'unissant au périoste du sacrum.

1. Ramification de la dernière artère intercostale accompagnée de sa veine et de son nerf.
2. Branche postérieure et interne de la troisième artère lombaire. (Chaque artère lombaire donne une branche analogue.)
3. Branche postérieure et externe de la dernière artère lombaire.
4. Sinus rachidien longitudinal postérieur.
5. Branche externe de la première paire lombaire.

CÔTÉ DROIT (*couche profonde*).

A. Apophyse épineuse de la dernière vertèbre dorsale.
B. Dernière pièce du coccyx.
C. Apophyse articulaire de la première vertèbre lombaire.
D. Coupe du pédicule de la lame de la première vertèbre lombaire.
E. Coupe du pédicule de la lame de la première vertèbre du sacrum.
E'. Coupe du pédicule de la lame de la dernière vertèbre sacrée.
F. Ligament ilio-lombaire.
G. Fibres profondes du ligament sacro-iliaque vertical postérieur.
H. Ligament sacro-coccygien latéral.
I. Grand ligament sacro-sciatique.
J. Coupe du muscle carré des lombes à sa partie inférieure.
J'. Coupe du muscle carré des lombes dans sa partie supérieure.
J''. Tendon du muscle carré des lombes s'insérant à l'apophyse transverse de la première vertèbre lombaire.
K. Muscle psoas.
K'. Coupe de l'aponévrose du muscle psoas.
L. Muscle ischio-coccygien.
M. Face postérieure du rein en rapport avec le psoas et le carré des lombes.
M'. Coupe du chaton adipeux du rein.

1. Première artère lombaire s'anastomosant avec la dernière intercostale.
2. Artère ilio-lombaire coupée et s'anastomosant avec la dernière artère lombaire accompagnée de ses veines.
3. Branche inférieure de la dernière artère lombaire.
4. Branches terminales et anastomotiques de l'artère fessière.
5. Branche artérielle volumineuse sortant par le deuxième trou sacré, se perdant à la partie inférieure de la région fessière.
6. Plexus veineux terminal des sinus rachidiens.
7. Sinus rachidiens longitudinaux communiquant avec les veines lombaires.
. Extrémité inférieure de la moelle épinière.
8'. Ligne de démarcation entre les origines des nerfs et la moelle.
9. Nerfs de la queue-de-cheval.
10. Coupe de la dure-mère rachidienne écartée pour découvrir les nerfs de la queue-de-cheval.
11. Ligament dentelé.
12. Branche antérieure de la première paire lombaire.
13. Racine postérieure de la deuxième paire lombaire.
13'. Ganglion nerveux de la deuxième paire lombaire au niveau du trou de conjugaison.
14. Branches postérieures de la 2e paire de nerfs lombaires.
15. Grande abdominale du plexus lombaire.
16. Anastomose de la deuxième paire avec la troisième paire lombaire.
17. Ganglion nerveux de la troisième paire de nerfs lombaires.
18. Branches postérieures du troisième nerf lombaire.
19. Ganglion nerveux de la quatrième paire lombaire.
20. Branche nerveuse postérieure de la quatrième paire lombaire.
20'. Quatrième nerf lombaire s'anastomosant plus bas avec le cinquième nerf lombaire pour former le plexus lombaire.
21. Ganglion nerveux du cinquième nerf lombaire.
22. Petite branche nerveuse postérieure de la cinquième paire lombaire.
23. Plexus nerveux formé par la quatrième et la cinquième paire lombaire.
24. Première paire nerveuse sacrée.
25. Petite branche postérieure du premier nerf sacré.
26. Deuxième paire nerveuse sacrée.
27. Branche postérieure de la deuxième paire nerveuse sacrée.

28. Troisième paire nerveuse sacrée.
29. Branche postérieure du troisième nerf sacré s'anastomosant plus bas avec une branche postérieure du cinquième nerf sacré.
30. Quatrième paire nerveuse sacrée.
34. Branche postérieure de la quatrième paire sacrée.
32. Cinquième paire nerveuse sacrée.
33. Anastomose de la branche postérieure du quatrième nerf sacré avec la branche postérieure du cinquième nerf sacré.
34. Tronc nerveux formé par les branches postérieures du troisième et du cinquième nerf sacré.
35. Sixième paire nerveuse sacrée.
36. Terminaison des nerfs sacrés postérieurs.

APPLICATIONS A LA PATHOLOGIE ET A LA MÉDECINE OPÉRATOIRE.

Les plaies de la région lombaire faites par un instrument pointu peuvent être compliquées de pénétration dans le canal rachidien et blesser les nerfs de la *queue-de-cheval*, d'où paralysie des membres inférieurs plus ou moins étendue suivant le nombre de filets nerveux atteints ; cette pénétration s'explique facilement par l'écartement considérable qui existe entre les lames des vertèbres lombaires. Dans la région sacrée, cette pénétration est plus difficile, parce que le canal ne communique avec les parties molles que par des trous obliques et assez petits.

Les abcès et les fistules ne sont point rares dans la région lombo-sacrée. On y trouve des abcès phlegmoneux et des abcès ossifluents et symptomatiques. Les premiers peuvent siéger dans tous les interstices celluleux, sous la peau, dans la gaîne des muscles de la masse commune, dans celle du carré des lombes ou bien autour des reins. Les abcès ossifluents peuvent être dus à une altération des lames, des épines ou des corps des vertèbres. Les abcès symptomatiques viennent du rein, du péritoine, de l'ovaire, de la fosse iliaque ; dans la région sacrée les abcès sont souvent dus à une sacro-coxalgie. L'aponévrose du muscle transverse qui s'insère sur les apophyses transverses établit souvent une séparation entre ces abcès. Le pus qui vient, par exemple, de la partie antérieure du corps des vertèbres, des organes intra-abdominaux ou intra-pelviens, retenu par cette aponévrose, se présente aux orifices antérieurs de l'abdomen ; tandis que celui qui vient des côtes, des lames ou des apophyses épineuses, passant en arrière fait saillie dans la région lombo-sacrée. Mais il faut savoir que les abcès profonds franchissent souvent cette limite, et rien n'est plus fréquent que de voir l'ouverture des abcès de la fosse iliaque dans la région lombaire. Ces dernières années, j'ai eu à traiter trois abcès de la fosse iliaque, dont deux ont été ouverts par moi dans la région lombaire, où ils faisaient une saillie très-prononcée ; dont l'autre s'y était ouvert spontanément. J'ai obtenu la guérison de tous les trois. La pâte de Canquoin introduite dans l'ouverture m'a toujours été très-utile.

Quoique les corps des vertèbres de la région lombaire soient épais et très-larges, il n'est pas rare de voir des fractures de toutes sortes les atteindre. Dans les chutes d'un lieu élevé ou bien dans les mouvements exagérés du tronc en arrière, ces corps se fracturent même plus souvent que ceux des régions dorsale ou cervicale. Cela tient d'abord à ce que les corps vertébraux des lombes sont très-spongieux, et ensuite à ce que les vertèbres lombaires n'ont pas d'articulations latérales qui puisse leur fournir un appui et partager le choc reçu. La position superficielle des apophyses épineuses des lombes explique aussi leurs fractures isolées, de même que les fractures par contre-coup des lames de ces mêmes vertèbres.

Des tumeurs diverses peuvent se montrer dans la région lombo-sacrée ; parmi elles nous signalerons plus spécialement le spina-bifida, les inclusions scrotales et les hernies.

Le lieu de prédilection du spina-bifida est certainement cette région ; le développement de la colonne vertébrale explique bien cette fréquence. On a remarqué dans ces derniers temps que plusieurs tumeurs congénitales du sacrum renfermaient des débris de fœtus, et n'étaient, par conséquent, que des monstruosités par inclusion. M. Giraldès en a présenté un très-bel exemple à la Société de chirurgie. On a pu, dans quelques cas, faire avec succès l'ablation de ces tumeurs.

J. L. Petit avait désigné sous le nom de *hernie lombaire* une hernie qui avait paru entre les fausses côtes et la partie postérieure de la crête iliaque. Blandin et J. Cloquet ont pu observer cette hernie. Ces observations nous paraissent s'expliquer par la disposition des plans musculaires qui offrent un peu moins de résistance en arrière, mais ils sont encore assez forts pour ne permettre que très-rarement l'issue des viscères par ce point.

Trois opérations spéciales ont été faites sur la région lombaire, ce sont la néphrotomie, la ligature de l'aorte et l'anus contre nature.

Il existe plusieurs observations de calculs qui, arrêtés dans le rein ou le bassinet, y ont pris un développement considérable ; de là l'idée de la *néphrotomie*, opération qui consiste à atteindre la face postérieure du rein par la région lombaire, en passant entre la masse sacro-lombaire et le bord postérieur des muscles obliques. « Cette opération, dit M. Velpeau, ne peut réellement être proposée que dans le petit nombre de cas où le flanc, devenu le siège d'une fluctuation évidente après de nombreux signes d'affections calculeuses dans le rein, permettrait d'arriver facilement et avec certitude dans le foyer morbide ; ou bien encore pour ceux dans lesquels un ulcère fistuleux aurait permis de toucher immédiatement la pierre avec un instrument explorateur ; ou bien enfin lorsque le calcul lui-même proémine à l'extérieur et peut être reconnu à travers les téguments.» Les recherches de M. Rayer sur l'affection calculeuse du rein ont jeté une nouvelle lumière sur cette question, et il est permis d'espérer que désormais on pratiquera cette opération jusqu'ici demeurée à l'état de projet. M. Velpeau l'a faite déjà deux fois, en se contentant d'ouvrir le vaste abcès qui accompagnait les calculs.

C'est dans cette région qu'Astl. Cooper a fait son incision pour porter une ligature sur l'aorte, dans le but de guérir un anévrysme très-élevé de l'artère iliaque externe. M. Fano a tenté de remettre cette opération en honneur dans ces dernières années. La disposition du péritoine permet bien à la rigueur, sur le cadavre, de lier l'aorte sans ouvrir cette membrane séreuse ; il suffit, en effet, de faire aux lombes, en dehors du muscle de la masse commune, une incision parallèle et de décoller le péritoine sur les côtés de la colonne vertébrale jusqu'à ce vaisseau, mais cette méthode n'est guère applicable sur l'homme vivant. Pratiquée trois fois sur l'homme, cette ligature a été toujours suivie de mort.

Dans les imperforations anales, rectales ou intestinales inférieures, Callisen a proposé de pénétrer dans l'abdomen au niveau de la région lombaire gauche. De ce côté, en effet, le côlon descendant n'est pas, en général, revêtu du péritoine dans tout son pourtour, de sorte qu'il est possible d'ouvrir l'intestin sans léser cette membrane, dont l'inflammation est si redoutable. Dans cette opération on traverse successivement la peau, le tissu sous-cutané graisseux, le grand dorsal, le grand oblique, le petit oblique et le transverse, l'aponévrose du transverse et le tissu cellulaire sous-intestinal. Au lieu de l'incision verticale de Callisen, Amussat pratiquait une incision transversale à deux travers de doigt au-dessus de la crête iliaque, en commençant au bord externe de la masse commune et poursuivant en dehors suivant une étendue de 7 à 8 centimètres, et divisait les muscles par une incision en T, afin de découvrir plus facilement l'intestin. La méthode de Callisen est difficile, les résultats qu'elle a donnés sont peu encourageants ; sur cinq opérations, il n'y a eu que deux succès constatés, et c'est ce qui explique pourquoi, dans les diverses discussions qui ont été soulevées dans ces dernières années et particulièrement pendant l'année 1862, dans le sein de la Société de chirurgie, aucun membre n'a défendu cette méthode. Le débat porte désormais uniquement sur la méthode de Littre ou la méthode périnéale.

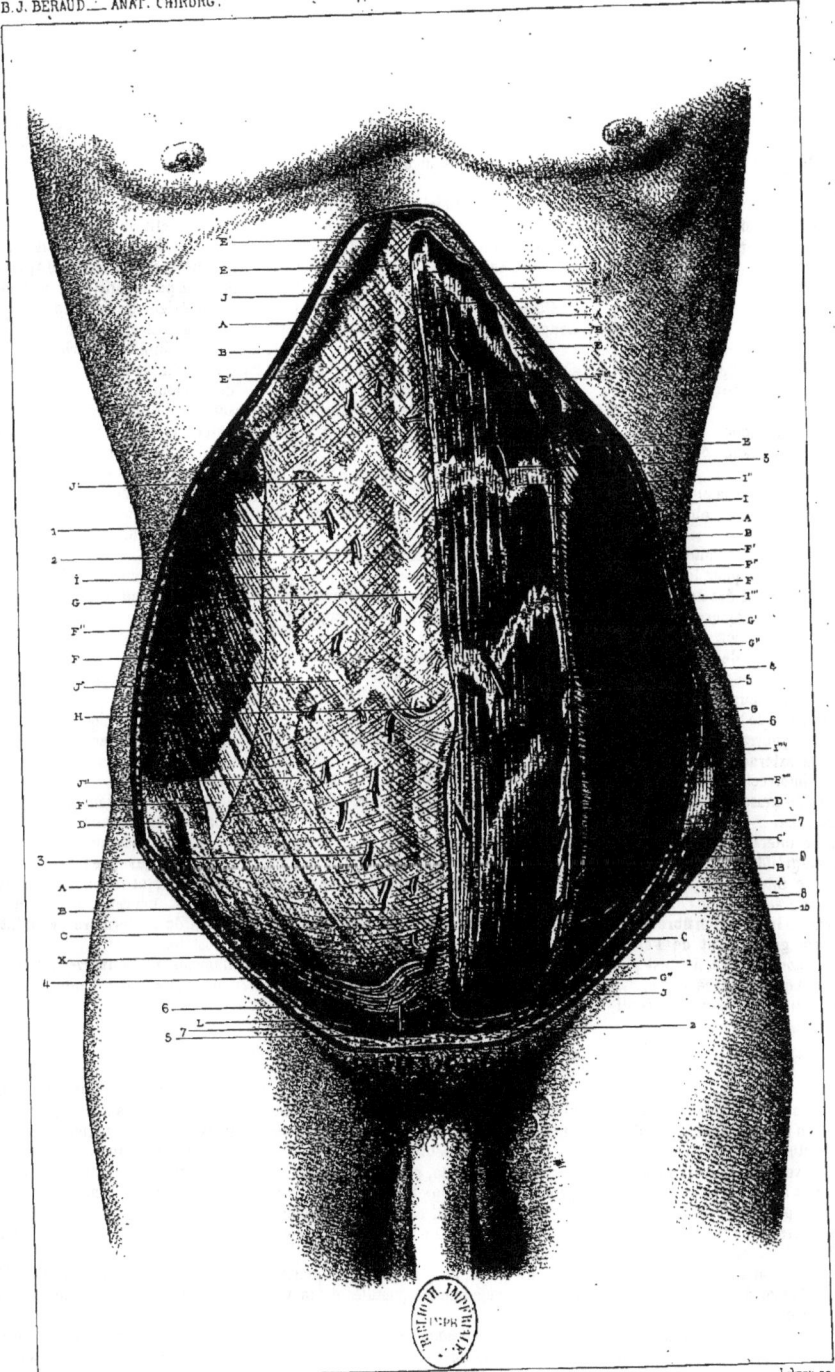

PLANCHE L.

Région antéro-latérale de l'abdomen.

Plan superficiel.

EXPLICATION.

CÔTÉ DROIT (1re couche).

A, Coupe de la peau limitant la région.

B, Coupe du fascia superficialis.

C, Coupe du fascia profond.

D, Épine iliaque antérieure et supérieure.

E, Appendice xiphoïde recouvert par l'extrémité supérieure de la ligne blanche.

HE′, Aponévrose recouvrant le muscle grand droit de l'abdomen.

F, Fibres musculaires du grand oblique de l'abdomen.

F′, Fibres aponévrotiques ou tendon du muscle grand oblique de l'abdomen.

HF″, Coupe de l'aponévrose superficielle du muscle grand oblique de l'abdomen.

G, Ligne blanche de l'abdomen, offrant des ouvertures pour le passage des vaisseaux et des nerfs.

H, Cordon fibreux circonscrit par les fibres de l'ombilic.

I, Ligne d'insertion de l'aponévrose du grand oblique sur l'aponévrose antérieure du muscle grand droit de l'abdomen. Ligne que l'on pourrait appeler : ligne blanche externe droite.

J, Première intersection fibreuse supérieure du muscle grand droit de l'abdomen.

J′, Deuxième intersection fibreuse du muscle grand droit de l'abdomen.

J″, Troisième intersection fibreuse du muscle grand droit de l'abdomen.

J‴, Quatrième intersection fibreuse du muscle grand droit de l'abdomen, dont la direction est plus oblique que les précédentes.

K, Fibres arciformes allant se conti-

nuer sur la ligne médiane avec celles du côté gauche.

L, Ligament suspenseur de la verge.

1, Branches superficielles des artères intercostales anastomosées avec les artères épigastrique et mammaire interne.

2 et 3, Ramifications superficielles de l'artère épigastrique.

4, Coupe de l'artère et de la veine tégumentaire abdominale.

5, Coupe d'une branche terminale de l'artère honteuse externe.

6 et 7, Filets nerveux de terminaison de la première paire lombaire.

CÔTÉ GAUCHE (2e couche).

A, Coupe de la peau limitant la région.

B, Coupe du fascia superficialis.

C, Coupe du fascia profond de l'aine.

C′, Fascia profond s'insérant à l'épine iliaque antérieure et supérieure.

D, Épine iliaque antérieure et supérieure.

E, Rebord costal où s'insère le grand droit de l'abdomen.

F, Coupe du muscle grand oblique.

F′, Coupe du feuillet aponévrotique superficiel du muscle grand oblique de l'abdomen.

F″, Coupe du feuillet aponévrotique profond du muscle grand oblique de l'abdomen.

F‴, Tendon aponévrotique du muscle grand oblique de l'abdomen formé par la fusion des feuillets superficiel et profond qui engainent ce muscle un peu plus bas.

F⁗, Tendon aponévrotique du muscle grand oblique allant s'insérer sur l'arcade de Fallope.

G, Muscle petit oblique de l'abdomen.

G′, Coupe du feuillet aponévrotique qui revêt la face superficielle du muscle petit oblique et sépare celui-ci du muscle grand oblique.

G″, Coupe du tendon aponévrotique du muscle petit oblique, se confondant en haut et en bas avec l'aponévrose d'insertion du grand oblique pour constituer le feuillet antérieur de la gaîne du muscle grand droit de l'abdomen.

H, Coupe du feuillet antérieur de la gaîne du muscle grand droit de l'abdomen.

I, Muscle grand droit de l'abdomen.

I′, Première intersection fibreuse du muscle grand droit de l'abdomen.

I″, Deuxième intersection fibreuse du muscle grand droit de l'abdomen.

I‴, Troisième intersection fibreuse du muscle grand droit de l'abdomen.

I⁗, Quatrième intersection fibreuse du muscle grand droit de l'abdomen.

J, Muscle pyramidal.

1, Artère et veine tégumenteuses abdominales.

2, Artère et veine pubiennes venant de la honteuse externe.

3, Rameaux artériels et nerveux perforants moyens.

4, Rameaux artériels et nerveux perforants moyens.

5, 6, 7 et 8, Anastomoses des artères intercostales avec l'artère épigastrique et mammaire interne.

9, Rameau nerveux perforant venant de la dernière paire intercostale.

10, Rameau nerveux venant de la première paire lombaire.

APPLICATIONS A LA PATHOLOGIE ET A LA MÉDECINE OPÉRATOIRE.

Les plaies non pénétrantes de l'abdomen peuvent être plus ou moins profondes, c'est-à-dire atteindre une ou plusieurs des couches qui constituent la paroi abdominale. Lorsque la peau est seule intéressée par l'instrument vulnérant, qu'il soit pointu ou tranchant, la plaie n'offre rien de spécial, et elle se comporte ici comme dans les autres régions; elle sera donc combattue par les mêmes moyens. Dans un but thérapeutique on applique souvent sur la peau du ventre des sangsues ou des ventouses; c'est ainsi que l'on agit, par exemple, pour les inflammations des viscères abdominaux. Les plaies qui succèdent à ces opérations guérissent promptement, dans le plus grand nombre de cas, sans aucune complication. Comme cette partie du tégument externe est très-vasculaire, on voit quelquefois ces sortes de plaies, comme les autres d'ailleurs, fournir une trop grande quantité de sang. On arrête facilement ces petites hémorrhagies au moyen de poudres astringentes, de l'amidon ou bien de serres-fines.

Les lésions vitales de la peau du ventre y sont rares; on y signale néanmoins des taches, des pétéchies dans la fièvre typhoïde et la maladie de Werloff. Il est curieux de voir que les pustules de la variole et l'érysipèle s'y développent plus difficilement qu'ailleurs.

Souple, extensible, élastique, cette peau se prête facilement au développement de l'utérus, des kystes de l'ovaire, de l'ascite, etc. Cependant, lorsque la distension a été trop forte, elle ne revient pas complètement sur elle-même; de là des plicatures, des craillures, des vergetures surtout, visibles chez les femmes après la grossesse. Cette distension venant à cesser, il en résulte une dépressibilité qui permet une exploration plus facile des viscères contenus dans l'abdomen. C'est à cause de cette dépressibilité, qui existe même avant la distension, que l'on s'explique pourquoi les contusions qui portent sur l'abdomen et qui sont causées, soit par des projectiles, soit par d'autres agents, peuvent atteindre les viscères profonds d'une manière grave, sans laisser sur la peau des traces bien apparentes. Il faut donc que le chirurgien ne se laisse pas induire en erreur à la suite des lésions de cette nature.

Les plaies qui intéressent le tissu cellulaire sous-cutané et le feuillet superficiel de l'aponévrose se comportent comme les plaies qui n'atteignent que la peau ; elles devront être traitées d'après les mêmes principes. Celles qui siégent en dehors ne donneront jamais lieu à une hémorrhagie, parce que là il n'y a pas de vaisseau capable de fournir du sang en grande quantité. Mais celles qui siégent au niveau du muscle grand droit de l'abdomen pourraient être compliquées d'une perte de sang, parce que là se trouvent les artères perforantes, assez volumineuses, qui viennent, soit des intercostales, soit des lombaires, soit des artères épigastrique et mammaire interne. En bas et à la partie moyenne de la région, les artères et veines tégumenteuses sont susceptibles de donner lieu à une hémorrhagie qu'il sera facile de combattre par des moyens appropriés.

Les plaies qui intéressent la ligne blanche et la gaîne du muscle grand droit de l'abdomen n'offrent pas plus de gravité que les autres. Celles de la gaîne du muscle grand droit présentent ceci de particulier, que les fibres musculaires s'échappent à travers leur ouverture et s'opposent ainsi à la réunion des bouts séparés. Dans un cas que j'ai eu à traiter, il y a plusieurs années, à l'hôpital de la Pitié, la plaie était oblique, partant d'un peu au-dessous de l'ombilic et se dirigeant en dehors et en bas dans l'étendue d'environ 6 centimètres ; la rétraction de la peau était très-considérable, de sorte que la gaîne et le muscle se voyaient très-facilement ; la plaie était, du reste, pénétrante. Je dus faire une suture profonde et une suture cutanée ; je fixai mes points de suture sur l'aponévrose du muscle grand droit, et je pus ainsi obtenir un affrontement que je n'aurais certes pas obtenu, si j'avais voulu saisir uniquement les fibres musculaires qui faisaient hernie à travers l'ouverture.

Les inflammations et les suppurations de cette région ont un siége qui peut facilement être établi dans les couches anatomiques. On peut donc distinguer ici des inflammations et des abcès : 1° dans la peau ; 2° dans le tissu cellulaire sous-cutané ; 3° entre les divers feuillets du *fascia superficialis* ; 4° dans la gaîne du muscle grand droit de l'abdomen, dans celle du grand oblique ; 5° entre le grand oblique et le petit oblique. L'inflammation de la gaîne du muscle grand droit offrent seule quelques caractères spéciaux, tels que douleur vive, diffusion, diagnostic difficile et terminaison quelquefois fatale, en ce sens que le pus peut se frayer une voie du côté du péritoine. Cependant le plus souvent l'inflammation et le pus gagnent les couches sous-cutanées au moyen des trous qui donnent passage aux vaisseaux et nerfs perforants, et alors on pourra plus facilement reconnaître ces phlegmons. Un caractère commun à toutes ces inflammations intermusculaires, c'est qu'elles ont de la tendance à être diffuses, à s'étaler sur de larges surfaces ; il faut donc ne pas attendre que les abcès soient bien formés pour les ouvrir. Il est important de noter encore que ces abcès renferment un pus d'une fétidité extrême rappelant l'odeur des matières stercorales. M. Velpeau explique ce caractère par le passage des gaz de l'intestin dans la poche purulente.

Des tumeurs de diverses natures peuvent se montrer sur la paroi abdominale ; les principales sont : des lipomes, des adénomes, des cancers, des varices et des hernies. Il n'est pas rare de voir des varices sur la veine tégumenteuse abdominale, et ces varices s'expliquent par la difficulté que la colonne sanguine rencontre pour pénétrer dans la veine saphène au moment où celle-ci va se jeter dans la veine fémorale. Cette colonne sanguine est coupée à angle droit par la colonne de la saphène qui est bien plus forte. Quand des varices existent sur cette veine à droite ou à gauche, la paroi abdominale, dans sa partie inférieure, ressemble à une agglomération de petits serpents : c'est ce qui l'a fait comparer à une tête de Méduse. Quelquefois ces veines se dilatent uniformément pour donner passage au sang des extrémités inférieures ne pouvant pas traverser la veine cave inférieure comprimée ou obstruée par une tumeur.

Il existe sous la peau du ventre des ganglions lymphatiques qui accompagnent les vaisseaux superficiels de la région. Ces ganglions sont très-petits et irrégulièrement disposés. Dans quelques cas ils s'engorgent et apparaissent sous le tégument sous forme de petites tumeurs pouvant acquérir le volume d'une amande, et dont la nature serait difficile à déterminer si l'on ignorait qu'il existe là des ganglions lymphatiques.

Ces lipomes du ventre ne sont point rares. Dans le service de M. Velpeau, en 1850, nous avons observé un lipome très-considérable de la région hypogastrique chez un vieillard qui, du reste, jouissait d'un embonpoint considérable. Nous avons aussi, à la même époque et dans le même service, vu chez une femme un lipome mal circonscrit, occupant la région latérale de l'abdomen.

Les cancers de la paroi abdominale sont assez rares et ils se montrent plutôt à l'ombilic qu'ailleurs. Boyer les décrit sous le nom de *sarcomphales*. On doit à Fabrice de Hilden, à Civadier et à Bérard les trois faits connus de cette affection. Nous en avons observé un cas dans le service de M. Nélaton, en 1859. Ces tumeurs se présentent sous deux formes : tantôt c'est un champignon qui fait saillie au niveau de la cicatrice ombilicale, avec un pédicule plus ou moins prononcé ; tantôt c'est une masse qui se confond avec l'ombilic sans faire une saillie bien distincte. Dans les deux cas, la tumeur, comme nous l'avons observé, peut se prolonger sous la paroi en suivant le trajet des artères ombilicales, ce qui rend l'extirpation impossible.

Chez les nouveau-nés, après la chute du cordon, on voit quelquefois apparaître au niveau de l'ombilic une tumeur rosée, fongueuse, signalée déjà par Dugès, et pouvant acquérir le volume d'une noix. Cette excroissance est facilement combattue par quelques cautérisations avec le crayon de nitrate d'argent, si elle est petite ; plus grosse, on devrait la lier ou l'exciser avec des ciseaux.

L'ombilic est quelquefois le siége d'une hémorrhagie après la chute du cordon. Cette hémorrhagie, qui peut venir de la veine ombilicale ou des artères du même nom, est facile à arrêter dans le plus grand nombre des cas ; mais, quand elle est due à une altération du foie ou à une altération du sang, elle est souvent mortelle.

Les hernies de la paroi abdominale occupent souvent la ligne blanche et principalement l'ombilic. L'écartement de la ligne blanche, par suite de la distension que produit la grossesse, favorise la formation des hernies de la ligne blanche en bas, dans la région sous-ombilicale. Ce sont des éventrations que l'on doit combattre par un bandage de corps.

Les hernies de l'ombilic sont congénitales ou acquises ; ces dernières se subdivisent en hernies de l'enfance et hernies de l'adulte, et leur mode de formation offre une grande analogie avec celui des hernies inguinales, ainsi que M. Richet l'a démontré.

Aux hernies on peut rattacher les tumeurs ou hernies graisseuses qui occupent le plus souvent le voisinage de l'ombilic. Ces tumeurs de graisse sont en double bouton de chemise ; elles se produisent sur le trajet des vaisseaux qui traversent la ligne blanche ; il est important de les distinguer des hernies proprement dites.

Des anus contre nature, des fistules stercorales, urinaires, purulentes, gazeuses, se montrent aussi sur les parois abdominales.

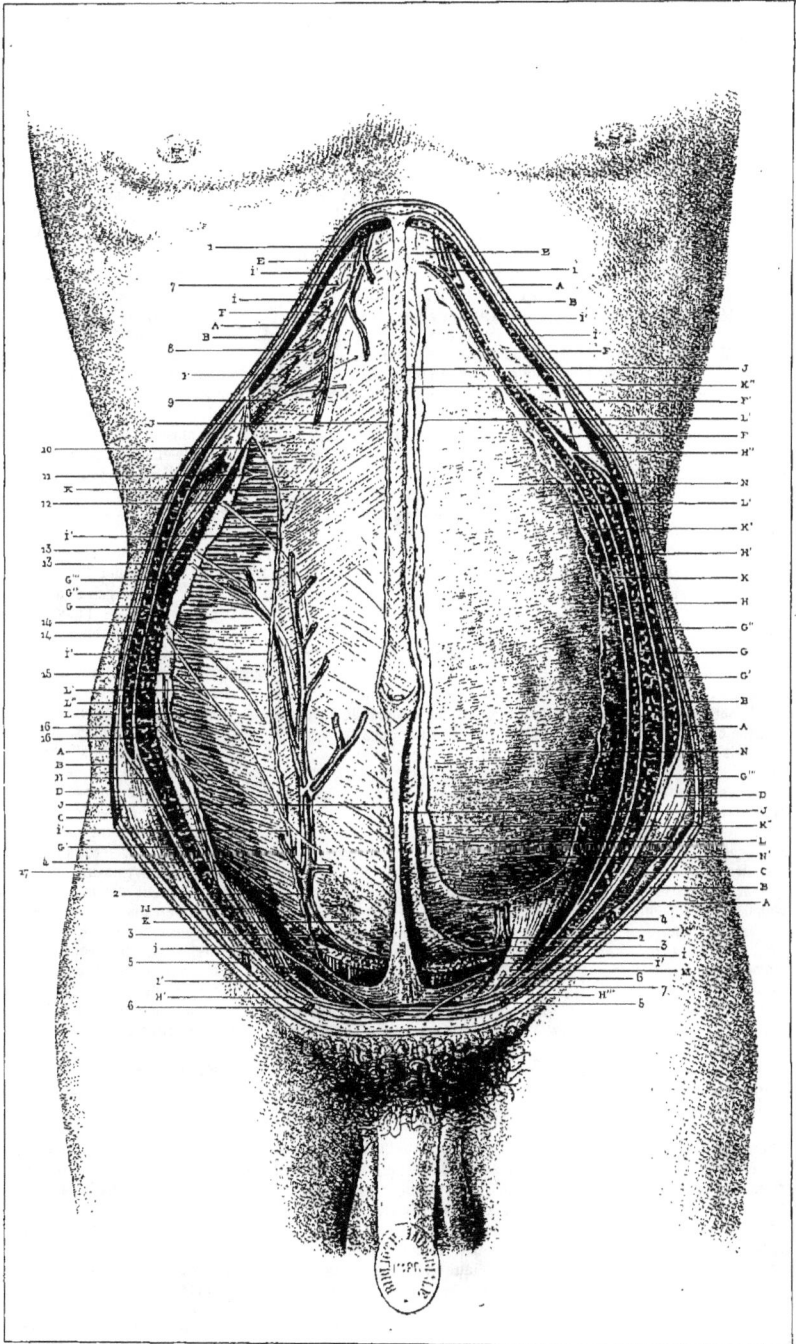

F. Bion del.   Imp. J. Lordon frères Paris   Lebrun sc.

LIBRAIRIE GERMER BAILLIÈRE.

PLANCHE LI.

Région antéro-latérale de l'abdomen.

Plan profond.

EXPLICATION.

CÔTÉ DROIT (3ᵉ *couche*).

A. Coupe de la peau limitant la région.

B. Coupe du fascia superficialis.

C. Coupe du fascia profond de la région inguinale.

D. Épine iliaque antérieure et supérieure.

E. Appendice xiphoïde recouvert par l'aponévrose du muscle transverse de l'abdomen.

F. Rebord des cartilages costaux.

G. Coupe du muscle grand oblique de l'abdomen.

G'. Tendon aponévrotique du muscle grand oblique allant s'insérer sur l'arcade fémorale.

G''. Aponévrose superficielle du muscle grand oblique de l'abdomen.

G'''. Aponévrose profonde du muscle grand oblique de l'abdomen.

H. Coupe du muscle petit oblique de l'abdomen.

H'. Coupe de l'aponévrose d'insertion du muscle petit oblique de l'abdomen allant se réunir à l'aponévrose d'insertion du muscle grand oblique de l'abdomen.

I. Coupe du muscle grand droit de l'abdomen.

I'. Coupe de l'aponévrose superficielle du muscle grand droit de l'abdomen, aponévrose constituée par l'entrecroisement et la réunion des fibres aponévrotiques qui séparent le transverse et le petit oblique de l'abdomen.

J. Coupe du feuillet superficiel de la gaine du muscle grand droit de l'abdomen s'entrecroisant avec celles du côté opposé pour former la ligne blanche.

K. Feuillet postérieur de la gaine aponévrotique du muscle grand droit de l'abdomen.

K'. Feuillet postérieur de la gaine du muscle grand droit de l'abdomen, constitué par des fibres aponévrotiques peu serrées et doublé par le fascia transversalis en arrière dans cette partie inférieure.

L. Muscle transverse de l'abdomen.

L'. Fibres aponévrotiques du muscle transverse de l'abdomen.

L''. Aponévrose superficielle du muscle transverse de l'abdomen.

M. Fibres du muscle transverse de l'abdomen accompagnant le cordon testiculaire.

1. Artère mammaire avec ses ramifications accompagnée de ses veines.

2. Artère épigastrique accompagnée des veines du même nom.

3. Branche transversale de l'artère épigastrique allant dans le muscle grand droit de l'abdomen.

4. Branche superficielle de l'artère circonflexe iliaque.

5. Artère tégumentaire abdominale accompagnée de sa veine.

6. Artère pubienne, branche de la honteuse externe, avec la veine du même nom.

7, 8, 9, 10, 11, 12, 13, 14, 15, 16. Branches perforantes des nerfs intercostaux.

17. Branche de la grande abdominale.

CÔTÉ GAUCHE (4ᵉ *couche*).

A. Coupe de la peau limitant la région.

B. Coupe du fascia superficialis.

C. Coupe du fascia profond de l'aine.

D. Épine iliaque antérieure et supérieure.

E. Appendice xiphoïde recouvert de l'aponévrose du muscle transverse.

F. Rebord des fausses côtes.

F'. Gaîne postérieure du muscle grand droit de l'abdomen.

G. Coupe du muscle grand oblique de l'abdomen.

G'. Aponévrose superficielle du muscle grand droit de l'abdomen.

G''. Feuillet profond du muscle grand droit de l'abdomen séparant ce muscle du muscle petit oblique.

G'''. Feuillet aponévrotique résultant de la réunion des aponévroses superficielle et profonde du muscle grand droit de l'abdomen et allant se terminer à l'arcade de Fallope.

H. Coupe du muscle petit oblique.

H'. Feuillet aponévrotique séparant le muscle petit oblique du muscle transverse de l'abdomen.

H''. Feuillet aponévrotique servant d'insertion au muscle petit oblique et allant aux dernières côtes.

H'''. Feuillet fibreux résultant de la fusion des aponévroses superficielle et profonde du muscle petit oblique et allant se confondre avec l'aponévrose d'insertion du muscle grand oblique.

I. Coupe du muscle grand droit de l'abdomen.

I'. Coupe du feuillet superficiel de la gaine du muscle grand droit de l'abdomen.

J. Coupe de la ligne blanche de l'abdomen.

K. Coupe du muscle transverse de l'abdomen.

K'. Feuillet profond de l'aponévrose du muscle transverse de l'abdomen venant se confondre en bas avec l'aponévrose du muscle petit oblique.

K''. Coupe du feuillet fibreux postérieur de la gaine du muscle grand droit de l'abdomen.

K'''. Coupe du feuillet fibreux postérieur de la gaine du muscle grand droit de l'abdomen au-dessous de l'ombilic, où il offre moins de consistance.

K''''. Aponévrose résultant de la fusion des aponévroses du muscle petit oblique et du muscle transverse de l'abdomen, allant doubler l'aponévrose d'insertion du muscle grand oblique.

L. Coupe du fascia transversalis.

L'. Membrane fibreuse doublant le péritoine et se continuant sans ligne de démarcation avec le fascia transversalis.

M. Prolongement fibreux du fascia transversalis formant la gaîne fibreuse du cordon testiculaire.

N. Péritoine laissant voir par transparence les anses intestinales.

N'. Péritoine doublé par une membrane celluleuse qui le sépare du fascia transversalis.

1. Coupe de l'artère mammaire interne et des veines du même nom.

2. Artère épigastrique avec ses veines.

3. Branche interne de l'artère épigastrique allant à la partie inférieure du muscle grand droit de l'abdomen.

4. Artère et veines tégumentaires abdominales.

5. Artère pubienne fournie par la honteuse externe.

6 et 7. Ramifications nerveuses venant de la première paire lombaire (grande abdominale).

Les plaies qui arrivent jusqu'aux couches profondes de la paroi antérieure de l'abdomen sont plus graves que celles qui intéressent seulement les couches superficielles. Ici, en effet, l'instrument vulnérant peut rencontrer des vaisseaux et des nerfs d'une importance assez considérable. En dehors de la région, nous voyons les artères intercostales et lombaires qui se dirigent transversalement et obliquement de haut en bas et d'arrière en avant. Il résulte de cette disposition que les incisions pratiquées sur ce point doivent avoir une direction parallèle à ces vaisseaux, si l'on veut éviter de les couper. A environ 6 centimètres en dehors de la ligne blanche se trouve l'artère épigastrique qui est logée dans la même gaîne que le muscle grand droit de l'abdomen. Cette artère a presque une direction parallèle à la ligne blanche; de là le précepte de faire ici des incisions verticales, contrairement à ce que l'on ferait si l'on portait le bistouri en dehors. Dans les opérations que l'on pratique sur l'abdomen, on doit toujours avoir en vue d'éviter la blessure de l'artère épigastrique, parce que l'hémorrhagie qui en est la suite est toujours difficile à arrêter, vu la profondeur du vaisseau. Que l'on fasse la paracentèse pour une ascite ou un kyste de l'ovaire, que l'on fasse la gastrotomie, il faut s'éloigner de ce vaisseau. De là les préceptes qui ont été établis pour ces diverses opérations. Ainsi dans l'ascite on peut faire la ponction suivant la méthode anglaise, au niveau de la ligne blanche sous-ombilicale, ou bien suivant la méthode française, en ponctionnant au milieu d'une ligne étendue de l'épine iliaque antérieure et supérieure gauche à l'ombilic. Le milieu de cette ligne correspond, en effet, en dehors du muscle grand droit dans un point où l'on ne rencontre que quelques vaisseaux du troisième ordre et dont la blessure n'offre aucun danger. Si l'on adoptait la méthode anglaise, il conviendrait de ne pas descendre trop bas, dans la crainte de blesser la vessie distendue par l'urine. L'opération césarienne doit être faite sur la ligne médiane après avoir vidé la vessie. On évite ainsi très-sûrement la blessure de l'artère épigastrique, tandis que par les incisions transversales ou obliques faites sur le côté, on est loin d'être garanti contre cet accident. Du reste, la blessure de l'artère épigastrique n'est pas nécessairement mortelle; le sang peut s'arrêter spontanément, ainsi que nous l'avons vu dans un cas chez un homme qui s'était donné un coup de couteau sur le ventre. Si cette artère était blessée dans une opération, il faudrait en lier les deux bouts à cause de ses nombreuses anastomoses.

Les plaies de la paroi antérieure de l'abdomen offrent une gravité d'autant plus grande qu'elles sont plus profondes, en ce sens qu'elles affaiblissent leur résistance, et favorisent ainsi la production des hernies; en effet, la cicatrice qui leur succède est moins résistante que la partie correspondante restée intacte. Il est à peine nécessaire de faire remarquer que cette complication est d'autant plus imminente, que la solution de continuité est plus large, plus profonde et surtout plus inférieure. Nous disons plus inférieure parce que c'est inférieurement que pèsent les viscères abdominaux. Aussi c'est avec raison et dans le but de remédier autant que possible à cette cause, que les chirurgiens ont établi le précepte de débrider ces plaies en haut, quand ce débridement devient obligatoire.

Dans l'incision que l'on fait quelquefois d'une manière oblique sur la ligne médiane pour l'ovariotomie, on doit tenir compte de la petite artère qui se jette dans le muscle grand droit de l'abdomen et qui vient de l'artère épigastrique. Pour éviter sa blessure, il est bon de ne pas trop s'écarter de la ligne médiane.

Pour faire la ligature de l'artère iliaque primitive ou celle de ses deux branches de bifurcation, on incise nécessairement les parois de l'abdomen. Or, ces incisions doivent être faites en prenant en considération la situation de l'artère épigastrique, ainsi que les rapports du péritoine avec la paroi de l'abdomen. Eu égard à l'artère, l'incision doit être pratiquée en dehors d'elle, son centre correspondant à l'épine iliaque et son extrémité antérieure ne dépassant pas une ligne qui serait perpendiculaire à l'arcade fémorale. Quant au péritoine, qui doit être décollé et non ouvert, il se prêtera plus facilement à ce décollement au niveau de cette incision qu'au niveau du muscle grand droit. En effet, plus on se rapproche de la ligne blanche, plus cette membrane est adhérente; ces adhérences, au contraire, sont d'autant plus faibles que l'on se rapproche davantage de la fosse iliaque. A ces deux points de vue, l'incision curviligne ou rectiligne que nous conseillons pour la ligature des artères iliaques doit être préférée à toute autre; à celle surtout qui serait obliquement dirigée de haut en bas, suivant le trajet et la direction de ces vaisseaux, parce que cette incision tomberait à coup sûr en plein sur l'artère et les veines épigastriques et dans une région où le péritoine est déjà très-difficile à séparer.

Souple et assez mince, la paroi abdominale se laisse souvent distendre par les tumeurs multiples de divers ordres qui ont leur origine dans la cavité abdominale, ou bien dans un de ses viscères; cela permet alors de faire une exploration qui est indispensable pour établir un diagnostic: c'est ainsi, par exemple, que l'on perçoit la fluctuation dans l'ascite, dans un kyste. Mais, malheureusement, il n'en est point toujours ainsi: cette paroi, par exemple, peut acquérir une épaisseur considérable, comme chez les personnes grasses, et si dans ces conditions on ausculte, on ne trouvera que difficilement les bruits du cœur du fœtus chez une femme enceinte; dans d'autres circonstances, la difficulté du diagnostic viendra d'une infiltration séreuse, ou bien encore d'une tension trop grande.

Des tumeurs naissent aussi dans les parois de l'abdomen; déjà nous avons mentionné les lipomes, les varices, les hernies et les cancers, mais ce n'est point tout. M. M'Farlane a enlevé avec succès une tumeur hydatique de la région iliaque, et a pu observer deux autres tumeurs semblables de la même région. Nous-même nous donnons en ce moment des soins à une dame âgée qui présente une tumeur dans la région iliaque droite ayant développé les veines sous-cutanées du ventre, bosselée, inégale avec des lobules inégaux, tellement facile à sentir, que nous la croyons constituée par des hydatides. Ce qui est venu nous confirmer dans ce diagnostic, c'est que, sous l'influence de notre traitement, nous avons constaté dans les selles des poches membraneuses, translucides, jaunâtres, bien caractéristiques; et, en même temps que ces vésicules étaient rendues, nous observions une diminution dans le volume de la masse totale de la tumeur et une amélioration notable dans l'état général de la malade. M. M'Farlane a vu la mort survenir au cinquième jour après la ponction d'un kyste situé entre la péritoine et les muscles. Obligé d'enlever l'extrémité des deux dernières côtes avec une tumeur fibro-cartilagineuse qui s'était développée entre les muscles, ce chirurgien eut aussi à déplorer la perte du malade, par suite de péritonite au bout de trente et une heures. Le kyste contenant une substance pulpeuse analogue à celle du testicule et qui communiquait avec le péritoine, permit cependant au malade de guérir dans le cas cité par M. Basletta. Il en a été de même de celui dont parle M. Dufau, et qui se rompit pendant un effort. M. Monod a montré à M. Velpeau une masse névromatique et athéromateuse, du volume d'un gros poing, qu'il avait enlevée avec succès d'entre les muscles abdominaux. Dans tous les cas, nous conseillons avec, M. Velpeau, d'éviter la lésion du péritoine.

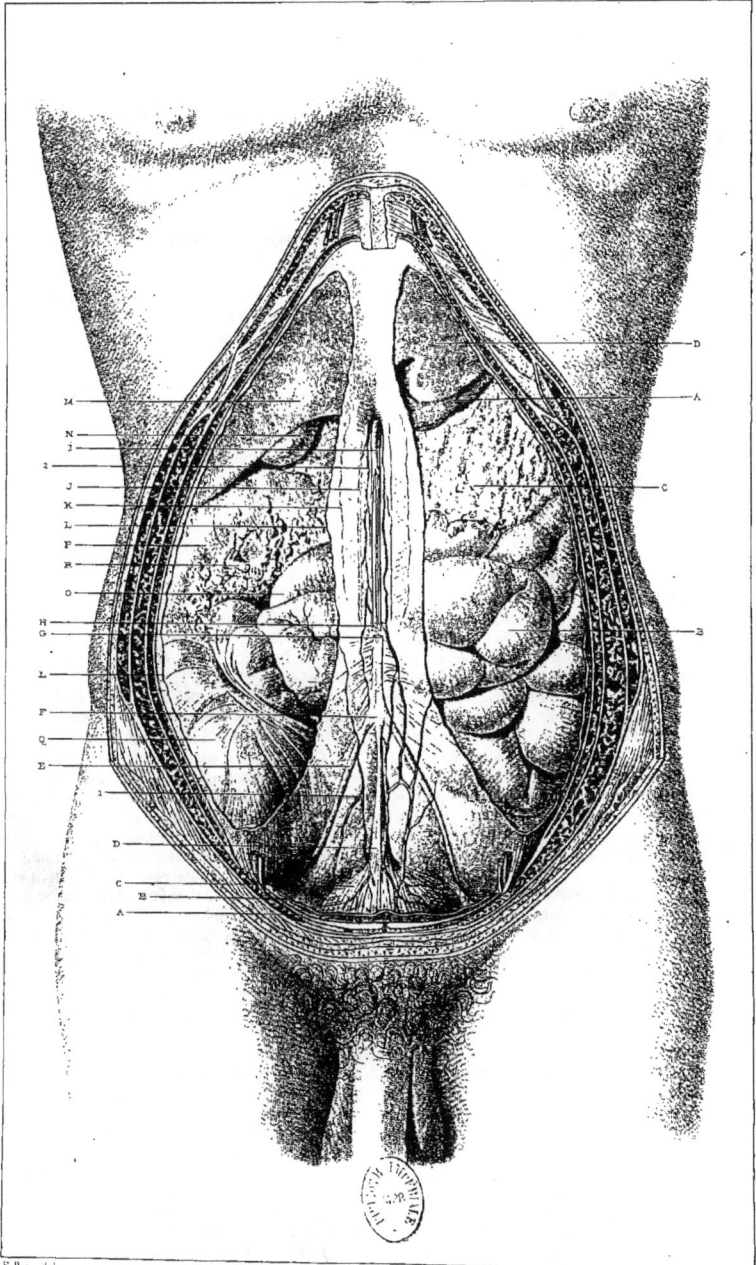

P. Bion del   Imp. Lemercier, rue Paris   Lebrun sc.

LIBRAIRIE GERMER BAILLIÈRE

PLANCHE LII.

Cavité de l'abdomen.

Plan superficiel.

EXPLICATION.

CÔTÉ DROIT.

A. Coupe du tendon du muscle grand droit de l'abdomen.
B. Coupe du fascia transversalis.
C. Fibres musculaires verticales de la vessie.
D. Ouraque.
E. Artère ombilicale et cordon fibreux qui lui fait suite jusqu'à l'ombilic.
F. Cordon fibreux résultant de l'union de l'ouraque et des artères ombilicales oblitérées.
G. Coupe de ce cordon fibreux au niveau de l'anneau ombilical.
H. Coupe des débris de la veine ombilicale allant au foie.
I. Réunion des deux faisceaux fibreux formant un seul cordon non perméable chez l'adulte.
J. Coupe de la première membrane formant la paroi postérieure du canal ombilical, dont la surface est lisse et unie.
K. Coupe de la deuxième membrane à fibres nacrées et transversales formant la paroi postérieure du canal ombilical.

L. Coupe du péritoine, formant la troisième membrane de la paroi postérieure du canal ombilical.
M. Surface convexe du lobe droit du foie.
N. Sommet de la vésicule biliaire.
O. Anse antérieure de l'intestin grêle.
P. Réunion des côlons ascendant et transverse.
Q. Cæcum.
R. Grand épiploon refoulé naturellement dans l'hypochondre gauche.

1 et 2. Veines partant de la vessie, s'anastomosant et accompagnant l'ouraque et les débris de la veine ombilicale pour se rendre dans le foie.

CÔTÉ GAUCHE.

A. Grande courbure de l'estomac.
B. Intestin grêle.
C. Épiploon refoulé dans l'hypochondre d'une manière naturelle.
D. Surface du lobe gauche du foie.

APPLICATIONS A LA PATHOLOGIE ET A LA MÉDECINE OPÉRATOIRE.

Les plaies pénétrantes de l'abdomen sont toutes graves, parce qu'elles intéressent toujours un ou plusieurs organes d'une importance extrême pour la vie. La figure ci-contre montre tous les organes superficiels qui se présenteront les premiers à la blessure. Nous voyons, en effet, le feuillet pariétal et le feuillet viscéral du péritoine, la partie supérieure de la vessie, l'épiploon, une partie de l'intestin grêle et du gros intestin, le foie et l'estomac. Examinons rapidement quels seront les caractères que les blessures de ces organes vont nous offrir.

Les blessures du feuillet pariétal du péritoine sont en général graves, parce qu'elles ouvrent la cavité péritonéale et sont quelquefois suivies de la péritonite, surtout s'il y a introduction d'un corps étranger qui reste dans la plaie, comme une balle, un fragment d'instrument quelconque. Cependant, nous croyons qu'on a exagéré un peu trop la gravité de ces plaies. Tous les jours nous voyons des incisions du feuillet pariétal rester sans complication de péritonite. Que de fois n'a-t-on pas ouvert des sacs herniaires, pratiqué des anus artificiels, sans rencontrer le moindre accident? Lorsque dans la hernie étranglée, la gastrotomie ou toute autre opération, on ouvre le péritoine, nous pensons qu'il se formera rarement une péritonite, si déjà elle ne s'est pas déclarée avant l'intervention chirurgicale. Voilà pourquoi il est bon d'opérer de bonne heure. C'est pour éviter, du reste, cette inflammation qui s'étend rapidement à une vaste surface que l'on recommande de faire contracter des adhérences aux deux feuillets péritonéaux, quand on veut atteindre une tumeur viscérale. On obtient ce résultat au moyen de caustiques ou d'aiguilles qui, provoquant une inflammation adhésive et circonscrite, permettent de se garantir contre cette terrible complication. C'est sur cette donnée que sont basées les opérations instituées par Récamier, M. Trousseau et Bégin, pour les kystes du foie ou de l'ovaire. Ce précepte est dicté, pour ainsi dire, par la nature, qui établit souvent d'une manière spontanée des adhérences salutaires entre les deux faces adossées du péritoine, dans le but de circonscrire une inflammation, un épanchement ou une collection purulente; c'est ainsi qu'elle procède, par exemple, dans les péritonites partielles, dans les pelvi-péritonites, dans les anus contre nature. Le chirurgien doit veiller à la production de ces adhérences et les respecter avec le plus grand soin quand elles sont établies.

Il suffit de jeter un coup d'œil sur cette planche pour voir qu'après le péritoine, c'est la partie supérieure de la vessie qui sera atteinte par un instrument vulnérant. Chez l'adulte, la face antérieure de ce réservoir est protégée par la symphyse du pubis, mais la moitié ou le tiers supérieur de cet organe est directement en rapport avec la face postérieure de la paroi abdominale, sans qu'elle soit revêtue par le péritoine. Les chirurgiens ont tiré parti de cette disposition pour faire la taille hypogastrique. Une incision faite sur la ligne médiane au-dessus du pubis découvre, en effet, la vessie dans un point qui ne présente pas des vaisseaux importants ni de péritoine. Néanmoins cette opération a donné lieu quelquefois à des péritonites promptement mortelles. M. Malgaigne a pensé qu'alors le péritoine avait une disposition telle, qu'il venait recouvrir une partie de la face antérieure de la vessie et que le bistouri l'avait atteint; que pour éviter cet accident, il fallait refouler ce cul-de-sac péritonéal en haut avant d'ouvrir la vessie. Cette disposition n'est pas constante heureusement, et nous ne la trouvons pas sur notre préparation. Les plaies de la vessie peuvent avoir lieu par instruments piquants, tranchants ou contondants; à ces dernières appartiennent les plaies par armes à feu; elles intéressent ou non le péritoine; du reste leur histoire s'est enrichie, dans ces dernières années, d'une excellente monographie due à M. Houel, et que l'on consultera avec fruit. Ce qui fait le danger de ces blessures, c'est l'infiltration urinaire, qui sera ici d'autant plus facile que le tissu cellulaire est plus lâche dans la région qui nous occupe.

Chez l'adulte, l'épiploon occupe le premier plan des organes abdominaux : tantôt il recouvre régulièrement toute la masse intestinale, au-devant de laquelle il est jeté comme un voile; tantôt il se trouve refoulé en haut dans la région épigastrique, comme dans notre préparation. Chez le nouveau-né, comme chez les enfants en bas âge, le grand épiploon,

est à l'état rudimentaire, aussi est-il rare de trouver à ces périodes de la vie des hernies épiploïques, tandis que chez
adultes le repli du péritoine fera toujours presque nécessairement partie d'une hernie produite à cette époque. Il rés
de cette disposition que, dans les plaies pénétrantes de l'abdomen, on voit se présenter d'abord à l'orifice de la pla
quand elle est sur la paroi antérieure, la masse épiploïque, et en outre que les plaies, les blessures l'atteindront en p
mier lieu. Or, par le nombre et par le volume des vaisseaux qui sont dans l'épiploon, ces plaies seront souvent le sié
d'une hémorrhagie qui peut être mortelle, ou bien donner lieu à un épanchement sanguin dans l'abdomen.

En examinant la disposition de la masse intestinale, on voit promptement qu'une plaie qui siégera sur les parties la
rales de la région intéressera le gros intestin, tandis que celle qui sera située vers le milieu de la région atteindra
petit intestin. Cette figure montre aussi que la fin de l'intestin grêle se trouve vers la fosse iliaque droite ; de là ce p
cepte établi par M. Nélaton, d'ouvrir le ventre dans ce point quand on veut établir un anus artificiel pour remédier à
étranglement ou à une obstruction du gros intestin. En haut de la région ce sera le foie, la vésicule biliaire ou bi
l'estomac qui seront lésés. Comme le fond de la vésicule biliaire dépasse un peu le rebord du foie, il en résulte que i
plaies seront plus fréquentes que celles des canaux biliaires, plus profondément situés. Dès qu'il existe une plaie de ce
vésicule, la bile s'épanche dans la cavité péritonéale, de là une péritonite aiguë promptement mortelle. Cependant
des adhérences existent, si l'épanchement est petit, le blessé peut guérir, ainsi que le démontrent les faits publiés p
MM. Fauconneau-Dufresne, Civiale et Freysse.

Les plaies du foie ne sont pas rares, et cela s'explique par le volume et la fixité de cet organe. Or, ces plaies so
fort graves à cause de l'épanchement de bile, de l'hémorrhagie et de la péritonite. Dupuytren et Fricke ont cité d
cas de guérison de ces plaies. Peu consistant, très-vasculaire et très-friable, le foie peut être le siége de contusions
de déchirures, comme le cerveau.

L'estomac est surtout lésé par les instruments qui atteignent la partie supérieure de l'abdomen, et particulièrement
région épigastrique et l'hypochondre gauche. Les variations de volume de cet organe, tantôt rempli par des matièr
alimentaires, tantôt vide, les dispositions individuelles, rendent difficile l'appréciation des limites au-delà desquelles i
instrument vulnérant ayant traversé les parois abdominales ne rencontrera pas l'estomac. Le vomissement de matièr
alimentaires teintes de sang sera un bon signe pour diagnostiquer ces plaies, qui sont graves à cause de l'épanchement d
matières, de l'hémorrhagie et de la péritonite. Les rapports de l'estomac avec le côlon transverse peuvent expliqu
plusieurs faits. Qu'une tumeur existe sur l'estomac, on pourra croire qu'elle est sur le côlon ; et réciproquement, ui
tumeur stercorale de ce dernier organe peut aussi faire croire à une tumeur cancéreuse de l'estomac. Quand le mala
accuse une douleur épigastrique, le médecin attentif devra toujours chercher par d'autres signes tirés de l'examen i
la fonction de digestion si cette douleur est due à une altération de l'estomac ou du gros intestin. Ces rapports expl
quent parfaitement pourquoi les blessures de la région épigastrique peuvent atteindre à la fois le côlon transverse i
l'estomac, et pourquoi les maladies de l'un se transmettent quelquefois à l'autre.

Tous ces conduits ou réservoirs étant ouverts peuvent donner lieu, en ne se fermant point, non-seulement à tous le
accidents qui ont été cités, mais encore à des fistules ; de là des fistules biliaires, stomacales, intestinales, urinaires, eti
Des tumeurs provenant des viscères abdominaux superficiels peuvent être atteints par le toucher et le palper, tels soi
les cancers de l'épiploon, de l'estomac, du foie et du côlon. Il en est de même des kystes de l'épiploon et du foie. La vésicul
biliaire est quelquefois distendue par la bile qui ne peut s'écouler dans le duodénum, elle constitue alors une tumeur qi
se dessine sous le rebord costal à droite. On a vu des calculs biliaires se faire jour à travers la paroi abdominale ou dar
le côlon droit ; cela s'explique parfaitement par les rapports de la vésicule biliaire avec la paroi abdominale et avc
l'angle du côlon transverse. Quand des matières stercorales séjournent dans le gros intestin, elles peuvent être sentie
à travers les parois de l'abdomen. Quand une obstruction occupe l'intestin, la partie de ce canal située au-dessus d
point rétréci ou oblitéré se distend, et se dessine quelquefois assez nettement à travers la paroi abdominale pour qu
l'on puisse apprécier par la vue le point sur lequel porte le rétrécissement.

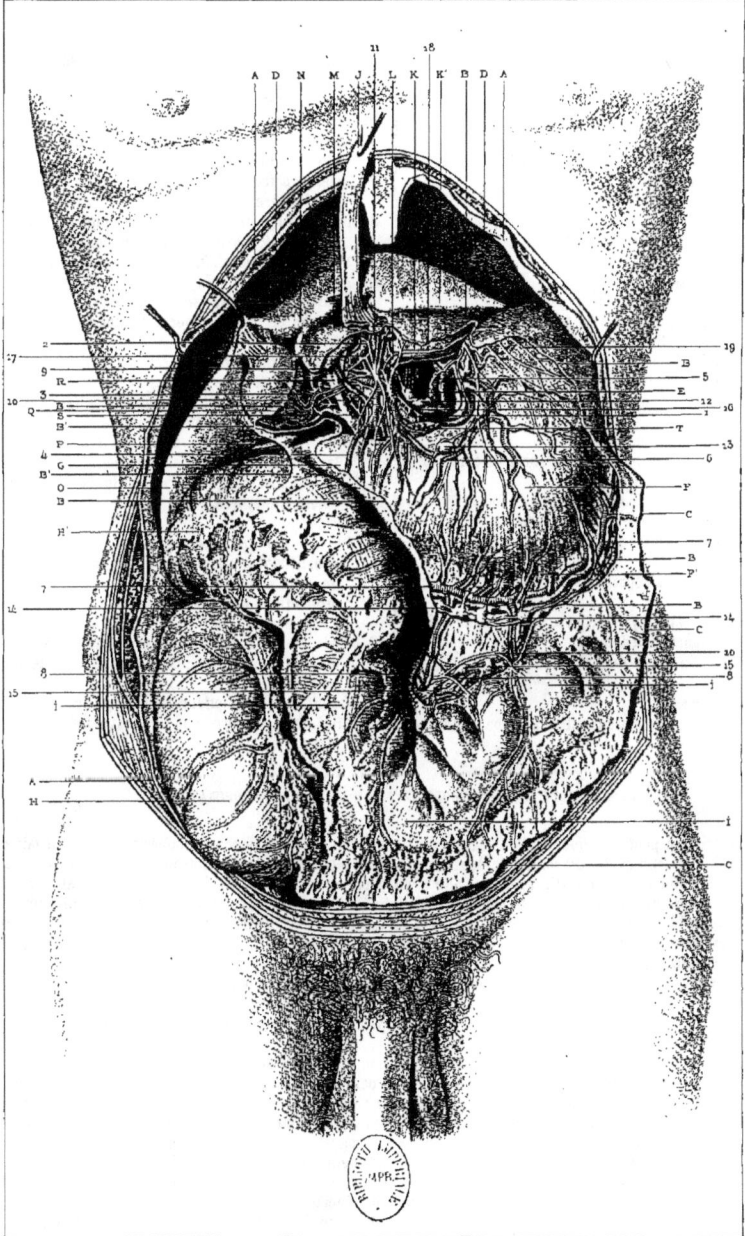

J. Bion del.
Imp. l'Chardon ainé, Paris
Lebrun sc.

LIBRAIRIE GERMER BAILLIÈRE

PLANCHE LIII

Cavité de l'abdomen.

Plan moyen.

EXPLICATION.

A. Coupe du péritoine pariétal.

B. Coupe du péritoine viscéral.

B'. Bord libre du repli du péritoine reliant la vésicule biliaire, le côlon transverse et le pylore.

C. Coupe du grand épiploon.

D. Péritoine recouvrant la concavité du muscle diaphragme.

E. Pilier du diaphragme.

F. Face supéro antérieure de l'estomac.

G. Le pylore.

H. Le cæcum.

H'. Le côlon ascendant.

I. Le côlon transverse.

J. Le ligament suspenseur du foie.

K. Lobe gauche du foie dépouillé du péritoine.

K'. Bord établissant la limite entre les surfaces convexe et concave du lobe gauche du foie.

L. Lobe de Spigel, difficile à apercevoir à cause des divisions de la veine porte et des nerfs qui se trouvent sur sa face antérieure.

M. Sillon longitudinal du foie.

N. Bord établissant la limite entre les surfaces concave et convexe du lobe droit du foie.

O. Extrémité inférieure du bord antérieur du foie.

P. Scissure située sur la face concave du foie.

Q. Vésicule biliaire dépouillée en partie de sa couche péritonéale.

R. Réunion des conduits hépatiques formant le canal hépatique.

S. Anastomose du canal cystique avec le canal hépatique formant le canal cholédoque.

T. Bord supérieur du corps du pancréas.

1. Artère hépatique.

2. Branche de l'artère hépatique allant au lobe gauche du foie.

3. Branche de l'artère hépatique fournissant au lobe droit du foie et l'artère cystique.

4. Ramification de l'artère pylorique.

5. Artère coronaire stomachique.

6. Anastomose de l'artère pylorique avec la coronaire stomachique.

7. Artère gastro-épiploïque fournie dans cette préparation par l'artère mésentérique supérieure.

8. Ramification de l'artère gastro-épiploïque droite allant au côlon transverse et à l'épiploon.

9. Veine pylorique allant se déverser dans le foie.

10. Bord droit de la veine porte au trois quarts recouverte par les autres vaisseaux et nerfs.

11. Branche de la veine porte destinée au lobe gauche du foie.

12. Un des ganglions et vaisseaux lymphatiques accompagnant l'artère hépatique.

13. Un des ganglions et vaisseaux lymphatiques situés sur la petite courbure de l'estomac.

14. Deux des ganglions et vaisseaux lymphatiques suivant la grande courbure de l'estomac.

15. Vaisseaux et ganglions lymphatiques d'une portion du côlon transverse.

16. Plexus nerveux accompagnant l'artère hépatique et constituant plusieurs ganglions nerveux sur le trajet de cette artère.

17. Ramifications nerveuses accompagnant les divisions de l'artère hépatique.

18. Une des deux branches nerveuses faisant communiquer le plexus nerveux hépatique avec le nerf pneumogastrique.

19. Ramification du pneumogastrique droit sur l'estomac.

20. Filet nerveux fourni par le plexus mésentérique supérieur.

APPLICATIONS A LA PATHOLOGIE ET A LA MÉDECINE OPÉRATOIRE.

Sur cette planche on peut voir que le côlon transverse décrit une courbe à concavité supérieure qui lui fait recouvrir toute la masse de l'intestin grêle, de sorte que dans un cas semblable une plaie pénétrante de l'abdomen aurait blessé d'abord le gros intestin avant l'intestin grêle, si elle avait porté au niveau de la région ombilicale et hypogastrique. C'est pour cette raison que le diagnostic du siége précis d'une plaie de l'intestin ne peut guère s'établir sur la donnée de la situation de la blessure ; la nature des matières qui sortiront par la plaie fournira le plus souvent des notions plus rigoureuses. Les vaisseaux gastro-épiploïques sont ici découverts et mis à nu dans une certaine partie de leur étendue, et l'on voit facilement, par leur volume considérable et par leur nombre très-grand, combien une plaie de l'épiploon peut facilement se compliquer d'une hémorrhagie grave. Il en sera de même pour les plaies de l'estomac ; on voit, en effet, que cet organe présente sur ses deux courbures, comme sur la face antérieure, des veines et des artères très-grosses et très-nombreuses qui, étant ouvertes, donneront lieu à un épanchement sanguin très-abondant ou à une gastrorrhagie promptement funeste.

Les plaies de l'estomac peuvent guérir spontanément ou par le secours de l'art, et alors elles laissent quelquefois à leur suite une fistule dite *stomacale* plus ou moins large qu'il conviendra de combattre par des moyens appropriés.

On peut s'assurer sur cette planche que l'estomac n'est pas fixé dans sa situation que par des liens assez faibles et d'une extensibilité assez grande, aussi rien n'est plus fréquent que les déplacements de cet organe. La région pylorique surtout jouit de ce privilège et se porte le plus souvent en bas vers l'hypogastre ; de là cette conséquence qu'une tumeur située au-dessus du pubis pourrait être un cancer du pylore. Plus rarement c'est le grand cul-de-sac qui s'allonge ou s'abaisse au point d'arriver dans l'hypogastre, comme l'a vu Valsalva. Enfin l'estomac tout entier occupe quelquefois la partie moyenne et même l'inférieure de l'abdomen ; ce déplacement s'accompagne naturellement d'un allongement proportionnel de l'œsophage. Situé normalement au-dessous du diaphragme, l'estomac se déplace et arrive facilement dans la poitrine à travers une ouverture congénitale ou accidentelle de ce muscle.

La situation de l'estomac explique pourquoi dans les hernies cet organe viendra se montrer dans la région ombilicale ou au creux épigastrique ; mais, en raison de la facilité avec laquelle il se déplace, il peut aussi se rencontrer dans toutes les hernies qui se produisent à travers les anneaux situés à la partie inférieure de l'abdomen.

Des corps étrangers de toute nature, de toute formes et de dimensions très-variables ont été vus dans l'estomac. Quand ces corps ne passeront pas dans les intestins, ils provoqueront dans l'estomac une irritation ; de là une cause de mort ou de guérison : de mort, s'il s'établit une péritonite ou s'il survient une hémorrhagie par perforation d'un vaisseau ; de guérison, s'il se forme des adhérences entre les faces correspondantes du péritoine, si un abcès a lieu et ouvre une voie au corps étranger à travers les parois de l'abdomen.

Des corps étrangers, des entérolithes, des égagropiles, des masses de matières fécales durcies, séjournent aussi dans le canal intestinal ; or, ces corps semblent se donner rendez-vous à la fin de l'intestin grêle, et principalement dans le cæcum. Obligés de remonter contre les lois de la pesanteur pour parcourir le côlon ascendant, ils restent dans ce dernier point, où ils provoquent souvent des accidents facheux, tels que ulcération, perforation de l'intestin, abcès de la fosse iliaque, péritonite locale ou générale. La fosse iliaque droite est donc plus exposée que la gauche à ces sortes d'accidents, parce qu'elle loge le commencement du gros intestin.

Le foie occupe la région de l'hypochondre droit, la région épigastrique et s'avance jusque dans l'hypochondre gauche ; il offre déjà dans l'état normal des dimensions assez considérables, mais rien n'est plus fréquent que de voir l'augmentation de cet organe. Cet excès de volume peut atteindre des degrés extrêmes, et alors on a vu le foie occuper tout l'hypochondre gauche, descendre jusque dans la fosse iliaque, et envahir la plus grande partie du ventre. Le foie même peut s'étendre en outre du côté de la poitrine, en refoulant le diaphragme, et remonter ainsi jusqu'à la troisième côte. Quand on pratique la percussion à la base de la poitrine, on doit toujours tenir compte de la matité hépatique, et ne pas s'en laisser imposer et la prendre pour un signe de pleurésie. L'excès de volume du foie est quelquefois congénital et devient ainsi une cause de dystocie. Les causes qui amènent cette augmentation de volume sont la congestion, l'hypertrophie, l'état graisseux, le cancer, l'état cireux, décrit récemment et attribué peut-être à tort à la syphilis ; les kystes hydatiques, les abcès, les épanchements sanguins parenchymateux. Par contre, la cirrhose produit un état inverse, un racornissement du foie, et comme par le retrait les vaisseaux qui le traversent sont comprimés, la circulation de la veine porte est troublée ou anéantie ; de là des altérations consécutives, telles que le défaut de nutrition de l'organisme et l'ascite.

Quand le foie offre son volume normal, il ne dépasse pas le rebord des fausses côtes ; mais s'il augmente de volume, on voit quelquefois la paroi abdominale correspondante soulevée, les fausses côtes portées en haut, et la base du thorax d'un diamètre plus étendu. Le bord antérieur du foie devient parfois si proéminent, qu'à la simple vue on reconnaît sa saillie anguleuse. Si, pour reconnaître cette augmentation de volume, ces signes n'étaient pas très-manifestes, on devrait s'éclairer au moyen du palper et surtout de la percussion.

Le chirurgien est obligé d'intervenir dans quelques maladies du foie, nous voulons parler des kystes et des abcès. Lorsqu'un abcès du foie proémine à l'extérieur, ce qui, malheureusement, n'est pas le plus commun, il sera bon d'en faire l'ouverture. L'observation a démontré que ces abcès se montrent ordinairement au-dessous des fausses côtes. Comme la vésicule biliaire vient proéminer dans les mêmes points, il en résulte que quelquefois on a ouvert cette vésicule dilatée, lorsqu'on croyait ouvrir un abcès du foie. On consultera avec fruit les travaux de Petit et de Morand dans les *Mémoires de l'Académie royale de chirurgie*, et l'on verra des faits qui éclairent beaucoup ce point de pratique. Ces abcès doivent être ouverts quand le foyer purulent est peu mobile et quand la saillie qu'ils forment est égale dans tous les mouvements du tronc ; en effet, lorsque ces conditions sont réunies, des adhérences se sont établies et l'on ne court plus le risque d'avoir un épanchement de la cavité péritonéale. Deux moyens également bons, à notre avis, sont employés pour donner issue au pus, ce sont les caustiques et le bistouri.

Les kystes séreux et les kystes hydatiques font aussi dans quelques cas saillie sous le rebord costal et même entre les espaces intercostaux ; leur mode de traitement doit différer d'avec celui des abcès, parce qu'ils ne font pas adhérer comme ceux-ci les deux feuillets du péritoine. Si on les ouvrait directement avec le bistouri, on s'exposerait à coup sûr à un épanchement dans le péritoine. Pour éviter cet accident redoutable, Récamier a institué un traitement qui a donné de beaux résultats. On s'assure d'abord que la tumeur saillante à l'extérieur est bien réellement un kyste ; pour cela on pratique une ponction exploratrice en plongeant dans le point le plus proéminent un trocart presque capillaire. On place ensuite sur la canule une ventouse pour attirer le liquide que contient la tumeur. Cela fait, dans le but d'établir des adhérences solides, on place sur le milieu de la saillie un large morceau de pierre à cautère. On fend ensuite l'eschare, puis on fait une seconde, une troisième application de la pierre caustique. Un des points de la paroi du kyste se trouve ainsi mortifié, se détache au bout de quelque temps, et le kyste se vide en livrant passage aux hydatides dont on favorise la sortie au moyen d'injections détersives.

Bégin avait proposé de remplacer le caustique par le bistouri. Une incision de 5 à 6 centimètres est faite à la peau sur le point le plus saillant ; on divise ensuite avec précaution les couches musculaires. Arrivé au péritoine, le chirurgien le soulève avec des pinces à disséquer et y fait une ouverture en dédolant. Si l'épiploon ou l'intestin se présentent, ils sont doucement repoussés ; à l'aide de la sonde cannelée, on achève l'incision du péritoine : la tumeur se présente au fond de la plaie. On panse à plat. Deux ou trois jours après, le péritoine s'est enflammé par le contact de l'air, le kyste a contracté des adhérences avec les bords de la plaie : c'est alors qu'on plonge le bistouri dans la tumeur. Somm, toute, nous croyons que la méthode de Récamier est préférable à celle de Bégin et qu'elle expose beaucoup moins à l'épanchement et à la péritonite.

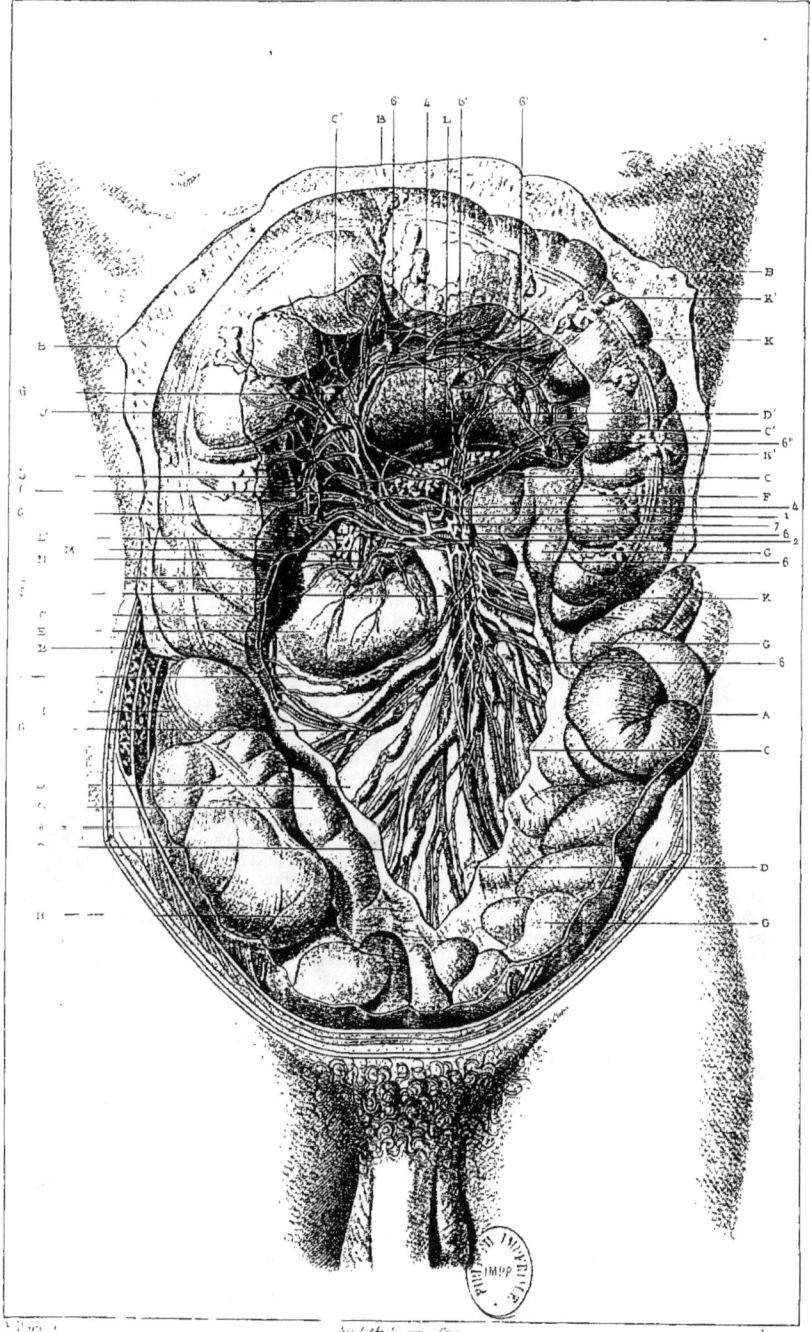

PLANCHE LIV.

Cavité de l'abdomen.

Plan moyen.

EXPLICATION.

A. Coupe du péritoine pariétal.

B. Coupe du grand épiploon.

C. Coupe du péritoine viscéral (feuillet superficiel du mésentère).

C'. Coupe du péritoine viscéral au niveau du côlon transverse formant le feuillet postérieur du mésocôlon transverse.

D. Feuillet postérieur du mésentère.

D'. Feuillet antérieur du mésocôlon transverse. (Il faut remarquer que le côlon est renversé de manière qu'il présente son mésentère en sens inverse.)

E. Commencement du duodénum.

F. Commencement de l'intestin grêle ou jéjunum.

G. Portion descendante du jéjunum et intestin grêle commençant à former des anses libres et flottantes dans la cavité de l'abdomen.

G'. Terminaison de l'intestin grêle dans le cœcum.

H. Cœcum.

I. Bandelettes longitudinales du côlon ascendant et du cœcum.

J. Bandelettes longitudinales des côlons ascendant et transverse.

K. Bandelette longitudinale du côlon transverse.

K'. Appendices graisseux du côlon transverse.

L. Pancréas.

L'. Tête du pancréas.

M. Canal cholédoque.

N. Canal pancréatique.

1. Artère et veines mésentériques supérieures.

2. Artères et veines coliques droites.

2'. Anastomose entre les artères coliques.

3. Arcade anastomique entre les branches de l'artère colique droite.

4. Artère et veines gastro-épiploïques droites naissant anormalement de l'artère mésentérique supérieure.

5. Tronc de la veine mésentérique supérieure.

6. Ganglions et vaisseaux lymphatiques du mésentère.

6'. Vaisseau lymphatique venant de la première portion du côlon ascendant.

6''. Ganglions et vaisseaux lymphatiques des côlons ascendant et transverse.

7. Plexus nerveux mésentérique supérieur.

APPLICATIONS A LA PATHOLOGIE ET A LA MÉDECINE OPÉRATOIRE.

Il suffit de jeter un coup d'œil d'ensemble sur les canaux et les réservoirs qui sont recouverts par le péritoine pour reconnaître immédiatement que la cavité de cette membrane séreuse est exposée à recevoir des liquides de toute nature, par exemple, du sang, du chyle, de la bile, de l'urine, des matières alimentaires ou stercorales, des gaz, du pus.

Relativement aux épanchements sanguins dans la cavité péritonéale il a régné dans la science deux théories. S'il faut en croire Petit, en s'épanchant dans le péritoine le sang n'a pas plus de tendance à se porter vers les parties les plus déclives que dans d'autres directions ; en effet, selon Petit, le sang n'est pas entraîné par son propre poids, mais il s'étend à une distance plus ou moins grande de la plaie, en vertu d'une force d'impulsion que détermine l'écoulement d'une nouvelle quantité de sang. Pour démontrer ce fait, Petit s'appuie sur les considérations suivantes : il n'y a jamais de vide dans la cavité abdominale, les parois de l'abdomen sont toujours appliquées sur les viscères, et comme ceux-ci agissent réciproquement les uns sur les autres, il en résulte que le sang ne peut s'épancher au loin qu'à la condition de vaincre une résistance qui augmentera nécessairement avec la quantité de sang épanché. Non-seulement le sang trouvera un obstacle à la diffusion, mais il arrivera un moment qu'il s'opposera lui-même à l'issue d'une nouvelle quantité, qu'il fera cesser l'hémorrhagie avant même qu'il se soit formé à l'ouverture du vaisseau un caillot obturateur. Petit n'étudie pas seulement les épanchements sanguins, il examine tous les liquides qui peuvent constituer un épanchement dans la cavité abdominale et rapporte toujours à sa théorie les faits qu'il observe ; il pense que l'épanchement des matières fécales sera moins facile que celui du sang, non-seulement parce que l'action des intestins est moins énergique que celle des vaisseaux sanguins, mais encore parce que les matières intestinales trouvent plus facilement à continuer leur route qu'à se répandre dans l'abdomen. Du reste, l'épanchement du chyle et des matières intestinales offre une circonstance spéciale, la même ouverture qui a permis l'épanchement peut lui fournir une issue pour son absorption par les vaisseaux chylifères ou bien pour son écoulement dans l'intestin. Les plaies de la vésicule biliaire et de la vessie ne se comportent pas de la même manière ; la fluidité de la bile et de l'urine, la contraction de la vésicule biliaire et de la vessie urinaire favorisent l'épanchement et s'opposent à ce que celui-ci se circonscrive. Il en est de même des liquides qui peuvent provenir de l'utérus quand il survient une rupture de cet organe pendant le travail de l'accouchement.

Garengeot a insisté sur ce fait que les liquides épanchés dans le ventre étant pressés par les intestins, quittent les anfractuosités des circonvolutions pour se porter vers les parties qui offrent le moins de résistance, c'est-à-dire vers la partie antérieure et inférieure de l'abdomen ; de là le précepte que les contre-ouvertures doivent être faites sur les côtés de la partie antérieure et inférieure du ventre.

Ces deux théories sont trop exclusives, et M. Velpeau a fait voir que tantôt le sang reste confiné autour de la blessure, tantôt il s'épanche en nappe entre les parois du ventre et les viscères. Ces variétés s'expliquent par la fluidité et la quantité plus ou moins grande de sang épanché. Si le sang est fourni par un petit vaisseau, s'il tend à se coaguler, l'épanchement se circonscrit, car la résistance que lui opposent les muscles abdominaux, les intestins et l'épiploon, suffit pour arrêter l'hémorrhagie ; mais si le sang sort d'un gros vaisseau, s'il est fluide, il peut s'étendre au loin. Cette opinion de M. Velpeau repose à la fois sur des expériences pratiquées sur des animaux et sur des faits cliniques. Du reste, le siége de l'épanchement peut varier : le plus souvent il est dans les flancs ou dans les fosses iliaques ou à l'hypogastre ; il peut être situé aussi entre l'épiploon et la paroi abdominale, entre les intestins et l'épiploon, ou bien encore dans l'arrière-cavité des épiploons.

Des corps étrangers peuvent se loger dans le péritoine : c'est ainsi qu'une balle, après avoir traversé les parois de l'abdomen, tombe dans la cavité de cette séreuse. Ces corps étrangers venus du dehors ne tardent pas à provoquer une péritonite locale qui les enkyste ou bien qui se généralise et amène la mort. Les corps étrangers qui naissent dans le péritoine sont de petits corps durs qui se forment comme les corps étrangers articulaires, venant aussi, par exemple, d'une desquamation épithéliale condensée, d'une tumeur sous-séreuse qui s'est pédiculisée et détachée, sorte de tumeur fibreuse ou bien encore de fibrine concrétée, résidu d'un épanchement sanguin. Ces derniers corps subissent des transformations; ils deviennent durs, crétacés, ossiformes, cartilagineux, et ne provoquent en général aucun accident fâcheux.

Le péritoine distendu offre des éraillures qui donnent tout à fait l'apparence de follicules. Dans des recherches que j'avais entreprises en 1848, alors que j'étais aide d'anatomie à la Faculté de médecine, j'ai pu constater qu'à la suite de l'accouchement, le cul-de-sac péritonéal utéro-rectal et utéro-vésical présente de ces éraillures très-nombreuses. J'ai cru même qu'il y avait des follicules réels qui sécrétaient là, pendant la grossesse, un liquide onctueux destiné à faciliter les glissements des surfaces. Quoi qu'il en soit, ces éraillures très-nombreuses permettent de voir le tissu cellulaire du péritoine, et expliquent pourquoi les inflammations de ce tissu péri-utérin se propagent si facilement à la séreuse péritonéale.

Protégé en avant par une couche peu épaisse de parties molles, l'intestin grêle est assez souvent perforé par des instruments vulnérants; il faut remarquer que les circonvolutions nombreuses qu'il décrit l'exposent à des plaies multiples. Le gros intestin, à l'exception du côlon transverse, est moins exposé aux blessures : en arrière, il est garanti par la colonne vertébrale et des muscles très-épais; sur les côtés, par la crête iliaque et les fausses côtes qui sont très-rapprochées les unes des autres. La disposition du péritoine autour de certaines portions du gros intestin donne lieu à une remarque importante : on sait que, chez certains sujets, le cæcum, les deux côlons lombaires ne sont pas envelopés par la membrane séreuse, dans une portion plus ou moins grande de leur circonférence postérieure; il en résulte que la plaie qui siége en ce point ne pénètre point dans le péritoine, et que dès lors il ne peut y avoir d'épanchement dans la cavité de cette membrane séreuse; il en résulte que ces blessures sont moins graves que les autres. En effet, de deux choses l'une : ou les matières peuvent facilement s'écouler au dehors, et il n'y a ni épanchement ni péritonite, ou bien cet écoulement au dehors est difficile, et alors il y a seulement épanchement ou infiltration dans le tissu cellulaire et abcès stercoral. Ces plaies peuvent guérir spontanément; il se produit alors un travail local circonscrit en vertu duquel la lymphe plastique est déposée tout autour de la solution de continuité; la plaie est isolée, les lèvres se gonflent et la réunion a lieu; mais quand la mort ne survient pas, il peut survenir un autre mode de terminaison : ou bien la communication de l'intestin avec un autre réservoir, ou celle d'une de ses parties avec une autre, ou bien encore un anus contre nature ou une fistule stercorale peuvent persister.

Pour guérir ces plaies on a institué diverses méthodes, ce sont l'affrontement direct, l'opposition d'une membrane séreuse à une membrane muqueuse, l'adossement des séreuses. Les deux premières méthodes n'offrent pas de grandes chances de succès; la dernière, au contraire, place le malade dans des conditions très-favorables. Cette méthode, instituée par M. Jobert (de Lamballe) (*Maladies du canal intestinal*, t. Ier, p. 82, Paris, 1829), consiste à mettre les surfaces séreuses des deux bouts en contact direct. Or, on sait que les membranes séreuses produisent facilement une lymphe plastique qui les fait adhérer et les réunit définitivement. Cette méthode a fourni de beaux résultats et elle s'applique soit aux plaies complètes, soit à celles qui sont incomplètes.

Flottant pour ainsi dire dans l'abdomen, susceptible de se mouvoir par lui-même, l'intestin est sujet à des déplacements variés qui le font, ou bien se présenter aux orifices de l'abdomen, et alors il se produit une hernie, ou bien se mouvoir sur une de ses parties en amenant l'invagination ou l'enroulement du cylindre qu'il constitue, de là une série d'accidents qui ont pour effet de ralentir, de modifier, de diminuer ou d'arrêter complètement le cours des matières qui parcourent le canal, de là des étranglements qui ont été divisés en externes et en internes.

Les étranglements externes sont ceux que le chirurgien peut voir et toucher, ils sont produits dans les hernies; nous aurons bientôt à nous expliquer sur leur mode de production et leurs conséquences.

Quant aux étranglements internes ils sont assez fréquents; leur étude, qui a été si bien présentée par M. Besnier dans un mémoire intitulé : *Des étranglements internes de l'intestin*, mérite de fixer l'attention. L'étranglement interne peut provenir de plusieurs causes anatomiques, qui sont : l'invagination intestinale, les rétrécissements de l'intestin, la torsion de celui-ci sur lui-même, sa flexion. Il est produit quelquefois par des brides solides, ou bien par l'appendice vermiculaire du cæcum, ou bien encore par des appendices diverticulaires de l'intestin. M. Nélaton a donné, dans son *Traité de pathologie externe*, de nombreux exemples de cette variété d'occlusion. Il n'est point rare de voir des étranglements internes de l'intestin à travers des ouvertures anormales ou accidentelles, soit dans les replis du péritoine, soit à travers des ouvertures et des perforations du diaphragme. Quelquefois le péritoine présente des diverticules analogues à ceux que nous avons décrits dans la tunique vaginale. M. Huguier et M. Péan viennent de montrer à la Société de chirurgie un bel exemple de ces diverticules. Or, il n'est pas surprenant qu'une anse intestinale s'engage dans ces arrière-cavités et s'y étrangle : c'est encore là une variété d'étranglement interne qu'il faut connaître. Ajoutons enfin que l'intestin comprimé par une tumeur voisine peut ne plus permettre le passage des matières, et qu'alors il y aura manifestation d'une autre espèce assez fréquente d'étranglement interne.

M. Nélaton a établi que dans les étranglements internes, il faut ouvrir dans la fosse iliaque droite la première anse de l'intestin grêle qui se présente distendue. Ce précepte est très-bon quand il s'agit d'un étranglement de l'intestin grêle, parce que l'ouverture faite au-dessus de l'étranglement permet l'issue des matières fécales; mais s'il s'agit d'un étranglement du gros intestin, et si l'opérateur ouvre une anse d'intestin grêle, l'opération sera inutile ou tout au moins incomplète, parce que les matières intestinales accumulées dans le gros intestin, y resteront confinées entre un obstacle naturel qui est la valvule iléo-cæcale, et un obstacle pathologique qui est l'étranglement. Dans cette occurrence, il faut s'assurer si le gros intestin n'est pas distendu, ce que l'on reconnaît aux caractères anatomiques des gros intestins, à son immobilité, et l'on ouvre alors le canal (Besnier).

Le mésentère peut offrir une sorte de relâchement en vertu duquel l'intestin n'est plus soutenu et se présente plus facilement aux orifices naturels, ce qui prédispose aux hernies. Il peut être blessé comme tous les viscères, de là des épanchements sanguins à cause de sa grande vascularité. Il est aussi le siége de productions morbides, telles que les engorgements ganglionnaires, comme on les voit dans le carreau et la fièvre typhoïde. Le cancer, les hydatiques, les tumeurs fibreuses du mésentère ne sont point rares. Toutes ces tumeurs auront un effet commun, c'est d'arrêter la circulation dans le mésentère et le ventre, d'où des épanchements séreux dans la cavité péritonéale.

Le pancréas est profondément placé, il est rarement atteint par les instruments vulnérants, et quand il l'est, comme nous l'avons vu chez un blessé de juin 1848, d'autres organes plus immédiatement nécessaires à la vie le sont avant lui, et les phénomènes morbides qui se rattachent à ceux-ci masquent évidemment ceux du pancréas. — Cet organe est sujet à peu d'altérations; néanmoins on y a vu des dégénérescences fibreuses, pierreuses et cancéreuses, surtout consécutives à des altérations semblables ayant leur point de départ dans l'estomac qui lui est juxtaposé.

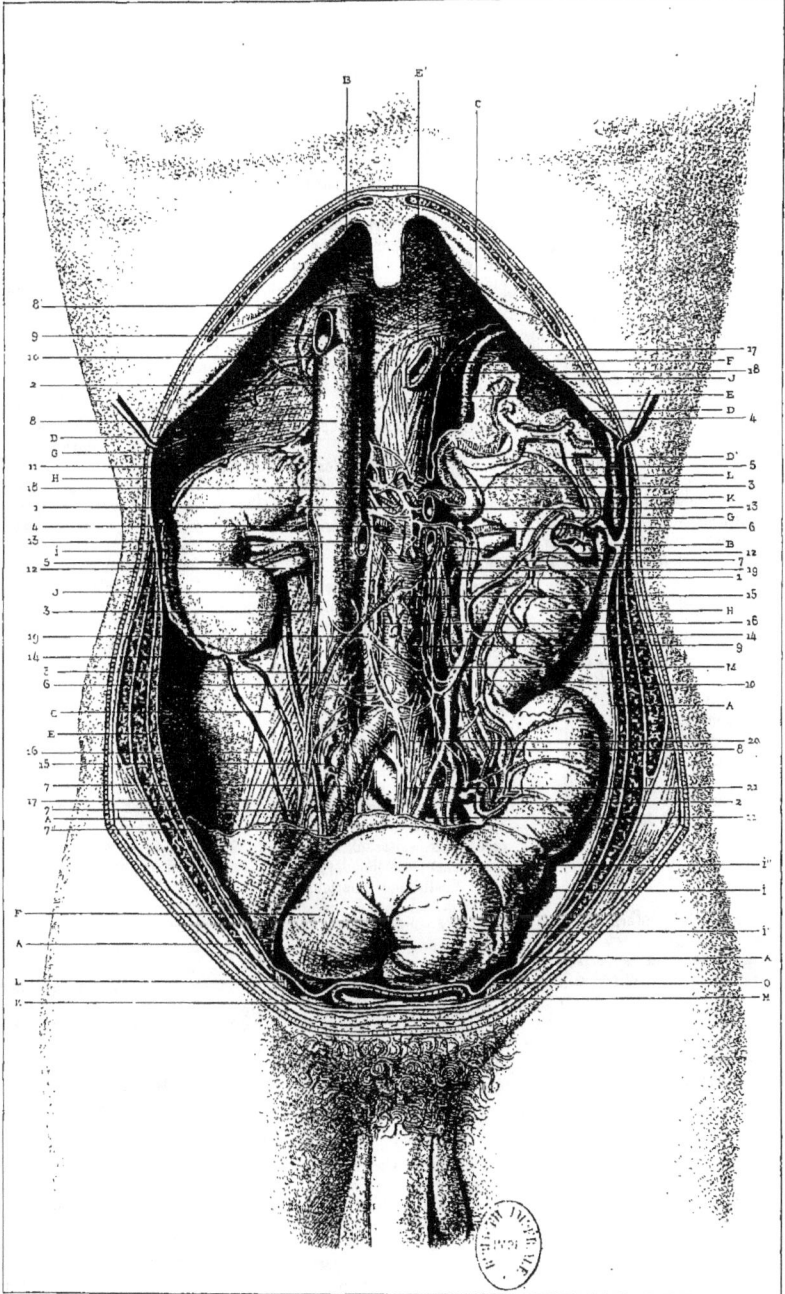

PLANCHE LV.

Région de l'abdomen.

Parois postérieure et supérieure.

EXPLICATION.

CÔTÉ GAUCHE (*couche superficielle*).

A. Coupe du péritoine pariétal au niveau de la région lombaire et de la fosse iliaque.

B. Coupe du repli péritonéal divisant la cavité abdominale en deux étages. L'étage supérieur renferme la rate, et l'étage inférieur contient le rein et le coude du côlon descendant.

C. Coupe du péritoine recouvrant la face inférieure du diaphragme.

D. Coupe du feuillet superficiel de l'épiploon gastro-splénique.

D'. Coupe du feuillet profond de l'épiploon gastro-splénique. (On voit entre ces deux feuillets renversés les vaisseaux et les nerfs spléniques.)

E. Pilier gauche du diaphragme.

E'. Arcade aponévrotique du diaphragme sous laquelle passe l'œsophage, et de laquelle part l'aponévrose qui tapisse la face inférieure du diaphragme.

F. Coupe de l'œsophage.

G. Angle de séparation entre le côlon transverse et le côlon descendant.

H. Côlon descendant.

I. Première portion de l'S iliaque.

I'. Deuxième portion de l'S iliaque décrivant une anse.

I''. Fibres musculaires longitudinales de l'S iliaque.

J. Rate vue par sa face interne ou concave.

K. Rein gauche vu dans ses rapports avec la rate et le côlon, et coupe du chaton adipeux.

L. Capsule surrénale.

M. Uretère.

N. Coupe horizontale de la vessie.

O. Cordon testiculaire ou spermatique.

1. Aorte abdominale.
2. Artère iliaque primitive gauche.
3. Tronc cœliaque se divisant en trois branches qui sont : l'artère hépatique, l'artère coronaire stomachique, et l'artère splénique. Les deux premières sont coupées, tandis que la dernière s'enfonce vers le côté gauche de l'abdomen.
4. Coupe des vaisseaux courts et gastro-spléniques.
5. Branche de l'artère splénique se rendant au côlon transverse ce qui établit une communication entre les artères mésentérique inférieure et mésentérique supérieure et splénique.
6. Artère rénale gauche sur laquelle on voit le plexus rénal du grand sympathique.
7. Coupe de l'artère mésentérique supérieure au moment de la première subdivision.
8. Artère spermatique avec les veines allant se jeter dans la veine rénale.
9. Artère mésentérique inférieure à son origine.
10. Branche récurrente de l'artère mésentérique inférieure s'anastomosant avec l'artère splénique.
11. Veine iliaque primitive gauche.
12. Coupe de la veine rénale gauche au point où elle va passer au-devant de l'aorte pour se jeter dans la veine cave inférieure.
13. Coupe de la veine splénique.
14. Veine mésentérique inférieure allant se jeter dans la veine splénique.
15. Groupe des ganglions lymphatiques situés au-devant de l'aorte, recevant les vaisseaux lymphatiques venant du côlon descendant et de l'extrémité inférieure de l'intestin.
16. Réservoir de Pquet.
17. Coupe du nerf pneumogastrique gauche.
18. Coupe du nerf pneumogastrique droit.
19. Plexus spermatique.
20. Plexus aortique gauche allant constituer le plexus hypogastrique.
21. Plexus hypogastrique.

CÔTÉ DROIT (*couche profonde*).

A. Coupe du péritoine au niveau de la fosse iliaque.

B. Arcade aponévrotique du diaphragme donnant passage à la veine cave inférieure.

C. Fibres musculaires du psoas recouvertes de leur aponévrose.

D. Fibres musculaires du diaphragme.

E. Aponévrose recouvrant la face antérieure du muscle carré des lombes.

F. Commencement du rectum.

G. Capsule surrénale

H. Coupe du chaton adipeux du rein.

I. Hile du rein.

J. Uretère.

K. Coupe de la vessie.

L. Cordon testiculaire.

1. Artère diaphragmatique inférieure
2. Ramification de l'artère diaphragmatique inférieure.
3. Artère spermatique droite.
3'. Petite artère spermatique surnuméraire venant de l'aorte, passant au-dessus des vaisseaux rénaux et devant descendant pour aller s'anastomoser avec l'artère spermatique principale (anomalie).
4. Artère rénale droite.
5. Branche inférieure de l'artère rénale.
6. Dernière artère lombaire droite.
7. Artère iliaque primitive.
7'. Artère hypogastrique ou iliaque interne.
7''. Artère iliaque externe.
8. Veine cave inférieure.
8'. Veine cave traversant le diaphragme.
9. Coupe de la veine sus-hépatique.
10. Veines diaphragmatiques inférieures allant se jeter dans la veine cave inférieure.
11. Veines du chaton adipeux s'anastomosant avec les veines de la capsule surrénale et allant se déverser dans la veine cave inférieure.
12. Branche inférieure de la veine rénale droite.
13. Coupe de l'embouchure de la veine rénale gauche.
14. Veines du chaton adipeux du rein descendant pour se rendre dans les veines spermatiques qui se jettent directement dans la veine cave.
15. Ganglions lymphatiques.
16, 17. Plexus lombaire.
18. Ganglion semi-lunaire et plexus solaire.
19. Plexus aortique du grand sympathique.

APPLICATIONS A LA PATHOLOGIE ET A LA MÉDECINE OPÉRATOIRE.

Le rein est situé sur les parties latérales de la colonne lombo-dorsale, en dehors des insertions supérieures du muscle psoas et au-devant du muscle carré des lombes. Il est fixé dans cette position par des liens peu puissants ; le rein gauche est un peu plus élevé que le rein droit. Ces deux organes sont susceptibles de se déplacer à cause de la faiblesse de leurs attaches, et chez les femmes qui font usage du corset, on les voit quelquefois se placer dans la fosse iliaque ; cette disposition explique aussi pourquoi on peut le trouver dans les hernies. Il est important de connaître ces déplacements, parce que la consistance assez grande, ainsi que la forme globuleuse que ces organes possèdent, pourrait les faire prendre pour une tumeur fibreuse ou cancéreuse.

Il y a deux reins, mais le nombre n'est pas invariable, quelquefois il n'y en a qu'un qui est alors placé en travers au-devant du rachis. Sur des fœtus, à la Maternité, j'ai constaté fréquemment cette disposition ; dans ce cas, les deux reins se réunissent ordinairement par leur extrémité inférieure constituant une sorte d'arc à concavité supérieure et couché sur la colonne vertébrale. Ils forment ainsi une saillie plus ou moins considérable située au-devant de la colonne vertébrale et de l'aorte qui, à chaque battement, les repousse en avant ; si l'on examinait un sujet offrant cette disposition, on pourrait croire à l'existence d'une tumeur anévrysmale et commettre ainsi une erreur.

Les plaies des reins sont très rares, et cela s'explique par la profondeur de leur situation, cependant on peut concevoir que les instruments vulnérants peuvent l'atteindre par la région lombaire sans que le péritoine soit ouvert, parce que celui-ci ne tapisse que sa face antérieure. Si la blessure n'est que superficielle, les suites n'auront aucune gravité spéciale ; mais si la plaie est profonde, étendue, il en résultera une ouverture assez considérable des canaux qui renferment ou sécrètent l'urine, et ce liquide venant à s'épancher, il y aura des suites fâcheuses inhérentes à l'infiltration urineuse.

Si les causes externes ont peu d'action sur les reins, il n'en est pas de même des causes internes. Celles-ci agissent de diverses manières : tantôt par suite des rapports qu'ils contractent avec les parties voisines, tantôt par suite de sa dépendance de l'appareil génito-urinaire et de ses connexions avec le reste de l'économie par le sang et le système nerveux.

Les parties en rapport avec le rein sont : le péritoine, le foie, le pancréas, le duodénum et le côlon. On comprend que dans l'état de maladie, ces parties altérées, transformées, déplacées de mille manières, puissent gêner ce viscère, le comprimer et y produire des désordres plus ou moins graves. Quant à la propagation par contiguïté de tissu de quelques-unes des affections de ces parties au rein lui-même, elle ne se fait que très-rarement, empêchée qu'elle est par le chaton adipeux qui enveloppe et protège ce dernier.

Les maladies de l'appareil génito-urinaire ont une grande influence sur les reins, tantôt elles se propagent jusqu'à eux par continuité de tissu, tantôt elles les atteignent par la rétention d'urine qu'elles amènent. C'est ainsi que diverses maladies de l'urèthre et de la vessie dans les deux sexes, de la prostate, des testicules, des vésicules séminales et de l'urèthre chez l'homme, sont manifestement le point de départ d'accidents du côté des reins. A toutes ces causes, il convient d'ajouter celles qui viennent du côté du système nerveux et de l'altération du sang.

Le rein présente diverses altérations qui ont été fort bien étudiées dans ces dernières années, ce sont la maladie de Bright et la dégénérescence séreuse que l'on a attribuées à la syphilis ; contentons-nous de signaler ces affections qui appartiennent au domaine de la pathologie interne.

Les kystes du rein ne sont pas rares. Très-souvent nous en avons observé sur des cadavres, alors que rien n'avait pu faire croire à leur existence. Ces kystes doivent être divisés en petits et grands. Les petits kystes sont situés à la surface de l'organe et sont très-fréquents ; les grands kystes peuvent acquérir des proportions considérables ; ils paraissent avoir leur point de départ dans un canalicule urinaire et quelquefois dans les calices. Ces tumeurs contiennent un liquide transparent comme de l'eau, c'est alors l'hydronéphrose ; quelquefois elles renferment des graviers ou du pus ; elles sont aussi parfois constituées par des hydatides, et M. Bauchet a rapporté à la Société de biologie un bel exemple dans lequel la tumeur s'est frayé une voie d'élimination par les bronches.

Les calculs rénaux sont très-fréquents et succèdent à la néphrite calculeuse ; les calculs se logent dans les calices ou le bassinet, et augmentant progressivement de volume, ils distendent en même temps ces organes ; ils peuvent acquérir un volume considérable sans déceler leur présence par aucun trouble, et puis tout d'un coup, à la suite d'un déplacement qu'ils subissent, ou bien sous l'influence d'une autre cause inconnue, ils donnent lieu à des douleurs très-violentes dites *coliques néphrétiques*. Quand ces calculs sont encore petits, ils peuvent être chassés jusque dans la vessie ; s'ils sont plus gros, ils ne pourront parcourir l'uretère sans provoquer des douleurs qui se traduiront sur le trajet de la grande et de la petite branche abdominale du plexus lombaire, et plus bas sur le trajet des branches inguinales externe et interne, de sorte que d'après la branche qui souffre, le chirurgien pourra distinguer le siège du calcul. Quoi qu'il en soit, lorsque le calcul est trop gros, il reste dans le rein ou le bassinet, où il provoque d'abord de l'inflammation, puis des hématuries, puis de la suppuration. C'est dans ces cas extrêmes que la néphrotomie peut recevoir une application utile. Nous avons déjà dit qu'il ne fallait intervenir qu'après que la tumeur purulente faisait saillie à la région lombaire.

La rate est, comme le rein, profondément cachée et à l'abri des violences ; néanmoins elle est plus fréquemment blessée que le rein, cela s'explique par la friabilité de son tissu, et par son volume plus considérable, et par son voisinage avec les côtes qui lui transmettent plus facilement les chocs extérieurs. Les blessures, les déchirures, les contusions de la rate peuvent être suivies d'une hémorrhagie interstitielle ou extérieure, qui sera promptement mortelle. Je connais l'histoire d'une femme qui, ayant fait une chute du haut d'une chaise, avait porté sur une autre chaise au niveau du flanc gauche, elle mourut quelques instants après par suite d'une hémorrhagie de la rate déchirée.

La figure de cette planche nous montre avec la plus grande exactitude les rapports du côlon descendant et de l'S iliaque. Ces rapports avec le rein expliquent pourquoi certains calculs rénaux ont pu se frayer une voie dans le côlon descendant. Dans la région lombaire le côlon descendant contracte avec le péritoine et les parois abdominales des rapports qui nous ont déjà permis de donner les règles pour l'opération de l'anus contre nature, tel que le pratiquaient Callison et Amussat. Les rapports de l'S iliaque dans la fosse iliaque gauche expliquent bien la méthode de Littre, qui doit être préférée évidemment à la méthode précédente.

L'aorte abdominale se présente ici dans le plan le plus profond de la région et par conséquent à l'abri des blessures ; néanmoins les instruments piquants, contondants ou tranchants peuvent l'atteindre, de même que les gros troncs veineux qui sont à côté d'elle, tels que la veine cave inférieure, la veine porte ou les veines rénales. Les blessures de ces vaisseaux sont promptement mortelles à cause de l'hémorrhagie foudroyante qui en est la conséquence immédiate. Si la blessure occupait une des artères iliaques primitives ou les iliaques internes ou externes si l'on était appelé à temps, il faudrait immédiatement procéder à la ligature du vaisseau ouvert et appliquer un lien au-dessus et au-dessous de la blessure. C'est dans ces circonstances de blessure des troncs artériels que la compression de l'aorte abdominale au-dessus du point lésé sera tentée avec succès en attendant la ligature. Cette compression de l'aorte abdominale est aussi très-utile dans les hémorrhagies utérines, et comme ces hémorrhagies se produisent surtout après l'accouchement, il en résulte que la flaccidité des parois abdominales favorise beaucoup l'application de ce moyen. On sent alors, comme sous le doigt, l'aorte que l'on comprime sur le devant de la colonne vertébrale. Une précaution doit être prise, c'est de ne pas comprimer en même temps la veine cave inférieure qui est à sa droite, parce qu'alors on empêcherait le retour du sang au cœur, ce qui aurait un double inconvénient, de prolonger la syncope si elle existait, et de faire séjourner le sang dans les sinus utérins qui le laissent échapper. L'aorte abdominale est sujette aux anévrysmes qui pourront comprimer la veine cave et donner lieu à l'infiltration des membres inférieurs. La ligature de l'aorte a été proposée pour ces affections et pour les plaies de l'organe, mais nous avons déjà dit combien cette opération était dangereuse et incertaine dans ses résultats.

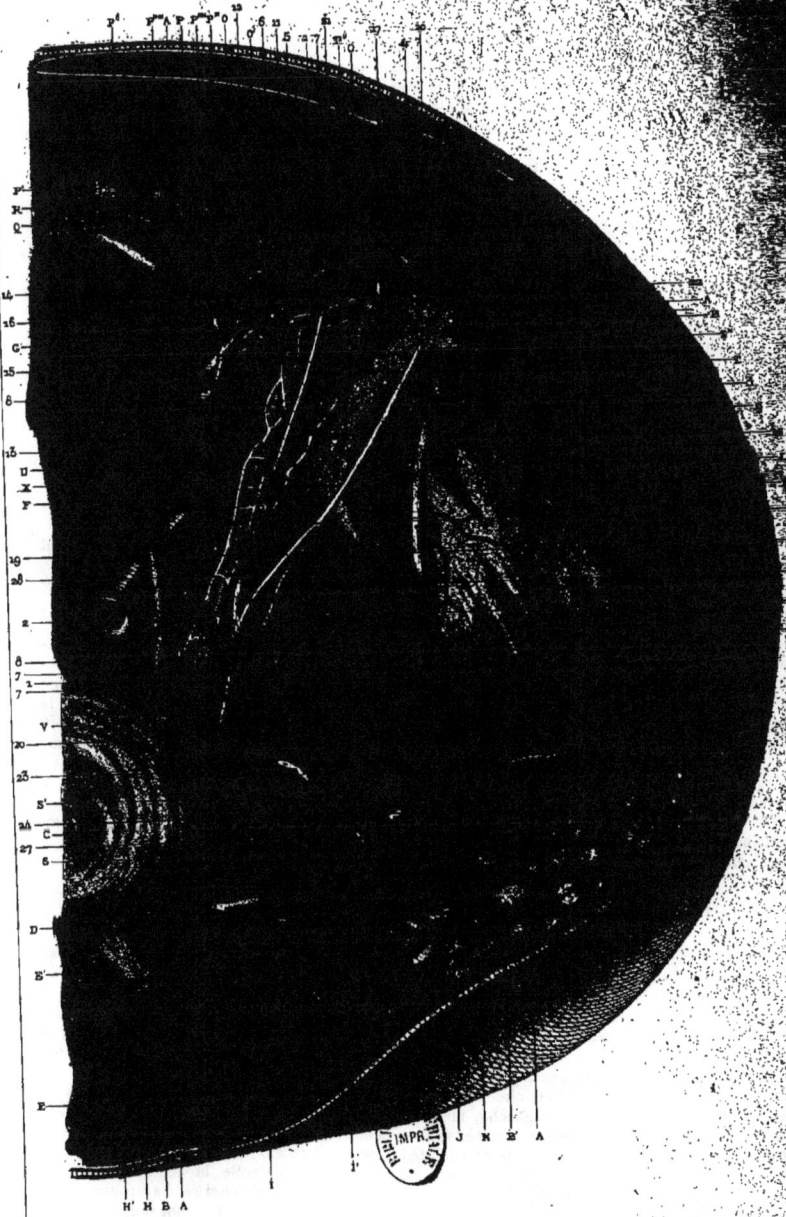

Bion del

Imp Lith Charbon ainé Paris.

Dérosy sc.

LIBRAIRIE GERMER BAILLIÈRE.

PLANCHE LVI.

Région de la fosse iliaque interne.

EXPLICATION.

A. Coupe de la peau.

B. Coupe du fascia sous cutané.

B′. Coupe du tissu cellulo-graisseux de la région lombaire.

C. Coupe du disque intervertébral qui sépare la quatrième vertèbre lombaire de la cinquième vertèbre lombaire.

D. Canal rachi lien.

E. Apophyse épineuse de la quatrième vertèbre lombaire.

E′. Apophyse transverse de la quatrième vertèbre lombaire.

F. Angle sacro-vertébral.

G. Section verticale de la symphyse du pubis.

H. Muscle transversaire épineux.

H′. Aponévrose du muscle tranversaire épineux.

I. Muscles de la masse commune.

I′. Aponévrose des muscles de la masse commune.

J. Muscle carré des lombes.

K. Coupe du muscle transverse de l'abdomen.

L. Coupe du muscle petit oblique de l'abdomen.

M. Coupe du muscle grand oblique de l'abdomen.

N. Aponévrose d'insertion des muscles précédents allant s'insérer à la base de l'apophyse transverse.

O. Arcade de Fallope.

O′. Ligament de Gimbernat.

P. Coupe du muscle grand droit de l'abdomen.

P′. Insertion du muscle grand droit de l'abdomen au pubis.

P″. Arcade formée par le fascia transversalis limitant le bord externe de la fossette inguinale externe.

P‴. Fossette inguinale moyenne recouverte du fascia transversalis.

P⁗. Fascia transversalis doublant les fibres du muscle grand droit de l'abdomen.

P‴‴. Saillie tendineuse délimitant les fossettes inguinales moyenne et interne.

P‴‴‴. Fossette inguinale interne ou vésico-pubienne.

Q. Ligne blanche.

R. Dépression existant entre la ligne blanche et le bord interne du tendon du muscle droit antérieur de l'abdomen.

S. Coupe du muscle grand psoas.

S′. Coupe du petit muscle psoas.

S″. Aponévrose des muscles psoas.

T. Muscle iliaque.

T′. Fascia iliaca.

U. Aponévrose du muscle releveur de l'anus.

V. Coupe de l'uretère.

X. Canal déférent.

1. Artère spermatique.

2. Coupe de l'artère iliaque primitive.

3. Première artère circonflexe iliaque.

4. Seconde artère circonflexe iliaque.

5. Division de l'artère épigastrique.

6. Artère pubienne venant de l'artère épigastrique.

7. Rameau artériel fourni par la pubienne, donnant quelques branches aux ganglions lymphatiques et allant s'anastomoser ensuite avec l'obturatrice.

8. Veines spermatiques.

9. Première veine circonflexe iliaque.

10. Seconde veine circonflexe iliaque.

11. Veines épigastriques.

12. Divisions des veines épigastriques venant des veines pubiennes et obturatrices.

13. Veine obturatrice.

14. Ganglions lymphatiques situés sur le bord externe du ligament de Gimbernat.

15. Ganglion lymphatique situé sur le bord interne de la veine iliaque externe.

16. Ganglion lymphatique situé sur la veine iliaque externe.

17. Ganglion lymphatique volumineux situé sur le bord externe de l'artère iliaque externe au moment où elle s'engage dans le canal crural.

18 et 19. Ganglions lymphatiques situés sur le trajet de la veine iliaque externe.

20. Branche inguino crurale du plexus lombaire.

21. Branche de ce nerf accompagnant le cordon.

22. Branche nerveuse allant se rendre à la peau de la face antérieure de la cuisse.

23. Coupe de la quatrième paire lombaire formant le nerf crural.

24. Coupe du nerf de la troisième paire lombaire concourant à la formation du nerf crural.

25. Tronc de la troisième paire lombaire.

26. Nerf inguinal externe, tronc de la deuxième paire lombaire.

27. Coupe de la deuxième paire lombaire.

28. Plexus spermatique.

APPLICATIONS A LA PATHOLOGIE ET A LA MÉDECINE OPÉRATOIRE.

La fosse iliaque est une des régions les plus fécondes en déductions pathologiques et opératoires; chacune de ses parties constituantes peut donner lieu à des considérations importantes, nous nous bornerons à fixer notre attention sur trois points principaux : sur les abcès, les artères et leurs ligatures et sur les hernies.

Les abcès sont fréquents dans la fosse iliaque; on en trouve d'idiopathiques ou de symptomatiques Quelle que soit leur cause, ces abcès peuvent avoir pour siège les diverses couches de la région. A cet égard nous devons établir les variétés suivantes : 1° abcès péritonéaux ; 2° abcès sous-péritonéaux ; 3° abcès sous-aponévrotiques ; 4° abcès intermusculaires ; 5° abcès sous-musculaires ; 6° abcès sous-périostiques ; 7° abcès tenant à une ostéite.

Les premiers abcès sont le résultat d'une péritonite circonscrite, et sont sous l'influence de diverses causes, telles que l'inflammation du cæcum à droite et de l'S iliaque à gauche, l'inflammation et la suppuration de l'ovaire ou des annexes de l'utérus, comme on le voit après l'accouchement. Ces abcès se terminent de diverses manières, ou bien ils provoquent une péritonite qui, en s'étendant, ne tarde pas à devenir mortelle ; ou bien ils s'enkystent et finissent par s'ouvrir une voie dans un des canaux naturels voisins, tels que le cæcum, l'S iliaque, l'intestin grêle, la vessie, le rectum, le vagin ou même l'utérus. Cette terminaison est quelquefois suivie de guérison. On les voit aussi se frayer une issue à travers la paroi abdominale, et alors c'est presque toujours au-dessus de l'arcade fémorale qu'ils font saillie et c'est là qu'il faut les ouvrir.

Les abcès du second ordre succèdent quelquefois aux premiers, ou bien se développent sous l'influence de causes identiques dans le tissu cellulaire qui est interposé entre le péritoine et l'aponévrose iliaque. Ces abcès donnent lieu aux mêmes terminaisons, mais ils s'ouvrent plus souvent cependant du côté de la cuisse en suivant les ouvertures par où passent les vaisseaux et les nerfs de la cuisse. C'est ainsi qu'ils suivent les nerfs inguinaux ou bien le canal crural, et ce qui les différencie des précédents, c'est qu'ils s'ouvriront toujours au-dessous de l'arcade fémorale. Tous les abcès sousaponévrotiques, quelle que soit leur profondeur, confinés par la gaîne aponévrotique du psoas iliaque ou fascia iliaca, fuseront jusqu'au petit trochanter, c'est-à-dire qu'ils seront en dedans de la cuisse et au-dessous des vaisseaux fémoraux, andis que les précédents proéminaient à la racine du membre inférieur au-devant de ces mêmes vaisseaux. Ces abcès offrent quelques caractères spéciaux : ainsi le pus peut détruire ou disséquer le muscle psoas iliaque, parfois la carie détermine la perforation de l'os coxal, et les abcès profonds qui en résultent se font jour vers la fesse, au-dessous des muscles fessiers. Blandin a observé un exemple de cette terminaison dans laquelle la nature semble indiquer au chirurgien la marche à suivre pour évacuer le pus de ces abcès profonds. Percy a plusieurs fois pratiqué la térébration de l'os coxal dans des cas de ce genre.

Les instruments vulnérants qui atteignent cette région ne peuvent guère y arriver qu'après avoir traversé la paroi abdominale antérieure ; s'ils pénètrent en dedans, ils ouvrent le péritoine et blessent presque nécessairement les vaisseaux iliaques. Les plaies externes sont toujours beaucoup moins graves ; d'une part, parce qu'il n'existe pas de vaisseaux considérables de ce côté, et d'autre part, parce qu'il se peut que dans ce point le péritoine ne soit point intéressé. Quelquefois la fosse iliaque interne a été blessée par des instruments qui avaient probablement traversé la fesse et l'os coxal. Des balles, des éclats d'obus ont plusieurs fois suivi ce trajet compliqué, que Blandin dit avoir observé sur des blessés de Juillet 1830, et que nous avons vu nous-même chez un homme qui avait reçu un coup de feu chargé de chevrotines.

Plusieurs vaisseaux de gros calibre, l'artère iliaque primitive, les artères iliaque externe et interne, occupent la partie interne de la région, et comme c'est sur cette région qu'il faut agir pour pratiquer leur ligature, c'est ici que nous devons présenter les considérations anatomiques qui servent de base à ces opérations.

L'artère iliaque externe a été liée pour la première fois par Abernethy en 1796. Stevens (de Santa-Cruz) a lié l'iliaque interne, en 1812, dans un cas d'anévrysme de la fesse. Valentin Mott a fait le premier la ligature de l'iliaque primitive pour un anévrysme de l'iliaque externe. C'est en traversant la paroi abdominale antérieure que tous ces chirurgiens sont allés découvrir les artères iliaques ; nous avons déjà posé les règles qui doivent diriger le bistouri du chirurgien dans les incisions faites sur cette paroi.

Quelque effrayante que puisse paraître la ligature de l'iliaque primitive, elle a réussi, et l'anatomie nous montre du reste que les anastomoses vasculaires assureront la nutrition des parties sous-jacentes. Il est clair que les anastomoses de l'artère épigastrique avec la mammaire interne, que celles de la circonflexe iliaque et de l'iléo-lombaire avec les artères lombaires, et que les communications bien plus nombreuses et bien plus larges qui ont lieu dans le bassin entre les branches des deux artères iliaques internes sont suffisantes pour entretenir la circulation dans le membre pelvien et dans la partie latérale correspondante du bassin. Il faut remarquer que le caillot situé dans l'artère iliaque primitive sera d'autant moins heurté que le sang trouvera une issue plus facile dans l'artère iliaque interne du côté opposé. A plus forte raison, après la ligature des iliaques interne ou externe, on conçoit la continuation du cours du sang dans les parties inférieures, car l'un des deux vaisseaux continue à recevoir du sang, et comme l'un et l'autre communiquent largement ensemble, celui qui est intact en verse incessamment dans les branches de celui qui a été lié.

Au point de vue des hernies, la fosse iliaque nous fait voir que par son plan incliné en avant, en dedans et en bas, elle chasse pour ainsi dire les viscères qu'elle loge vers les orifices naturels, de là la facilité à la production des hernies. Cette fosse représente en quelque sorte un entonnoir dont l'ouverture étroite serait aux anneaux internes ; rien donc d'étonnant de voir les viscères se frayer une voie à travers ces orifices vers lesquels ils sont naturellement portés par leur propre poids et par le plan incliné de la fosse iliaque. On peut voir ici les orifices internes des canaux inguinal et crural. Sur le bord externe et falciforme du ligament de Gimbernat, on voit une petite artère qui fournit deux branches : l'une suit la face postérieure de ce ligament, c'est l'artère pubienne ; l'autre plonge dans le bassin, c'est l'artère qui va s'anastomoser avec l'artère obturatrice et qui, quelquefois en vertu du balancement du volume des artères, devient tellement volumineuse qu'elle est l'obturatrice elle-même. On comprend que si le débridement portait en dedans du canal crural ces deux petites branches pourraient être blessées. Si elles étaient petites comme ici, leur blessure n'offrirait pas de danger sérieux, mais si, comme on le voit assez fréquemment, le vaisseau obturateur était volumineux, l'hémorrhagie serait grave. C'est pour éviter cet accident qu'il convient de s'assurer avec le bout du doigt s'il n'y a pas de battement artériel dans une bride avant d'y porter le bistouri. On peut voir ici qu'au bord interne de l'anneau inguinal se trouve l'artère épigastrique toujours volumineuse, et qu'il faut éviter à tout prix dans le débridement des hernies inguinales. Nous aurons, du reste, à revenir sur toutes ces considérations à propos de la région inguino-crurale.

L'os des îles est sujet à des fractures de toutes sortes et sous l'influence de causes très-variées. Sans parler ici des fractures qui avoisinent la cavité cotyloïde ou bien celles qui intéressent le pubis ou ses branches, nous dirons que la partie de l'os iliaque appartenant à la région qui nous occupe peut offrir des fractures siégeant soit dans la fosse iliaque, soit sur la crête iliaque ou les épines du même nom. Le plus souvent les fractures sont produites par une cause directe ou bien par arrachement. M. Legouest (*Traité de chirurgie d'armée*, 1863) a cité plusieurs exemples de fractures de l'os iliaque par des coups de feu. On peut voir, dans cet excellent traité, une fracture par coup de feu, de l'os coxal gauche, dont la pièce est au musée du Val-de-Grâce. M. Legouest cite, à la page 576 et 577, un bel exemple de perforation de la fosse iliaque par une balle.

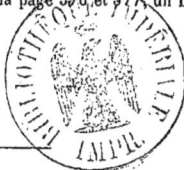

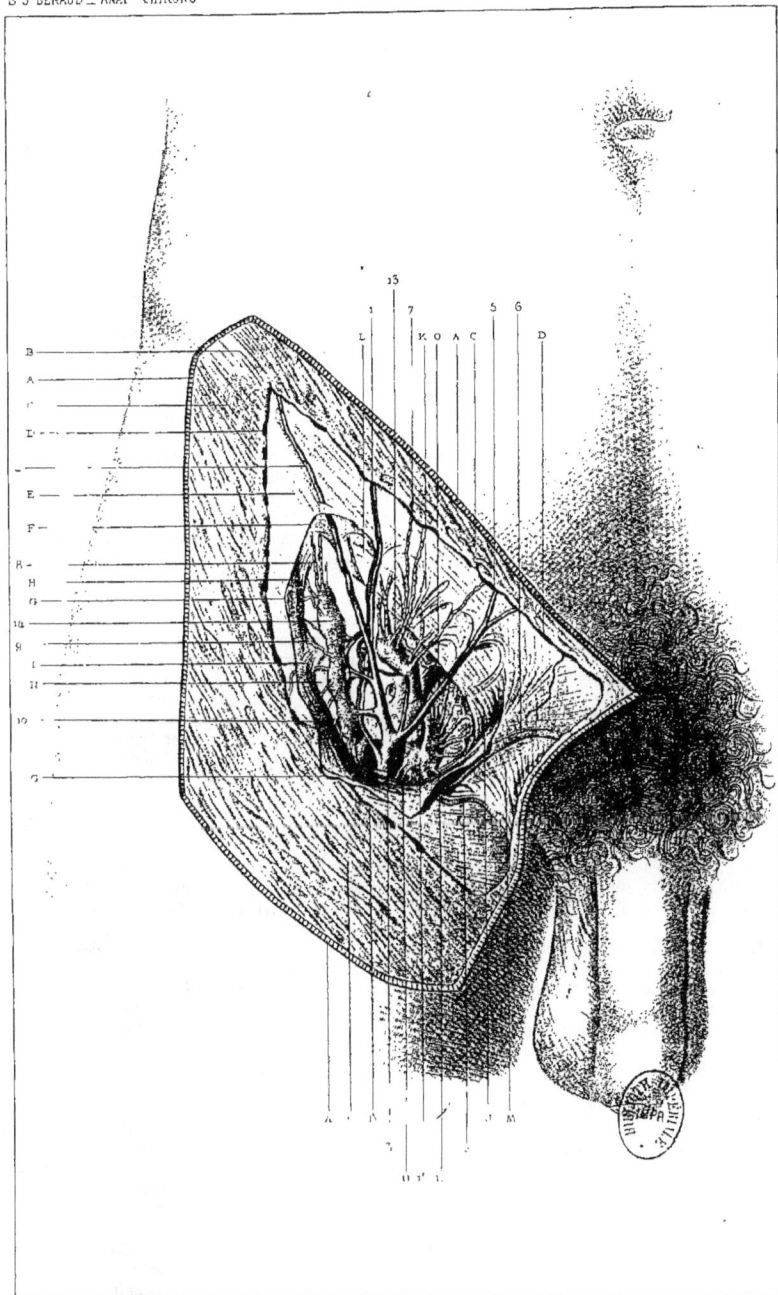

PLANCHE LVII.

Région inguino-crurale.

Plan superficiel.

EXPLICATION.

A. Coupe de la peau limitant la région.

B. Épine iliaque antérieure et supérieure recouverte par les fibres tendineuses qui s'y insèrent, ou qui passent au devant d'elle.

C. Premier feuillet du fascia superficialis de l'abdomen et de la cuisse.

D. Coupe du premier feuillet du fascia superficialis.

E. Second feuillet du fascia superficialis.

F. Coupe du second feuillet du fascia superficialis.

G. Second feuillet du fascia superficialis renversé en dehors.

H. Insertions du second feuillet du fascia superficialis de la cuisse sur la face antérieure de l'aponévrose du grand oblique et du ligament de Fallope, formant des arcades sous lesquelles passent des vaisseaux sanguins et lymphatiques.

I. Deuxième ordre de fibres du second feuillet du fascia superficialis allant s'insérer sur la partie externe du fascia cribriformis.

J. Fibres du second feuillet du fascia superficialis allant s'insérer sur la partie interne de l'arcade fémorale.

K. Fibres moyennes du second feuillet du fascia superficialis allant s'insérer sur le devant de l'arcade fémorale, et recevant à son tour les insertions des fibres du premier feuillet du fascia superficialis.

L. Arcade fémorale dans ses rapports avec les deux feuillets du fascia superficialis.

M. Fibres dartoïques venant s'insérer en dehors de l'orifice externe du canal inguinal.

N. Fascia cribriformis sur lequel reposent les vaisseaux sanguins et lymphatiques, ainsi que les ganglions superficiels de la région contenus dans une loge aponévrotique.

O. Bord interne et supérieur du fascia cribriformis s'insérant sur la partie interne de l'arcade fémorale, et sur la face antérieure du ligament de Gimbernat plus profondément.

1. Artère tégumenteuse abdominale donnant dans son trajet des rameaux aux ganglions lymphatiques.

2. Artère honteuse externe avec ses ramifications.

3. Veine tégumenteuse recevant toutes les branches qui viennent des ganglions lymphatiques.

4. Branche externe allant se rendre dans la veine tégumenteuse de l'abdomen.

5. Branche interne se déversant dans la veine tégumenteuse abdominale.

6. Veine honteuse et pubienne vue à travers le fascia superficialis et le dartos.

7. Vaisseaux lymphatiques venant de la paroi de l'abdomen.

8. Vaisseaux lymphatiques venant de la région externe de la fesse.

9. Vaisseaux lymphatiques venant de la fesse et de la marge de l'anus.

10. Vaisseaux lymphatiques venant de la face antéro-externe de la cuisse.

11. Vaisseaux lymphatiques venant de la face antéro-interne de la cuisse.

12. Vaisseaux lymphatiques suivant la veine honteuse externe et venant des bourses.

13. Ganglion lymphatique moyen recevant les vaisseaux lymphatiques de la paroi abdominale.

14. Ganglion lymphatique très-allongé recevant les vaisseaux lymphatiques externes.

15. Ganglion lymphatique interne et profond recevant les vaisseaux lymphatiques de la partie interne de la cuisse et du scrotum, et fournissant des vaisseaux émergents qui vont dans l'abdomen en passant sous l'arcade fémorale.

APPLICATIONS A LA PATHOLOGIE ET A LA MÉDECINE OPÉRATOIRE.

Les lésions du plan superficiel de la région inguino-crurale sont assez fréquentes et variées, non-seulement par leur gravité, mais encore par le siége qu'elles occupent. Il suffit de jeter un coup d'œil sur cette planche pour voir que leur siége peut être dans la peau, dans les deux feuillets du fascia superficialis, ou bien encore dans les vaisseaux ou ganglions de la région.

La peau de la région est très-mince et peu adhérente; elle n'est pas pourvue de poils en dehors, mais seulement de duvet; elle renferme des glandes sébacées susceptibles de s'hypertrophier et atteignant souvent le volume d'un pois. J'ai constaté que certaines femmes, par le fait de la grossesse, ont une hypertrophie de ces glandes. Les frottements incessants de la région exposent ces glandes à l'inflammation, et M. Huguier, qui a décrit cette inflammation, a vu des cas où ces tumeurs ont été prises pour des excroissances syphilitiques. La peau, étant peu adhérente, est facilement soulevée, et c'est pour ce motif que dans la herniotomie il est bon de la soulever en forme de pli que l'on incise sans crainte de blesser les organes sous jacents. Sa minceur explique pourquoi elle s'altère facilement, s'irrite et s'enflamme à sa surface comme une véritable membrane muqueuse, ainsi que cela se voit chez les enfants qui sont très-gras.

Comme dans toutes les régions qui jouissent d'une grande mobilité, le tissu sous-cutané renferme peu de graisse, d'où la rareté des lipomes; mais, d'un autre côté, le tissu cellulaire y est lâche et susceptible de s'enflammer, d'où des phlegmons inguinaux, soit primitivement, soit secondairement développés. Dans la herniotomie, cette couche est ordinairement incisée en même temps que la peau, de sorte qu'on arrive directement sur le fascia. Ce fascia superficialis est ordinairement plus fibreux chez les sujets maigres ou chez les vieillards; aussi quand on opère chez ces derniers, le sac herniaire est très-mince et très-résistant. Cela explique parfaitement pourquoi on découvre alors promptement le sac et pourquoi la tumeur herniaire n'offre pas un volume très-considérable dans la région crurale.

La région présente l'artère et la veine tégumenteuse abdominale ainsi que des branches superficielles des artères et des veines honteuses externes. Il importe de savoir que ces vaisseaux rampent d'abord au-dessous du fascia superficialis, et plus loin de leur origine, entre les deux couches de ce fascia. Quand on pratique l'opération de la hernie crurale, on trouve ces vaisseaux au-devant de la tumeur herniaire. Avant d'arriver sur le sac, il faut les couper et les lier. Chez les sujets gras, ils peuvent servir d'excellents points de repère. Dans un cas de hernie crurale que j'ai opéré tout récemment avec mon confrère M. Aubrun, les vaisseaux tégumenteux étaient situés au milieu de la tumeur qu'ils bridaient et partageaient en deux lobes ; quant aux vaisseaux honteux, ils étaient en dedans de la tumeur et subdivisaient le lobe interne en deux lobes plus petits.

Les veines de cette région sont quelquefois le siège de varices, et leur dilatation donne alors, à la paroi abdominale, un aspect étrange qui lui a valu le nom de *tête de Méduse*. Du reste, les varices se produisent d'autant plus facilement que le courant de la tégumenteuse est presque complétement en opposition avec celui de la veine saphène, qui, par son volume et sa forme, l'emporte sur celui-là.

Les ganglions lymphatiques forment ici trois groupes. Leur nombre n'est pas bien déterminé ; du reste, ce nombre est susceptible de varier suivant l'âge, les états pathologiques et même les sexes. Il resterait à établir les conditions qui font varier et ce nombre et leur volume. Je puis affirmer, pour l'avoir constaté souvent, que ces ganglions augmentent de nombre et de volume pendant la grossesse ; j'ai même posé déjà quelques lois qui pourront servir au diagnostic de la grossesse et aux caractères qui permettront de distinguer les ganglions de la grossesse des ganglions malades.

Les vaisseaux lymphatiques qui arrivent à ces ganglions viennent : 1° du membre inférieur ; 2° des régions fessières et lombaires ; 3° de la paroi abdominale antérieure ; 4° du scrotum, de la verge, du périnée, en contournant la cuisse ; 5° des parties profondes de la cuisse. Il résulte de là, que toutes les inflammations qui occupent ces diverses régions peuvent avoir leur retentissement dans le pli de l'aine ; cela est tellement constant, que l'on peut, d'après le ganglion affecté, diagnostiquer quel est le point d'où est venu le mal. Ainsi, dans les inflammations du membre inférieur, ce sera le ganglion qui est le plus inférieur qui sera affecté ; dans les maladies des organes génitaux, le groupe interne sera malade ; les maladies de l'abdomen, de la fesse et de la région lombaire et quelquefois de la région anale atteindront les ganglions supérieurs et externes.

Les nerfs n'offrent aucune importance chirurgicale.

D'après toutes ces considérations, il ressort cet enseignement, que les blessures et les inflammations qui occupent le premier plan n'ont, en général, aucune gravité ; les vaisseaux ne sont pas, en effet, assez gros pour donner lieu à une hémorrhagie. Néanmoins, quand on fait l'opération de la hernie crurale pour éviter que le sang ne vienne gêner la marche du bistouri, il convient de porter une ligature sur le bout qui fournit du sang et qui est ici inférieur.

Les abcès qui occupent ce plan superficiel peuvent siéger : 1° sous la peau ; 2° entre les couches du fascia superficialis ; 3° sous le fascia superficialis, et 4° enfin, dans la gaîne des ganglions lymphatiques. Ces derniers sont presque toujours le résultat d'une adénite suppurée. En les ouvrant, on risque beaucoup de couper les branches superficielles de l'artère et de la veine tégumenteuses abdominales.

On pratique sur cette région plusieurs opérations importantes telles que : le taxis, la herniotomie et la ligature de l'artère fémorale ; nous aurons à revenir sur les deux opérations ; nous dirons seulement ici que les bandages qui sont destinés à maintenir les hernies doivent avoir des pelotes à surfaces douces, afin que la peau qui est si fine et si mince, ne soit pas altérée par un contact trop rugueux. Parlons actuellement de la ligature de l'artère fémorale dans le tiers supérieur de la cuisse, ou, si l'on veut, dans le triangle inguinal. L'artère fémorale est ici comprise dans un triangle qui a sa base à l'arcade crurale, et son sommet, 10 centimètres plus bas, à la rencontre du muscle couturier et du premier adducteur. Dans toute cette étendue, elle n'est recouverte que par le fascia cribriformis et l'entonnoir fémorali-vasculaire et plus superficiellement par la peau et le fascia superficialis ; aussi sur le vivant on peut la sentir facilement par ses battements. Si cette ressource manquait, on pourrait avoir sa direction en tirant une ligne du milieu de l'arcade fémorale au sommet du triangle ; elle se trouve à 7 ou 8 millimètres en dedans de cette ligne. On fait, dans cette direction, une incision de 7 à 8 centimètres, en prenant garde d'incliner trop en dedans, de peur de blesser la veine saphène. Si l'on rencontre des ganglions volumineux, on les enlève ; l'aponévrose étant mise à nu, on l'ouvre sur la sonde cannelée et l'on découvre l'artère.

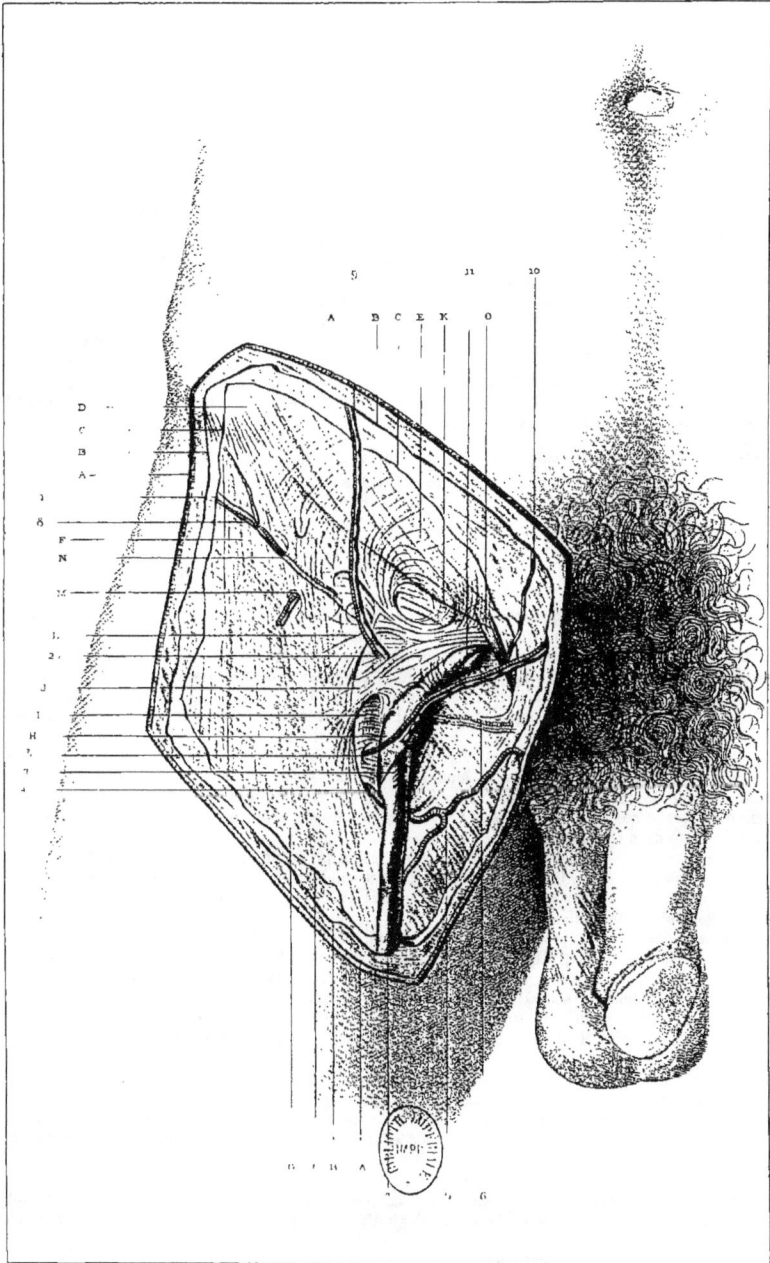

PLANCHE LVIII.

Région inguino-crurale.

Plan moyen.

EXPLICATION.

A. Coupe de la peau limitant la région.
B. Coupe du premier feuillet du fascia superficialis.
C. Coupe du second feuillet du fascia superficialis.
D. Épine iliaque avec les insertions de l'arcade fémorale et de l'aponévrose de la cuisse.
E. Fibres aponévrotiques du muscle grand oblique allant former l'arcade fémorale et les piliers de l'orifice externe du canal inguinal, et s'entrecroisant plus bas avec les fibres du fascia cribriformis.
F. Aponévrose fémorale.
G. Aponévrose de la cuisse laissant voir les fibres du muscle couturier.
H. Fascia cribriformis recouvrant la veine fémorale.
I. Fascia cribriformis recouvrant l'artère fémorale.
J. Bandelette du fascia cribriformis allant s'insérer en haut à l'arcade fémorale, et en bas et en dehors à l'aponévrose fémorale.
K. Autres fibres tendineuses du fascia cribriformis s'insérant à l'arcade fémorale.
L. Fibres tendineuses du fascia cribriformis partant de l'aponévrose fémorale, et circonscrivant des ouvertures par lesquelles passent des vaisseaux sanguins et lymphatiques.

M. Petite ouverture fibreuse du fascia cribriformis.
N. Petite ouverture fibreuse du fascia cribriformis donnant passage à des vaisseaux.
O. Faisceau externe du dartos.

1. Branche externe venant de l'artère fémorale.
2. Artère tégumenteuse de l'abdomen traversant le fascia cribriformis.
3. Branche supérieure de l'artère honteuse externe traversant le fascia cribriformis.
4. Branche inférieure de l'artère honteuse externe passant sous la veine saphène interne.
5. Division de l'artère honteuse externe en deux branches, l'une scrotale, l'autre fémorale.
6. Rameau profond de la honteuse externe.
7. Veine saphène interne passant entre les deux feuillets du fascia superficialis de la cuisse.
8. Veine provenant de la région fessière.
9. Veine tégumenteuse abdominale.
10. Branche veineuse de la veine honteuse externe.
11. Ganglion lymphatique situé sous le bord interne du fascia cribriformis.

APPLICATIONS A LA PATHOLOGIE ET A LA MÉDECINE OPÉRATOIRE.

Cette planche a été conçue en vue de montrer surtout le fascia cribriformis dans ses rapports avec le canal crural et les vaisseaux de la région. Ce feuillet aponévrotique descend au devant des vaisseaux fémoraux, les recouvre et s'attache sur la face antérieure de la gaîne du psoas en dehors et du pectiné en dedans. Il est formé de petits faisceaux que circonscrivent des trous nombreux pour le passage des ramuscules sanguins et des vaisseaux lymphatiques. Ce fascia est beaucoup plus solide et résistant près de son bord externe que vers son bord interne, qui présente le plus grand nombre d'orifices. C'est par cette portion plus faible, et en agrandissant un de ces trous, que la hernie crurale sort du canal de ce nom. Le sommet de ce feuillet est falciforme, étroit, concave et concourt à former un orifice pour laisser passer la veine saphène interne dans la gaîne des vaisseaux fémoraux où elle s'unit à la veine fémorale. On a cru que ce repli, comprimant la veine de bas en haut, gênait le cours du sang et amenait ainsi les varices du membre inférieur. Cela peut être vrai dans quelques cas, mais il ne saurait l'être d'une manière absolue, car ceux qui ont proposé de couper le repli, et l'ont coupé à l'exemple d'Hérapra, n'ont pas réussi à guérir les varices ; ce qui aurait eu certainement ce résultat, si la véritable cause des varices avait été dans cet obstacle.

Au point de vue de la hernie, cette planche nous montre que celle qui occupe la partie crurale de l'aine aura les enveloppes qui suivent : 1° la peau ; 2° le tissu cellulo-graisseux sous-cutané ; 3° les deux feuillets du fascia superficialis, entre lesquels on rencontre les vaisseaux tégumenteux et honteux ; 4° les feuillets profonds que nous verrons être fournis par le fascia transversalis et par le péritoine.

Comme la tumeur vient des couches profondes vers les superficielles, il en résulte qu'elle se coiffe de tout ce qui est au-devant du fascia cribriformis ; or, il y a là des ganglions lymphatiques et des vaisseaux qui jouent un grand rôle dans la herniotomie crurale. Ainsi, pour ne parler que des ganglions, on peut les trouver hypertrophiés, engorgés, enflammés au-devant du sac ; de là quelquefois la nécessité d'en exciser quelques-uns pour découvrir le sac, de là quelquefois l'indication d'ouvrir un abcès au-devant du sac herniaire ou anévrysmal. On devine en même temps toutes les méprises qu'un chirurgien peu attentif pourrait commettre dans le diagnostic des tumeurs de la région inguino-crurale par le fait seul de la présence de ces ganglions.

En ce qui concerne la partie de la région qui est au-dessus de l'arcade fémorale, nous avons à faire remarquer que l'on voit ici la paroi antérieure du canal inguinal constituée par les fibres aponévrotiques du muscle grand oblique. On peut constater en même temps que l'artère tégumenteuse abdominale et la vessie du même nom passent au-devant de cette paroi, de sorte que dans l'incision faite aux téguments pour découvrir soit l'artère iliaque externe, soit même l'artère épigastrique, on sera obligé de couper les deux vaisseaux avant d'inciser l'aponévrose.

Par la situation respective du canal inguinal et du canal crural, on peut arriver à établir les caractères distinctifs de la hernie inguinale et de la hernie crurale. Ainsi, en tirant une ligne de l'épine iliaque antéro-supérieure à la symphyse du pubis, si la tumeur est au-dessus de cette ligne fictive, il s'agit d'une hernie inguinale ; dans le cas contraire, c'est une hernie crurale.

On a beaucoup discuté sur l'agent de l'étranglement dans les hernies de la région qui nous occupe. L'étude du canal inguinal sur cette planche, comme sur celle qui suit, ou bien sur la planche LVI, prouve que cet étranglement peut se produire aux deux extrémités de ce canal ; mais plus souvent à l'orifice externe, qui est relativement plus étroit. Il a lieu quelquefois aussi au-dessous de l'anneau superficiel par des brides ou des ruptures du sac, ou bien dans le collet d'un sac ancien dans lequel s'est engagé un nouveau sac. Quelquefois enfin le collet même du sac d'une hernie augmente de densité et d'épaisseur, et l'étranglement peut être produit par le collet même de ce sac, ce qui serait très-fréquent, d'après Dupuytren et M. Malgaigne. Suivant M. Velpeau, l'étranglement se fait ordinairement aux anneaux du canal inguinal, et ce n'est que dans quelques hernies anciennes qu'il est produit par le collet du sac.

Nous partageons volontiers cette opinion, qui a le grand avantage, à nos yeux, de n'être point exclusive. Ce qui a pu tromper, c'est que, lorsque l'étranglement siége à l'orifice profond, en repoussant la hernie, on repousse aussi le fascia transversalis, et l'on parvient alors à faire rentrer assez la hernie pour la repousser au delà de l'orifice externe. Si, pendant l'opération, on porte le doigt dans le canal inguinal, on trouve bientôt un cercle mobile facile à refouler dans le ventre ; on a cru dès lors que ce cercle était formé par le collet du sac, tandis qu'en réalité, ce n'était que l'anneau profond du canal inguinal séparé de la paroi abdominale. Comme dans certains cas de réductions en masse les accidents continuaient, on a cru avoir réduit le sac avec les intestins, et l'on attribuait à ce collet une lésion qui était due uniquement à l'anneau profond. Les rapports des vaisseaux avec les anneaux superficiel et profond indiquent clairement que l'incision du débridement doit être faite toujours en dehors et en haut.

Quant au canal crural, l'étranglement est presque toujours causé par l'ouverture plus ou moins agrandie d'un des trous du fascia cribriformis. Rarement le collet du sac est la cause de cet étranglement. Dans un cas que j'ai opéré, j'ai constaté, d'une manière évidente, que l'étranglement siégeait en dehors et en bas, et qu'il était dû à une bride du fascia cribriformis.

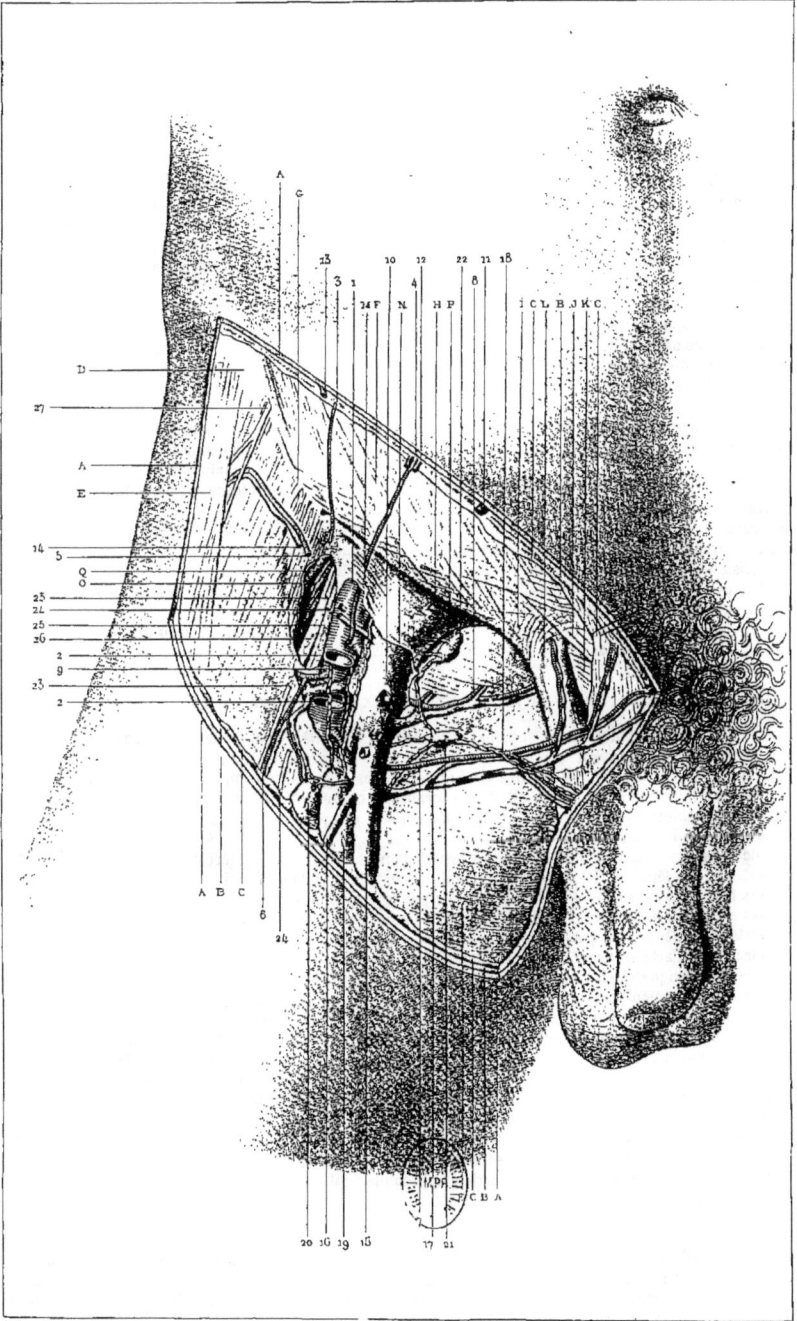

PLANCHE LIX.

Région inguino-crurale.

Plan profond.

EXPLICATION.

A. Coupe de la peau limitant la région.
B. Coupe du premier feuillet du fascia superficialis.
C. Coupe du second feuillet du fascia superficialis.
D. Épine iliaque antérieure et supérieure.
E. Aponévrose fémorale.
F. Fibres tendineuses du muscle grand oblique allant constituer le ligament de Fallope.
G. Mode de réunion de l'aponévrose de la cuisse avec l'arcade fémorale.
H. Arcade fémorale.
I. Fibres arciformes de l'aponévrose du grand oblique au voisinage de l'orifice externe du canal inguinal.
J. Fibres aponévrotiques du muscle grand oblique allant constituer le pilier interne de l'orifice externe du canal inguinal.
K. Pilier externe de l'orifice externe du canal inguinal.
L. Cordon passant à travers l'orifice externe du canal inguinal.
M. Membrane fibreuse de l'entonnoir fémorali-vasculaire formant avec le fascia cribriformis la paroi antérieure du canal crural.
N. Coupe de la membrane fibreuse de l'entonnoir fémorali-vasculaire laissant voir le contenu du canal crural.
O. Membrane fibreuse de l'entonnoir fémorali-vasculaire renversée pour laisser voir le nerf crural.
P. Bord interne de l'entonnoir fémorali-vasculaire.
Q. Fibres musculaires du muscle psoas.

1. Artère fémorale ou crurale.
2. Coupe de l'artère fémorale dans le canal crural, pour montrer les organes plus profonds.
3 et 4. Artère tégumenteuse.
5. Branche externe de l'artère fémorale.
6. Rameau superficiel de l'artère fémorale profonde.
7. Artère honteuse externe avec ses ramifications.
8. Branche interne de l'artère fémorale.
9. Artère fémorale profonde.
10. Veine fémorale.
11, 12, 13. Veines tégumenteuses.
14. Branche externe de la veine fémorale.
15. Veine saphène interne.
16. Rameau veineux de la face antérieure de la cuisse se jetant dans la veine saphène interne.
17. Veine honteuse avec ses ramifications.
18. Vaisseaux lymphatiques du scrotum.
19 et 20. Ganglions lymphatiques situés en dehors de la veine saphène interne, et non contenus dans le canal crural.
21. Ganglion lymphatique recevant des vaisseaux lymphatiques du scrotum.
22. Ganglion lymphatique.
23 et 24. Coupe des deux filets cutanés venant du nerf crural.
25 et 26. Branches profondes du nerf crural.
27. Nerf superficiel allant à la peau.

APPLICATIONS A LA PATHOLOGIE ET A LA MÉDECINE OPÉRATOIRE.

Cette planche montre le contenu des canaux inguinal et crural, et particulièrement de ce dernier canal.

La forme du canal crural fait bien voir que l'étranglement ne peut pas avoir lieu à l'anneau abdominal du canal, parce que ses dimensions sont trop considérables et parce qu'il renferme des organes, tels que la veine et l'artère qui sont très-compressibles ; l'anneau inférieur n'existant point, il ne saurait être cause d'étranglement. Par voie d'exclusion, on doit donc admettre que l'étranglement aura lieu soit par le collet du sac, soit par les trous du fascia cribriformis par l'un desquels la hernie s'est échappée à un moment donné.

Au point de vue de la ligature, nous devons fixer un instant notre attention sur l'artère fémorale dans son trajet à travers le canal crural. L'artère fémorale est entre la veine, qui est en dedans, et le nerf, qui est en dehors. Le nerf crural, déjà divisé en plusieurs branches, est séparé de l'artère fémorale par une cloison assez épaisse, de sorte que l'artère doit être chargée de dedans en dehors pour que l'on puisse éviter de blesser la veine, qui n'est pas protégée comme le nerf et dont la blessure, du reste, serait bien plus grave que celle du nerf.

Une ligature placée sur l'artère fémorale immédiatement au-dessous de l'arcade fémorale aura, au-dessus d'elle, les origines des artères épigastrique et circonflexe iliaque, branches de l'artère iliaque externe : or, ces artères si voisines de la ligature nuiront à la formation du caillot obturateur. C'est donc un point peu favorable à la ligature sous ce rapport. En descendant un peu, vers la partie moyenne du canal, on laissera au-dessus du fil les origines de la tégumenteuse abdominale et des honteuses externes, tandis qu'au-dessous on se rapprochera de l'origine de la fémorale profonde, condition encore défavorable pour la formation du caillot inférieur. Scarpa portait de préférence la ligature au bas du triangle auquel il a donné son nom. Hodgson fixait le point où devait être placé le fil constricteur, de 10 à 13 centimètres au-dessous de l'arcade fémorale. Or, là même encore, les anomalies fréquentes de l'artère fémorale profonde ne donnent pas une entière sécurité. Cette artère naît, en général, à 4 centimètres au-dessous de l'arcade crurale, on l'a vue naître aussi au-dessous même de cette arcade ; ici elle naît assez près de cette arcade, de sorte que, dans le canal crural, il y a deux grosses artères, sans compter les branches secondaires. On pense bien, dès lors, qu'une blessure de cette région pourrait donner naissance à une hémorrhagie promptement mortelle, et c'est à bon droit que l'on a classé cette région dans les régions dites *dangereuses*. Mais revenons aux variétés d'origine de l'artère fémorale profonde. Chez un sujet auquel Bégin avait lié la crurale immédiatement au-dessous de l'arcade, la fémorale profonde se trouvait juste au-dessus de la ligature, et il eut une hémorrhagie mortelle. Quain l'a vue naître quinze fois sous cette arcade ou un peu plus bas (13 millimètres). Viguerie l'a vue vingt-huit fois à 2 centimètres plus bas. Quelquefois elle naît plus bas encore. Viguerie l'a rencontrée dix fois entre 6 et 8 centimètres ; Quain l'a vue une fois à 10 centimètres. Ainsi, comme M. Malgaigne le fait remarquer, avec raison, dans la ligature au bas du triangle inguinal, la fémorale profonde, naissant immédiatement au-dessus, empêcherait le caillot supérieur. Bien plus, Mortier et Dubreuil, en plaçant la ligature au point indiqué, ont perdu chacun un opéré par hémorrhagie du bout inférieur, la fémorale profonde s'ouvrant à 5 ou 6 millimètres au-dessous de la ligature. Sans doute, ajoute M. Malgaigne, de telles anomalies peuvent se rencontrer partout, et ce ne serait pas une raison suffisante pour condamner la ligature au sommet du triangle, en cas d'indication formelle ; mais plus près de l'arcade crurale, aux anomalies s'ajoutent les dispositions régulières, pour montrer le péril imminent. Aussi Viguerie a même proposé, assez clairement, de donner la préférence à la ligature de l'iliaque externe. Cette proposition nous paraît digne d'une très-sérieuse attention.

Relativement à la veine crurale, il faut remarquer son volume considérable, d'où le danger de ses blessures, mais elle présente aussi ce caractère qu'elle est le confluent de presque toutes les veines du membre inférieur, des organes externes de la génération, de la paroi abdominale ; de sorte que, si elle est oblitérée, la circulation en retour sera bien compromise ; aussi les anciens et quelques modernes regardent sa ligature dans les plaies comme suivie nécessairement de la gangrène du membre inférieur. Cette manière de voir, quoique juste dans quelques cas, ne l'est point d'une manière générale, de sorte que, par exemple, les veines profondes de la partie postérieure de la cuisse, les veines superficielles de la partie antérieure, peuvent, par leurs anastomoses, rétablir suffisamment la circulation veineuse, si le tronc principal est oblitéré.

En haut, cette veine recouvre un peu l'artère, quelquefois c'est le contraire. Le rapport intime de ces deux vaisseaux explique bien la facilité avec laquelle les anévrysmes artério-veineux s'établissent dans la région. Il y a quelques années que j'en ai observé un cas dans le service de M. Nélaton, dont le bruit se faisait entendre à toute la surface du corps, tellement il était intense et facilement transmis. Souvent une cloison celluleuse couvre le bord interne de la veine et sépare l'infundibulum en deux loges secondaires : l'une, externe, remplie par les vaisseaux fémoraux ; l'autre, interne, ne contient que des vaisseaux lymphatiques et du tissu cellulaire, et forme le véritable *canal crural herniaire*.

Le canal déférent, avec les artères déférentielle et testiculaire, n'est séparé en avant des vaisseaux fémoraux que par l'arcade crurale doublée du fascia transversalis, de sorte que si l'on débridait la hernie crurale en avant, on s'exposerait à blesser ces organes.

Quant au contenu du canal inguinal, il offre moins d'importance au point de vue de la médecine opératoire. La figure 56 montre les éléments qui entrent dans la structure du cordon ; nous renvoyons donc le lecteur à cette planche, en ce qui concerne les applications. On peut voir ici que des vaisseaux honteux externes s'engagent dans le canal inguinal et passent au-devant du cordon. Or, toute incision faite pour découvrir la hernie inguinale externe aura pour effet de couper ces vaisseaux, dont le volume, du reste, n'est plus assez grand pour donner lieu à une hémorrhagie. La peau qui passe au-devant du canal inguinal étant très-lâche, très-dépressible, on conçoit que les chirurgiens aient eu l'idée de la refouler dans le canal inguinal pour oblitérer ou obturer celui-ci, dans le but d'empêcher l'issue des viscères et de guérir ainsi radicalement la hernie inguinale. De là sont nés divers procédés plus ou moins efficaces pour obtenir ce résultat. Jusqu'ici cependant cette partie de la médecine opératoire n'est pas généralement acceptée par les chirurgiens. Quant aux malades, ils préfèrent souvent porter un bandage toute leur vie plutôt que de subir une opération dont le succès est douteux.

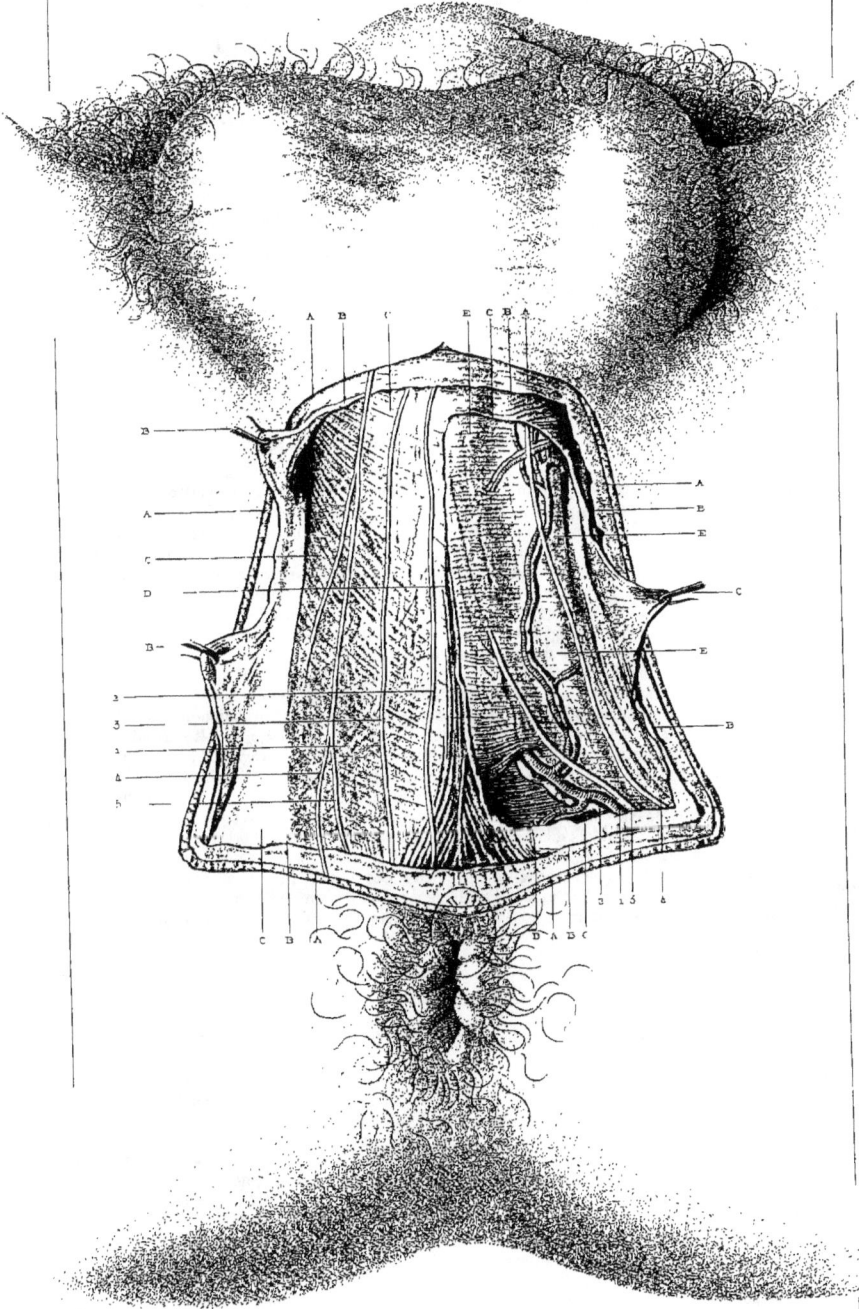

PLANCHE LX.

Région périnéale chez l'homme.

Premier plan.

EXPLICATION.

APPLICATIONS A LA PATHOLOGIE ET A LA MÉDECINE OPÉRATOIRE.

Au point de vue de la pathologie, le premier plan du périnée de l'homme donne lieu à quelques considérations importantes. La peau qui se continue avec celle des parties voisines offre, sur la ligne médiane, une sorte de raphé que les maladies ne respectent pas toujours ; elle est en outre pourvue de poils et de follicules dont la sécrétion humecte la région et lui donne en quelque sorte un aspect luisant. Quelquefois ces follicules s'enflamment et donnent lieu à des furoncles qui sont très-douloureux, qui sont, du reste, assez fréquents, à cause des frottements auxquels cette région est exposée pendant la marche. Le tissu cellulaire sous-cutané est assez abondant et se continue comme la peau dans les régions voisines ; il est néanmoins un peu plus serré que dans ces régions. Comme partout, il est susceptible de s'enflammer, de s'indurer, ou bien de s'infiltrer de pus, de sang, d'urine, ou bien de matières stercorales et de toute autre matière liquide, solide ou gazeuse. Les abcès superficiels du périnée ne présentent rien de spécial quand ils sont nés dans ce tissu cellulaire ; ils se traitent là comme dans toutes les régions ; ils se manifestent surtout à la suite des inflammations des glandes et des follicules pileux qui transmettent leur inflammation à ce même tissu qui les environne. Des abcès symptomatiques se montrent quelquefois dans le périnée, mais ils sont dus alors à une altération des os, ou des conduits urinaires, ou bien encore à celle des voies digestives. L'induration de ce tissu cellulaire se voit souvent lorsqu'une inflammation ancienne ou des fistules urinaires ou stercorales se sont établies dans la région. Cette induration, qui est d'abord un effet, devient ensuite une cause de la maladie, qu'elle entretient en empêchant les tissus de s'affronter et de se réunir. A la suite des contusions on voit se manifester au périnée des ecchymoses et des bosses sanguines. Ces épanchements sanguins siégent ordinairement dans le tissu cellulaire sous-cutané ; mais il n'est point rare de les voir plus profondément situés, soit entre les deux feuillets du fascia superficialis, soit entre le fascia profond et l'aponévrose superficielle. Quand ils sont sous-cutanés, ils restent souvent confinés, soit à droite, soit à gauche, ne peuvent franchir le raphé périnéal à cause de l'adhérence de la peau avec le tissu cellulaire à ce niveau. Quand, au contraire, ils siégent plus profondément, soit entre les deux feuillets du fascia, soit immédiatement au devant de l'aponévrose superficielle, ils font souvent saillie sur la ligne médiane, passent d'un côté à l'autre avec d'autant plus de facilité qu'il n'existe aucune cloison entre ce côté et le côté gauche de la région. Ce que nous disons pour les épanchements sanguins s'applique également aux collections de pus, de sérosité, d'urine ou de gaz.

Des ulcérations de toute nature s'observent au périnée ; celles qui s'y voient le plus souvent sont de nature syphilitique. Les chancres mous, ou indurés, les plaques muqueuses, les syphilides pustulo-crustacées ou serpigineuses, y sont fréquentes à cause du voisinage des organes génitaux ; ces diverses affections se comportent ici comme partout, à l'exception pourtant des chancres indurés, qui y deviennent très-saillants, probablement à cause des fibres musculaires nombreuses et de l'épaisseur considérable de la peau.

Les affections organiques, telles que le cancer, s'y développent secondairement, débutant plutôt par le scrotum ou par l'anus. Des tumeurs diverses siégent au périnée : signalons les tannes, les plaques muqueuses, les chancres indurés, l'éléphantiasis, les kystes et les diverses collections liquides ou gazeuses dont nous avons parlé.

Au point de vue de la médecine opératoire, ce premier plan nous présente un intérêt non moins grand. Comme la peau est recouverte de poils, il devient nécessaire de raser ces poils toutes les fois qu'on pratique une opération sur la région. A cette manière de faire nous reconnaissons plusieurs avantages : l'instrument tranchant ne rencontrera pas leur résistance, la forme de la région sera mieux appréciée, les points de repère et le raphé seront mieux reconnus, et enfin les poils ne viendront point s'interposer entre les lèvres de la plaie et s'opposer à leur réunion. Remarquons que la peau présente, dans toute son étendue, sur la ligne médiane, une sorte de crête constituant ce qu'on appelle le *raphe périnéal*. Cette crête sert de guide dans diverses opérations de taille : ainsi, dans la taille médiane, l'incision porte sur elle ; dans la taille latéralisée l'incision lui devient parallèle, tandis que dans la taille latérale, telle qu'on la pratique le plus souvent, l'incision part de ce raphé à 3 centimètres au-devant de la marge de l'anus pour se porter obliquement en dehors et en arrière vers la tubérosité sciatique ; quelquefois enfin l'incision devient transversale, c'est-à-dire perpendiculaire à ce même raphé, de sorte que l'incision a été faite à peu près dans tous les sens. Toutes ces incisions n'offrent, du reste, aucun danger dans le plan qui nous occupe, parce que dans les couches qui séparent la peau de l'aponévrose superficielle, il n'existe pas de vaisseaux assez volumineux pour donner naissance à une hémorrhagie, ou d'organes assez importants dont la blessure compromette la vie. Mais nous pensons que plus profondément il n'en est point ainsi, et que sous ce rapport il y aura à signaler les dangers qui peuvent caractériser chacune de ces incisions.

Eu égard à ces incisions et aux plaies qui intéressent seulement les couches superficielles, nous devons faire remarquer qu'elles sont peu dangereuses. Ainsi que nous l'avons dit, cela tient à ce que l'instrument vulnérant ne rencontre là aucun vaisseau volumineux ni aucun organe important. Les vaisseaux superficiels sont trop petits pour donner lieu à une hémorrhagie. Néanmoins, comme les nerfs y sont nombreux, on conçoit que la douleur sera vive toutes les fois que les couches superficielles seront intéressées. La peau est la couche la plus superficielle, d'une plasticité et d'une rétractilité très-grande; les tissus sous-jacents possèdent ces propriétés à moindre degré; aussi les plaies du périnée prennent facilement la forme conique à sommet profond et à base du côté de la peau. Cette disposition est éminemment propre à la cicatrisation. Il faut savoir aussi que la peau étant très-élastique et mobile sur les couches sous-jacentes, surtout aux limites antérieure et postérieure de la région, elle se laisse quelquefois déprimer, de sorte que l'incision présente à ces mêmes limites une sorte de cul-de-sac constituée entre les parties sous-jacentes et sa face profonde. On doit éviter avec le plus grand soin ces sortes de culs-de-sac; la peau, en un mot, doit être incisée dans la même étendue que les tissus sous-jacents, si l'on tient à ne pas avoir des liquides qui séjournent dans ces sortes de nids de pigeon, qui sont si souvent le point de départ des infiltrations les plus redoutables, surtout lorsqu'on a pratiqué la taille.

Au reste, comme la région périnéale ne se développe que lorsque les cuisses sont écartées, ce n'est que dans ces conditions que les plaies restent béantes; il suffit de rapprocher les cuisses pour réduire la région en une sorte de gouttière, de sorte que les lèvres de la plaie s'affrontent. On pourra tirer parti de cette disposition, et quand il s'agira d'une plaie superficielle, par exemple, on rapprochera les cuisses: ce seul rapprochement dispensera de la suture sèche ou sanglante; si, au contraire, il s'agit d'une plaie profonde, telle que celle, par exemple, qui est faite pour les diverses espèces de taille ou pour l'évacuation d'un liquide épanché, il sera contre-indiqué de faire ce rapprochement des cuisses, car dans ces conditions on s'opposerait évidemment à l'issue d'un liquide qu'on se propose de faire sortir. Néanmoins, comme il serait quelquefois très-pénible, insupportable même au malade de garder cette position, on obtient le même résultat en plaçant une mèche évacuatrice dans la plaie, tout en conservant un certain écartement des cuisses.

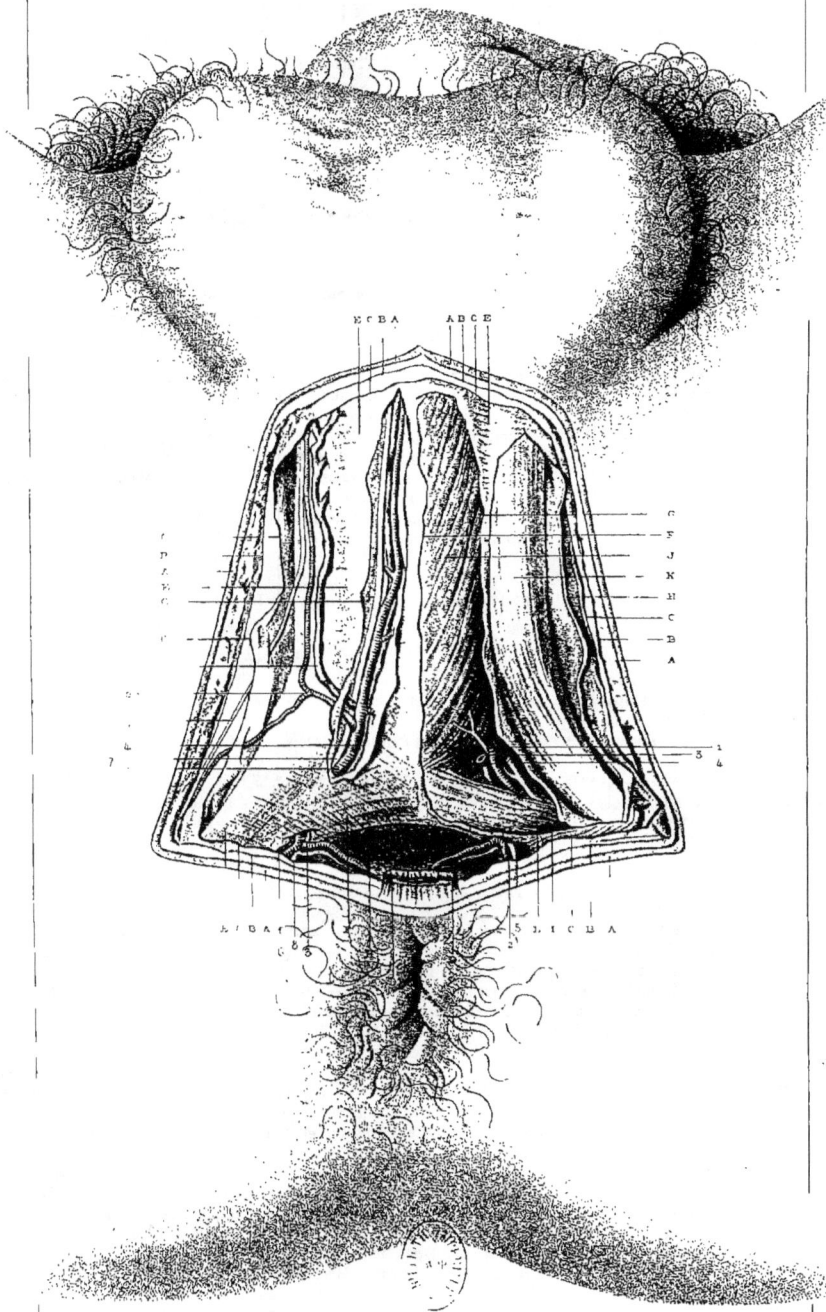

PLANCHE LXI.

Région périnéale chez l'homme.

Deuxième plan.

EXPLICATION.

CÔTÉ DROIT.

A. Coupe de la peau limitant la région.

B. Coupe du premier feuillet du fascia superficialis.

C. Coupe du second feuillet du fascia superficialis.

D. Coupe des fibres du muscle sphincter externe de l'anus.

E. Aponévrose superficielle du périnée recouvrant les muscles bulbo-caverneux et ischio-caverneux.

F. Aponévrose superficielle du périnée se réfléchissant sur le bord postérieur du muscle transverse du périnée, après avoir recouvert la face superficielle de ce même muscle.

G. Ouverture de l'aponévrose superficielle du périnée pour montrer les vaisseaux et nerfs superficiels, lesquels sont contenus dans une gaîne résultant du dédoublement de cette même aponévrose superficielle du périnée.

H. Aponévrose du muscle sphincter de l'anus se continuant avec l'aponévrose superficielle du périnée, en arrière du muscle transverse (aponévrose ano-périnéale de M. Velpeau).

1. Tronc de l'artère périnéale superficielle.

2. Rameau externe de l'artère périnéale superficielle.

3. Rameau anal de l'artère superficielle du périnée.

4. Veine périnéale superficielle.

5. Branche externe de la veine périnéale superficielle.

6. Veine venant de la région anale et se déversant dans la veine superficielle du périnée.

7. Tronc du nerf superficiel du périnée accompagnant les vaisseaux superficiels de la région.

8. Nerfs accompagnant les vaisseaux qui se distribuent à la région anale.

9. Rameau nerveux venant du petit nerf sciatique.

CÔTÉ GAUCHE.

A. Coupe de la peau limitant la région.

B. Coupe du premier feuillet du fascia superficialis.

C. Coupe du second feuillet du fascia superficialis.

D. Coupe du muscle sphincter externe de l'anus.

E. Aponévrose superficielle du périnée.

F. Coupe de l'aponévrose superficielle du périnée pour montrer le muscle bulbo-caverneux.

G. Cloison interposée entre les muscles ischio-caverneux et bulbo-caverneux fournis par l'aponévrose superficielle du périnée.

H. Coupe de l'aponévrose superficielle du périnée montrant l'intérieur de la gaîne qu'elle fournit au muscle ischio-caverneux.

I. Coupe de l'aponévrose superficielle montrant le muscle transverse du périnée.

J. Fibres du muscle bulbo-caverneux.

K. Fibres musculaires du muscle ischio-caverneux.

L. Muscle transverse du périnée (portion superficielle de ce muscle).

1. Coupe de l'artère périnéale superficielle.

2. Rameau anal de l'artère périnéale superficielle.

3. Coupe de la veine périnéale superficielle.

4. Coupe du nerf périnéal superficiel.

5. Branche anale fournie par le nerf périnéal superficiel.

APPLICATIONS A LA PATHOLOGIE ET A LA MÉDECINE OPÉRATOIRE.

L'étage moyen du périnée qui constitue notre second plan renferme un grand nombre d'organes dont les rapports réciproques et l'importance doivent être bien connus du chirurgien. Dans cet étage compris entre l'aponévrose superficielle et l'aponévrose moyenne, on trouve sur la ligne médiane le muscle bulbo-caverneux et l'urèthre, qu'il recouvre, ainsi que quelques fibres du muscle sphincter de l'anus; sur les parties latérales, le muscle ischio-caverneux et la racine des corps caverneux; en arrière, le muscle transverse du périnée et les fibres antérieures du sphincter anal; enfin, au milieu de tous ces organes, on voit des vaisseaux et des nerfs, et de chaque côté de l'urèthre, les glandes de Merg, dites aussi, mais à tort, glandes de Cowper, ainsi que l'a démontré M. Gubler dans sa thèse inaugurale. Il suffit de jeter un coup d'œil général sur cette planche pour découvrir immédiatement que le périnée est divisé là en deux régions séparées par une cloison médiane et qui sont tout à fait symétriques. Il existe, en effet, une séparation complète entre le côté gauche et le côté droit, au moyen d'une cloison fibreuse qui part de la face profonde de l'aponévrose superficielle pour se rendre sur la face antérieure de l'aponévrose moyenne en contournant le bulbo-caverneux en avant et le muscle transverse en arrière. Il résulte de là que les maladies qui occuperont cet étage seront circonscrites par cette cloison; il y aura donc une grande loge à droite et une grande loge à gauche, en même temps qu'une loge au milieu. La loge médiane renferme l'urèthre, les glandes de Merg et le muscle bulbo-caverneux, et c'est dans cette loge que l'urine s'épanche quand il y a rupture de l'urèthre au devant de l'aponévrose moyenne. On reconnaîtra cette infiltration par une tuméfaction qui sera circonscrite sur la ligne médiane et s'étendra facilement en avant vers la racine des bourses, tandis qu'en arrière elle sera limitée par l'aponévrose qui revêt le muscle transverse et le sphincter de l'anus. La loge latérale se trouve subdivisée en deux loges plus petites, qui contiennent, l'une le muscle ischio-caverneux et la racine du corps caverneux, l'autre le muscle transverse du périnée, ainsi que le transverso-uréthral et le transverso-bulbaire, qui sont en quelque sorte des dépendances de ce premier muscle. Chaque loge latérale forme un triangle dont le sommet est en avant, la base en arrière; le côté externe est limité par la branche ischio-pubienne, et le côté interne par le muscle bulbo-caverneux, ou, si l'on veut, par la ligne médiane. A son tour, ce triangle renferme un autre triangle ou espace cellulo-fibreux important à connaître, en ce sens qu'il présente les vaisseaux et les nerfs superficiels au moment de leurs subdivisions. Ce triangle est situé en arrière de la région au-devant du muscle transverse, en dedans du muscle ischio-caverneux et en dehors du muscle bulbo-caverneux.

Après cet examen général de la région et de la planche que nous avons sous les yeux, nous pouvons nous rendre compte des avantages et des inconvénients des diverses tailles au point de vue de la lésion des organes. Pour la taille médian, il est évident que le bistouri ne rencontrera sur la ligne médiane aucun organe important; il n'intéressera, en effet, que l'aponévrose superficielle, la cloison qui se détache de sa face profonde, le muscle bulbo-caverneux, et plus profondément le bulbe de l'urèthre, ainsi qu'on peut le voir sur la planche suivante. Ainsi, pas de vaisseaux susceptible de fournir du sang en abondance et de suite, voilà les avantages de cette incision ; voyons ses inconvénients. Si l'incision s'éloignait tant soit peu de la ligne médiane, on voit par cette planche qu'il serait très-facile d'ouvrir les veines et le artères qui, venant des vaisseaux superficiels dont ils sont la division principale, s'avancent dans toute l'étendue de l region à peine à quelques millimètres de la ligne médiane. Ces vaisseaux sont assez volumineux, sinon pour donne naissance à une hémorrhagie, du moins pour gêner l'opérateur dans l'incision des parties plus profondes, si bien qu'o sera obligé quelquefois de porter une ligature sur ces vaisseaux avant d'aller plus loin. Il faut reconnaître, en outre, qu cette incision médiane intéresse nécessairement le bulbe de l'urèthre. Or, chez les vieillards, cet organe, étant très-vascu laire, peut fournir une grande quantité de sang qui s'écoule en bavant ou en nappe, et qui est très-difficile à arrêter cause de la profondeur des vaisseaux qui le laissent échapper. Si à cela on ajoute que ces vaisseaux s'enflamment facile ment et produisent l'infection purulente, on comprendra que les anciens fussent éloignés de ces incisions sur la lign médiane, qui sont, en effet, très-dangereuses. A notre avis, cette incision, et par conséquent la taille médiane dit par le grand appareil, doit être employée seulement chez les enfants, qui ont un bulbe moins vasculaire, et peuvent ains échapper à tous les dangers.

La taille latéralisée nous paraît bien plus dangereuse encore. En effet, dans cette taille, l'incision est pratiquée sur le côtés et parallèlement à la ligne médiane, à quelques millimètres en dehors d'elle. Or, une pareille incision intéresser fatalement la branche interne des vaisseaux superficiels du périnée. Ces vaisseaux seront même incisés en long, de sort que leur ouverture aura une obliquité telle que le sang sera plus difficile à arrêter. Nous signalerons ici un fait anato mique : c'est que ces vaisseaux, ainsi qu'on peut s'en assurer, ne sont pas dans la couche sous-cutanée, comme on le dit ; il sont, au contraire, situés dans l'épaisseur de l'aponévrose moyenne, qui se dédouble pour leur former une gaîne. Nous somme disposés à admettre que cette gaîne communiquant avec l'intérieur du bassin par la gaîne des vaisseaux honteux internes et renfermant une grande quantité de graisse, sert à conduire au dehors les infiltrations urineuses ou purulentes qui on leur origine dans l'excavation pelvienne.

La taille latérale, qui nécessite une incision oblique d'avant en arrière et de dedans en dehors, exigera fatalement la section des vaisseaux et nerfs superficiels du périnée dans le point précis de leur émergence, dans la région et l'étage qui nous occupent. Or, c'est là le seul inconvénient de cette incision, et elle le partage avec les deux précédentes ; mais comme elle n'intéresse pas le bulbe, il en résulte qu'elle doit être préférée aux deux autres.

La taille prérectale, inventée par M. Nélaton et employée déjà avec le plus grand succès par cet habile et savant pro fesseur, nous paraît à l'abri de tous les reproches. En effet, cette incision part de droite à gauche, à 2 centimètres au devant de l'anus ; elle ne blesse rien d'important, ni dans le premier étage, ni dans le second, que nous examinons actuellement ; elle traverse, en effet, successivement : la peau, les deux feuillets du fascia superficialis, l'aponévrose superficielle, et les fibres antérieures et superficielles du muscle sphincter de l'anus, les fibres du muscle transverse du périnée ; elle a donc évité les vaisseaux de la région, ainsi que le bulbe de l'urèthre. Nous ne lui trouvons qu'un seul inconvénient, c'est qu'un chirurgien peu exercé pourrait blesser le rectum, et cette blessure sera d'autant plus facile que le malade, se livrant à des efforts, fait davantage proéminer son rectum à travers la plaie ; mais ce danger sera facile ment conjuré, si l'on a soin d'éviter les cris, et surtout si, pendant que le bistouri suit sa voie, on tient un doigt dans le rectum pour apprécier à quelle distance on se trouve de ce dernier organe. En somme, c'est la taille latérale, et surtout la taille prérectale qui, dans cette région, offre le plus d'avantages et le moins d'inconvénients.

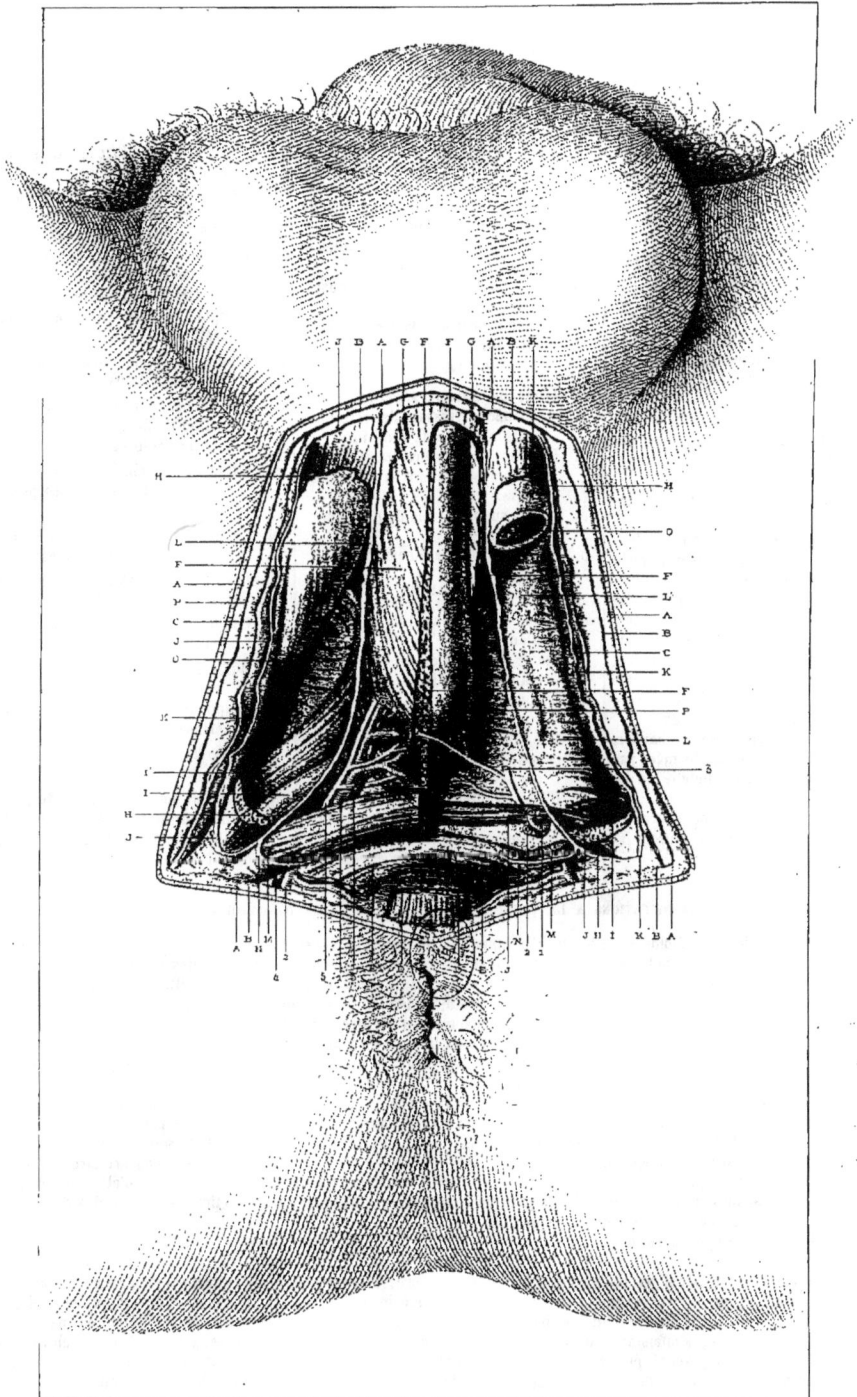

F Bion del   Imp J Chardon ainé Paris.   Debray sc.

LIBRAIRIE GERMER BAILLIÈRE.

PLANCHE LXII.

Région périnéale chez l'homme.

Troisième plan.

EXPLICATION.

CÔTÉ DROIT.

A. Coupe de la peau limitant la région.

B. Coupe du premier feuillet du fascia superficialis.

C. Coupe du deuxième feuillet du fascia superficialis.

D. Coupe du sphincter externe de l'anus.

E. Fibres circulaires et profondes du muscle sphincter de l'anus.

F. Fibres musculaires du bulbo-caverneux.

G. Coupe de l'aponévrose du muscle bulbo-caverneux formée par l'aponévrose superficielle du périnée.

H. Coupe du muscle ischio-caverneux.

I. Faisceau musculaire de l'ischio-caverneux allant s'insérer sur le bulbe de l'urèthre.

I'. Faisceau supérieur du muscle ischio-caverneux allant s'insérer sur la face latérale du bulbe de l'urèthre et en même temps sur la cloison aponévrotique qui sépare les muscles bulbo-caverneux et ischio-caverneux.

J. Coupe de l'aponévrose du muscle ischio-caverneux, formée par l'aponévrose superficielle du périnée.

K. Aponévrose moyenne concourant à former la gaîne du muscle ischio-caverneux.

L. Cloison aponévrotique séparant les muscles ischio-caverneux et bulbo-caverneux. (Cette cloison relie les aponévroses superficielle et moyenne du périnée.)

M. Portion superficielle du muscle transverse du périnée.

N. Coupe de l'aponévrose du muscle transverse du périnée.

O. Racine du corps caverneux s'insérant sur la branche ascendante de l'ischion.

1. Tronc de l'artère superficielle du périnée fournissant des ramifications au bulbe de l'urèthre.

2. Rameau de l'artère superficielle du périnée allant à la région anale.

3. Veines superficielles du périnée.

4. Veine anale.

5. Nerfs superficiels du périnée.

CÔTÉ GAUCHE.

A. Coupe de la peau limitant la région.

B. Coupe du premier feuillet du fascia superficialis.

C. Coupe du second feuillet du fascia superficialis s'insérant sur la branche ischio-pubienne.

D. Coupe des fibres antérieures du muscle sphincter externe de l'anus.

E. Fibres circulaires du muscle sphincter de l'anus recouvertes de leur aponévrose.

F. Coupe du muscle bulbo-caverneux.

G. Coupe de l'aponévrose du muscle bulbo-caverneux.

H. Coupe du muscle ischio-caverneux.

I. Coupe du faisceau supérieur du muscle ischio-caverneux.

J. Faisceau inférieur et profond du muscle ischio-caverneux allant s'insérer sur l'urèthre et sur la ligne médiane (muscle ischio-uréthral ou bulbaire).

K. Coupe de l'aponévrose du muscle ischio-caverneux.

L. Aponévrose moyenne formant le feuillet profond de la gaîne du muscle ischio-caverneux.

L' Gaîne du muscle ischio-caverneux renfermant la racine du corps caverneux.

M. Coupe du muscle transverse du périnée (fibres superficielles).

N. Coupe de l'aponévrose du muscle transverse du périnée.

O. Coupe de la racine du corps caverneux.

P. Bulbe de l'urèthre.

1. Coupe de l'artère superficielle du périnée.

2. Coupe de la veine superficielle du périnée.

3. Coupe du nerf superficiel du périnée fournissant des filets au muscle bulbo-caverneux et au bulbe de l'urèthre.

APPLICATIONS A LA PATHOLOGIE ET A LA MÉDECINE OPÉRATOIRE.

Au point de vue de la pathologie, cette planche nous fournit quelques renseignements utiles. C'est ainsi que les rapports de l'urèthre avec la symphyse pubienne expliquent parfaitement comment dans les chutes sur la région périnéale l'urèthre peut être déchiré, et donner lieu, soit à une hémorrhagie uréthrale, soit à une infiltration d'urine. Or, par l'inspection seule de cette figure, on voit que la déchirure aura lieu au-devant du bulbe, et que dès lors l'urine, s'infiltrant entre l'aponévrose superficielle et l'aponévrose moyenne du périnée dans la gaîne même du muscle bulbo-caverneux, s'avancera sur le corps caverneux de la verge, sous la peau de laquelle elle viendra se montrer en dépouillant d'arrière en avant les corps caverneux de la verge et de l'urèthre. J'ai observé un cas semblable, il y a quelques années, dans un service que je faisais à l'hôpital Saint-Antoine, et j'ai été assez heureux pour voir la peau se réunir aux corps caverneux. La grande vascularité des corps caverneux de la verge et de l'urèthre, celle du bulbe, les artères et les veines qui s'y rendent, ou qui en partent, expliquent suffisamment pourquoi les contusions et les plaies de la verge sont suivies d'épanchements sanguins quelquefois considérables, ou d'hémorrhagie, soit par la plaie, soit par l'urèthre, quand la blessure atteint le corps spongieux de l'urèthre. Les infiltrations sanguines, comme les infiltrations urinaires ou purulentes, seront soumises à des lois identiques avec celles que nous avons déjà exposées, c'est-à-dire qu'elles seront limitées par les plans aponévrotiques, et il suffit de jeter un coup d'œil sur ces plans pour en tirer facilement des déductions tellement simples, qu'il n'est pas utile de les reproduire ici.

Quant à la médecine opératoire, nous avons à exposer ce qui a trait à la boutonnière et à la taille, et à l'amputation de la verge.

Très-souvent pour un calcul volumineux engagé dans l'urèthre, ou bien pour un rétrécissement infranchissable ou indilatable, on est obligé d'ouvrir l'urèthre par une incision périnéale. Cette incision porte le nom de *boutonnière*. Si l'on voulait arriver sur l'urèthre directement, on ne le pourrait qu'après avoir surmonté beaucoup de difficultés, parce que cet organe, mou, souple, s'affaissant sur lui-même, se cache pour ainsi dire aux investigations. Mais le chirurgien tourne cette difficulté en plaçant préalablement dans le canal un cathéter cannelé qui, par sa présence, indique nettement la situation et la direction du canal, tout en guidant le bistouri au moyen de la cannelure. Lorsqu'il y a un calcul volumineux engagé dans l'urèthre, ce calcul décèle sa présence par une tuméfaction assez prononcée dans la région péri-néale, et peut servir de guide au bistouri avec autant de précision que le cathéter. J'ai ainsi procédé dans une extraction que j'ai faite d'un calcul volumineux retenu dans la portion spongieuse de l'urèthre, en avant du bulbe. J'ai pu extraire le calcul par la région périnéale, et remédier à tous les accidents d'infiltration urineuse auxquels il avait donné lieu.

On voit sur cette planche la situation précise du bulbe de l'urèthre, au-devant de l'aponévrose périnéale moyenne. Or c'est là l'organe qu'il faut avant tout éviter dans les opérations de taille; sa blessure est, en effet, doublement dange-reuse, et par l'hémorrhagie et par la phlébite. Dans la taille médiane, on le blesse fatalement; donc cette taille est mau-vaise à cet égard, et c'est en vain que l'on invoquerait en sa faveur cette considération que l'incision porte seulement sur la ligne médiane du bulbe et du corps spongieux, point où la vascularité est moins grande. Dans la taille latérale il y a encore beaucoup de dangers de couper cet organe, ou du moins les vaisseaux volumineux qui lui arrivent latéralement; il faut donc rejeter cette méthode, à cause de ce grave inconvénient. La taille latéralisée oblique, unilatérale ou bilaté-rale, place le chirurgien dans de bonnes conditions pour éviter la lésion du bulbe; mais il est des circonstances qui doivent faire redouter cette complication. C'est ainsi, par exemple, que chez les vieillards, ou même chez les personnes qui souffrent depuis quelque temps des voies génito-urinaires, le bulbe devient turgescent, plus volumineux, se rapproche beaucoup du rectum, de sorte que la distance de 3 centimètres qui existe normalement entre l'anus et le bulbe diminue au point d'être réduite à 2 centimètres, et même à moins que cela. Il est évident que si l'on ne se préoccupe pas de ce changement, le bulbe sera blessé. La taille latéralisée offre donc encore un inconvénient assez grave. La taille périnéale est ici, comme dans les autres couches, celle qui met le mieux à l'abri de cette complication. En effet, en incisant trans-versalement la région à 1 centimètre au-devant de l'anus, et en suivant la paroi antérieure du rectum que l'on soulève avec un doigt introduit dans le canal, et que l'on reconnaît, du reste, à la direction de ses fibres circulaires inférieures, on s'écarte le plus possible du bulbe, et l'on évite aussi sûrement que possible la lésion de cet organe.

Quant à l'amputation de la verge, on voit, par la région, qu'elle sera d'autant plus grave qu'elle se fera plus près de l'aponévrose périnéale moyenne, et cette gravité sera causée non-seulement par la possibilité plus grande de l'infiltration urineuse, mais encore par la facilité de l'hémorrhagie.

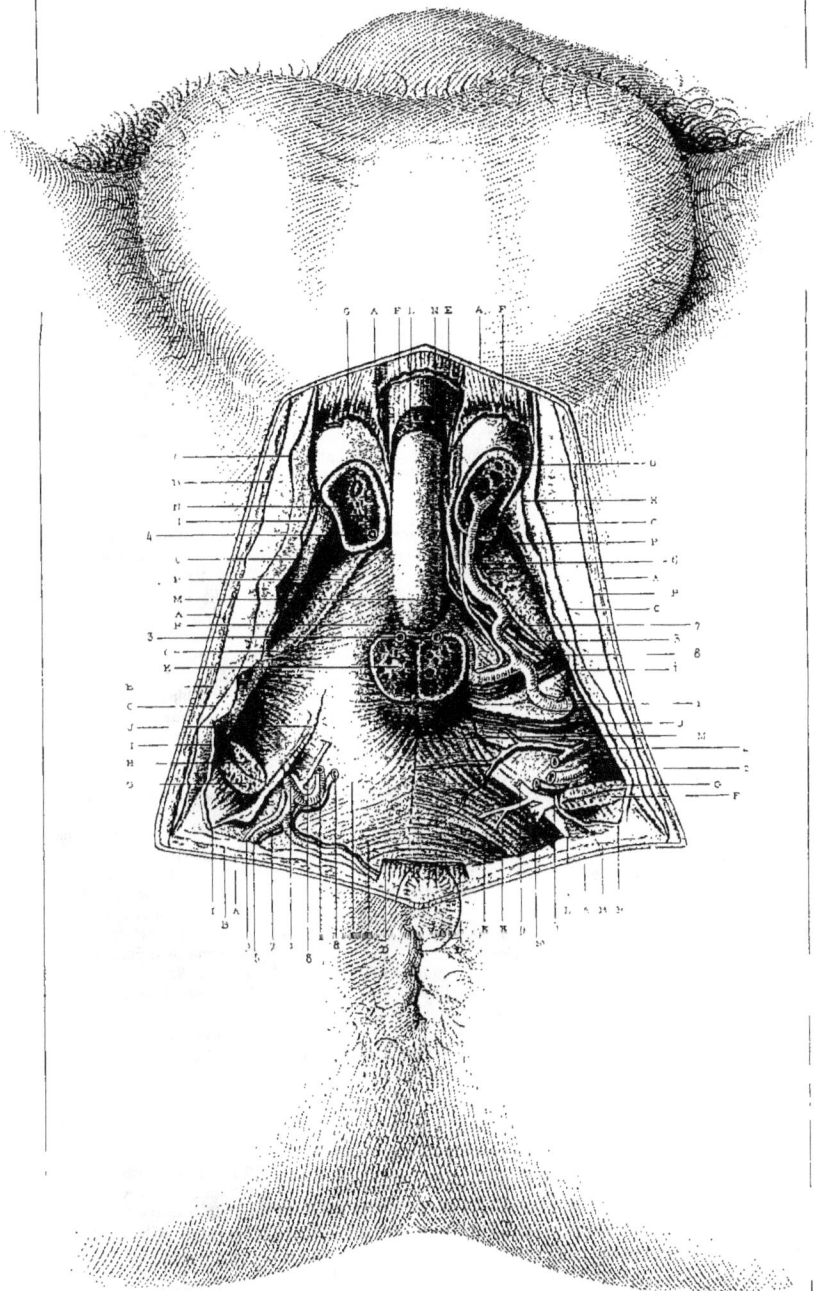

PLANCHE LXIII.

Région périnéale chez l'homme.

Quatrième plan.

EXPLICATION.

CÔTÉ DROIT.

A. Coupe de la peau limitant la région.

B. Coupe du premier feuillet du fascia superficialis se continuant avec le fascia de la cuisse.

C. Coupe du second feuillet du fascia superficialis s'insérant sur la branche ischio-pubienne.

D. Coupe du muscle-sphincter externe de l'anus.

E. Fibres profondes et circulaires du sphincter anal recouvert de l'aponévrose moyenne du périnée.

F. Coupe du muscle bulbo-caverneux.

G. Coupe du muscle ischio-caverneux.

H. Coupe des faisceaux profonds du muscle ischio-caverneux allant s'insérer sur la face latérale du bulbe de l'urèthre.

I. Coupe de l'aponévrose du muscle bulbo-caverneux.

J. Cloison aponévrotique séparant le bulbo-caverneux de l'ischio-caverneux, et s'insérant sur la face inférieure de l'aponévrose moyenne du périnée.

K. Coupe de la partie postérieure du bulbe de l'urèthre.

L. Coupe de la partie moyenne du bulbe de l'urèthre.

M. Urèthre, après qu'il a traversé l'aponévrose moyenne du périnée.

N. Coupe de la racine du corps caverneux.

O. Extrémité postérieure de la gaîne du corps caverneux.

P. Cloison qui sépare le corps caverneux du muscle ischio-caverneux, et donnant insertion aux fibres de l'aponévrose moyenne du périnée.

Q. Branche ascendante de l'ischion donnant insertion à la racine du corps caverneux.

R. Fibres nacrées de l'aponévrose moyenne du périnée allant entourer l'urèthre.

S. Fibres de l'aponévrose moyenne du périnée allant du bulbe de l'urèthre aux fibres musculaires du sphincter interne de l'anus.

1. Tronc de l'artère périnéale superficielle.

2. Coupe du tronc de l'artère périnéale superficielle.

3. Coupe du rameau bulbaire qui est fourni par l'artère superficielle du périnée.

4. Coupe de l'artère du corps caverneux fournie par la honteuse interne.

5. Rameau postérieur de l'artère périnéale superficielle.

6. Veines superficielles du périnée.

7. Rameaux veineux postérieurs.

8. Tronc des nerfs superficiels du périnée.

9. Rameau postérieur du nerf superficiel du périnée.

CÔTÉ GAUCHE.

A. Coupe de la peau limitant la région.

B. Coupe du premier feuillet du fascia superficialis.

C. Coupe du second feuillet du fascia superficialis.

D. Coupe du muscle sphincter externe de l'anus.

E. Coupe du muscle bulbo-caverneux.

F. Coupe du muscle ischio-caverneux.

G. Coupe des fibres profondes du muscle ischio-caverneux.

H. Coupe de l'aponévrose du muscle ischio-caverneux.

I. Faisceau profond du muscle ischio-caverneux, situé au-dessous de l'aponévrose moyenne et allant de l'ischio au bulbe de l'urèthre (muscle ischio-bulbaire antérieur).

J. Autre faisceau musculaire allant de l'ischio sur la face latérale et postérieure du bulbe de l'urèthre (muscle ischio-bulbaire postérieur).

K. Fibres musculaires du sphincter interne de l'anus allant s'insérer sur la partie postérieure du bulbe de l'urèthre.

L. Coupe de l'aponévrose du muscle sphincter interne de l'anus.

M. Coupe de l'aponévrose moyenne du périnée sur la ligne médiane.

N. Coupe du bulbe de l'urèthre.

O. Coupe du corps caverneux.

P. Loge du corps caverneux.

1. Artère profonde du périnée, terminaison de la honteuse interne.

2. Coupe de l'artère superficielle et transverse du périnée.

3. Veine honteuse interne.

4. Veine transverse du périnée.

5. Veine superficielle du périnée.

6, 7, 8. Vaisseaux lymphatiques.

9. Coupe du nerf superficiel du périnée.

10. Rameau fourni à l'anus par le nerf superficiel du périnée.

APPLICATIONS A LA PATHOLOGIE ET A LA MÉDECINE OPÉRATOIRE.

On voit sur cette figure tous les organes profonds de l'étage moyen du périnée de l'homme ; on constate en même temps que l'aponévrose moyenne du périnée forme le fond ou le plancher supérieur de cet étage ; cette aponévrose établit une séparation entre les organes intrapelviens et les organes qui sont au dehors du bassin. Par son épaisseur et par son étendue, cette aponévrose établit aussi une démarcation entre les affections intrapelviennes et celles qui sont plus superficielles. On peut constater que cette membrane fibreuse est perforée vers sa partie moyenne pour laisser passer l'urèthre ; en arrière de cette ouverture, se trouve le bulbe de l'urèthre, qui est intimement uni à l'aponévrose moyenne, au-devant de laquelle il est appliqué et maintenu au moyen de fibres aponévrotiques et musculaires qui viennent comme autant de rayons de la branche ischio-pubienne, et qu'on peut désigner sous le nom de *faisceaux musculaires ischio bulbaires*. D'autres fibres, venues du sphincter de l'anus, se rendent au bulbe, et doivent être désignées sous le nom de fibres *ano-bulbaires*. On distingue très-bien sur les deux côtés de la région les loges des muscles ischio-caverneux, bulbo-caverneux et transverses du périnée.

Nous appelons surtout l'attention du chirurgien sur les vaisseaux qui occupent ce plan moyen de la région. On voit d'abord les vaisseaux superficiels du périnée naître en arrière de l'artère honteuse interne, et être protégés à leur origine par le muscle transverse du périnée. Cette situation les met donc à l'abri d'une blessure dans leur point d'émergence. Dans la taille latéralisée, on ne peut pas les atteindre à ce point d'émergence ; il en est de même dans la taille latérale, et à plus forte raison dans la taille prérectale.

Un peu plus haut et vers la partie moyenne de la région, on voit arriver dans l'étage moyen une artère volumineuse passant entre deux faisceaux musculaires ischio-bulbaires. Cette artère fournit à la fois au bulbe de l'urèthre et au corps caverneux de la verge. Son volume est assez considérable à son origine pour que sa blessure soit suivie d'une perte de sang assez abondante. Mais heureusement elle échappe à toute plaie par sa situation profonde et par la protection efficace qu'elle reçoit à la fois des muscles, des aponévroses et des corps caverneux qui sont au-devant d'elle. Son tronc ne peut être blessé dans aucune sorte de taille périnéale. Cependant son rameau qui va au bulbe est susceptible d'être coupé dans la taille latérale, et ici son volume est assez grand pour que l'hémorrhagie ne fût point sans danger. Aussi trouvons-nous encore dans cette considération un motif de plus pour rejeter complétement la taille latérale.

Il faut remarquer que la veine qui vient des corps caverneux ne suit point exactement l'artère que nous venons d'examiner et ne passe point comme elle dans une arcade fibreuse, entre des vaisseaux musculaires; elle semble, en effet, redouter toute compression, et c'est sans doute dans ce but qu'elle pénètre dans le bassin, au-dessus du faisceau ischio-bulbaire supérieur.

Quant à l'artère honteuse interne, elle n'appartient pas encore à ce plan moyen du périnée, elle se trouve située au-dessous de la branche ischio-pubienne, et elle est cachée par l'aponévrose moyenne, de sorte que sa blessure est très-rare. On a dit qu'on pouvait la couper pendant l'opération de la taille; je pense que cela est à peu près impossible dans quelque sorte de taille que ce soit. Il n'y aurait certes que la taille latéralisée qui pourrait présenter cet inconvénient, mais le lithotome caché ne peut l'atteindre, et, le voulût-on, qu'on ne saurait le faire. Il faut donc expliquer les hémorrhagies que l'on a observées après la taille, non pas par la blessure de l'artère honteuse interne, mais plutôt par celle d'une de ses branches, et principalement par celle du bulbe et par celle de l'artère superficielle du périnée atteinte près de son origine.

On comprend dès lors que la ligature de l'artère honteuse interne ne sera pas indiquée aussi souvent qu'on a voulu le dire. Au reste, si cette opération devenait nécessaire, on trouvera toutes les indications pour l'effectuer dans l'examen des quatre figures que nous venons de consacrer à la région périnéale de l'homme. On fera une incision parallèle à la branche ischio-pubienne dans l'étendue de 7 à 8 centimètres. On traversera successivement la peau, le tissu sous-cutané, les deux fascies, et l'on arrivera sur l'aponévrose moyenne. Là on rencontrera le muscle ischio-caverneux, que l'on détachera de ses insertions sur la branche ischio-pubienne; on l'écartera un peu des os, et l'on arrivera sur l'aponévrose moyenne, au-devant de laquelle on reconnaîtra l'artère bulbo-caverneuse. On introduira une sonde cannelée par l'orifice de sortie du vaisseau, et l'on incisera du haut en bas cette aponévrose, au-dessous de laquelle on trouvera l'artère, en se rapprochant de la tubérosité de l'ischion. Pour amener au dehors ce vaisseau, on emploiera un crochet mousse avec beaucoup d'avantage. Si l'on ne pouvait se rendre maître de l'hémorrhagie par cette opération, il resterait une ressource précieuse, ce serait le tamponnement, si toutefois on ne l'avait employé préalablement.

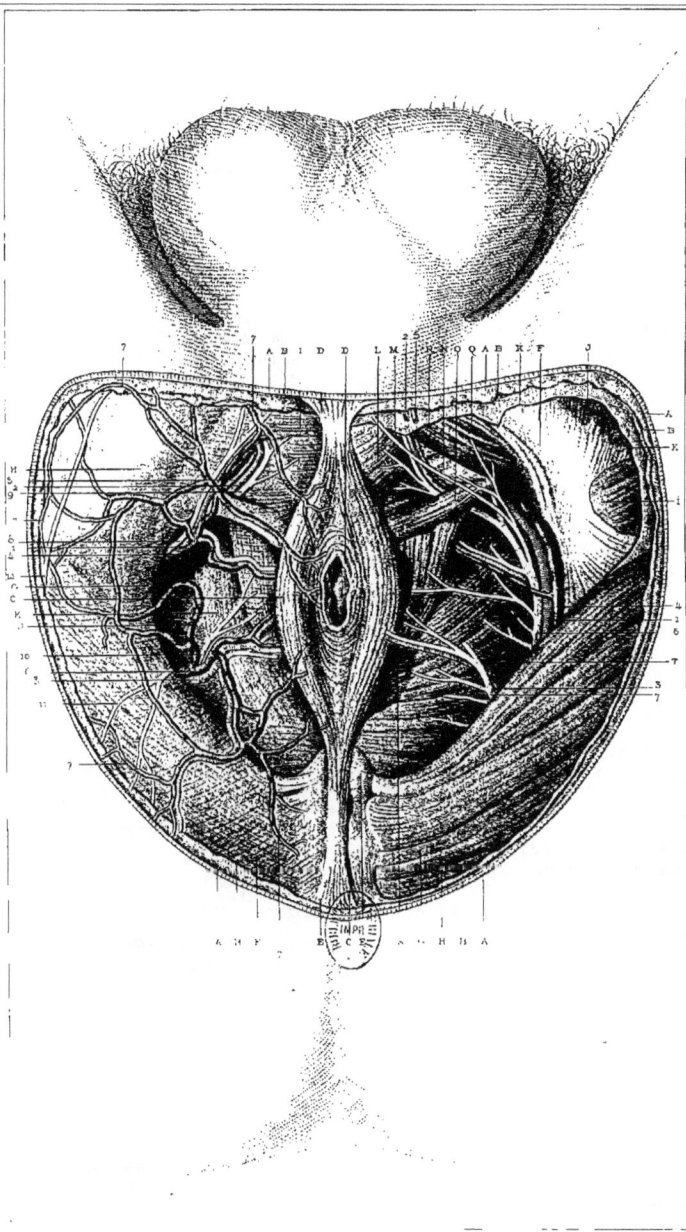

Debray sc.

PLANCHE LXIV.

Région anale.

EXPLICATION.

CÔTÉ DROIT.

A. Coupe de la peau limitant la région.
B. Fascia superficialis et tissu cellulo-graisseux sous-cutané.
C. Muscle sphincter externe de l'anus.
D. Insertion antérieure du muscle sphincter externe, de l'anus sur le raphé et sur le fascia superficialis de la région périnéale.
E. Insertion postérieure du muscle sphincter externe de l'anus sur la pointe et sur la face postérieure du coccyx.
F. Aponévrose recouvrant le muscle grand fessier.
G. Fibres de l'aponévrose du muscle grand fessier allant s'insérer sur la tubérosité ischiatique.
H. Aponévrose de la cuisse s'insérant sur la branche ischio-pubienne, et se continuant avec l'aponévrose superficielle du périnée.
I. Aponévrose superficielle du périnée recouvrant les muscles bulbo-caverneux et ischio-caverneux.
K. Aponévrose recouvrant le muscle releveur de l'anus, formant la paroi interne de l'excavation ischio-rectale.

1. Artère superficielle du périnée fournie par la honteuse interne.
2. Autre branche artérielle venant de la honteuse interne traversant l'aponévrose superficielle.
3. Branche artérielle de la honteuse interne allant se ramifier au pourtour de l'anus.
4. Ramification superficielle de la veine honteuse interne.
5. Honteuse interne.
6. Tronc veineux recevant les veines du pourtour de l'anus.
7. Veine établissant une anastomose entre les veines superficielles de la région fessière avec la veine honteuse interne.
8. Nerf superficiel du périnée.
9. Branche interne du nerf superficiel du périnée.
10. Branches nerveuses du nerf honteux interne allant se distribuer aux muscles et à la peau de la région anale.
11. Branches externes du nerf honteux allant à la peau de la région fessière.
12. Branche du petit nerf sciatique se distribuant à la région périnéale.

CÔTÉ GAUCHE.

A. Coupe de la peau limitant la région.
B. Coupe du fascia superficialis.
C. Tendon du muscle sphincter externe de l'anus.
D. Coupe de la muqueuse de l'anus.
E. Extrémité terminale du coccyx.
F. Aponévrose d'insertion des muscles internes de la cuisse.
G. Muscle grand fessier.
H. Aponévrose du muscle grand fessier.
I. Muscles qui s'insèrent à l'ischion.
J. Muscles adducteurs de la cuisse.
K. Aponévrose fémorale.
L. Muscle bulbo-caverneux.
M. Aponévrose superficielle du périnée.
N. Faisceau supérieur du muscle transverse du périnée.
O. Faisceau inférieur du muscle transverse du périnée.
Q. Insertions inférieures du muscle ischio-caverneux.
R. Coupe de l'aponévrose superficielle du périnée.
S. Faisceau le plus interne du muscle releveur de l'anus.
T. Fibres externes et moyennes du muscle releveur de l'anus.

1. Artère honteuse interne.
2. Coupe de l'artère superficielle du périnée.
3. Artère anale, branche de la honteuse interne.
4. Veine honteuse interne.
5. Coupe de la veine superficielle du périnée.
6. Nerf honteux interne.
7. Nerf anal.

APPLICATIONS À LA PATHOLOGIE ET À LA MÉDECINE OPÉRATOIRE.

Il est peu de régions du corps plus fécondes en applications que la région anale. Inflammations, suppurations, ulcérations, fistules et tumeurs de toutes sortes se rencontrent dans ce point circonscrit. Non-seulement ces diverses affections y naissent dans les divers éléments, mais encore elles s'y donnent pour ainsi dire rendez-vous de plusieurs points du corps, de là des affections idiopathiques et des affections symptomatiques propres à la région anale.

Les inflammations y sont de diverses natures, tantôt simples, tantôt spécifiques. Les unes et les autres s'expliquent naturellement par la délicatesse de la peau qui offre presque tous les caractères d'une muqueuse, par les sécrétions qui la lubrifient sans cesse et qui s'altèrent facilement, par les résidus des matières fécales qui peuvent y séjourner, et enfin par les plicatures nombreuses du pourtour de l'anus qui semblent faites pour retenir tous les produits de sécrétion ou d'excrétion, et favorisent ainsi d'une manière toute particulière le développement des inflammations érythémateuses, eczémateuses ou érysipélateuses et même des inflammations phlegmoneuses.

L'abondance du tissu cellulaire sous-cutané, de même que sa ténuité ou sa laxité rendent bien compte de la facilité avec laquelle ces inflammations phlegmoneuses prennent naissance et se terminent promptement par inflammations; de la formation d'abcès qui, du reste, peuvent, comme les inflammations, occuper plusieurs siéges suivant le tissu et suivant la profondeur. Fixons un instant notre attention sur ce sujet.

Il suffit de jeter un coup d'œil sur la région pour se convaincre que les inflammations et les abcès de la marge de l'anus doivent être distingués en plusieurs variétés d'après leur siége anatomique. Nous distinguerons les variétés suivantes: 1° les inflammations et les abcès qui occuperont la peau et les glandes sudoripares ou sébacées qui sont ici très-nombreuses; 2° les inflammations et les abcès sous-cutanés; 3° les inflammations et les abcès qui sont sous-musculaires ou sous-muqueux; 4° les inflammations et les abcès qui occupent la fosse ischio-rectale; 5° enfin, les inflammations et les abcès qui viennent des parties plus profondes et qui souvent sont symptomatiques d'une affection des organes intra-pelviens ou de la colonne vertébrale.

La distinction que nous venons d'établir n'est pas une simple vue de l'esprit, elle est d'une grande utilité dans la pratique au point de vue du pronostic et du traitement. Ainsi les abcès qui occupent la peau, le tissu cellulaire sous-cutané ou même le tissu musculaire, guérissent très-facilement, soit d'une manière spontanée, soit au moyen d'une simple incision, mais il n'en est point de même pour les abcès sous-muqueux et surtout pour ceux qui occupent la fosse ischio-rectale. Un mot d'explication sur ces deux variétés d'abcès. Les abcès de la marge de l'anus qui sont sous-muqueux et qui communiquent avec l'extrémité inférieure du rectum, ne guérissent pas, en général, par les seules ressources de la nature. Voici pourquoi : quand le pus a décolé la muqueuse il se fraye une voie vers la peau de la marge de l'anus, il refoule le tissu cellulaire et décolle encore la peau comme il a décolé la muqueuse ; il en résulte que les deux membranes téguminteuses déjà très-minces, se trouvant amincies encore par la distension d'une part et par la privation de suc nutritif de l'autre, ne peuvent pas se recoller. D'autres causes contribuent à ce même résultat ; tels sont : le passage de matières fécales et de gaz par l'orifice supérieur de l'abcès et le frottement irritant des matières toutes les fois qu'il y a défécation. Aussi ces abcès persistent indéfiniment et prennent alors le nom de *fistules*. Ces fistules elles-mêmes prennent divers noms : on les désigne sous le nom de *fistules complètes* et de *fistules incomplètes*. Ces dernières sont des *fistules borgnes externes* quand leur orifice unique s'ouvre à la surface de la peau, ou bien des *fistules borgnes internes* quand leur unique orifice se trouve dans la cavité du rectum. Elles offrent les unes et les autres des variétés suivant qu'elles sont *sous-cutanées* ou *sous-muqueuses*, *intra-sphinctériennes* ou *extra-sphinctériennes*. Toutes ces sortes de fistules ne guérissent point parce que le pont de peau ou de muqueuse qui les recouvre, empêche la production des bourgeons charnus. Pour obtenir la guérison, il suffira donc de détruire ce pont cutané ou muqueux. On emploie dans ce but le bistouri, la ligature ou l'écrasement linéaire, et quelquefois on y ajoute l'excision. Le pansement offre une très-grande utilité, il doit être fait au moyen d'une mèche dont quelques fils sont placés dans le fond de la plaie qui résulte de l'opération. En général, cette opération n'est pas suivie d'hémorrhagie parce qu'il n'y a pas de vaisseaux importants dans le voisinage. Cependant on rencontre quelquefois des fistules à l'anus dont l'orifice supérieur remonte très-haut. On risque alors de blesser les hémorrhoïdales moyennes et inférieures, et même les supérieures ; l'opération n'est pas sans dangers sous ce rapport, et c'est pour cela qu'il conviendrait d'avoir recours de préférence à l'écraseur de M. Chassaignac. D'autres fistules graves s'établissent quelquefois au pourtour de l'anus ; mais elles diffèrent considérablement des précédentes, en ce sens qu'elles sont symptomatiques soit d'une carie du sacrum, ou même du coccyx et de toute autre région de la colonne vertébrale, soit d'une affection cancéreuse ou tuberculeuse à l'extrémité inférieure du rectum. Ces sortes de fistules sont très-difficiles à guérir. Il est évident, par exemple, que les fistules cancéreuses pourront se fermer un certain temps, mais bientôt on les verra se rouvrir ou s'établir ailleurs dans le voisinage. Les fistules tuberculeuses, qu'il faut bien distinguer des fistules chez les tuberculeux, sont aussi dans le même cas. Les fistules qui surviennent chez les tuberculeux doivent-elles être opérées ? Rien ne s'y oppose, à notre avis, quand elles se manifestent dans la première période de phthisie pulmonaire. Plus tard, je ne conseille pas l'opération. Les fistules symptomatiques d'une affection des os, du bassin ou de la colonne vertébrale, exigent un traitement toujours très-long, mais elles ne peuvent guérir que si l'affection des os est curable.

Les tumeurs de la marge de l'anus et de la région anale sont très-variées. Les plus fréquentes sont constituées par les hémorrhoïdes dont la présence s'explique très-bien par le développement anormal des nombreux vaisseaux hémorrhoïdaux qui entourent l'extrémité inférieure du rectum. Ces vaisseaux artériels et veineux sont au nombre de trois ordres : ils appartiennent à l'hémorrhoïdale supérieure, à l'homorrhoïdale moyenne et à l'hémorrhoïdale inférieure qui établit par ses anastomoses avec les précédentes une anastomose entre le système de la veine porte et le système veineux général. La communication avec la veine porte rend compte des hémorrhoïdes symptomatiques d'une affection du foie, et c'est là une raison qui oblige le chirurgien à explorer le dernier organe, comme du reste tout l'abdomen, avant de pratiquer s'ablation de ces tumeurs vasculaires. Un fait anatomique rend compte aussi de la fréquence des hémorrhoïdes, c'est l'ablence de valvules dans toutes les veines de l'anus et du rectum. Or, comme le sang, déjà obligé de lutter contre les lois de la pesanteur dans la station debout, est forcé de traverser le foie ou la veine porte qui se ramifie en capillaires, il en résulte que ce sang stagne : de là une dilatation des veines, de là des varices dites *hémorrhoïdes*. Il suffit de ces considérations pour deviner que l'excision de ces tumeurs offrira plusieurs dangers : d'abord l'hémorrhagie et ensuite la phlébite. Du reste, l'écraseur linéaire a presque fait disparaître complètement tous ces dangers. Cette ablation des hémorrhoïdes présente quelquefois un grand inconvénient, c'est le rétrécissement de l'anus. Quand les tumeurs occupent tout le pourtour de l'orifice anal, si l'on enlève toutes les hémorrhoïdes à la fois, on enlève forcément toute la muqueuse. Or, cela amène une cicatrice qui fronce l'anus, et peut, à la longue, l'oblitérer plus ou moins complétement. Dans ces circonstances, il est indiqué de ne faire l'ablation que partiellement.

Les tumeurs cancéreuses qui occupent le pourtour de l'anus ont souvent commencé par le rectum. Leur ablation présente tous les dangers de ces tumeurs, mais ici ce danger est encore aggravé par la difficulté de l'opération et par l'hémorrhagie qui peut la suivre ou l'accompagner. L'écraseur linéaire met souvent à l'abri de ces dangers.

Les corps étrangers, les polypes ou les kystes, les invaginations qui se montrent quelquefois à la marge de l'anus, fixeront notre attention quand il s'agira du rectum, organe auquel ces tumeurs se rattachent d'une manière plus directe.

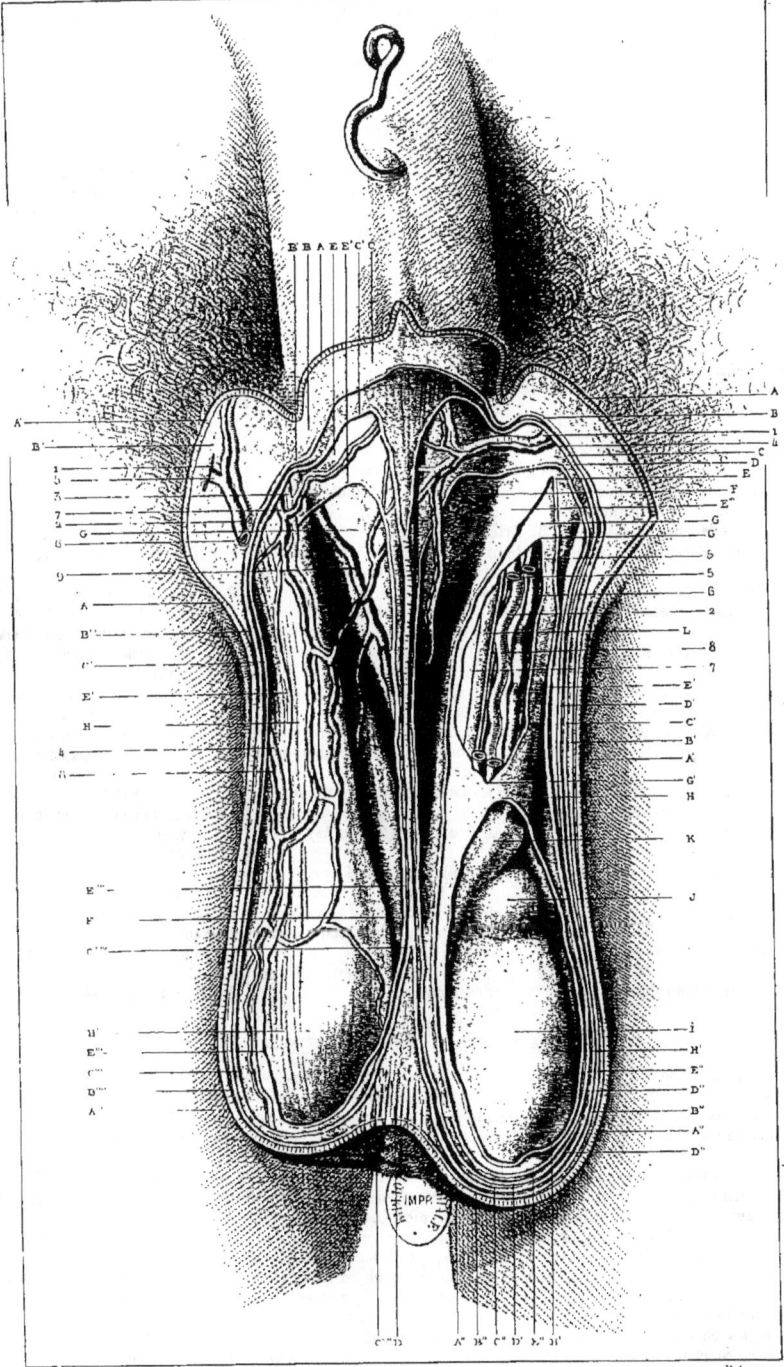

Imp. Ch. Chardon ainé à Paris.   Delvnay sc.

LIBRAIRIE GERMER BAILLIÈRE

EXPLICATION.

CÔTÉ DROIT (1re couche).

A. Coupe de la peau recouvrant la racine de la verge.

A'. Coupe de la peau recouvrant la région inguinale.

A''. Coupe de la peau vers la racine des bourses.

A'''. Coupe de la peau du scrotum.

B. Fascia superficialis au niveau de la verge.

B'. Coupe du fascia superficialis au niveau de la verge.

B''. Fascia superficialis au niveau de l'anneau inguinal externe.

B'''. Coupe du fascia superficialis au niveau de la racine du scrotum.

B''''. Coupe du fascia superficialis vers l'extrémité inférieure du scrotum.

C. Dartos recouvrant la verge.

C'. Coupe du dartos recouvrant la verge.

C''. Coupe du dartos sur la racine du scrotum.

C'''. Coupe du dartos au niveau du testicule.

C''''. Coupe du dartos au niveau de la cloison du scrotum.

C'''''. Adossement du dartos pour constituer la cloison scrotale.

D. Fibres du dartos s'insérant à la peau du scrotum.

E. Tunique fibreuse du scrotum.

E'. Coupe de la tunique fibreuse du scrotum au niveau de la racine de la verge.

E''. Coupe de la tunique fibreuse du scrotum au niveau du cordon.

E'''. Coupe de la tunique fibreuse du scrotum au niveau du testicule.

E''''. Coupe de la tunique fibreuse du scrotum au niveau de la cloison.

F. Face interne de la tunique fibreuse concourant à former la cloison.

G. Tunique fibreuse du scrotum se prolongeant sur la verge.

H. Tunique musculaire formée par les fibres du crémaster (membrane érythroïde).

H'. Tunique érythroïde se terminant par l'épanouissement de ses fibres vers la partie inférieure de la région.

1. Artère honteuse externe.

2. Coupe de l'artère honteuse externe allant au scrotum.

3. Artère funiculaire.

4. Deuxième branche de la honteuse externe s'anastomosant avec l'artère funiculaire.

5. Veine honteuse externe.

6. Coupe de la branche de la veine honteuse externe venant au scrotum.

7. Veine funiculaire accompagnant l'artère du même nom.

8. Veine accompagnant la branche inférieure de l'artère honteuse externe.

9. Veines de la cloison du scrotum.

CÔTÉ GAUCHE (2e couche).

A. Coupe de la peau vers l'aine.

A'. Coupe de la peau vers le cordon.

A''. Coupe de la peau vers le testicule.

B. Coupe du fascia superficialis au niveau de l'aine.

B'. Coupe du fascia superficialis au niveau du cordon.

B''. Coupe du fascia superficialis au niveau du testicule.

C. Coupe du dartos vers l'aine.

C'. Coupe du dartos au niveau du cordon spermatique.

C''. Coupe du dartos au niveau du testicule.

D. Membrane fibreuse au niveau de l'aine.

D' Coupe de la tunique fibreuse au niveau du cordon.

D''. Coupe de la tunique fibreuse au niveau du testicule.

E. Coupe de la tunique érythroïde au niveau de la racine du cordon.

E'. Coupe de la tunique érythroïde au niveau du cordon.

E''. Coupe de la tunique érythroïde au niveau du testicule.

E'''. Tunique érythroïde recouvrant le cordon.

F. Racine de la verge.

G. Tunique fibreuse profonde.

G' Coupe de la tunique fibreuse pour découvrir les éléments du cordon, testiculaire.

H. Coupe de la tunique vaginale vers la partie supérieure.

H'. Coupe de la tunique vaginale au niveau du corps du testicule.

I. Testicule.

J. Épididyme (tête).

K. Cul-de-sac supérieur de la tunique vaginale.

L. Cordon spermatique.

1. Artère honteuse externe.

2. Artère spermatique.

3. Veine honteuse externe.

4. Coupe des veines spermatiques.

5. Autre veine spermatique.

7 et 8. Nerfs spermatiques.

APPLICATIONS À LA PATHOLOGIE ET A LA MÉDECINE OPÉRATOIRE.

La région scrotale comme la région mammaire est féconde en applications à la pathologie et à la médecine opératoire Dans ces deux régions, en effet, on trouve des éléments nombreux et complexes; aussi pourrait-on dire avec raison que la région scrotale présente en quelque sorte un tableau presque complet de toutes les maladies du corps humain. Pour se convaincre de l'exactitude de cette remarque, il suffit de passer en revue les diverses couches de la région.

La peau du scrotum est très-lâche, plissée, mince, de sorte que par ces trois propriétés elle se porte à une très-grande distension sans se rompre, et peut ainsi recouvrir d'énormes tumeurs ayant leur origine dans la région ou bien venant s'y loger après être nées ailleurs, comme les hernies, par exemple. Sa minceur explique en même temps pourquoi elle laisse passer à travers elle les rayons lumineux, et permet ainsi de constater la transparence de certains kystes ou de quelques hydrocèles. Ses plicatures et sa finesse, qui la font ressembler à une membrane muqueuse, expliquent bien la fréquence de ses inflammations simples ou spécifiques, en ce sens que dans ces plicatures les débris épithéliaux, les produits de sécrétion, les corps étrangers, les poussières, s'y arrêtent facilement et y provoquent de l'irritation. C'est ainsi que le virus syphilitique, séjournant sur cette peau, s'y inocule quelquefois comme sur la muqueuse du gland; de là les chancres du scrotum. Cette peau possède aussi un grand nombre de glandes sébacées qui peuvent s'enflammer ou se changer en kystes, et tout récemment un chirurgien des hôpitaux, M. Bauchet, publiait un bel exemple de ces sortes de kystes du scrotum. L'irritation incessante que subit cette peau par les frottements ou par le dépôt de poussières ou de substances sordides explique pourquoi elle est affectée quelquefois d'une sorte de cancroïde appelé autrefois *cancer des ramoneurs.*

Le tissu cellulaire sous-cutané est très-ductile, à mailles larges et contenant peu de graisse; d'où la facilité avec laquelle il se laisse infiltrer par de la sérosité et l'urine et envahir par les inflammations. Ce tissu cellulaire se mortifie aussi facilement, et cette mortification amène souvent celle de la peau du scrotum, de sorte que le testicule se trouve quelquefois ainsi mis à nu. Chose remarquable, c'est que la peau du voisinage est altérée peu à peu et finit par recouvrir de nouveau les testicules, ce qui s'explique par la laxité de cette peau.

Les couches fibreuses et musculaires présentent peu de maladies spéciales; mais il n'en est plus de même des tissus et des organes plus profonds: la tunique vaginale, le testicule, le cordon testiculaire, offrent un vaste cadre de pathologie. C'est ainsi que l'on trouve là toutes ces affections des séreuses, des glandes et des conduits excréteurs des glandes. Sans passer en revue toutes ces maladies, nous devrons fixer un instant notre attention sur celles d'entre elles qui ont le plus de rapport avec l'anatomie.

Parlons d'abord des épanchements sanguins du scrotum, désignés aussi sous le nom d'*hématocèle du scrotum* ou *des bourses*. Ces épanchements étaient décrits incomplétement dans les meilleurs auteurs classiques de notre époque, lorsque, m'appuyant sur des faits observés dans divers services, et particulièrement dans celui de M. Velpeau pendant mon internat, je publiai en 1851 (mars, *Archives générales de médecine*) un mémoire dans lequel j'ai montré que le siége de ces épanchements était très-variable, et le premier j'ai distingué : 1° l'hématocèle vaginale, 2° l'hématocèle pariétale, 3° l'hématocèle parenchymateuse, 4° l'hématocèle de la tunique vaginale, 5° l'hématocèle funiculaire. Quelques-unes de ces variétés offrent deux formes, celle par infiltration, et celle par épanchement ou enkystée. Eu égard à l'hématocèle de la tunique vaginale, M. le professeur Gosselin, dans ses remarquables recherches sur les maladies des bourses, a prouvé qu'elle se présentait quelquefois sous forme de couches concentriques, qu'alors la tumeur était dure et qu'il fallait opérer la *décortication* pour guérir. Ces sortes d'hématocèles décrites par M. Gosselin sont tantôt primitives, tantôt consécutives.

Quant à l'hydrocèle, elle présente encore, comme l'hématocèle, plusieurs variétés bien connues et établies d'après le siége anatomique. J'insisterai plus spécialement sur une forme nouvelle que j'ai décrite en juin 1856 (*Archives générales de médecine*). Dans une note intitulée : *Remarques sur l'anatomie pathologique d'une forme nouvelle de l'hydrocèle*, j'ai décrit une hydrocèle en bissac de la tunique vaginale, dont les deux poches communiquaient par une ouverture assez étroite. Ce fait m'a amené à mieux étudier la tunique vaginale, et j'ai découvert qu'elle offrait des diverticulums dont le développement exagéré donnait lieu à ces hydrocèles en bissac : or ces diverticulums sont au nombre de trois : 1° le funiculaire, 2° l'épididymaire, 3° le testiculaire.

La tunique vaginale est susceptible de s'enflammer sous l'influence de diverses causes, et cette inflammation produit tous les effets qui se montrent dans les autres séreuses, tels que : produits plastiques, fausses membranes, adhérences, etc. L'art cherche quelquefois à obtenir ce résultat dans un but thérapeutique, pour guérir les hydrocèles par exemple, et c'est pour cela que l'injection iodée proposée pour la première fois par M. Velpeau est si utilement employée.

L'organisation des produits plastiques dans la tunique vaginale amène quelquefois la formation de *corps étrangers* qui sont aussi le résultat de concrétions épithéliales. Ces petits corps sont en général arrondis, durs, blanchâtres, cartilagineux ; ils séjournent quelquefois très-longtemps sans provoquer d'accidents; mais ordinairement, par l'irritation qu'ils provoquent, ils donnent naissance à une hydrocèle ou même à une hématocèle.

Quand l'inflammation envahit le testicule et ses annexes, elle prend le nom générique d'*orchite*. Cependant les progrès de l'anatomie ont aujourd'hui permis de distinguer la vaginalite et l'épididymite de l'*orchite* proprement dite ou inflammation du testicule ; ces diverses inflammations se manifestent surtout pendant le cours d'une affection blennorrhagique ou d'une irritation quelconque du canal de l'urèthre ou du canal déférent. J'ai démontré que l'orchite pouvait avoir aussi sa cause dans une affection générale telle que la variole. Dans un mémoire publié dans les *Archives générales de médecine* (mars 1859), j'ai décrit toutes les formes de cette *orchite varioleuse*.

On a décrit sous le nom d'*orchite syphilitique* une affection dont le caractère inflammatoire n'est pas bien démontré, mais qui n'en est pas moins sous l'influence de la syphilis, et se manifeste principalement dans la *période* dite *tertiaire*. Cette affection guérit du reste très-bien sans opération, par l'iodure de potassium seul, qu'elle soit ou non compliquée d'hydrocèle. J'ai tout récemment obtenu la guérison d'une de ces orchites offrant cette complication.

Les kystes, le cancer, le tubercule, l'hypertrophie, les engorgements sont très-fréquents dans cet organe.

Contenu dans une coque fibreuse, le parenchyme testiculaire y est légèrement comprimé, de sorte que si la tunique fibreuse ou allongée vient à être détruite dans un point, la substance testiculaire tend à s'échapper ce point, d'où elle sort sous forme d'un champignon rougeâtre ; d'où l'expression de *fongus* testiculaire, affection souvent symptomatique de tubercules ou bien d'une inflammation chronique. Parmi les tumeurs du testicule nous signalerons plus spécialement l'enchondrome, qui a été l'objet d'un mémoire très-intéressant présenté par M. Danové, et sur lequel nous avons fait un rapport à la Société de chirurgie à la fin de l'année 1861.

Les opérations que l'on pratique sur les bourses sont assez fréquentes; mais nous fixerons seulement notre attention sur les deux plus importantes, à savoir : la castration et le varicocèle.

La castration consiste dans l'ablation du testicule ; or, cet organe reçoit par le haut des vaisseaux très-nombreux et assez volumineux qui peuvent donner naissance à une hémorrhagie. Pour éviter cet accident, on a conseillé de lier les vaisseaux en masse, mais ce procédé a l'inconvénient grave de lier en même temps les tissus fibreux et nerveux et même le canal déférent, de sorte que l'on a à redouter la douleur et l'étranglement. Nous préférons employer le procédé de Blondin, qui consiste à couper les éléments du cordon par petits coups et à lier les vaisseaux à mesure qu'on les ouvre. On évite ainsi tous les inconvénients signalés plus haut, et l'on maintient le cordon au dehors pendant tout le temps de l'opération.

Le grand nombre de veines, leur long trajet, la compression qu'elles subissent dans divers points, voilà autant de causes de varices du scrotum, dites aussi *varicocèles*. Aujourd'hui on n'opère plus que les cas très-graves, et alors on doit isoler avec la plus grande précaution les vaisseaux dilatés, afin de ne pas comprendre dans l'opération, et les vaisseaux, et le canal spermatique. La consistance du canal déférent permet même à travers la peau de le reconnaître et de le mettre de côté.

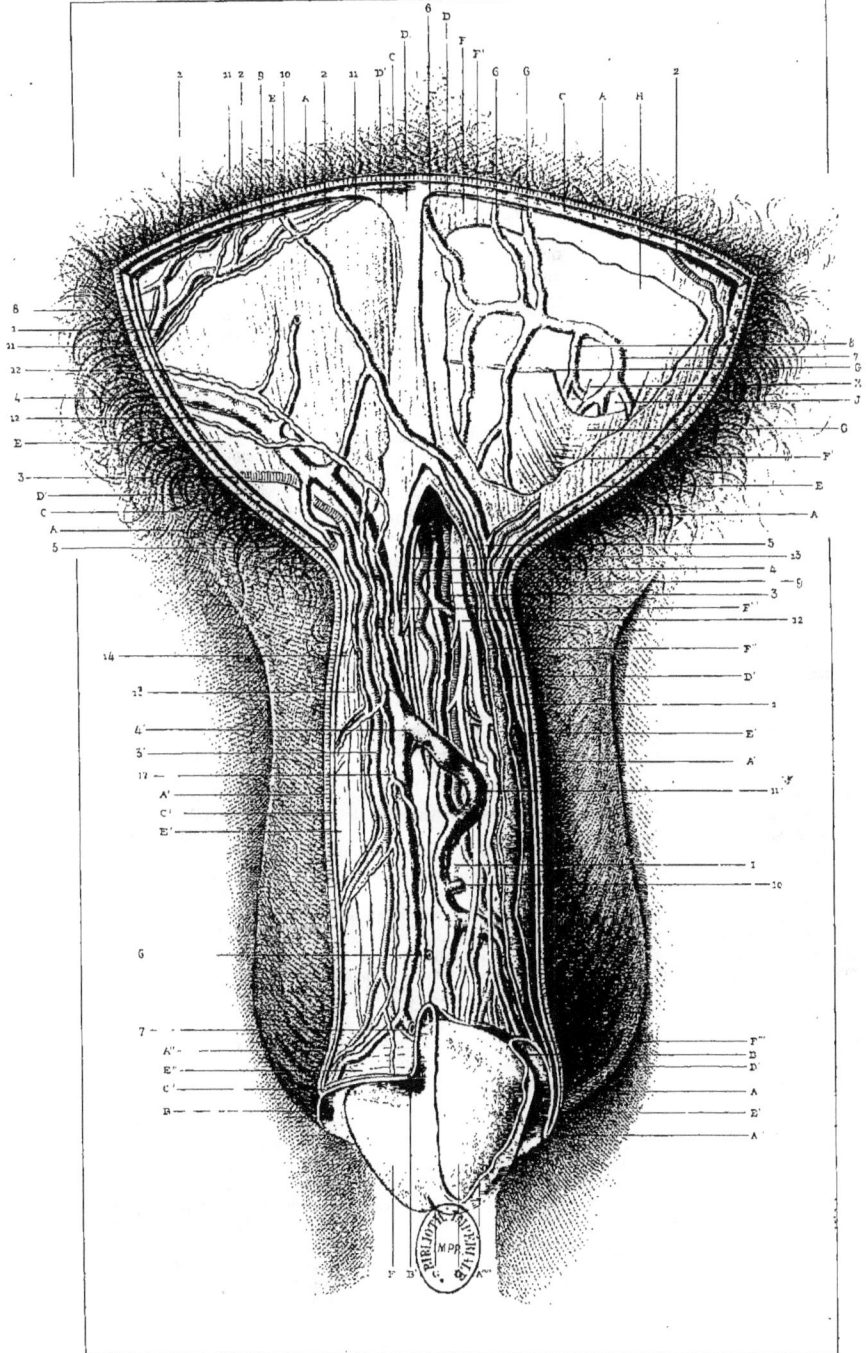

F. Piau del   Imp. H. Chardon sein. à Paris   Debray sc.

LIBRAIRIE GERMER BAILLIÈRE.

EXPLICATION.

CÔTÉ DROIT (1re couche).

A. Coupe de la peau limitant la région en haut et sur les côtés.
A'. Coupe de la peau sur la verge.
A''. Coupe de la peau vers le prépuce.
B. Bord libre du prépuce.
C. Fascia superficialis au niveau de la région pubienne.
C'. Coupe du fascia superficialis sur la verge.
C''. Coupe du fascia superficialis au niveau du prépuce.
D. Fascia profond.
D'. Coupe du fascia profond au niveau du pubis.
E. Dartos dans la région inguinale et pubienne.
E'. Dartos se continuant sur la verge.
E''. Fibres dartoïques circulaires au niveau du prépuce.
F. Muqueuse du gland.
G. Méat urinaire.

1 et 2. Rameaux pubiens de l'artère honteuse externe.
3. Rameau de l'artère honteuse externe allant fournir quelques branches à la racine de la verge.
4. Veine honteuse externe un peu variqueuse.
4'. Anastomose de la veine honteuse externe avec la veine dorsale de la verge.
5. Coupe d'une des branches de la honteuse externe venant de la racine de la verge.
6 et 7. Coupe de rameaux veineux venant du prépuce, et s'anastomosant avec ceux du côté opposé sur la ligne médiane.

8 et 9. Veines accompagnant l'artère pubienne.
10. Anastomoses des veines honteuses externes avec les veines tégumenteuses abdominales du côté opposé.
11. Vaisseaux lymphatiques de la paroi abdominale.
12 et 12'. Vaisseaux lymphatiques de la verge.
13 et 14. Nerfs superficiels de la verge.

CÔTÉ GAUCHE (2e couche).

A. Coupe de la peau vers le pubis.
A'. Coupe de la peau de la verge.
A''. Coupe de la peau du prépuce.
A'''. Rebord du prépuce.
A''''. Coupe de la muqueuse du gland.
B. Couronne du gland et cul-de-sac préputial.
C. Fascia superficialis.
D. Coupe du fascia superficialis au niveau du pubis.
D'. Coupe du fascia superficialis au niveau de la verge et plus bas du prépuce.
E. Coupe du fascia superficialis vers la racine du cordon.
E'. Coupe du fascia superficialis sur le corps de la verge.
E''. Coupe du fascia superficialis sur le prépuce.
F. Dartos vers la région pubienne.
F'. Coupe du dartos au niveau de la région pubienne.
F''. Coupe du dartos au niveau de la verge.
F'''. Coupe du dartos sur la ligne médiane et au niveau du prépuce.
G. Tunique fibreuse du cordon.

G'. Coupe de la tunique fibreuse du cordon.
H. Aponévrose du grand oblique de l'abdomen.
I. Membrane fibreuse de la verge.
J. Cordon spermatique enveloppé de sa tunique fibreuse profonde.
K. Bord interne du cordon sous lequel passe une veine.
L. Gland dénudé de sa membrane muqueuse pour laisser voir sa membrane fibreuse.

1. Artère honteuse externe.
2. Rameau pubien de l'artère honteuse externe.
3. Rameau externe de l'artère dorsale de la verge allant jusqu'au prépuce.
4. Rameau interne de l'artère dorsale de la verge.
5. Veine tégumenteuse de l'abdomen droite venant s'anastomoser avec la veine honteuse externe gauche.
6. Branches de la veine tégumenteuse.
7 et 8. Veines anastomotiques entre la veine tégumenteuse, la veine spermatique et la veine honteuse externe.
9. Veine dorsale de la verge.
10. Branche de la veine dorsale de la verge venant des corps caverneux.
11. Anastomose de la veine dorsale avec la veine honteuse externe droite.
12. Nerf dorsal de la verge (rameau externe).
13. Nerf dorsal de la verge (rameau interne).

APPLICATIONS A LA PATHOLOGIE ET A LA MÉDECINE OPÉRATOIRE.

La portion pubienne de cette région offre peu d'importance relative. La peau y est remarquable par son épaisseur, par ses follicules nombreux et par ses poils, ce qui donne à ses inflammations un caractère spécial comme au cuir chevelu ; d'où les mêmes considérations qui se rapportent à cette dernière partie du tégument peuvent se déduire pour le mont de Vénus. Le tissu cellulaire sous-cutané est très-abondant et ses mailles renferment beaucoup de pelotons adipeux, si bien qu'il n'est pas rare d'observer des lipomes dans cette région. Nous en avons vu nous-même un bel exemple dans notre service. Les vaisseaux n'y sont pas assez volumineux pour inspirer des craintes d'hémorrhagies dans les opérations pratiquées dans la région. La seule portion vraiment importante de la région est la symphyse du pubis. On sait que chez la femme par le fait de la grossesse cette articulation subit des modifications profondes ; les ligaments, par exemple, deviennent mous, extensibles, circonstance dont il faut tenir compte dans les rétrécissements du bassin. Une disposition semblable ne peut que rendre facile l'opération de la symphyséotomie. Par contre, cet état peut persister et produire ce que l'on désigne généralement sous le nom de relâchement de la symphyse du pubis. Cette lésion gêne évidemment la marche, la station debout et même les mouvements des membres inférieurs qui ne trouvent plus dans la ceinture osseuse du bassin un point d'appui assez solide. Pour remédier à cet état, il convient de faire garder le repos au lit et de prescrire une ceinture qui pressant sur les parties latérales du bassin rapproche les deux parties de la symphyse. Cette symphyse s'enflamme quelquefois à la suite de l'accouchement, surtout quand le travail a été long, et qu'il a exigé l'emploi d'un instrument. Alors on constate une douleur vive en pressant sur la partie moyenne de la région ou bien en introduisant un doigt dans la vulve et en pressant sur la symphyse de bas en haut. Rarement cette inflammation est suivie de suppuration. Néanmoins M. Monod a cité un exemple de suppuration et nous-même, dans un cas récent, nous avons constaté cette suppuration chez une femme qui ayant un rétrécissement du bassin avait été soumise à diverses applications de forceps et de céphalotribe.

La peau de la verge est peu épaisse, très-extensible, renferme un grand nombre de glandes sébacées dont le produit s'accumule quelquefois et constitue des tonnes. Il n'est pas rare de voir ces glandes s'enflammer et donner naissance à un petit abcès qui en s'ouvrant donne lieu à une ulcération, de sorte que l'on prend ces accidents pour un chancre induré. Il existe cependant des ulcérations spécifiques dans ces glandes ; et l'on a donné à ces ulcérations le nom de *chancre folliculaire*. En se repliant en avant, la peau revêt insensiblement les caractères des membranes muqueuses et forme autour du gland un revêtement appelé *prépuce*. Cette muqueuse est légèrement rosée à sa face interne, tout à fait mate, blanchâtre chez les jeunes enfants ; elle est souvent le siège d'une sécrétion abondante, surtout dans la rainure circulaire qui sépare la couronne du gland du corps même de la verge. La matière de cette sécrétion est quelquefois assez âcre pour enflammer les surfaces et donner lieu à un écoulement appelé *fausse gonorrhée*. Au-dessous du gland, il existe un repli appelé *frein de la verge* et qui, se rapprochant plus ou moins du méat, offre une longueur variable. Trop court ou trop prolongé en avant, il renverse le gland vers la face inférieure et s'oppose à la copulation ou la rend douloureuse, ce qui exige une section de ce repli. Cette opération est du reste très-simple ; mais il faut savoir que l'hémorrhagie peut la suivre. Cela s'explique par la présence d'une artère et d'un réseau veineux assez large dans son tissu. Si cet accident se présentait, il suffirait d'une petite boulette de charpie imbibée de perchlorure de fer pour y remédier. Comme dans le frein est tiraillé, il en résulte qu'il se déchire, et c'est ce qui explique pourquoi les chancres sont plus fréquents sur lui ou dans son voisinage.

Pris en totalité, le prépuce est un canal ou fourreau ouvert en avant et terminé en arrière par un cul-de-sac qui fait le tour de la base du gland. L'extrémité antérieure est quelquefois tellement étroite qu'elle permet à peine la miction. L'urine s'accumule alors dans la cavité préputiale et la distend plus ou moins ; la miction se fait en quelque sorte dans une vessie supplémentaire, mais non contractile, d'où l'écoulement du liquide très-lent et goutte à goutte. Cette vessie ne se vide même jamais complètement et l'on voit alors se manifester une inflammation ou bien même des calculs formés, soit par des dépôts de l'urine, soit par des matières sébacées concrètes. On doit remédier à tous ces accidents en faisant l'opération du *phimosis*, opération qui consiste à agrandir l'ouverture préputiale soit par une incision circulaire accompagnée d'excision d'une partie du fourreau, c'est la circoncision, soit par une simple section sur la face dorsale du prépuce.

Dans quelques cas cette ouverture est moins étroite, mais cependant elle ne permet que difficilement le passage du gland, il en résulte que celui-ci étant à découvert et serré un peu à sa base se gonfle plus ou moins et ne peut plus être ramené en arrière de l'orifice préputial. Il existe alors un *paraphimosis*. La constriction offre plusieurs degrés : dans le degré extrême l'anneau constricteur est tellement fort que le gland ou une partie de cet organe se mortifie très-promptement si l'on n'intervient pas. Il faut donc réduire le gland comme on réduit une hernie, et si l'on ne peut le faire, il faut débrider en incisant ou en excisant l'anneau préputial qui est l'agent de l'étranglement.

La verge est assez souvent le siège du cancer commençant, surtout en avant au niveau du prépuce ou du gland. Il faut savoir que cette affection présente un caractère spécial dans cette région et dont le chirurgien doit tirer parti à l'avantage de son opéré. Ainsi tant que le cancer n'atteint que le prépuce, on peut l'inciser assez facilement sans faire le sacrifice d'une partie de la verge. Quand le cancer a envahi la verge, il paraît quelquefois impossible à atteindre dans ses racines et il n'en est rien en réalité. Voici, en effet, ce qui a lieu. A mesure que le cancer progresse, il refoule les tissus plutôt qu'il ne les envahit et il reste ainsi très-longtemps simplement cutané. Voici pourquoi et comment. Le tissu spongieux de la verge s'affaisse devant la tumeur et semble la fuir à cause de son érectilité. En outre, ce tissu spongieux est protégé par une membrane fibreuse très-épaisse, peu vasculaire, qui forme pendant longtemps une barrière infranchissable au cancer. Aussi quand on tient compte de ces particularités, on enlève des cancers de la verge qui au premier abord paraissaient inopérables. Si le tissu spongieux de la verge échappe ainsi longtemps à la dégénérescence cancéreuse, il se laisse, par contre, rapidement altérer une fois atteint ; aussi le produit morbide le traverse promptement de part en part. Ainsi tel cancer qui est resté pendant des années sans atteindre le tissu spongieux de l'urèthre, du gland ou de la verge, traverse ce même tissu dans l'espace de quelques jours. J'ai trouvé, je crois, un moyen précieux pour diagnostiquer ces divers états de avant de pratiquer l'opération. Il suffit d'introduire une sonde dans l'urèthre : si l'on sent des nodosités, des indurations, des inégalités dans le canal et au niveau de la tumeur, on peut être assuré positivement que le tissu spongieux est atteint et que dès lors c'est une amputation qu'il faut faire ; dans le cas contraire, si la sonde parcourt facilement le canal, il est très-probable qu'il n'y a pas altération du tissu spongieux, c'est-à-dire que le cancer n'atteint que la peau et que dès lors une excision suffit. Il n'est pas nécessaire de faire ressortir toute l'importance de ce nouveau moyen de diagnostic.

Le tissu spongieux vasculaire de la verge étant maintenu par un étui fibreux ; il en résulte que le gonflement de cet organe est borné par la résistance de son étui fibreux, que les cicatrices qui intéressent ce canal fibreux changent en général plus ou moins la forme et la direction de l'organe ; que pendant l'érection ou dans la chaudepisse cordée, si l'on cherche à courber brusquement le pénis, il se casse plutôt que de fléchir et que ces déchirures peuvent être suivies d'hémorrhagies par l'urèthre. C'est ainsi que s'explique le soulagement qu'en éprouvent quelques malades, mais il peut en résulter aussi une tumeur fongueuse, anévrysmatique ou variqueuse difficile à guérir. Il est des cas, assez rares toutefois, dans lesquels on a vu la cloison des corps caverneux devenir cartilagineuse ou même osseuse ; on devine sans peine que cette altération pourrait rendre assez difficile l'amputation du pénis. M. Velpeau en a rencontré une dizaine de cas dans sa pratique.

Le tissu spongieux de la verge peut être encore le siège d'autres lésions physiques ou organiques. C'est ainsi que les plaies par instrument tranchant ou contondant l'atteignent quelquefois. L'hémorrhagie est ici très-fréquente et elle peut être artérielle, veineuse ou capillaire, quand elle vient du corps spongieux, il est très-difficile de l'arrêter, comme cela a lieu, par exemple, à la suite de l'amputation de l'organe. La glace, le cautère ou le perchlorure de fer rendent dans ces cas de très-grands services. Parmi les lésions organiques mentionnons les nodus ou tumeurs gommeuses de la verge. Ces dernières guérissent par l'iodure de potassium, mais elles entraînent à leur suite quelquefois une oblitération plus ou moins étendue du tissu spongieux, ce qui rend l'érection impossible dans ce point et produit consécutivement une altération de forme et de direction dans le pénis qui est irrémédiable.

Les deux artères *dorsales* sont logées dans une couche souple et très-mobile et se rétractent considérablement après l'amputation. Les deux artères *caverneuses* qui se trouvent dans le tissu spongieux ne se rétractent pas du tout au contraire, attendu que le réseau érectile dans lequel elles sont s'y oppose complètement. Ainsi après l'amputation de la verge on a quatre artères à lier. Les veines forment presque à elles seules le tissu spongieux de l'urèthre et constituent des troncs volumineux sous-cutanés, ainsi qu'on peut le constater sur la planche ci-contre. Celles-ci sont quelquefois le siège de phlébites ou de varices. Les lymphatiques, très-volumineux, sont souvent le siège d'inflammations spécifiques, se rendent dans l'aine et c'est là en effet que se produisent les *bubons* à la suite de chancre.

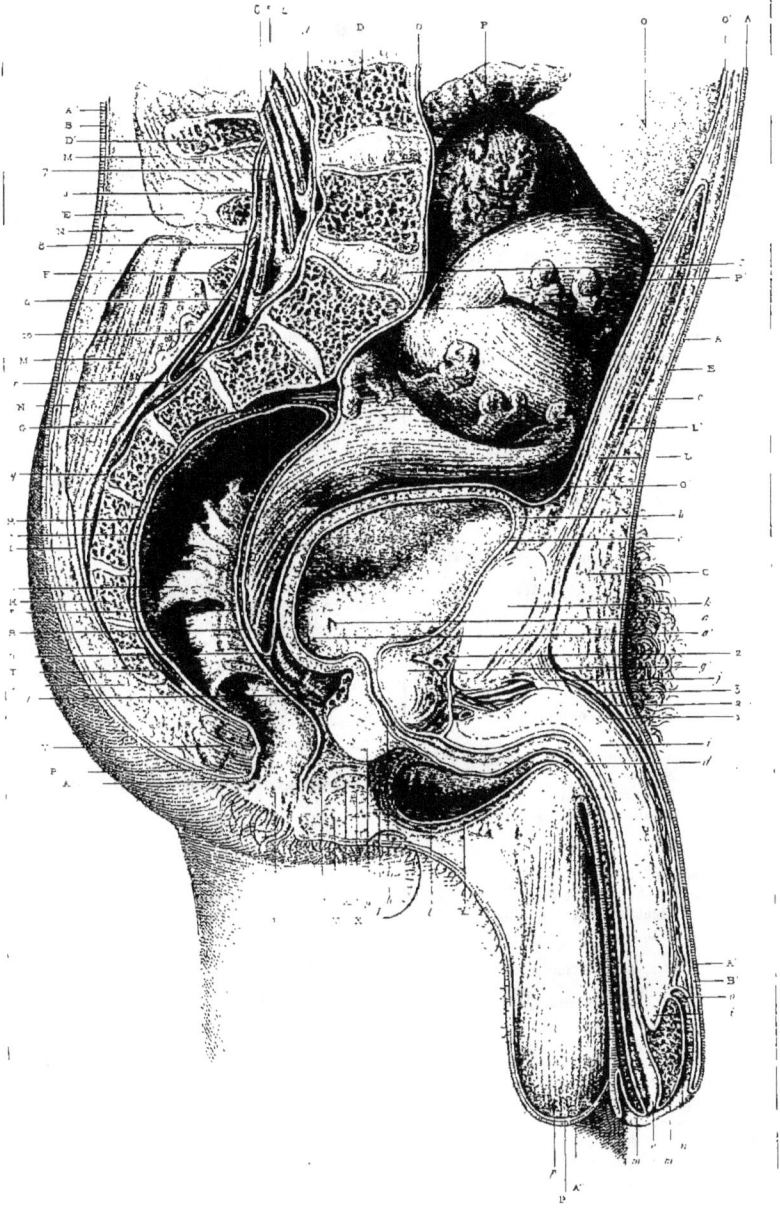

PLANCHE LXVII.

Région pénienne.

Coupe antéro-postérieure de la verge et du bassin. — Urèthre.

EXPLICATION.

A. Coupe de la peau de la paroi antérieure de l'abdomen.
A'. Coupe de la peau sur la face dorsale de la verge.
A''. Coupe de la peau de la région lombo-sacrée.
B. Coupe du fascia superficialis de la paroi antérieure de l'abdomen.
B'. Coupe du fascia superficialis de la face dorsale de la verge.
B''. Coupe du tissu cellulaire sous-cutané de la région dorsale.
B'''. Coupe du fascia superficialis et du tissu cellulaire sous-cutané de la région lombo-sacrée.
C. Tissu adipeux sous-cutané du pubis.
C'. Tissu adipeux sous-cutané de la fesse.
D. Corps d'une vertèbre lombaire.
D'. Apophyse épineuse.
E. Apophyse épineuse.
F. Coupe de la crête sacrée en haut.
G. Coupe de la crête sacrée vers sa partie moyenne.
H. Coupe du corps du sacrum.
I. Ligament sacro-coccygien fermant le canal sacré en bas.
J. Disque intervertébral.
K'. Coupe du muscle bulbo-caverneux.
L. Muscle grand droit de l'abdomen dans sa gaîne aponévrotique.
L'. Feuillet antérieur de la gaîne aponévrotique du muscle grand droit de l'abdomen.
M. Muscle interépineux.
M'. Muscle grand fessier.
N. Aponévrose du muscle grand fessier.
N'. Coupe de l'aponévrose du muscle grand fessier.
O. Péritoine tapissant la face postérieure de la paroi antérieure de l'abdomen.
O'. Péritoine tapissant la face antérieure de la paroi postérieure de l'abdomen.
O''. Cul-de-sac péritonéal vésico-rectal.
O'''. Péritoine se réfléchissant de la paroi abdominale sur la vessie.
P. Coupe et ligature du côlon descendant.
P'. Appendice graisseux du gros intestin.
Q. Cavité du rectum avec ses valvules ou replis.
R. Coupe des fibres musculaires des parois postérieure et antérieure du rectum.

S. Coupe de la muqueuse du rectum.
T. Muscle suspenseur du rectum et releveur de l'anus.
U. Orifice anal.
V. Coupe de la partie postérieure du sphincter externe de l'anus.
V'. Coupe de la partie antérieure du sphincter externe de l'anus.
V''. Coupe du sphincter interne de l'anus.
X. Coupe des fibres supérieures du muscle transverse du périnée.
X'. Coupe des fibres inférieures du muscle transverse du périnée.

a. Cavité vésicale et orifice de l'uretère.
a'. Bas-fond de la vessie.
b. Coupe des fibres musculaires de la vessie.
c. Coupe de la muqueuse de la vessie.
d. Urèthre.
e. Méat urinaire et fosse naviculaire en arrière.
f. Tissu cellulaire qui sépare la vessie du rectum.
g. Prostate.
h. Vérumontanum ou crête uréthrale.
i. Coupe du tissu spongieux de la verge.
j. Ligament suspenseur de la verge.
k. Coupe de la symphyse du pubis.
l. Bulbe de l'urèthre.
m. Corps spongieux de l'urèthre.
m'. Coupe du corps spongieux du gland.
n. Tunique fibreuse du gland.
o. Cul-de-sac du prépuce et du gland.
p. Fibres dartoïques du scrotum.
q. Canal sacré et dure-mère.
r. Coupe de la dure-mère dans le canal sacré.
s. Coupe de la dure-mère dans la région lombaire.

1. Artère dorsale de la verge.
2. Veine dorsale de la verge.
2'. Plexus veineux.
3. Nerf dorsal de la verge.
4, 5, 6 et 7. Nerfs lombaires.
8, 9 et 10. Nerfs sacrés.

APPLICATION A LA PATHOLOGIE ET A LA MÉDECINE OPÉRATOIRE.

Nous nous sommes attachés à reproduire la forme, la direction, l'étendue en tous sens de l'urèthre avec la plus grande précision, de sorte que l'on pourra toujours consulter cette planche avec autant de fruit que si l'on examinait un cadavre, en tenant compte toutefois de la réduction qui est ici de moitié.

Relativement à la longueur de ce canal, les résultats sont très-différents, suivant que l'on prend des mesures sur un urèthre détaché des parties ambiantes et étalé sur une table, ou bien sur un urèthre dont les rapports sont intacts. Ainsi s'expliquent les divergences si grandes constatées entre les auteurs. Ce qui importe le plus pour le chirurgien, c'est de connaître l'urèthre dans ses rapports normaux, tel qu'il se présente sur le sujet qui va subir une opération. Or, dans ces conditions on trouve que la longueur de ce canal est de 13 à 16 centimètres. La longueur de la région prostatique est de 2 centimètres environ, mais il faut savoir que chez les vieillards, par suite de l'hypertrophie de la prostate, cette longueur peut atteindre 4 et même 5 centimètres, ainsi que je l'ai constaté dans des recherches dont le résultat est consigné dans ma thèse pour l'agrégation, intitulée : *Maladies de la prostate* (Paris, 1857). Cette longueur exagérée doit être connue du chirurgien qui pratique le cathétérisme, afin de ne pas relever le bec de la sonde trop tôt et d'éviter ainsi de déchirer le tissu de la prostate.

La portion membraneuse est coupée obliquement de haut en bas et d'avant en arrière en forme de bec de flûte, de sorte que sa paroi supérieure a 18 à 20 millimètres, tandis que l'inférieure n'en a que 12 à 15.

La portion spongieuse de l'urèthre est la plus longue, elle a environ 10 à 12 centimètres ; mais tandis que les deux autres portions sont fixes et à peu près inextensibles, celle-ci peut, en peu de temps, varier beaucoup, soit par l'érection, soit par l'extension de la verge ; voilà pourquoi on ne doit pas tirer sur la verge quand on veut mesurer l'étendue.

La direction de l'urèthre a fourni aussi le sujet de nombreuses contradictions. Il est certain que l'urèthre se prête facilement à l'introduction d'instruments courbes et d'instruments rectilignes ; mais cela ne veut pas dire que le canal est courbe ou droit, cela indique tout simplement une propriété qu'a ce canal de se mouler sur les cathéters et d'en prendre la forme. Il suffit de jeter un coup d'œil sur la planche LXVII pour voir que dans l'état normal et en dehors des modifications produites par un instrument, l'urèthre présente deux parties distinctes : la première, s'étendant du méat au ligament suspenseur de l'urèthre, est tout à fait rectiligne ; la seconde, partant du ligament jusqu'à la vessie, est curviligne, à concavité supérieure et convexité inférieure ; mais cette concavité peut parfaitement être corrigée par une instrument rectiligne, de sorte que, si l'on redresse la portion pénienne de l'urèthre, on aura un canal presque rectiligne dans toute son étendue, et Amussat a rendu un véritable service à la lithotritie en démontrant ce fait jusque-là contesté. Mais reconnaissons aussi que J. L. Petit avait raison en voulant que les instruments qui restent à demeure dans le canal soient curvilignes, car on évite ainsi les compressions et les eschares sur les points qui sont redressés.

L'urèthre n'offre pas la même largeur dans toutes les régions et il n'est pas non plus également dilatable. Si l'on y injecte de la cire, on a un moule de ce canal et l'on y reconnaît trois dilatations et trois rétrécissements alternatifs. Presque immédiatement en arrière du méat, il existe une dilatation fusiforme longue de 6 à 8 millimètres répondant à la fosse naviculaire ; en arrière de cette dilatation, on trouve un rétrécissement qui se prolonge jusqu'au-dessous de la symphyse ; à partir de ce point, on rencontre une seconde dilatation plus considérable que la première qui se termine brusquement à l'union du bulbe et de la portion membraneuse et répond au cul-de-sac du bulbe ; enfin, au niveau de la prostate, il y a une légère dilatation qui se termine au col de la vessie.

Le méat urinaire est la partie étroite la moins extensible ; il en résulte que, si le méat est naturellement étroit, on ne pourra introduire dans le canal que des bougies à petites dimensions qui ne permettront pas de diagnostiquer certains rétrécissements, de sorte que le rétrécissement sera latent. Plusieurs écoulements uréthraux sont dus à des rétrécissements de cette nature, et si l'on ne fend pas le méat, on ne peut obtenir la guérison. J'ai déjà fait trois fois le débridement du méat pour des cas semblables, et trois fois j'ai obtenu un succès complet là où l'on avait échoué avant moi en ne portant la dilatation qu'au degré voulu par la conformation naturelle du méat. Au niveau de la fosse naviculaire le canal est très dilatable, aussi n'est-il point rare de voir des calculs séjourner dans ce point. La dilatabilité du canal est très-grande au niveau de la portion spongieuse ; cette dilatabilité est encore plus grande dans le golfe de l'urèthre, et notons que c'est là une des causes de la difficulté du cathétérisme, parce que le bec de la sonde ou de la bougie arc-boute sur les parois de cette portion du canal dilaté. Au collet du bulbe et dans la portion membraneuse, l'extensibilité de l'urèthre est encore assez considérable quoique moindre que dans les derniers points. Dans la région prostatique, le canal est déjà assez large, mais il s'élargit encore beaucoup sous l'action des instruments ou des calculs, surtout chez les enfants, de sorte que l'on peut extraire de la vessie sans inciser son col et la prostate des calculs même volumineux.

Les dimensions de l'urèthre dans les points les plus étroits sont de 4 millimètres ; s'ensuit-il que le chirurgien doive s'arrêter à ce chiffre quand il dilate un rétrécissement ? Nous ne le pensons pas. Mais alors quel est le degré auquel il faut porter la dilatation ? Nous croyons que l'urèthre peut supporter une dilatation jusqu'à 8 ou 9 millimètres.

La muqueuse de l'urèthre est lisse, fine, d'une teinte rosée près du méat, grisâtre dans la portion spongieuse, un peu brune près du bulbe, et de nouveau grisâtre au niveau de la prostate ; sa face interne offre des saillies, des valvules, des lacunes et des orifices. Les saillies sont : 1° des papilles qui existent au niveau du gland et expliquent la sensibilité si vive de ce point quand on y introduit une sonde, par exemple ; 2° la crête uréthrale. Il existe des valvules de plusieurs sortes. Vers l'orifice interne, en arrière, on voit la valvule qui occupe la demi-circonférence inférieure de cet orifice et contre laquelle le bec de la sonde vient se heurter si l'on n'a pas soin de lui faire parcourir la partie supérieure du canal. M. Guérin a signalé sur la paroi supérieure de la fosse naviculaire une valvule qui, par sa direction en avant, peut faire obstacle au cathétérisme si l'on ne porte en bas le bec de la sonde.

Ces lacunes sont disséminées dans toute l'étendue du canal et dans tous les points des parois, elles regardent en avant et peuvent ainsi être un obstacle au cathétérisme si le bec de la sonde les pénètre. Ne serait-ce pas à leur inflammation qu'il faudrait attribuer la persistance de certaines blennorrhagies ?

Des orifices nombreux déversent sur la muqueuse uréthale le produit de la sécrétion des glandes annexées à ce canal. On trouve d'avant en arrière les orifices prostatiques, celui de l'utricule, ceux des canaux éjaculateurs, et enfin, plus en avant, les deux orifices des glandes de Méry ou de Cooper. Quand l'urèthre est le siège de la blennorrhagie, on voit souvent l'inflammation progresser d'avant en arrière et se confiner dans un des orifices qui précèdent ou arriver aussi jusqu'aux organes glandulaires dont ils dépendent ; c'est ainsi que l'on s'explique les orchites, les prostatites et les inflammations des glandes de Méry survenant pendant le cours d'une blennorrhagie.

La couche sous-muqueuse est constituée par du tissu cellulaire assez ténu, ne renfermant pas de graisse et présentant quelques fibres contractiles surtout au niveau de la portion membraneuse. La nature de ce tissu rend compte de la production des rétrécissements spasmodiques ainsi que de la formation des rétrécissements organiques. En effet, les derniers rétrécissements ne sont pas produits par la rétraction de la muqueuse elle-même, mais bien par celle qui survient dans le tissu cellulaire par suite d'une inflammation plastique et, partant, cicatricielle.

Le tissu vasculaire qui double en outre la muqueuse uréthrale rend compte des hémorrhagies qui accompagnent les déchirures produites par les sondes, les calculs ou les violences extérieures et les incisions pratiquées dans l'opération dite uréthrotomie interne. Comme ces écoulements sanguins viennent d'une partie profonde, inaccessible à la vue, et comme ils sont fournis surtout par un tissu spongieux éminemment vasculaire, il en résulte qu'ils persistent et qu'ils peuvent amener la mort. Dernièrement j'ai observé une uréthrorragie. Je prescrivis d'abord la glace appliquée sur la verge et l'ergotine à l'intérieur ; l'hémorrhagie cessa un instant pour reparaître avec une nouvelle force. Je pratiquai alors le cathétérisme obturateur, même résultat heureux d'abord et reproduction de l'hémorrhagie ensuite. J'employai en dernier lieu la compression sur la verge au moyen de bandelettes de diachylon et je fus assez heureux pour réussir.

On pourra constater sur la planche LXVII la forme, le volume chez l'adulte, les dimensions, la situation et les rapports de la prostate, soit avec l'urèthre, soit avec la vessie, soit surtout avec le rectum ou le périnée et le tissu cellulaire pelvien. Quand on l'incise dans la taille périnéale et qu'on arrive au delà de ses limites, on pénètre dans le tissu cellulaire du bassin périrectal ou périvésical et l'on s'expose à avoir une infiltration d'urine, qui ajoute une gravité très-grande à l'opération. Inutile de faire ressortir ici toutes les conséquences bien connues des rapports de la prostate avec les organes ambiants relativement à l'issue du pus dans ses abcès.

Eu égard à ses inflammations, nous dirons qu'elles peuvent offrir diverses variétés, relativement à la marche et au siége. Sous le premier point de vue, elles peuvent être aiguës, subaiguës ou chroniques. Quant au siége, elles peuvent être superficielles ou muqueuses, parenchymateuses, ou périphériques, ou celluleuses. Nous ne décrirons pas ici toutes ces variétés d'inflammations, nous renvoyons pour plus de détail à notre thèse d'agrégation intitulée *Maladies de la prostate* (Paris, 1857).

Quant aux altérations de la prostate elles peuvent être de diverses sortes, nous laisserons de côté les cancers, les hydatiques, les calculs qui sont assez rares pour fixer notre attention sur une altération fréquemment observée chez les vieillards, nous voulons parler de l'hypertrophie. Jusqu'à nous on n'avait reconnu qu'une seule sorte d'hypertrophie de la prostate, c'était une hypertrophie de nature fibreuse. Mais, nous basant sur la nature des tissus qui entrent dans la structure de cette glande et ayant démontré qu'elle offre non-seulement du tissu glandulaire, mais encore du tissu musculaire, nous avons fait voir que chez les vieillards il fallait désormais admettre deux sortes d'hypertrophie de la prostate, savoir, l'hypertrophie fibreuse et l'hypertrophie musculaire.

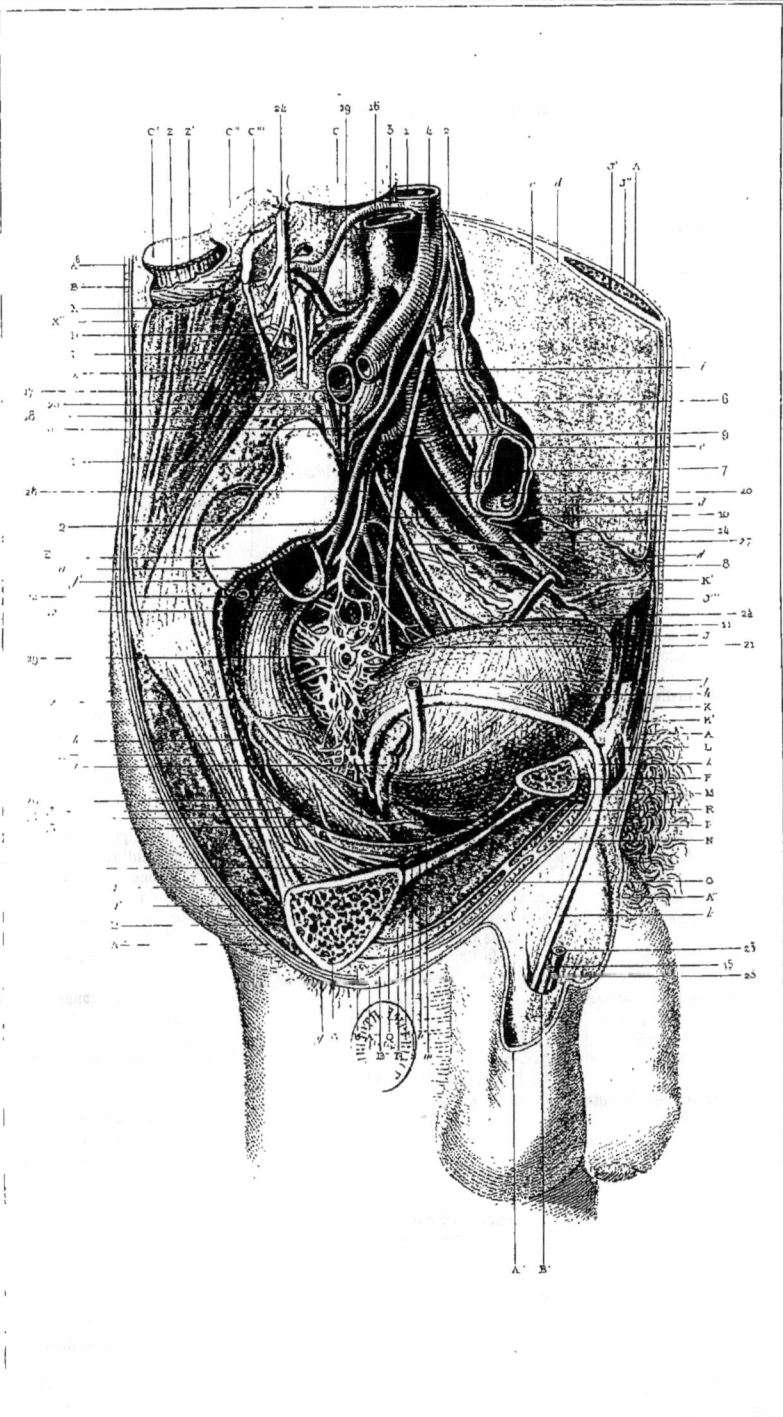

PLANCHE LXVIII.

Région pelvienne de l'homme.

EXPLICATION.

A. Coupe de la peau de la paroi antérieure de l'abdomen.

A'. Coupe de la peau au niveau du
pubis.

A''. Coupe de la peau au niveau de la
verge.

A''' Coupe de la peau au niveau de la
région scrotale.

A''''. Coupe de la peau au niveau de la
région périnéale.

A'''''. Coupe de la peau au niveau de la
région anale.

A''''''. Coupe de la peau au niveau de la
région lombaire.

B'. Tunique fibreuse du cordon spermatique.

B''. Coupe du tissu cellulo-graisseux
sous-cutané de la région périnéale.

B'''. Coupe du tissu cellulaire sous-cutané de la région sacrée.

B''''. Coupe du tissu cellulaire sous-
cutané de la région lombaire.

'. Coupe horizontale du disque intervertébral de la quatrième vertèbre lombaire.

)'. Apophyse épineuse de la quatrième
vertèbre lombaire.

C''. Apophyse articulaire de la quatrième vertèbre lombaire.

C'''. Apophyse transverse de la quatrième vertèbre lombaire.

D. Apophyse transverse de la cinquième vertèbre lombaire.

E. Facette articulaire ou auriculaire du
sacrum.

F. Coupe de la branche horizontale du
pubis.

G. Coupe de la tubérosité ischiatique.

H. Grand ligament sacro-sciatique.

H'. Petit ligament sacro-sciatique.

I. Coupe du ligament sacro-iliaque
postérieur.

I'. Insertions aponévrotiques au muscle
carré des lombes.

J. Muscle grand droit de l'abdomen
gauche.

J'. Coupe du muscle grand droit de
l'abdomen.

J''. Coupe de l'aponévrose du muscle
grand droit de l'abdomen.

J'''. Fascia transversalis.

K. Coupe du muscle pyramidal.

K'. Coupe de l'aponévrose du muscle
pyramidal et canal déférent
gauche.

L. Coupe du tendon du muscle grand
droit de l'abdomen du côté droit.

M. Muscle pectiné.

N. Muscle petit adducteur de la cuisse.

O. Muscle droit interne de la cuisse.

P. Muscle moyen adducteur de la
cuisse.

Q. Muscle grand adducteur de la cuisse.

R. Muscle obturateur externe.

S. Muscle obturateur interne.

T. Aponévrose obturatrice.

U. Portion tendineuse des muscles qui
s'insèrent à la tubérosité sciatique.

V. Coupe du muscle grand fessier.

V'. Coupe de l'aponévrose du muscle
grand fessier.

X. Muscle sacro-lombaire et long
dorsal.

X'. Coupe de la masse commune.

X''. Coupe de l'aponévrose de la masse
commune.

Z. Coupe du muscle transversaire épineux.

Z'. Coupe de l'aponévrose qui sépare
le transversaire épineux des
muscles de la masse commune.

a. Coupe du muscle pyramidal.

b. Coupe du muscle releveur de l'anus.

b'. Coupe de l'aponévrose du releveur
de l'anus.

c. Face interne du péritoine.

d. Coupe du péritoine.

e. Coupe de l'S iliaque.

f. Coupe du rectum.

g. Anus.

h. Fibres musculaires de la vessie.

i. Uretère gauche.

j. Uretère droit.

k. Canal déférent.

l. Vésicule séminale.

m. Prostate.

1. Coupe du tronc de l'artère iliaque
primitive gauche.

2. Coupe de l'artère mésentérique
inférieure.

2'. Branches inférieures de l'artère
mésentérique inférieure.

3. Artère ilio-lombaire.

4. Tronc de l'artère iliaque primitive
droite.

5. Artère sacrée moyenne.

6. Tronc de l'artère iliaque primitive
gauche.

7. Artère iliaque externe.

8. Coupe de l'artère épigastrique.

9. Artère iliaque interne ou hypogastrique.

10. Tronc de l'artère hypogastrique
fournissant les artères vésicales
pariétales du bassin.

11. Artère obturatrice.

12. Hémorrhoïdale moyenne.

13. Coupe des branches de l'artère honteuse interne.

14. Artère spermatique gauche.

15. Coupe de l'artère spermatique du
côté droit.

16. Coupe de la veine cave inférieure.

17. Coupe de la veine iliaque primitive
droite dans laquelle on voit
des valvules.

18. Veines sacrées moyennes.

19. Veines ilio-lombaires.

20. Veine iliaque externe gauche.

21. Veine obturatrice se jetant dans
le tronc de la veine iliaque interne ou hypogastrique.

22. Coupe de la veine hémorrhoïdale
supérieure.

23. Coupe des veines spermatiques du
côté droit.

24. Vaisseaux et ganglions lymphatiques suivant la veine iliaque
gauche.

24'. Quatrième branche du plexus lombaire.

25. Nerf lombo-sacré.

26. Branche du nerf honteux interne.

27. Nerf obturateur.

28. Branche afférente du plexus hypogastrique.

29. Plexus hypogastrique du grand
sympathique avec ses branches
efférentes.

APPLICATION A LA PATHOLOGIE ET A LA MÉDECINE OPÉRATOIRE.

Cette planche, qui représente comme la précédente les organes contenus dans le bassin de l'homme, donne lieu à une série d'applications à la pathologie et à la médecine opératoire du même ordre qu'elle. Aussi ce que nous allons dire relativement à ces organes sera en réalité la continuation de ce que nous avons déjà dit dans la planche LXVII.

Nous avons parlé de l'urèthre et de la prostate, il nous reste donc à traiter de la vessie, de ses annexes, tels que canal déférent, vésicules séminales, uretère, et du rectum ; puis nous dirons quelques mots des parois du bassin.

Eu égard à la vessie, l'anatomie nous fournit plusieurs enseignements utiles pour la pratique. On peut voir, par exemple, que caché derrière la symphyse, ce réservoir semble à l'abri des violences extérieures. Cette protection est, en effet, très efficace ; mais dans quelques cas les corps vulnérants sont animés d'une telle puissance qu'ils atteignent cet organe. Ainsi s'expliquent les blessures par armes à feu qui atteignent la vessie. Du reste, les rapports de la face antérieure de la vessie avec la symphyse ont été utilisés par les chirurgiens ; c'est ainsi qu'on a eu le projet de faire la ponc-

tion vésicale à travers l'articulation elle-même; c'est là un projet qui n'a pas reçu d'application ; mais M. Voillemier a eu l'heureuse idée de tirer parti de ce rapport, non pas en passant à travers la symphyse, ce qui était peu facile, mais en passant au-dessous d'elle, en traversant tout simplement le ligament sous-pubien. Cette opération offre de grands avantages qui sont : l'absence d'hémorrhagies, la facilité d'exécution, l'éloignement du péritoine et par conséquent la certitude de ne pas le blesser. Nous croyons que tous ces avantages la feront préférer à la ponction hypogastrique, périnéale ou rectale.

Toutes les plaies de la vessie, de quelque nature qu'elles soient, ont été l'objet d'une étude très-attentive de la part de M. Houel dans sa thèse pour le concours d'agrégation; nous ne saurions trop engager les élèves à consulter ce travail. Quant à nous, nous devons signaler ici quelle est la conséquence presque inévitable qui accompagne toutes ces plaies, nous voulons parler de l'issue de l'urine. Deux cas se présentent : si la plaie intéresse la vessie dans un de ses points revêtus du péritoine, l'urine s'échappe dans cette hernie et une péritonite promptement mortelle en est la conséquence ; si au contraire la plaie intéresse la vessie en avant et en bas, points où le péritoine lui fait défaut, l'urine s'infiltre dans le tissu cellulaire et un phlegmon gangréneux du tissu cellulaire pelvien et périnéal se déclare. On voit donc que ces deux accidents des plaies vésicales sont fort graves. Or comment peut-on y remédier ? Pour l'épanchement dans le péritoine il nous paraît difficile de le combattre surtout si la plaie est produite au moment où l'urine distendait la vessie. En toute occurrence, il sera utile de mettre une sonde à demeure pour faire couler en dehors l'urine qui arrive dans la vessie afin d'éviter une distension nouvelle de ce réservoir. Dans le cas où la plaie intéresse l'une des faces non revêtues de la séreuse, il faut donner à la plaie une largeur telle que l'urine arrive facilement au dehors. On peut même employer des mèches, des sondes, des canules, qui amènent facilement au dehors ce liquide si irritant pour les tissus qu'il touche. Pour éviter cette infiltration on a même conseillé de cautériser les surfaces mouillées par l'urine. J'avoue que ce moyen me paraît très-rationnel et rien ne me répugnerait dans son emploi, s'il était toujours facile de porter efficacement et profondément un fer rouge dont l'action est si fugitive. C'est pour cela que, pour atteindre ce résultat, je conseillerais de donner la préférence au caustique de Canquoin, au chlorure de zinc en pâte ou en amadou, tel que je l'emploie, avec succès, depuis plusieurs années.

Des fistules sont très-souvent la conséquence des blessures de la vessie ; or ces fistules peuvent se montrer : 1º dans le rectum ; 2º dans le périnée ; 3º sur les parois de l'abdomen dans le voisinage du pubis ou même au niveau de l'ombilic. Toutes ces variétés de fistules vésicales urinaires s'expliquent par les lois de l'anatomie et les rapports de la vessie. J'ai observé, il y a quelques années, dans le service de M. Nélaton, un malade qui avait une de ces fistules qui s'ouvrait à l'ombilic ; il est évident dans ce cas l'urine avait suivi le canal dans lequel l'ouraque se trouvait.

L'inflammation de la vessie a reçu le nom de *cystite*. Or cette inflammation peut varier quant à ses causes, son siége, sa nature, sa marche et son étendue. Nous n'avons ici qu'à justifier de ses variétés, relativement au siége ; ainsi, elle peut occuper la muqueuse dans une de ses parties ou dans sa totalité, elle peut être sous la muqueuse, ou dans la tunique musculaire, ou bien encore dans le tissu cellulaire sous-péritonéal. Quand la muqueuse est envahie en totalité, il peut se passer ici ce qui a lieu fréquemment pour l'utérus, c'est-à-dire qu'une exfoliation de la muqueuse a lieu ; c'est ce que vient d'observer tout récemment M. Dolbeau dans un cas remarquable. Cette exfoliation s'explique par le peu d'adhérence qui existe entre la muqueuse et la musculeuse vésicale ; c'est cette même disposition anatomique qui rend compte des hernies de la muqueuse vésicale à travers les interstices des fibres musculaires, la formation des poches urinaires qui, ne pouvant se vider, vu qu'elles n'ont pas de revêtement contractile, se laissent distendre de plus en plus par l'urine qui est chassée dans cette cavité accidentelle au moyen des fibres musculaires de la véritable vessie qui est à côté.

Relativement à la médecine opératoire, c'est-à-dire à la lithotritie, nous ferons remarquer que la vessie présente en arrière du trigone vésical un espace plus déclive qui a reçu le nom de *bas-fond de la vessie*. Or il convient de se rendre bien compte de la situation que prend ce bas-fond dans les attitudes et principalement dans le décubitus dorsal, parce que c'est là qu'il faut porter le bec de l'instrument qui doit saisir la pierre et la broyer. Le chirurgien place là son instrument et il attend patiemment en se tenant immobile ; la pierre vient se mettre par son propre poids dans les mors du lithotriteur. Pour assurer la réussite de cette manœuvre, il sera bon d'élever le bassin par devant et de le maintenir fixé dans cette position, soit par des aides, soit par des lits appropriés. En suivant cette conduite, on a encore l'avantage de ne point heurter contre les parois de la vessie et d'éviter la contusion de cet organe.

On peut voir sur les parois latérales de la vessie le canal déférent qui, venant du testicule, apporte le produit de cet organe dans la vésicule séminale. La présence de ce canal dans la cavité pelvienne et sur les parois latérales de la vessie explique parfaitement les douleurs intra-abdominales et vésicales qui accompagnent l'orchite et l'inflammation de ce même canal. Les vésicules séminales elles-mêmes sont souvent atteintes par l'inflammation blennorrhagique au même titre que le testicule lui-même, c'est-à-dire par propagation de l'inflammation de l'urèthre aux voies plus profondes parcourues par le sperme ; et l'on pourra s'assurer de l'existence de cette complication en introduisant un doigt dans le rectum et en exerçant avec lui une pression au-dessus de la prostate qui, elle aussi, participe à ce triste privilège de s'enflammer consécutivement à l'uréthrite blennorrhagique ou de toute autre nature.

L'urètre se voit aussi sur les parois de la vessie, il n'en reste ici qu'un petit tronçon. Or c'est précisément dans cette partie qui est conservée dans cette planche que le canal offre un rétrécissement naturel où s'arrêtent les calculs qui du rein descendent quelquefois dans la vessie. Comme cette partie du canal uréthral est entouré de toute part par un plexus descendant du grand sympathique et que j'ai décrit sous le nom de *plexus urétéral* dans le *Traité des maladies des femmes* de Becquerel, il en résulte que la distension de ce canal par un calcul provoque une vive irritation dans le grand sympathique, de là des douleurs vives et des vomissements fréquents, comme ceux qui caractérisent les coliques néphrétiques.

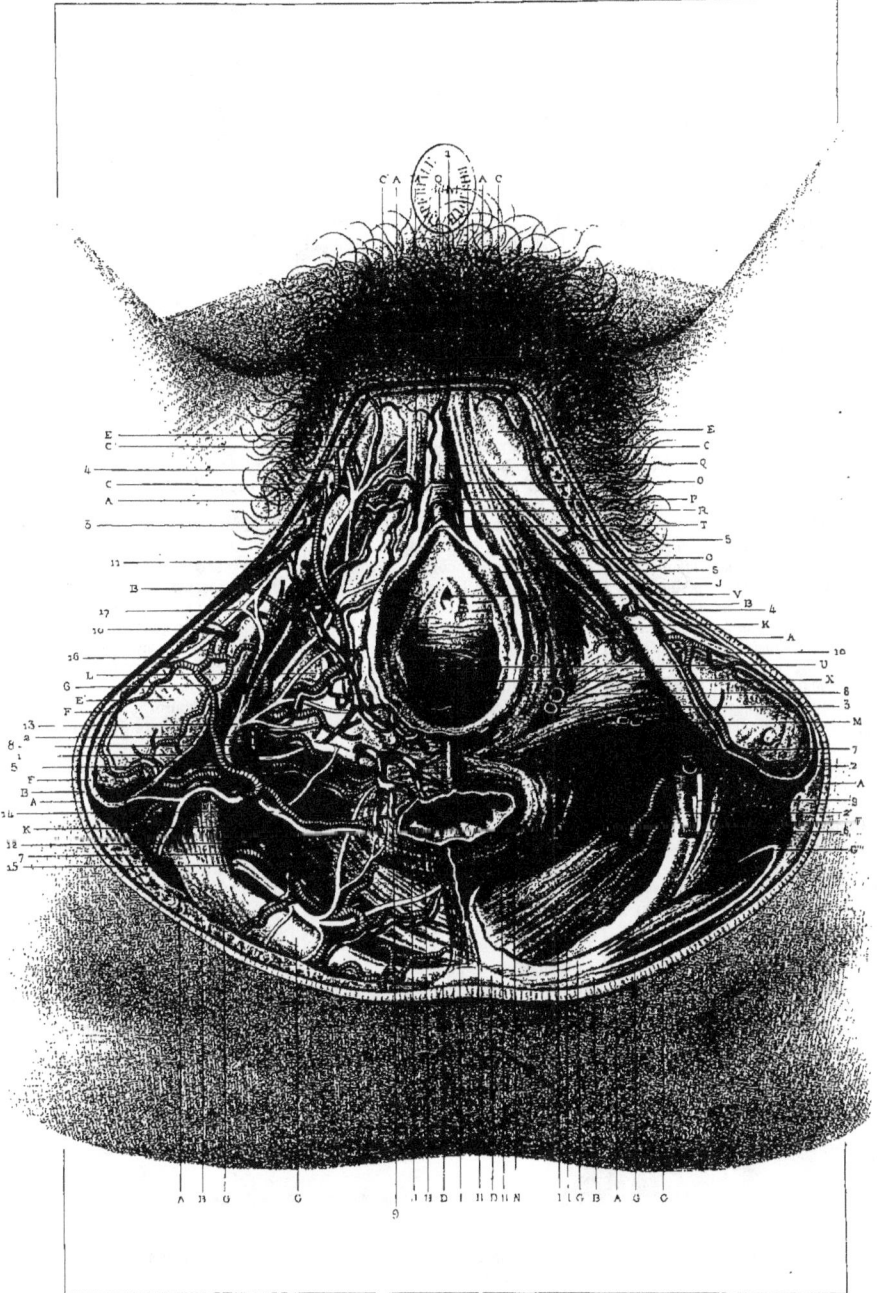

LIBRAIRIE GERMER BAILLIÈRE

PLANCHE LXIX.

Région ano-périnéale chez la femme.

Plan superficiel.

EXPLICATION. nº?

CÔTÉ DROIT (1ʳᵉ *couche*).

A. Coupe de la peau limitant la région.

B. Coupe du tissu cellulo-graisseux sur les limites de la région fessière et ischiatique.

C. Coupe du tissu cellulaire de la grande lèvre.

C′. Fascia sous-cutané au niveau de la région pubienne.

C″. Arcade fibreuse située sous la grande lèvre livrant passage à des vaisseaux honteux externes anastomosés avec des branches de la honteuse interne.

D. Coccyx.

E. Symphyse du pubis.

E′. Tubérosité ischiatique.

F. Coupe de la capsule synoviale qui se trouve sur l'ischion.

G. Aponévrose du muscle grand fessier.

G′. Expansion aponévrotique du muscle grand fessier allant s'insérer sur l'ischion.

H. Coupe de la muqueuse de l'anus se continuant insensiblement avec la peau des parties voisines.

I. Aponévrose recouvrant la partie postérieure du muscle sphincter de l'anus et s'insérant sur le coccyx.

J. Aponévrose recouvrant les fibres circulaires du muscle sphincter externe de l'anus.

K. Aponévrose recouvrant la face inférieure du muscle releveur de l'anus, et formant la paroi interne et supérieure de la fosse ischio-rectale.

L. Aponévrose superficielle du périnée.

M. Aponévrose superficielle du périnée recouvrant l'extrémité antérieure des muscles constricteurs du vagin et ischio-caverneux.

1. Artère honteuse interne.

2. Branche transverse de l'artère honteuse interne.

3. Branche superficielle de l'artère honteuse interne.

4. Branche de l'artère honteuse interne s'anastomosant avec des ramifications de la honteuse externe.

5. Tronc de l'artère hémorrhoïdale inférieure.

6. Ramifications de l'artère hémorrhoïdale inférieure s'anastomosant avec les terminaisons de l'artère obturatrice et de l'artère ischiatique.

7. Rameaux postérieurs de l'artère honteuse interne.

8. Veine honteuse interne.

9. Plexus formé par les veines hémorrhoïdales dont le tronc principal est coupé.

10. Tronc veineux du plexus hémorrhoïdal se déversant dans les veines sous-cutanées de la partie interne et supérieure de la cuisse.

11. Veine anastomique passant sous la grande lèvre naissante de la partie postérieure de la vulve et allant se déverser dans les veines de la partie interne de la cuisse.

12. Veine hémorrhoïdale inférieure.

13. Nerf superficiel du périnée avec ses branches de terminaison.

14. Branche postérieure du nerf superficiel du périnée allant se distribuer au pourtour de l'anus.

15. Nerf hémorrhoïdal ou anal.

16. Ramification du petit nerf sciatique allant se perdre dans la grande lèvre.

17. Anastomose de la branche du petit sciatique avec le nerf superficiel du périnée.

CÔTÉ GAUCHE (2ᵉ *couche*).

A. Coupe de la peau limitant la région.

B. Coupe du fascia graisseux sous-cutané.

C. Coupe de la grande lèvre.

C′. Coupe du fascia sous-cutané au niveau du pubis se continuant avec le fascia de la grande lèvre.

D. Coccyx.

E. Symphyse du pubis.

F. Aponévrose recouvrant la paroi externe de l'espace ischio-rectal sous laquelle sont les vaisseaux et les nerfs.

G. Bord inférieur du muscle grand fessier.

G′. Partie aponévrotique du muscle grand fessier allant s'insérer au coccyx.

G″. Aponévrose superficielle du muscle grand fessier.

G‴. Angle formé par les aponévroses superficielle et profonde du muscle grand fessier.

H. Sphincter externe de l'anus.

H′. Coupe de l'aponévrose du sphincter externe de l'anus s'insérant sur le coccyx.

I. Fibres musculaires du releveur de l'anus.

I′. Coupe de l'aponévrose du muscle releveur de l'anus.

J. Muscle constricteur du vagin.

K. Muscle ischio-caverneux.

L. Tendons des muscles ischio-caverneux et constricteur du vagin.

M. Fibres postérieures du muscle transverse du périnée.

N. Coupe de la muqueuse de l'anus se continuant avec la peau.

O. Coupe de la muqueuse de l'orifice vulvaire du vagin.

O′. Coupe de la muqueuse qui recouvre le clitoris.

P. Prépuce du clitoris.

Q. Corps caverneux du clitoris.

R. Clitoris.

S. Petite lèvre gauche.

T. Réunion des deux petites lèvres.

U. Débris de la membrane hymen, caroncules mystiformes.

V. Méat urinaire.

X. Paroi antérieure du vagin.

1. Artère dorsale du clitoris.

2. Coupe de l'artère superficielle du périnée.

2′. Tronc de l'artère honteuse interne vu à travers l'aponévrose superficielle du périnée.

3. Ramifications de l'artère superficielle du périnée allant dans le bulbe du vagin.

4 et 5. Branches terminales de l'artère superficielle du périnée.

6. Coupe du rameau anal de l'artère transverse du périnée.

7. Coupe de la veine superficielle du périnée.

8. Coupe de la veine bulbaire faisant communiquer le bulbe avec les veines superficielles de la région.

9. Nerf superficiel du périnée.

10. Rameau du petit nerf sciatique.

APPLICATIONS A LA PATHOLOGIE ET A LA MÉDECINE OPÉRATOIRE.

La peau qui recouvre cette région se continue insensiblement avec la muqueuse du vagin et de l'anus; aussi possède-t-elle presque toutes les propriétés des muqueuses, telles que la souplesse, la couleur, l'extensibilité. Cette dernière propriété est surtout mise en jeu quand la tête de l'enfant se présente à la vulve; aussi quand cette même peau se trouve altérée par une inflammation aiguë ou chronique ou bien encore par des cicatrices suites de plaies ou de déchirures, elle ne se présente plus aussi bien à la distension et il en résulte un obstacle considérable à l'accouchement. De là la nécessité dans laquelle se trouve l'accoucheur, d'inciser les bords de l'ouverture vulvaire pour permettre l'issue de la tête du fœtus. Or cette incision doit être pratiquée dans les points les plus résistants et surtout en arrière et en bas, un peu obliquement de dedans en dehors, à côté de la ligne médiane. Il est curieux de voir combien est petite après l'accouchement une incision même très-étendue faite pendant la distension de la région par le fœtus. Il n'est point rare de voir quelques éraillures se manifester à la surface de la peau pendant le passage de la tête à travers la vulve, et cela sans que l'orifice vulvaire présente de solution de continuité.

Cette peau, comme la muqueuse des grandes et des petites lèvres, présente un grand nombre de follicules ou plutôt de glandes sébacées qui produisent un suintement très-utile pour lubrifier les organes ; mais ce produit de sécrétion est très-facilement altérable, d'où la nécessité de l'enlever si l'on veut prévenir les irritations causées par son séjour prolongé. Les glandes qui occupent l'orifice vulvaire sont tellement nombreuses qu'elles forment une couche spéciale sous la muqueuse, et il n'est point rare de voir leur inflammation. Dans la grossesse j'ai observé maintes fois leur hypertrophie ainsi que celle des glandes qui sont sous la peau du voisinage.

Le tissu cellulaire sous-cutané et sous-muqueux est très-extensible et renferme de la graisse dans quelques points seulement. Il s'enflamme facilement et alors il se laisse imbiber d'une telle quantité de liquide, que les parties deviennent énormes au point d'obstruer les orifices naturels de la région. L'inflammation de ce tissu est ordinairement circonscrite, d'où la formation d'abcès dans la grande lèvre, dans la petite lèvre ou bien sous la peau.

Dans l'épaisseur de la grande lèvre, il existe une sorte de séreuse décrite par M. Broca sous le nom de sac dartoïque, et qui représente ici la tunique vaginale. Cette membrane peut être le siège d'une hydrocèle et même d'une hématocèle, au même titre que la tunique vaginale.

Il existe dans cette région une grande quantité de vaisseaux artériels, veineux et lymphatiques. Or cette seule disposition rend compte de l'abondance de l'écoulement sanguin dans les plaies qui intéressent cette région sans aller au delà de l'aponévrose superficielle. C'est sans doute à la déchirure de ces vaisseaux qui se produit pendant le passage du fœtus à travers la vulve qu'il faut attribuer la production d'une variété du thrombus de la vulve. Pendant la grossesse, ces vaisseaux se congestionnent et l'aspect général de la région devient violacé, et c'est là un des symptômes anatomiques de la grossesse dont il est bon de tenir compte.

On peut voir que le muscle constricteur de la vulve et du vagin est pour ainsi dire sous la peau et sous la muqueuse, comme le muscle sphincter de l'anus. Or, à la vulve il se passe des phénomènes morbides qui sont exactement la reproduction de ceux qui ont lieu à l'anus. Le sphincter vaginal et vulvaire peut être le siège d'une constriction, d'une contracture qui est tantôt idiopathique et tantôt symptomatique d'une fissure, d'une gerçure même légère de la vulve. Cet état qui empêche ou met obstacle au coït et à l'accouchement doit être combattu par des moyens identiques avec ceux qui ont réussi pour la fissure à l'anus ; nous voulons parler de l'incision et de la dilatation forcée. Dans ces dernières années, M. Michon a publié un mémoire excellent sur l'efficacité de la dilatation forcée au moyen des doigts, pour combattre cette affection dont il possédait plusieurs exemples remarquables.

On voit qu'en arrière du méat il existe un tubercule charnu qui est une dépendance des saillies de la paroi antérieure du vagin. Or il est important de constater l'existence de ce tubercule, parce que lorsqu'on veut sonder une femme sans le secours de la vue, il suffit d'introduire le doigt dans la vulve en pénétrant du côté de l'anus et de trouver ce tubercule pour que le bec de la sonde appliqué au-devant de lui rencontre l'urèthre dans lequel il pénètre.

L'entrée du méat est quelquefois fermée par une petite masse charnue, irrégulière, et dont la présence amène une foule de petits inconvénients. En effet, la colonne d'urine chassée par la vessie, au lieu d'être lancée en un seul jet, vient se heurter contre cette petite masse, et l'urine, jaillissant de tous côtés, vient souiller les organes voisins, et entretient ainsi dans ces organes une irritation, un état subinflammatoire chronique fort incommode et dont le traitement est toujours impuissant si l'on ne fait disparaître la cause première. J'ai déjà observé deux cas semblables et deux fois j'ai pu délivrer les femmes de leur incommodité.

On distingue trois portions au rectum. La première est celle qui est revêtue en totalité ou en partie par le péritoine. En avant, elle est en rapport avec la face postérieure de la vessie, de laquelle elle est presque toujours séparée par une ou deux circonvolutions intestinales qui arrivent ordinairement jusqu'au fond du cul-de-sac vésico-rectal, et c'est ce rapport qui explique la formation des fistules dites intestino-vésicales. En arrière, le rectum répond au tissu cellulaire abondant qui est dans le repli du péritoine appelé méso-rectum, tissu cellulaire qui se continue en haut avec le tissu cellulaire de l'abdomen et en bas avec le tissu cellulaire de l'espace pelvi-rectal supérieur. La deuxième portion s'étend depuis le point où le péritoine manque jusqu'à l'extrémité antérieure de la prostate. Oblique en haut et en arrière et longue d'environ 8 centimètres, elle est très-élargie et répond à l'extrémité inférieure de la face antérieure du sacrum et de la même face du coccyx sur les côtés ; on peut constater qu'elle répond au tissu cellulaire pelvien et au muscle releveur de l'anus. En avant, elle touche le bas-fond de la vessie, les canaux éjaculateurs, et la prostate, et les vésicules séminales, et même l'extrémité vésicale de l'uretère ; d'où une série d'applications à la constatation de l'état anatomique ou pathologique de ces organes qu'il est facile de déduire. La troisième portion correspond aux sphincters de l'anus, elle est la plus courte et offre des rapports avec la région périnéale que nous avons déjà examinés. Il est utile d'établir ces distinctions, au point de vue du cancer surtout, parce que si la tumeur a envahi déjà la portion péritonéale, l'opération n'est plus praticable. Quand, au contraire, le mal est circonscrit aux deux parties sous-jacentes ou seulement à l'une d'elles, l'opération n'offre plus la même gravité.

Le rectum présente un calibre qui n'est pas le même dans toute son étendue ; il offre en outre des saillies, des valvules et des replis, et c'est précisément dans ces points que l'on rencontre les rétrécissements organiques ou syphilitiques.

Le tissu cellulaire sous-muqueux est très-ductile. Quand il s'engorge il devient dur, lardacé, et donne alors au doigt la même sensation qu'une tumeur cancéreuse. Il faut tenir compte de cette particularité dans le diagnostic différentiel des tumeurs de l'extrémité inférieure du rectum. Les replis et les saillies de la muqueuse rectale la font ressembler un peu à la muqueuse nasale, et, comme cette dernière, elle se trouve quelquefois le siège de polypes de diverses formes plus fréquentes chez les enfants.

Des tumeurs autres que le cancer peuvent affecter le rectum, parmi elles nous citerons les tumeurs hypertrophiques qui sont constituées par un ou plusieurs des tissus qui entrent dans la composition du rectum. Ainsi l'on voit des tumeurs glandulaires, des tumeurs vasculaires de toutes sortes, des tumeurs musculaires, des tumeurs fibreuses, etc.

Le rectum est appliqué au-devant du sacrum, de sorte que les tumeurs de celui-ci peuvent le dévier, le comprimer, l'obstruer, d'où constipation, d'où quelquefois tous les phénomènes de l'étranglement interne. Parmi ces tumeurs, il y en a de cancéreuses, d'osseuses et de cartilagineuses. Parmi les tumeurs tuberculeuses, il faut citer celles qui se rattachent au mal de Pott. J'ai en ce moment, dans mon service à l'hôpital Saint-Antoine, un jeune homme qui présente une tumeur énorme, occupant presque toute la cavité pelvienne, comprimant non-seulement le rectum, mais encore la vessie qui est refoulée en haut dans la région hypogastrique. Or cette tumeur est constituée par une collection purulente dépendante d'une tuberculisation du sacrum ou d'une partie plus élevée de la colonne vertébrale.

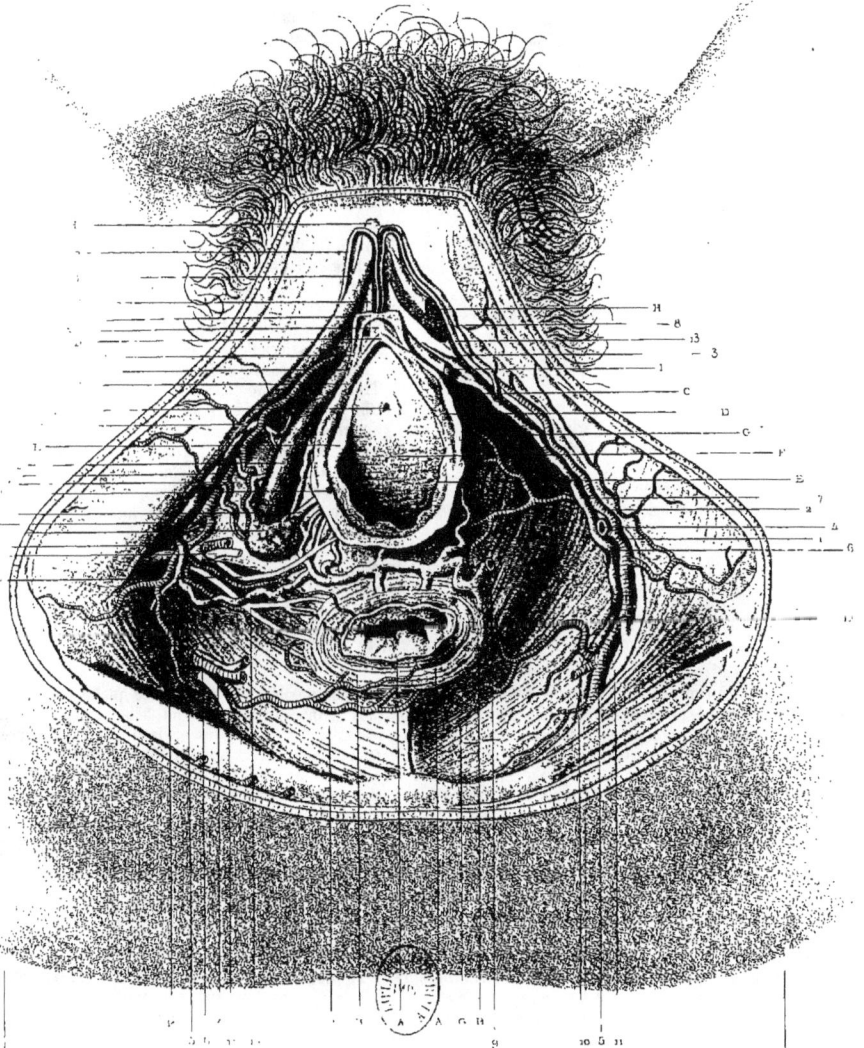

PLANCHE LXX.

Région ano-périnéale chez la femme.

Plan profond.

EXPLICATION.

CÔTÉ DROIT (1re couche).

A. Coupe de la muqueuse de l'anus.
B. Muscle sphincter externe de l'anus.
C. Coupe de la muqueuse du clitoris.
D. Petite lèvre.
D′. Réunion des deux petites lèvres au-dessous du clitoris.
E. Membrane hymen et caroncules myrtiformes.
F. Prépuce du clitoris.
G. Corps caverneux du clitoris.
G′. Clitoris.
H. Adossement des deux corps caverneux du clitoris.
I. Origine du corps caverneux du clitoris.
J. Bulbe du vagin.
J′. Extrémité supérieure du bulbe du vagin.
K. Glande vulvo-vaginale ou glande de Huguier.
L. Canal de la glande vulvo-vaginale.
M. Orifice du canal de la glande vulvo-vaginale.
N. Orifice de l'urèthre.
O. Aponévrose moyenne du périnée.
P. Aponévrose supérieure du périnée tapissant la face inférieure du releveur de l'anus.
P′. Fosse ischio-rectale.

1. Artère honteuse interne.
1′. Artère du clitoris.
2. Tronc de l'artère superficielle du périnée.
3. Tronc de l'artère hémorrhoïdale inférieure.
4. Veine honteuse interne.
5. Veine hémorrhoïdale inférieure.
6. Veine hémorrhoïdale inférieure accompagnant l'artère du même nom.
7. Nerf du clitoris.
8. Nerf superficiel du périnée.
9. Branches terminales du nerf superficiel du périnée.

10. Rameau nerveux allant à l'anus.
11. Nerf hémorrhoïdal ou anal.

CÔTÉ GAUCHE (2e couche).

A. Coupe de la muqueuse de l'anus.
B. Sphincter externe de l'anus.
C. Coupe de la muqueuse vulvaire.
D. Petite lèvre gauche.
E. Membrane hymen et caroncules myrtiformes.
F. Paroi antérieure du vagin.
G. Fibres antérieures du muscle releveur de l'anus.
G′. Fibres postérieures du muscle releveur de l'anus.
H. Coupe du corps caverneux gauche du clitoris.
I. Coupe du bulbe du vagin à gauche.

1. Tronc de l'artère honteuse interne.
2. Artère du clitoris.
3. Tronc de l'artère du clitoris dans ses rapports avec le corps caverneux.
4. Artère superficielle du périnée.
5. Branche artérielle venant de la honteuse interne et s'anastomosant avec l'artère hémorrhoïdale inférieure.
6. Tronc de la veine honteuse interne.
7 et 8. Branche veineuse du clitoris et de l'extrémité supérieure du bulbe du vagin.
9. Veine superficielle du périnée s'anastomosant avec le plexus droit et gauche de la région.
10. Veine accompagnant l'artère qui établit une anastomose entre l'artère honteuse interne et l'artère hémorrhoïdale inférieure.
11. Nerf honteux interne.
12. Branche superficielle du nerf honteux interne.
13. Nerf du clitoris.

APPLICATIONS A LA PATHOLOGIE ET A LA MÉDECINE OPÉRATOIRE.

Les plaies qui atteignent les deux couches profondes présentent une gravité toute particulière quelle que soit d'ailleurs leur nature, parce qu'elles risquent fort d'ouvrir les vaisseaux nombreux qui rampent dans la région. Artères, veines, bulbe, voilà autant d'organes vasculaires soumis à ces accidents. Il y a cinq ans environ que j'ai observé une plaie contuse de la vulve fort curieuse à beaucoup d'égards. Une femme jeune ayant accouché depuis trois mois environ était montée sur un tabouret pour laver les carreaux de sa fenêtre. Le tabouret ayant glissé sous ses pieds, elle tomba de telle sorte qu'elle fut à cheval sur l'angle du tabouret qui pénétra dans la vulve en lui faisant une plaie profonde. Je fus appelé sur-le-champ auprès de cette malade et je vis que déjà elle avait perdu beaucoup de sang. Après avoir lavé les parties contuses, je pus constater que le bulbe du vagin était déchiré. Je ne me rendis maître de l'hémorrhagie qu'au moyen du perchlorure de fer. Maintenant est-il besoin de faire ressortir l'inconvénient qui résulte des cicatrices de ces plaies au point de vue de l'accouchement? Je ne le pense point, car il est facile de comprendre que ces cicatrices étant inextensibles, il faudra le plus souvent les inciser pour permettre une dilatation suffisante de la vulve.

Parmi les accidents qui peuvent survenir pendant l'accouchement, il en est un qui s'explique facilement dans sa nature propre comme dans ses variétés, je veux parler de la déchirure du périnée ou plutôt de la commissure périnéale. On se rend compte, en effet, de la fréquence de cette déchirure par la conformation de la vulve et par les rapports du périnée avec l'axe du bassin. Or, la tête suit une direction telle dans sa progression, qu'elle vient nécessairement arc-bouter contre le plancher périnéal, c'est-à-dire contre la cloison vaginale d'abord, puis sur la commissure du périnée, et enfin contre la demi-circonférence postérieure de la vulve qui n'est autre que le bord antérieur de la commissure périnéale elle-même. C'est surtout pendant les mouvements d'extension de la tête, que la commissure soutient les efforts expulsifs de l'utérus aidé des contractions des parois abdominales. Quelquefois les muscles qui entrent dans la structure du périnée offrent une résistance considérable à la dilatation, soit par suite d'une contracture spasmodique, soit par suite d'une force relative trop grande. Dans quelques cas, cette résistance vient de cicatrices ou bien d'une trop grande quantité de graisse contenue dans l'épaisseur des tissus ambiants. Quoi qu'il en soit, si l'on ne fait pas disparaître ces conditions, il s'établit une lutte entre le périnée et l'utérus aidé de ses congénères, et le périnée finit par céder ou bien se déchirer. Or, ces déchirures présentent trois variétés qui s'expliquent tout à fait par l'anatomie. Dans le premier degré, la peau et la muqueuse seules sont atteintes et alors la cicatrisation s'opère en quelque sorte d'une manière spontanée. Dans le second degré, la déchirure atteint non-seulement le tégument, mais encore le tissu cellulaire sous-cutané et les aponévroses superficielles, et le muscle constricteur du vagin. Dans ce cas, la nature peut bien réparer la lésion, mais il convient de l'aider en faisant rapprocher les cuisses et surtout en appliquant des serres-fines. Dans le troisième degré, la déchirure atteint non-seulement les organes précédents, mais aussi les sphincters de l'anus et peut arriver plus ou moins haut sur la cloison. Dans ce cas, qui est beaucoup plus grave en ce sens qu'il s'accompagne d'incontinence des matières fécales, la nature peut bien à elle seule se suffire pour amener la guérison, mais il faudra avant tout la seconder activement. C'est ici que le rapprochement des cuisses, les serres-fines et les soins de propreté devront être employés avec beaucoup de soin. Les serres-fines rendent ici beaucoup de service et il faut les préférer à la suture sanglante, parce qu'elles sont très-faciles à appliquer. Si, après l'usage de ces moyens, la réunion n'a pas lieu, il conviendra de faire une opération sur laquelle nous donnerons quelques détails dans la prochaine planche.

Il suffit, du reste, de jeter un coup d'œil sur cette région pour voir que dans l'épaisseur de la commissure, il n'y a aucune artère importante, capable de donner lieu à une hémorrhagie. Nous avons ici seulement une grosse veine sous-cutanée qui, au moment de sa déchirure, aurait pu laisser échapper un peu de sang.

On peut voir sur le côté droit du sujet figuré sur cette planche la glande vulvo-vaginale avec son conduit et son orifice. Par son orifice, qui est situé en bas et sur les côtés de la vulve, l'inflammation se propage de celle-ci à son tissu, et c'est ainsi qu'il faut se rendre compte de la fréquence de ses inflammations. Tantôt l'inflammation reste confinée au canal, et s'il y a suppuration, abcès, la collection se montrera sous la muqueuse de la vulve à la surface de laquelle elle ne tardera pas à se faire jour si le chirurgien ne l'ouvre pas lui-même au moyen de l'incision. Il est important de pratiquer cette ouverture de bonne heure, si l'on ne veut pas que la muqueuse s'amincisse trop et ne devienne ainsi une cause de fistule. Tantôt l'inflammation est située plus profondément et gagne la glande elle-même. Dans cette circonstance, les accidents sont plus sérieux, les accidents inflammatoires plus vifs, il y a en quelque sorte des phénomènes d'étranglements, parce que la glande est entourée de toutes parts et d'os et de tissus fibreux qui sont peu extensibles. Or ces inflammations se terminent souvent par suppuration et donnent naissance à des abcès profonds qui restent longtemps cachés et font saillie à la fois du côté de la peau et du côté de la muqueuse. C'est de ce côté qu'il faut les ouvrir promptement si l'on veut éviter une fistule. L'ouverture doit être très-large, et malgré cela la cicatrisation ne se fait point à cause des tissus fibreux environnants qui ne se rapprochent pas. Dans une circonstance semblable, je suis parvenu à obtenir la guérison définitive de la fistule en introduisant dans le trajet fistuleux un morceau de pâte de Canquoin.

Nous noterons ici, à titre de renseignement seulement, la situation du nerf du clitoris, terminaison du nerf honteux interne que l'on a proposé de couper dans la nymphomanie. Si l'on voulait tenter cette opération, on trouverait dans l'inspection de cette planche des indications précieuses pour se guider dans cette opération qui, du reste, ne présente aucune difficulté. Il suffirait, en effet, de suivre la direction de la branche ischio-pubienne, d'inciser couche par couche. Quand on arriverait sur l'artère et sur la veine, on saurait que le nerf est au-dessous d'elle. On éviterait de blesser le bulbe du vagin et les corps caverneux du clitoris en s'éloignant le moins possible de la branche ischio-pubienne. On a proposé aussi de faire l'excision du clitoris lui-même pour remédier à la nymphomanie. Cette opération n'offre en elle-même aucune difficulté ; mais nous croyons que c'est là un moyen qui n'est pas certain et qu'il ne faut employer qu'en dernier ressort, parce que l'affection en question est plutôt de cause cérébrale que de cause locale.

Nous n'ajouterons rien en ce qui concerne le rectum et l'anus, parce que les considérations qui s'y rapportent sont les mêmes que pour l'homme. Or celles-ci ont été déjà données dans les planches qui précèdent.

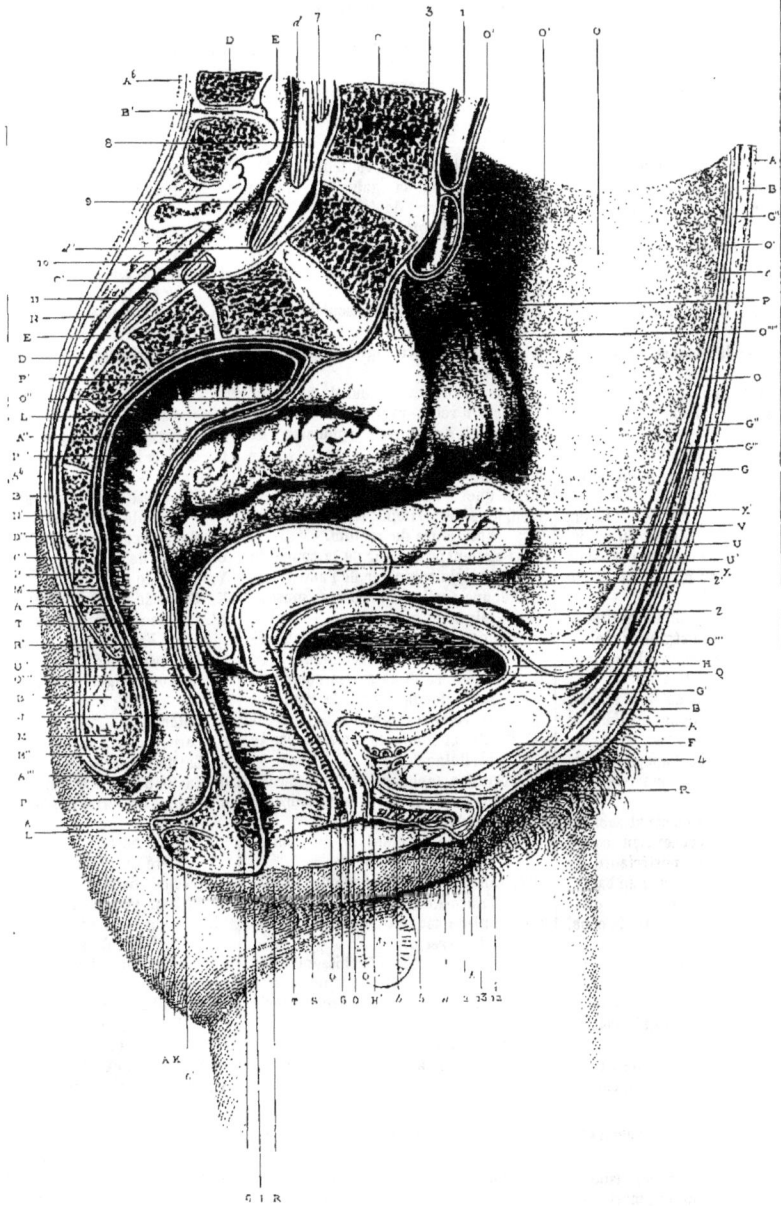

PLANCHE LXXI.

Région pelvienne de la femme.

Coupe antéro-postérieure du bassin sur la ligne médiane.

EXPLICATION.

A. Coupe de la peau au-dessous de l'ombilic.

A'. Coupe de la peau au niveau du pubis.

A''. Coupe de la peau au niveau du clitoris.

A'''. Coupe de la peau vers l'anus.

A''''. Coupe de la muqueuse de l'anus.

A'''''. Coupe de la muqueuse du rectum.

A''''''. Coupe de la peau dans la région lombaire et dans la région sacrée.

B. Coupe du tissu cellulo-graisseux sous-cutané de la paroi antérieure de l'abdomen.

B'. Coupe du tissu cellulo-graisseux sous-cutané au niveau du pubis.

B''. Coupe du tissu cellulo-graisseux sous-cutané au niveau de la région sacrée.

B'''. Coupe du tissu cellulo-graisseux au niveau de la région anale.

C. Corps de la quatrième vertèbre lombaire coupé verticalement.

C' et C''. Coupe de la colonne lombo-sacrée sur la ligne médiane et d'avant en arrière.

D. Coupe verticale de l'apophyse épineuse de la troisième vertèbre lombaire.

D'. Paroi postérieure du canal sacré.

D''. Ligament sacro-coccygien continuant la paroi postérieure du canal sacré qu'il ferme en bas.

E. Dure-mère rachidienne.

E' Dure-mère rachidienne dans le canal sacré.

F. Coupe antéro-postérieure de la symphyse du pubis.

G. Muscle grand droit de l'abdomen.

G'. Tendon du muscle grand droit de l'abdomen.

G''. Aponévrose superficielle de la paroi antérieure de l'abdomen constituant plus bas le feuillet antérieur de la gaîne du muscle grand droit de l'abdomen.

G'''. Feuillet postérieur de la gaîne du muscle grand droit de l'abdomen.

H. Paroi de la vessie.

H'. Tissu cellulo-fibro-vasculaire sous-pubien.

I. Cloison uréthro-vaginale et vésico-vaginale.

I'. Coupe du constricteur du vagin.

J. Cloison recto-vaginale.

K. Coupe du muscle sphincter de l'anus.

L. Coupe du tissu cellulaire sous-muqueux de la marge de l'anus.

L'. Coupe du péritoine tapissant la face antérieure du rectum.

M. Segment postérieur de la coupe du muscle sphincter de l'anus.

M'. Coupe verticale des fibres musculaires du rectum.

N. Coupe des muscles et de l'aponévrose de la masse commune.

N'. Aponévrose de la masse commune se confondant avec le ligament sacro-coccygien.

O. Cavité abdominale tapissée par le péritoine.

O' Péritoine tapissant la face postérieure de la paroi antérieure de l'abdomen.

O''. Péritoine revêtant la face antérieure du rectum.

O'''. Cul-de-sac du péritoine appelé *vésico-utérin*.

O''''. Cul-de-sac du péritoine appelé *utéro-rectal*.

O'''''. Péritoine se réfléchissant de la colonne vertébrale sur le gros intestin et formant le repli appelé *méso-côlon*.

P. Méso-côlon.

P'. Coupe de la paroi antérieure du rectum revêtue par le péritoine.

P''. Coupe de la membrane cellulo-fibreuse qui recouvre la tunique musculaire du rectum.

P'''. Cavité du rectum avec ses replis ou valvules.

P''''. Anfractuosités et saillies de l'orifice anal.

Q. Cavité vésicale et orifice de l'uretère gauche.

Q'. Méat urinaire.

Q''. Muqueuse de l'urèthre se continuant avec la muqueuse de la vulve.

Q'''. Muqueuse du vagin.

R. Grande lèvre.

S. Petite lèvre.

T. Muqueuse de la paroi antérieure et latérale du vagin.

U. Coupe des parois de l'utérus.

U'. Cavité de l'utérus.

V. Corps de l'ovaire.

X. Corps de la trompe de Fallope.

X'. Pavillon de la trompe utérine ou de Fallope.

Z. Ligament rond de l'utérus.

Z'. Aileron du ligament rond de l'utérus.

a. Clitoris.

b. Corps caverneux du clitoris.

c. Cavité du péritoine.

d. Cavité de l'arachnoïde rachidienne.

d'. Orifice de sortie des nerfs sacrés.

1. Artère aorte.
2. Artère du clitoris.
3. Veine iliaque primitive gauche.
4. Plexus veineux du col de la vessie.
5. Plexus veineux intermédiaire du bulbe et de la vulve.
6. Coupe du plexus vasculaire du vagin communiquant avec le bulbe du vagin.
6'. Plexus vasculaire hémorrhoïdal.
7, 8, 9, 10 et 11. Nerfs sacrés partant du canal vertébral.
12 et 13. Nerfs du clitoris et du pubis.

APPLICATIONS A LA PATHOLOGIE ET A LA MÉDECINE OPÉRATOIRE.

Cette planche présente non-seulement l'ensemble des organes intra-pelviens avec leurs rapports réciproques les plus exacts et les plus rigoureux, mais encore la direction générale du bassin, son inclinaison naturelle, ses diamètres antéro-postérieurs et pour la cavité pelvienne et pour ses détroits, l'axe de la cavité du bassin, de sorte qu'elle peut fournir à l'accoucheur des renseignements précieux pour le mécanisme de l'accouchement.

Au milieu des nombreuses déductions pour la pathologie et la médecine opératoire que nous donne cette planche, nous fixerons d'abord notre attention sur les cloisons vésico-vaginale et recto-vaginale. L'examen seul des rapports de l'appareil de la génération avec l'appareil urinaire, nous rend un compte exact d'une foule de distinctions faites en pathologie. Ainsi l'on voit que l'urèthre peut communiquer avec le vagin ; d'où la dénomination de *fistule uréthro-vaginale*. L'espace qui correspond entre la vessie et le vagin permet l'établissement de fistules vésico-vaginales. Ainsi celles qui sont en avant sont plus faciles à guérir que celles qui sont en arrière dans le voisinage de l'orifice de l'urèthre et près du bas-fond où l'urine séjourne plus facilement. Il est même des cas dans lesquels l'orifice uréthral est dans la fistule elle-même, de sorte qu'en faisant la suture on le comprend dans les lèvres de la plaie, ce qui constitue un obstacle à la réunion en rendant la cicatrisation impossible. Les rapports de l'utérus avec la vessie nous montrent encore qu'il peut s'établir d'autres variétés de fistules urinaires. Ainsi quand le bas-fond de la vessie communique avec la cavité du col, on aura une fistule *vésico-utérine*. Quelquefois l'urine n'arrive pas jusqu'à la muqueuse du col ou du corps de l'utérus, elle coule en avant du col ou dans l'épaisseur de la lèvre antérieure, et l'on a ces variétés de fistules urinaires décrites par M. Jobert (de Lamballe) sous le nom de *fistules vésico-utérines superficielles* et de *fistules vésico-utérines interstitielles*. Ces diverses variétés ont inspiré au chirurgien de l'Hôtel-Dieu, des traitements méthodiques et rationnels qui ont été sanctionnés par l'expérience et par de nombreux succès, nous voulons parler de l'oblitération de l'utérus pour les cas extrêmes, et de la suture pour les cas simples accompagnée de décollement sur les parties latérales.

Eu égard à ces fistules comme à l'égard des fistules recto-vaginales dont nous allons parler, il est une règle dont on ne doit pas s'éloigner, c'est de n'intervenir par des opérations que s'il est bien démontré que la nature est impuissante à elle seule. Que de fois on a pratiqué des opérations graves, alors que quelques soins, une sage temporisation auraient amené une guérison radicale ou du moins une amélioration telle, que l'opération tentée pour terminer la guérison aurait été de peu d'importance ! Il n'y a pas longtemps que dans notre service à la Maternité, nous avons vu une large fistule vésico-vaginale guérir par l'emploi de quelques soins seulement, consistant dans le séjour d'une sonde dans la vessie d'abord et plus tard dans deux ou trois cautérisations avec le crayon de nitrate d'argent.

Parlons maintenant des fistules recto-vaginales et des déchirures de la cloison recto-vaginale et du périnée. Les fistules recto-vaginales peuvent être pathologiques ou traumatiques. Les premières tiennent à des ulcérations de toute sorte ou à des tumeurs ramollies, telles que le cancer, le tubercule, etc. Il n'est guère possible de guérir ces sortes de fistules sans faire disparaître la cause qui les a produites. Or nous savons que nous n'avons pas de prise sur le cancer ou sur le tubercule, de sorte que les fistules qui accompagnent ces productions morbides sont à peu près au-dessus des ressources de l'art. Quant aux fistules qui succèdent aux tumeurs gommeuses ou ulcéreuses primitives, elles peuvent guérir au moyen d'un traitement approprié, et si après ce traitement elles persistaient, il serait opportun de les combattre par l'avivement et la suture et au besoin par le débridement.

Eu égard aux fistules traumatiques, il faut savoir qu'elles sont pour le plus souvent produites pendant l'accouchement. Déjà par une disposition particulière, certaines femmes sont prédisposées à ces fistules en ce qu'elles ont une cloison d'une minceur extrême; j'ai observé à la Maternité une femme qui offrait cette disposition à un haut degré. On comprend qu'alors la cloison se déchire par le plus petit effort quand la tête arrive sur le plancher périnéal. Mais il faut le dire, rarement la fistule est simple, elle s'accompagne presque toujours d'une déchirure du périnée et la cloison est alors divisée à une hauteur plus ou moins grande. Dans un cas que j'ai opéré, la cloison était fendue jusqu'à 2 centimètres de la lèvre inférieure de l'utérus non descendu.

On a proposé diverses opérations pour combler ces divisions accidentelles : ainsi l'on a abaissé la cloison ou la partie de la cloison qui restait en ouvrant son bord antérieur et en le fixant au sphincter reconstitué, ou bien en faisant représenter tout simplement la commissure périnéale par le bord antérieur de cette cloison abaissée. Ce procédé nous paraît avoir l'inconvénient grave de forcer à l'abaissement de l'utérus et de ne pas former une cloison contractile en avant pour séparer la vulve et l'anus. On a proposé aussi de débrider sur les côtés du périnée et de la fente, et de faire ensuite la suture des deux lèvres préalablement avivées. Diverses causes font échouer cette suture et, entre autres, le passage des gaz, des matières du rectum et de celles du vagin à travers les pertuis de la suture. J'ai eu recours pour ma part à un procédé qui m'a donné un beau succès. Voici comment j'ai procédé. J'ai d'abord avivé les deux bords de la division, puis j'ai séparé sur chacun de ces bords la cloison vaginale de la cloison rectale. J'avais ainsi dédoublé la cloison recto-vaginale sur les côtés et sur la cloison qui restait. Alors j'ai fait la suture de la cloison vaginale en la portant à ma droite, puis j'ai suturé la cloison rectale en la portant à ma gauche. Il en résultait que la cloison rectale protégeait la cloison vaginale, et réciproquement que la cloison vaginale protégeait la cloison rectale; les liquides et les solides ne pouvant plus passer, la réunion fut parfaite.

Relativement à la direction, à la forme, à la situation, à la structure de l'utérus, nous aurions beaucoup à dire; mais nous nous bornerons à faire remarquer que dans notre planche on peut trouver les rapports précis de cet organe avec tous les organes ambiants et particulièrement avec le péritoine; de sorte que si l'on veut, par exemple, amputer le col soit en totalité, soit en partie dans une de ses lèvres, on aura immédiatement une connaissance rigoureuse des points qui sont ou non revêtus par le péritoine. Ces mêmes rapports nous expliquent aussi pourquoi le poids des viscères et des intestins en particulier tend à pousser l'utérus en bas, et pourquoi en soutenant le poids de la masse intestinale au moyen d'une ceinture dite *hypogastrique*, on soulage pour ainsi dire l'utérus qui vient alors reprendre sa situation normale dans la cavité pelvienne.

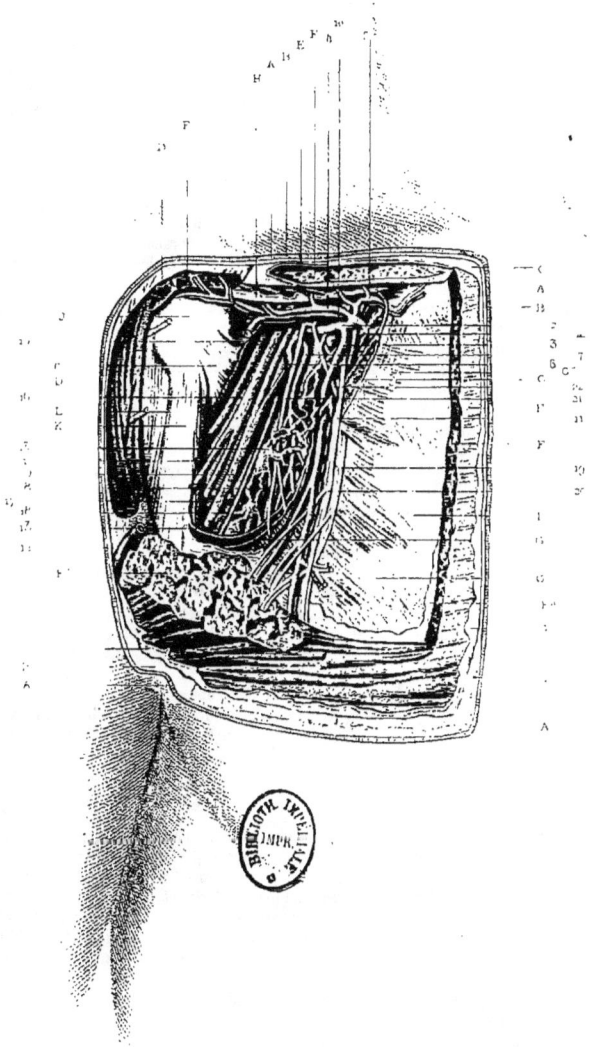

PLANCHE LXXII.

Région axillaire.

Paroi antérieure.

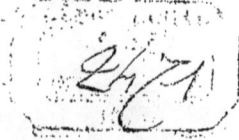

EXPLICATION.

A. Coupe de la peau limitant la région.
B. Coupe du fascia superficialis.
C. Coupe de l'aponévrose superficielle du grand pectoral.
D. Aponévrose superficielle du muscle deltoïde.
D'. Fibres musculaires du muscle deltoïde.
E. Coupe des fibres les plus inférieures du muscle peaucier enveloppé par un feuillet aponévrotique, dépendant du fascia superficialis.
F. Fibres musculaires sternales du muscle pectoral.
F'. Coupe des fibres musculaires du grand pectoral.
F''. Coupe des fibres musculaires du grand pectoral partant de la clavicule.
F'''. Coupe des fibres musculaires du grand pectoral allant s'insérer sur l'humérus.
F''''. Aponévrose profonde du muscle grand pectoral.
G. Coupe du muscle petit pectoral contenu dans une gaîne aponévrotique.
G'. Tendon du muscle petit pectoral.
G''. Faisceau inférieur et tendon d'insertion du muscle petit pectoral.
G'''. Tendon d'insertion et faisceau supérieur du muscle petit pectoral.
H. Aponévrose clavi-pectorale située au devant des vaisseaux axillaires.
I. Muscles intercostaux recouverts de leur aponévrose.
J. Apophyse coracoïde.
K. Tendon d'insertion du muscle coraco-huméral.
L Tendon d'insertion de la courte portion du biceps.

1. Artère axillaire.

2. Artère thoracique antérieure ou courte.
3. Branche de l'artère thoracique antérieure allant se distribuer au grand pectoral.
4. Branche de l'artère thoracique antérieure allant se distribuer au petit pectoral et dans le voisinage de l'apophyse coracoïde.
6. Artère thoracique externe ou longue.
7. Artère accessoire de la thoracique longue.
8. Artère thoracique longue dans la partie inférieure de la région.
9. Veine axillaire.
10. Veines thoraciques antérieures ou pectorales.
11. Veine pectorale allant se jeter dans la veine axillaire.
12. Veine céphalique.
12'. Ganglion lymphatique de la partie moyenne de l'aisselle.
13. Ganglion lymphatique de la partie inférieure de l'aisselle.
14. Vaisseau lymphatique afférent des ganglions axillaires.
15. Nerf radial.
16. Nerf musculo-cutané.
17. Nerf médian.
18. Nerf brachial cutané interne.
19. Nerf thoracique antérieur du grand pectoral.
20. Nerf thoracique antérieur ou pectoral allant se distribuer au grand pectoral.
21. Nerf thoracique antérieur allant au petit pectoral.
22. Nerf thoracique antérieur allant se rendre aux faisceaux supérieurs du muscle petit pectoral.

APPLICATIONS A LA PATHOLOGIE ET A LA MÉDECINE OPÉRATOIRE.

La seule inspection de la paroi antérieure de l'aisselle montre que les plaies superficielles varient suivant qu'elles traversent le tissu cellulaire sous-cutané, l'aponévrose antérieure du grand pectoral, le grand pectoral lui-même et le petit pectoral vers la partie moyenne de la région. Ces plaies, du reste, n'offriront aucun caractère spécial, mais il n'en sera plus de même pour celles qui perforent cette paroi de part en part et arrivent jusque dans le creux de l'aisselle ou bien dans l'intérieur de la poitrine. En effet, ces plaies s'accompagneront souvent de la blessure des veines, des nerfs ou des artères qui se trouvent dans cette région ou bien dans la cavité thoracique. La présence des vaisseaux artériels et veineux assez volumineux (voy. 2, 3, 4, 9, 10) dans cette partie démontre suffisamment que ces plaies seront quelquefois compliquées d'hémorrhagie.

Les inflammations de la paroi antérieure de l'aisselle ne présentent non plus rien de spécial et elles se comportent ici comme dans toutes les régions du corps. Cependant, il faut le dire, quelques-unes de ces inflammations viennent du sein, particulièrement chez la femme, et le voisinage du creux de l'aisselle ou de la cavité thoracique leur donne un caractère de gravité qu'elles n'ont pas dans d'autres régions.

Les abcès ne sont point rares dans la paroi antérieure de l'aisselle. On y trouve, en effet, des abcès aigus et des abcès chroniques, des abcès idiopathiques et des abcès symptomatiques. Ces derniers peuvent avoir leur point de départ dans les os du voisinage, tels que les côtes, le sternum ou la clavicule, ou même de la colonne vertébrale. Chacun de ces abcès peut offrir un caractère spécial. Ainsi l'abcès qui vient du sternum sera sous-cutané parce qu'en fusant sur les côtés il se trouvera entre la peau et l'aponévrose du grand pectoral qui l'empêche de gagner en profondeur. L'abcès qui vient des côtes ou de la clavicule, comme celui qui a son origine dans les vertèbres, sera situé sous le grand pectoral, où le conduisent fatalement les plans aponévrotiques de la région. Il n'y aurait qu'un abcès de la face superficielle et du bord antérieur de la clavicule qui pourrait fuser sous la peau.

Quand on pratique la ligature de l'artère axillaire au-dessous de la clavicule, il est d'usage de faire une incision parallèle au bord antérieur et à 2 centimètres au-dessous de cet os. Pour découvrir l'artère axillaire, il faut nécessairement traverser cette paroi dans toute son épaisseur. Or cette planche montre bien quelle est la stratification des organes des parties superficielles aux parties profondes. Ainsi, le bistouri devra inciser : la peau, le tissu cellulaire sous-cutané, le fascia superficialis contenant dans son dédoublement les fibres les plus inférieures du peaucier ; l'aponévrose antérieure du muscle grand pectoral, les fibres musculaires de ce muscle, l'aponévrose postérieure du grand pectoral qui en se dédoublant engaîne le muscle petit pectoral. Pour parcourir ce trajet, quelques chirurgiens ont conseillé de faire l'incision parallèlement aux fibres du grand pectoral, de passer entre les faisceaux de ce muscle. Ce procédé nous paraît d'une exécution difficile, parce que la contraction des faisceaux entre lesquels on passe, gêne beaucoup la manœuvre, déjà difficile à cause de la profondeur de l'artère axillaire. Nous préférons donc l'incision parallèle à la clavicule, et pour rendre l'artère moins profonde ou du moins plus accessible, nous conseillons d'écarter le bras du tronc.

Quelle que soit la voie parcourue, il faut prendre quelques précautions avant d'inciser l'aponévrose postérieure du pectoral appelée quelquefois clavi-pectorale. Cette aponévrose ne doit pas être incisée, si préalablement on n'a pas étanché le sang fourni par les vaisseaux qui sont dans l'épaisseur du muscle que l'on vient de traverser. On peut constater que cette aponévrose est en contact immédiat avec la veine axillaire à laquelle elle donne une gaîne fibreuse et qui favorise ainsi l'accès de l'air dans les veines. Pour prévenir cet accident voici comment je faisais ouvrir cette veine lorsque je faisais mes cours de médecine opératoire. Avec une pince fine, mais forte en même temps, je faisais soulever le feuillet fibreux, et quand je constatais la séparation complète entre la veine et l'aponévrose, je faisais pratiquer une petite incision en dedans sur ce vaisseau. Par cette ouverture, je faisais introduire une sonde cannelée dans le segment inférieur qui se sépare toujours plus facilement que le supérieur de la veine axillaire. J'ouvrais ensuite le segment supérieur. C'est alors que le chirurgien découvre le paquet vasculo-nerveux. Nous avons conservé ces rapports avec la plus grande rigueur. Or, on peut voir que la veine se présente la première aux yeux du chirurgien, et cette veine est tellement volumineuse, tellement gonflée par l'extirpation, qu'elle cache complétement l'artère. Notons aussi que des veines volumineuses aboutissant à celle-ci rendent encore l'opération très-difficile, et rarement l'hémorrhagie pourra être évitée complétement. Quand on en est arrivé là, il convient de séparer la veine axillaire et de la porter en avant et en bas. Pour cela, on saisit la paroi externe de la veine et l'on sépare ce vaisseau de l'artère avec la sonde cannelée. Quand cette séparation est opérée, on saisit la veine avec un crochet mousse et on la maintient en bas. On se porte alors en arrière et on trouve l'artère que l'on charge suivant les règles. Les nerfs sont très-saillants et plus en arrière : il arrive souvent que l'on croit que ces nerfs sont l'artère, mais l'erreur n'est guère commise que par les chirurgiens qui n'ont pas vécu dans les amphithéâtres.

Les rapports intimes qui existent entre l'artère et la veine dans ce point expliquent très-facilement la possibilité de la formation des anévrysmes artério-veineux que l'on rencontre quelquefois dans cette région.

Rappelons que les rapports de la veine et de l'artère avec le muscle sous-clavier et la clavicule rendent compte de la possibilité d'arrêter le cours du sang dans le membre supérieur quand on abaisse fortement le moignon de l'épaule. Il est évident qu'alors on comprime ces vaisseaux entre la première côte et la face inférieure de la clavicule.

Eu égard aux luxations scapulo-humérales qui se font dans l'aisselle, on voit facilement que la tête humérale viendra soulever cette paroi antérieure, et que plus elle se portera en dedans vers la ligne médiane, plus elle soulèvera cette paroi à cause de la courbe que décrit la paroi thoracique dans cette région. Il est inutile, à notre avis, d'insister sur la possibilité d'une blessure des organes thoraciques lorsque la paroi antérieure de l'aisselle a été traversée.

Eu égard aux lésions organiques de l'aisselle, on peut constater que ces lésions en général, sous forme de tumeurs, telles que encéphaloïdes, adénites, etc., se porteront plus du côté de la paroi inférieure de l'aisselle que du côté de cette paroi qui est non-seulement épaissi, mais encore constitué par des tissus fibreux.

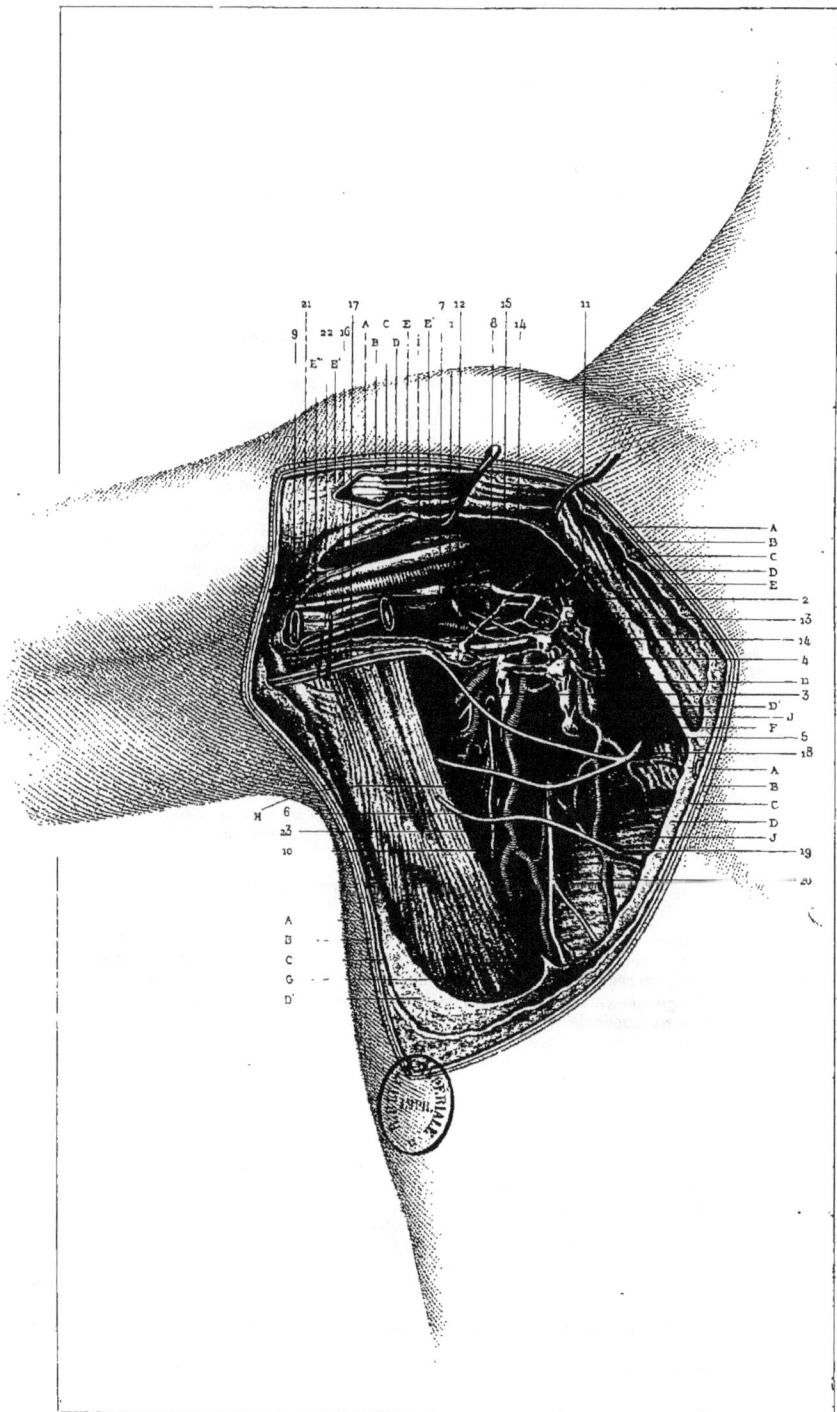

PLANCHE LXXIII.

Région axillaire.

Creux de l'aisselle.

EXPLICATION.

A. Coupe de la peau limitant la région.

B. Coupe du fascia superficialis.

C. Coupe du tissu cellulo-graisseux sous-cutané, dépendance du fascia superficialis.

D. Aponévrose antérieure du grand pectoral.

D'. Aponévrose profonde ou postérieure du grand pectoral formée par la réflexion de l'aponévrose superficielle du même muscle.

D''. Aponévrose du muscle grand dorsal se continuant avec l'aponévrose du muscle grand pectoral vers sa partie la plus interne.

E. Fibres musculaires du grand pectoral renfermées dans leur gaîne aponévrotique et formant le bord inférieur et antérieur du creux de l'aisselle.

E'. Aponévrose ou gaîne du grand pectoral se continuant avec l'aponévrose du bras.

E''. Feuillet aponévrotique résultant de l'union des aponévroses du grand pectoral, du petit pectoral et du muscle coraco-brachial, et constituant en arrière le bord inférieur du ligament suspenseur de l'aisselle.

E'''. Aponévrose du bras formant la gaîne des vaisseaux axillaires à la partie la plus déclive de la région.

F. Bord externe et inférieur du muscle petit pectoral.

G. Fibres musculaires du muscle grand dorsal constituant le bord postérieur du creux de l'aisselle.

H. Portion la plus interne du muscle grand rond constituant en haut le bord postérieur du creux de l'aisselle.

I. Muscle coraco-brachial contenu dans sa gaîne aponévrotique.

J.J. Faisceaux antérieurs du muscle grand dentelé.

1. Artère axillaire.

2. Artère scapulaire inférieure.

3. Branche de l'artère scapulaire inférieure.

4. Artère thoracique interne ou longue.

5. Branche de l'artère thoracique externe.

6. Artère thoracique externe ou longue avant sa terminaison en deux branches.

7. Artère circonflexe.

8. Veine thoracique antérieure se déversant dans la veine axillaire.

9. Coupe de la veine axillaire.

10. Veine thoracique longue ou externe.

11. Veine thoracique antérieure coupée.

12. Ganglion lymphatique de l'aisselle recevant les vaisseaux lymphatiques profonds du membre supérieur.

13. Ganglion lymphatique recevant les vaisseaux lymphatiques de la région thoracique antérieure.

14. Autre ganglion lymphatique recevant les vaisseaux lymphatiques de la région thoracique antérieure.

15. Tronc nerveux du plexus brachial donnant naissance au nerf musculo-cutané et au nerf médian.

16. Nerf radial.

17. Nerf accessoire du nerf brachial cutané interne.

18. Anastomose du nerf intercostal avec le nerf brachial cutané interne.

19. Branche récurrente du quatrième nerf intercostal.

20. Nerf thoracique externe.

21. Nerf brachial cutané interne.

22. Nerf cubital.

23. Branche nerveuse du muscle sous-scapulaire.

24. Branche du plexus brachial formant l'origine du nerf médian et formant en avant de l'artère axillaire une sorte de gaîne nerveuse.

APPLICATIONS A LA PATHOLOGIE ET A LA MÉDECINE OPÉRATOIRE.

En ce qui concerne cette région, il faut établir deux plans : l'un superficiel, l'autre profond. Dans le plan superficiel, compris entre la peau et les organes contenus dans l'aisselle, on trouve les mêmes lésions, les mêmes maladies que dans tout le reste du corps. Nous ferons remarquer seulement ce qu'il y a ici de spécial. Ainsi, dans l'épaisseur de la peau et dans le tissu sous-cutané, M Ch. Robin a mentionné l'existence de glandes spéciales qui sécrètent une matière alcaline qui rougit les vêtements lorsqu'elle est abondante. Ces glandes, en s'enflammant, donnent naissance à des abcès qui par leur forme arrondie ont mérité le nom d'*abcès tubéreux* (Velpeau). En s'hypertrophiant, elles forment des tumeurs assez volumineuses. M. Velpeau (*Gazette des hôpitaux,* 16 juillet 1864) vient d'en faire connaître un exemple remarquable. Ces abcès font promptement saillie du côté de la peau parce qu'ils trouvent au-dessous d'eux l'aponévrose qui forme le creux axillaire et qui résiste beaucoup.

Eu égard aux organes profonds du creux de l'aisselle, nous trouvons de nombreuses applications à la pathologie et à la médecine opératoire.

Les lésions physiques de ces organes, telles que contusions, plaies, arrachements, sont assez fréquentes. Pour ne parler que des plaies, il faut faire la remarque que ces organes sont protégés en arrière, en haut et en dehors par les os de la région, ils sont cependant accessibles par la paroi antérieure de l'aisselle, ainsi que nous l'avons déjà établi. La connexité qui existe entre les vaisseaux et les nerfs dont le nombre est considérable, explique bien toute la gravité des plaies de cette région. Cette gravité se dévoile d'abord le plus souvent par l'écoulement sanguin provenant soit des artères, soit des veines. Les troncs qui peuvent être blessés sont la veine et l'artère axillaire. La veine surtout, se trouvant sur un plan antérieur, est plus souvent atteinte que l'artère. Les vaisseaux secondaires sont aussi quelquefois lésés et peuvent donner lieu à une hémorrhagie grave.

Le creux de l'aisselle est profond, anfractueux, il n'est point rare de voir que des corps étrangers s'y logent et y soient méconnus.

Les suppurations profondes de l'aisselle sont assez fréquentes à la suite des adénites. Dans ces cas, il s'établit un abcès dont l'ouverture spontanée offre des variétés assez curieuses. Ainsi, le pus étant retenu par l'aponévrose qui forme le creux de l'aisselle en bas, est arrêté dans sa marche de ce côté ; il commence donc par soulever en masse tout le plancher axillaire et finit tôt ou tard par se frayer une issue à la surface de la région. Mais il n'est point rare de voir que ce pus se fraye une route du côté de la poitrine. Enfin, retenu en bas par le plancher de l'aisselle, contenu en avant par la paroi antérieure de l'aisselle et en arrière par le scapulum, les muscles grand dorsal et grand rond, ainsi que par l'articulation scapulo-humérale, le pus trouve un passage facile du côté de la poitrine, c'est-à-dire qu'il perfore la paroi interne de cette cavité axillaire dont la forme est celle d'une pyramide. Il suffit, en effet, de regarder cette paroi sur la planche LXXIII pour s'expliquer cette issue. Cette paroi est constituée par des muscles larges, peu épais, et disposés en faisceaux comme le grand dentelé. On peut constater aussi que des nerfs sortent de cette paroi et traversent l'aisselle ; que des vaisseaux nombreux sortent ou entrent dans cette paroi. Ce sont là autant de conducteurs du pus dans l'intérieur de la poitrine. Inutile de faire comprendre tout le danger de ces abcès et surtout l'importance extrême qu'il y a de les ouvrir promptement au moyen d'une incision méthodique. En pratiquant cette opération, il convient de faire placer le membre supérieur dans la position que nous lui avons donnée sur notre planche. On portera le bistouri vers la partie déclive de la région. Cette manière de procéder permet d'éviter à coup sûr la blessure des organes importants contenus dans l'aisselle.

Communiquant en haut avec le creux sous-claviculaire, en rapport avec des os nombreux et avec une articulation, cette cavité axillaire est le rendez-vous de collections purulentes symptomatiques diverses par leur origine et dont la nature sera variable ; mais nous n'avons pas à nous arrêter davantage sur ces collections qui en général se comporteront comme les abcès dont nous venons de parler. Toutefois on en verra quelques-unes s'ouvrir spontanément sur la paroi antérieure de l'aisselle. Ce fait vient de se présenter à notre observation chez un malade de notre service à l'hôpital Saint-Antoine et qui est affecté d'une scapulalgie. Les abcès froids, ceux qui succèdent à la suppuration et à la fonte des ganglions si nombreux qui sont le siége de tubercules ou de cancer, ou même qui ont été altérés consécutivement à des piqûres virulentes, donnent souvent lieu à des fistules dont la cicatrisation est très-longue. Ce fait s'explique encore non-seulement par la nature de ces affections, mais encore par la longueur du trajet que le pus doit parcourir et les anfractuosités elles-mêmes de ce trajet.

Le voisinage de l'articulation scapulo-humérale, les contusions qu'elle peut subir dans les mouvements forcés de cette articulation sur laquelle elle s'applique immédiatement, la brièveté de son trajet, et en outre sa tension et son défaut de courbure, son exposition en avant où elle ne rencontre pas une protection très-efficace, sont autant de causes qui expliquent les blessures de l'artère axillaire, blessures souvent mortelles à cause du volume des vaisseaux et dont la guérison ne peut guère avoir lieu sans production d'une des nombreuses variétés d'anévrysmes. Quand cette affection existe, on comprend qu'on ne puisse avoir recours qu'à la ligature de l'artère sous-clavière en dehors des scalènes.

Les lésions organiques, telles que les adénomes, le cancer, les kystes, ne sont point rares dans le creux axillaire. On doit placer les altérations des ganglions comme les plus fréquentes parce que ces altérations sont consécutives aux affections de la mamelle. Quand celle-ci est cancéreuse, les ganglions axillaires sont promptement atteints. Lorsqu'ils sont trop volumineux et nombreux, ils constituent une contre-indication à l'opération. Le chirurgien doit s'appliquer, avant l'opération, à déterminer s'ils sont simplement engorgés ou réellement cancéreux. Or il n'est pas toujours bien facile de se prononcer catégoriquement à cet égard. Quelquefois il y a une véritable continuité entre l'altération ou la tumeur de la mamelle et celle de l'aisselle constituée par les ganglions indurés et augmentés de volume. La même incision prolongée jusque dans l'aisselle peut servir alors à l'ablation de ces ganglions altérés. Pour les extraire, il ne faut pas employer le bistouri qui, en coupant les vaisseaux, produit infailliblement l'hémorrhagie, il est préférable de les énucléer, de les arracher avec les doigts ; on évite ainsi un accident toujours redoutable.

En ce qui concerne les opérations, il nous reste peu à dire après avoir parlé de l'ouverture des abcès et de l'énucléation des ganglions. Quand on veut lier l'artère axillaire dans le creux de l'aisselle, on doit écarter le bras du tronc pour développer la région. On divise alors la région en trois tiers, et à l'union du premier avec le second, suivant le trajet de l'artère, on fait une incision convenable, on traverse successivement la peau, le fascia, l'aponévrose que l'on coupe en dédolant. On abaisse ensuite un peu la veine et l'on découvre l'artère, que l'on charge avec précaution d'arrière en avant sur la sonde cannelée.

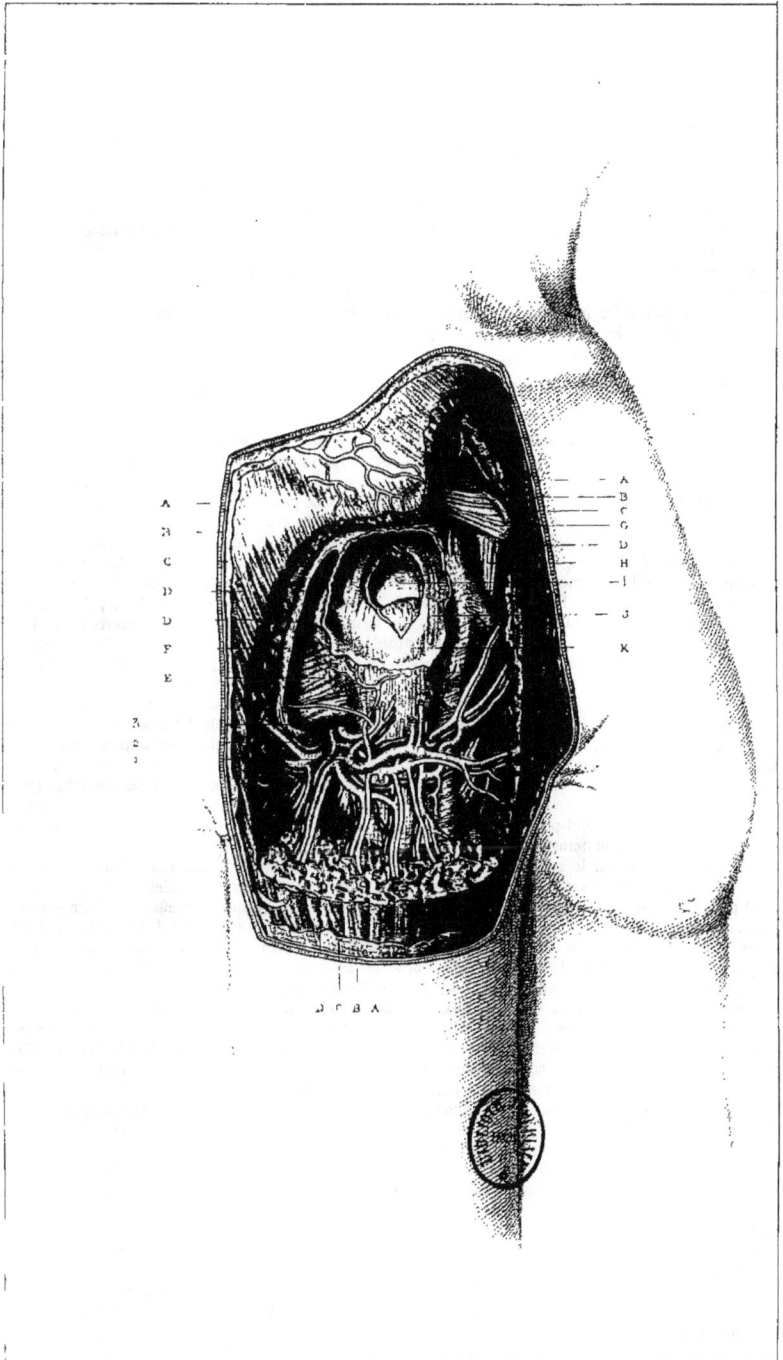

PLANCHE LXXIV.

Région scapulo-humérale.

EXPLICATION.

A. Coupe de la peau limitant la région.
B. Coupe du fascia superficialis et du tissu cellulaire sous-cutané.
C. Aponévrose du deltoïde.
D. Fibres musculaires du muscle deltoïde.
D'. Coupe des fibres musculaires du muscle deltoïde.
E. Tendon d'insertion du muscle sous-épineux et du petit rond.
F. Aponévrose sous-deltoïdienne séparant le muscle deltoïde des muscles sous-épineux et petit rond.
G. Apophyse coracoïde où l'on voit les insertions des ligaments acromio-coracoïdiens et coraco-huméral.

H. Ligament coraco-huméral.
I. Tête humérale vue à travers une fente de la capsule scapulo-humérale.
J. Capsule scapulo-humérale.
K. Bourse séreuse sous-deltoïdienne ouverte et s'étendant en haut sous la voûte acromio-coracoïdienne.

1. Artère circonflexe humérale.
2. Veine circonflexe humérale.
3. Nerf circonflexe avec les branches terminales.

APPLICATION A LA PATHOLOGIE ET A LA MÉDECINE OPÉRATOIRE.

Les plaies du moignon de l'épaule sont peu dangereuses quand elles sont superficielles. Profondes, elles peuvent atteindre l'articulation scapulo-humérale, l'humérus ou le scapulum, voire même les vaisseaux et nerfs circonflexes, de là une gravité toute spéciale. Les projectiles lancés par la poudre à canon, tels que balles, boulets, éclats d'obus, sont souvent la cause de ces désordres, parce que le moignon de l'épaule fait une saillie assez grande qui se trouve précisément au niveau du canon du fusil pendant sa décharge. Ces blessures offrent ici un degré de gravité de plus parce que les corps étrangers, les esquilles, le sang, le pus et la sanie recouverts par la couche épaisse de la peau et du deltoïde, ne trouvent pas facilement une issue en dehors, et exigent des ouvertures très-grandes et des contre-ouvertures très-fréquentes.

Précisément à cause de sa saillie, le moignon de l'épaule est exposé à des contusions dont l'effet peut rester local ou se porter plus loin. Quand la contusion a lieu au moment où le bras est fortement rapproché du tronc, l'articulation est plus facilement atteinte ; tandis qu'au contraire ce sont les os qui forment la voûte acromiale qui reçoivent le choc et le transmettent à la clavicule qui se rompt, si la force est assez considérable. Si la contusion est locale, elle se portera, soit sur le deltoïde, soit sur l'articulation, soit même sur les nerfs et les vaisseaux du deltoïde, c'est-à-dire sur les nerfs et les vaisseaux circonflexes. Dans ces circonstances, on voit se déclarer une arthrite, une paralysie du deltoïde ou bien encore un épanchement sanguin sous-deltoïdien. La bourse séreuse sous-deltoïdienne, qui présente des variétés que nous avons décrites, est elle-même quelquefois le siége d'un épanchement séreux ou sanguinolent à la suite des contusions ; sa situation explique bien ces altérations. Placés sous le deltoïde, les épanchements sanguins sont souvent méconnus, et à cause de l'épaisseur du deltoïde qui les cache, ils ne dévoilent leur présence que tardivement par une teinte ecchymotique qui se montre en arrière du moignon de l'épaule vers la partie la plus déclive du creux de l'aisselle. Quand ils sont volumineux et ainsi méconnus, ces épanchements sanguins persistent longtemps, s'accroissent même comme des tumeurs de mauvaise nature, on les prend pour telles et l'on pratique à tort des opérations graves qui auraient pu être évitées si l'on avait connu la véritable nature de l'affection.

Quoique profondément située, la partie supérieure de l'humérus n'en est pas moins exposée aux fractures directes ou indirectes. Ces fractures siégent, tantôt sur le col anatomique, tantôt sur le col chirurgical. Celles-ci sont plus communes et s'accompagnent d'un déplacement que l'inspection de la région explique tout de suite. En effet, le fragment inférieur est porté en dedans et en haut, c'est-à-dire dans le creux axillaire, par le muscle grand pectoral. Le fragment supérieur, au contraire, reste immobile, contenu par des forces qui se neutralisent. On reconnaîtra donc ces fractures à la crépitation, à la saillie que les doigts perçoivent dans le creux de l'aisselle. Pour opérer la réduction, il faudra porter le coude en avant du tronc et un peu en haut et le maintenir dans cette position par un bandage approprié.

Les déplacements de la tête de l'humérus dans les luxations en dedans peuvent se faire à divers degrés. Ainsi, dans le premier degré, la tête humérale vient se placer sous l'apophyse coracoïde, c'est la luxation sous-coracoïdienne. Dans un degré plus avancé, la tête se place en dedans de l'apophyse coracoïde, c'est alors une luxation intra-coracoïdienne. On a discuté pour savoir si dans la luxation sous-coracoïdienne, il y avait raccourcissement ou allongement du membre : il suffit de regarder la situation de l'apophyse coracoïde par rapport à la cavité glénoïde pour se convaincre que la tête humérale se logeant sous l'apophyse, il y aura plutôt allongement que raccourcissement. Mais cet allongement ne peut être que très-faible à cause de l'interposition des parties molles et de l'inclinaison des surfaces articulaires les unes sur les autres. Et maintenant ne suffit-il pas de voir les rapports que le nerf circonflexe contracte avec le col chirurgical de l'humérus, pour comprendre que ce nerf peut être contusionné et même complètement divisé ? En effet, les irrégularités des deux fragments qui agissent alors comme corps déchirants rendent ces blessures très-fréquentes. Quand le deltoïde est ainsi paralysé, il peut s'atrophier à un degré plus ou moins grand dans la totalité ou une partie de ses faisceaux, et alors on sent les surfaces osseuses comme si elles étaient situées sous la peau. Il y a plus : quelquefois cette atrophie est telle que les os font saillie sous la peau, et si dans ce cas le chirurgien n'y prend garde, il regarde ces saillies comme le résultat d'une fracture mal-consolidée.

Disons un mot des lésions organiques du moignon de l'épaule. Elles sont assez fréquentes et on les voit siéger, tantôt dans la peau, le tissu cellulo-graisseux sous-cutané, ou le muscle deltoïde, tantôt plus profondément dans l'articulation ou les os de la région. Les premières consistent dans des kystes, des lipomes, des cancers. Les lipomes sont assez fréquents sur le moignon de l'épaule, j'en ai enlevé un récemment qui avait le volume d'une tête de fœtus. Le muscle deltoïde est assez facilement atteint d'atrophie, soit à la suite de contusion ou de rhumatisme. Les lésions organiques superficielles sont distinguées par un caractère assez remarquable qui, en le suivant, si la lésion vient des os ou du tendon du biceps qui traverse l'articulation, forme un obstacle au développement de la tumeur, et alors on voit que celle-ci est bilobée et que le sillon de séparation est précisément sur le trajet de la longue portion du biceps. Nous avons pu, dans un cas, annoncer que le siége de l'encéphaloïde était dans l'humérus par l'interprétation de ce seul caractère.

Parmi les lésions organiques qui envahissent les organes profonds, parlons de la scapulalgie. Cette affection, qui est causée tantôt par une arthrite, tantôt par une ostéite, une carie ou une nécrose des divers os qui entrent dans l'articulation ou qui en sont voisins, donne souvent lieu à des abcès consécutifs dont la marche et la progression vers la peau s'expliquent facilement par l'inspection seule des organes qui entrent dans la structure de la région. Ainsi le pus fusera, tantôt sous le grand pectoral en avant, tantôt sous le deltoïde en bas et en dehors, tantôt en arrière dans la gaîne des muscles sous-épineux et sus-épineux. Le siége précis de la suppuration donnera lieu à telle ou telle progression. Ainsi que le petit trochanter soit malade, il n'y aura pas d'autre marche que vers le deltoïde; que le grand trochanter soit affecté, on verra le pus fuser vers la paroi postérieure de l'aisselle ou sous le deltoïde; que la cavité glénoïde ou l'apophyse coracoïde soit affectée, le pus se collectionnera dans l'aisselle. Si chacune de ces parties est malade, le pus fusera dans toutes ces directions: c'est ce qui se présente en ce moment chez un malade de mon service à l'hôpital Saint-Antoine. La profondeur de la lésion, le siége multiple du mal, le danger de l'opération constituent autant de difficultés et de contre-indications pour pratiquer la résection dans cette affection dont la durée est toujours considérable. Quoi qu'il en soit, si le mal était circonscrit, si la lésion était superficielle, on serait en droit de faire la résection de cette articulation. Divers procédés ont été employés pour l'exécuter, nous renvoyons pour leur description à la thèse de M. Beau, intitulée : *De la scapulalgie et de la résection scapulo-humérale.* Paris, 1860.

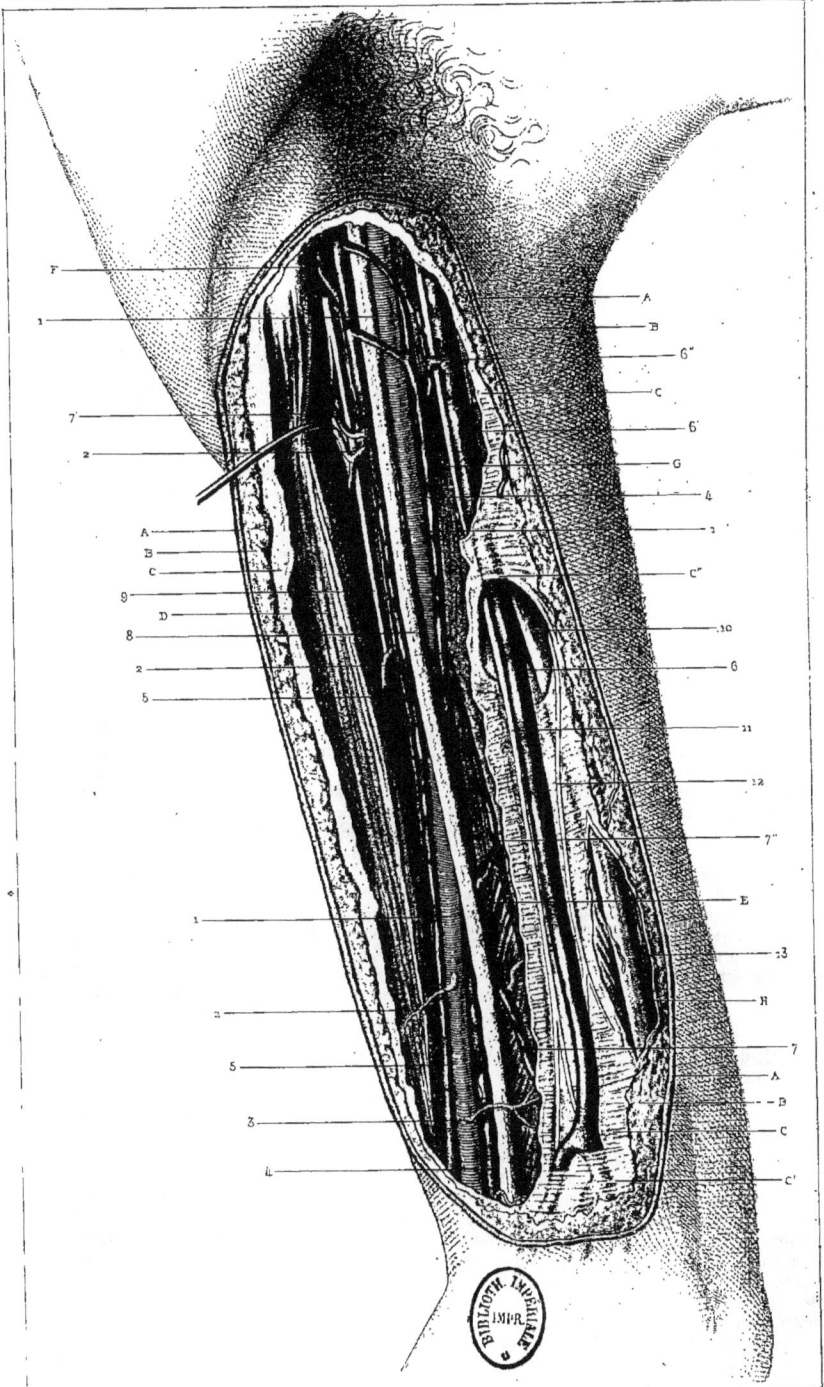

Imp. Ch. Chardon ainé. Paris.

Debray sc.

LIBRAIRIE GERMER BAILLIÈRE.

PLANCHE LXXV.

Région humérale ou brachiale.

Face interne.

EXPLICATION.

A Coupe de la peau limitant la région.
B. Coupe du fascia superficialis et du tissu cellulo-graisseux sous-cutané.
C. Aponévrose superficielle ou d'enveloppe de la région humérale.
C'. Feuillet profond du fascia superficialis formant une gaîne spéciale pour les veines superficielles à la partie inférieure de la région.
C''. Arcade fibreuse donnant passage à la veine médiane qui de superficielle devient sous-aponévrotique.
D. Muscle, biceps ou muscle satellite de l'artère humérale.
E. Fibres internes du muscle brachial antérieur.
F. Fibres inférieures du muscle coraco-huméral.
G. Fibres de la portion interne du muscle triceps huméral.

1. Artère humérale.
2. Branches musculaires fournies par l'artère humérale et allant au biceps.
3. Branche musculaire de l'artère humérale et allant au brachial antérieur.

4. Veine humérale interne.
5. Veine humérale externe.
6. Veine basilique avant son passage à travers l'arcade de l'aponévrose humérale.
6'. Veine basilique dans son trajet sous-aponévrotique.
6''. Veine anastomotique entre la veine humérale interne et la veine basilique.
7. Veine profonde allant se jeter dans la veine humérale interne.
7'. Veine musculaire allant se jeter dans la veine humérale externe.
7''. Autre veine musculaire venant du brachial antérieur pour se rendre dans la veine humérale externe.
8. Nerf médian.
9. Nerf musculo-cutané.
10. Nerf cubital dans son rapport avec la veine basilique.
11. Nerf brachial cutané interne.
12. Nerf accessoire du brachial cutané interne.
13. Nerf cubital dans la partie inférieure de la région.

APPLICATIONS A LA PATHOLGOIE ET A LA MÉDECINE OPÉRATOIRE.

Les plaies de la face interne du bras sont très-dangereuses quand elles sont profondes parce qu'elles peuvent atteindre les vaisseaux et nerfs qui parcourent cette région. Il est vrai que ces organes d'une importance extrême sont protégés contre les violences extérieures par leur situation sur le côté interne du bras, de sorte que l'humérus doit être brisé pour qu'un coup ou un projectile puisse atteindre ces organes. Un coup qui serait porté directement d'avant en arrière quand le bras est rapproché du tronc, ne pourrait non plus blesser ces vaisseaux et les nerfs sans couper le bord interne du muscle biceps. Néanmoins ces organes sont susceptibles d'être lésés, non-seulement dans les conditions extrêmes dont nous venons de parler, mais encore directement par un coup porté sur la face interne du bras quand le membre supérieur est éloigné du tronc et dans l'abduction.

Quand l'artère humérale est blessée à sa partie moyenne, l'hémorrhagie s'arrêtera assez facilement parce que la compression de cette artère sur l'humérus avec le doigt ou avec le compresseur se fait facilement, attendu que l'artère et l'humérus sont en rapport assez intime. Le rapport du nerf médian avec l'artère au niveau de la partie moyenne du bras, soit que le nerf médian passe en avant, soit qu'il passe en arrière de cette artère, indique bien qu'il faut éviter de faire porter la compression dans ce point que son effet se produirait à la fois sur l'artère et sur le nerf, et qu'il en résulterait évidemment une douleur si vive, qu'il faudrait bientôt la suspendre. En haut de la région, le même inconvénient n'existe pas ; on y peut, en effet, comprimer isolément ces deux organes. Il en est de même en bas de la région. Dans ces deux points, il suffit de voir la situation respective du nerf par rapport à l'artère pour comprendre que la compression doit être portée un peu plus en arrière, tandis qu'en bas elle sera avantageusement portée en avant, c'est-à-dire plus près du bord interne du biceps.

Si la ligature de cette artère à sa partie moyenne n'offre pas de difficultés et présente le plus souvent de grandes chances de guérison, il faut cependant que nous expliquions pourquoi le succès ne suit pas toujours une opération en apparence si simple. Cela tient à trois causes qui sont : la bifurcation prématurée de l'artère humérale, le développement exagéré de la collatérale interne, et la multiplicité des branches fournies par l'artère humérale pendant son trajet. Rien n'est plus fréquent que de voir l'artère humérale se bifurquer à toutes les hauteurs, mais même dans le creux de l'aisselle, avec égalité des deux branches ou bien avec prédominance de l'une d'elles. Qu'arrive-t-il alors si l'on pratique la ligature de l'artère humérale ? On suit les règles indiquées, on arrive sur un tronc artériel, on le lie et, soit par les anastomoses, soit parce que le tronc lié n'est pas celui qui donne du sang au-dessous, l'hémorrhagie ne s'arrête point. Instruit par cette observation, le chirurgien doit toujours s'assurer s'il n'y a pas dans la gaîne un second tronc, et si, après la première ligature le sang continuait à couler, il ne devrait pas hésiter à lier ce vaisseau accessoire ou quelquefois principal.

La seconde cause de la persistance de l'hémorrhagie ou plutôt de l'insuffisance d'une ligature d'une seule artère, quand il s'agit d'un anévrysme du pli du coude, tient à l'existence d'une sorte d'artère collatérale interne qui, se détachant de l'artère humérale et quelquefois de l'axillaire, sort de la gaîne nervoso-vasculaire, accompagne le bord interne du muscle brachial antérieur et, fournissant quelques branches à ce muscle, se jette à plein canal dans le tronc de l'humérale, un peu au-dessus de sa division en radiale et cubitale. Liez, dans ce cas, l'artère humérale à sa partie moyenne et le sang ne sera pas arrêté et l'anévrysme continuera ses pulsations. Est-il possible de prévoir cette circonstance? Oui, en exerçant la compression sur l'artère humérale. Mais je ne pense pas que le chirurgien soit autorisé à aller à la recherche de cette artère pour en pratiquer la ligature. Voilà donc une cause sérieuse d'insuccès et qui obligera quelquefois encore le chirurgien à renoncer à un moyen simple, souvent efficace, pour recourir à des moyens plus radicaux, tels que, par exemple, l'ouverture du sac s'il s'agit d'un anévrysme, et à la ligature des deux bouts artériels quand il s'agit d'une blessure d'artère. C'est même ce qu'il faut faire tout de suite quand cela est possible.

Enfin, il existe une troisième cause qui s'ajoute aux précédentes, mais qui cependant n'agit que dans les hémorrhagies secondaires. La multiplicité des branches artérielles musculaires fournies par l'humérale dans tout son parcours, rend difficile la formation du caillot obturateur dans les deux bouts, et les anastomoses des récurrentes radiale et cubitale pouvant amener par le bout inférieur autant de sang qu'il en arrive par le bout supérieur, il y a ici autant de crainte pour l'hémorrhagie du bout inférieur que pour le bout supérieur. Or cette condition de danger ne se trouve aussi puissante que dans cette région.

Après avoir si longuement parlé sur l'artère humérale, nous n'avons qu'à exposer succinctement les procédés opératoires qui servent à la lier. La ligature de ce vaisseau peut se faire dans tous les points de son étendue. Dans les amphithéâtres, pour la facilité de l'étude et de la manœuvre opératoire, on a l'habitude de faire pratiquer cette opération dans trois points du trajet de l'artère : en haut de la région, à la partie moyenne et en bas.

En haut, sur le point où se trouve le tiret 1, l'artère humérale se lie facilement et plus facilement que dans l'aisselle. L'incision à la peau sera faite sur le trajet d'une ligne fictive qui, partant de la réunion du tiers antérieur avec les deux tiers postérieurs de l'aisselle, arriverait au milieu du pli du coude en suivant la face interne du bras. Cette incision ne risque d'intéresser aucun organe important ; quand on arrive sur l'aponévrose brachiale, on l'incise en dédolant et l'on cherche le bord interne du muscle coraco-brachial qui est ici le satellite de l'artère. On chargera indifféremment en dedans ou en dehors parce que l'artère est accompagnée par deux veines également volumineuses.

A la partie moyenne, la ligature de l'artère humérale n'offre aucune difficulté, si l'on veut chercher le bord interne du muscle biceps. On voit le muscle à travers son aponévrose ; on incise celle-ci et quand le muscle est à découvert, un aide avec un crochet mousse le porte un peu en dehors. On voit alors la gaine vasculo-nerveuse, on l'ouvre en dédolant. Si le nerf est au devant de l'artère, on l'écarte un peu et l'on charge. Si le nerf est en arrière de l'artère, il faut avoir soin de ne pas le comprendre dans la ligature parce que le contact entre les deux organes est très-intime.

En bas de la région, cette ligature est encore très-facile parce que l'artère est plus superficielle, moins couverte par le bord interne du biceps. Ici le nerf médian est tout à fait en dedans du vaisseau à lier, et le seul point de repère est le bord interne du biceps, à la condition, toutefois, de se porter un peu en dedans de ce muscle. L'ouverture de la gaine artérielle n'offre aucun danger. En chargeant l'artère, on évitera de blesser les deux veines qui l'accompagnent.

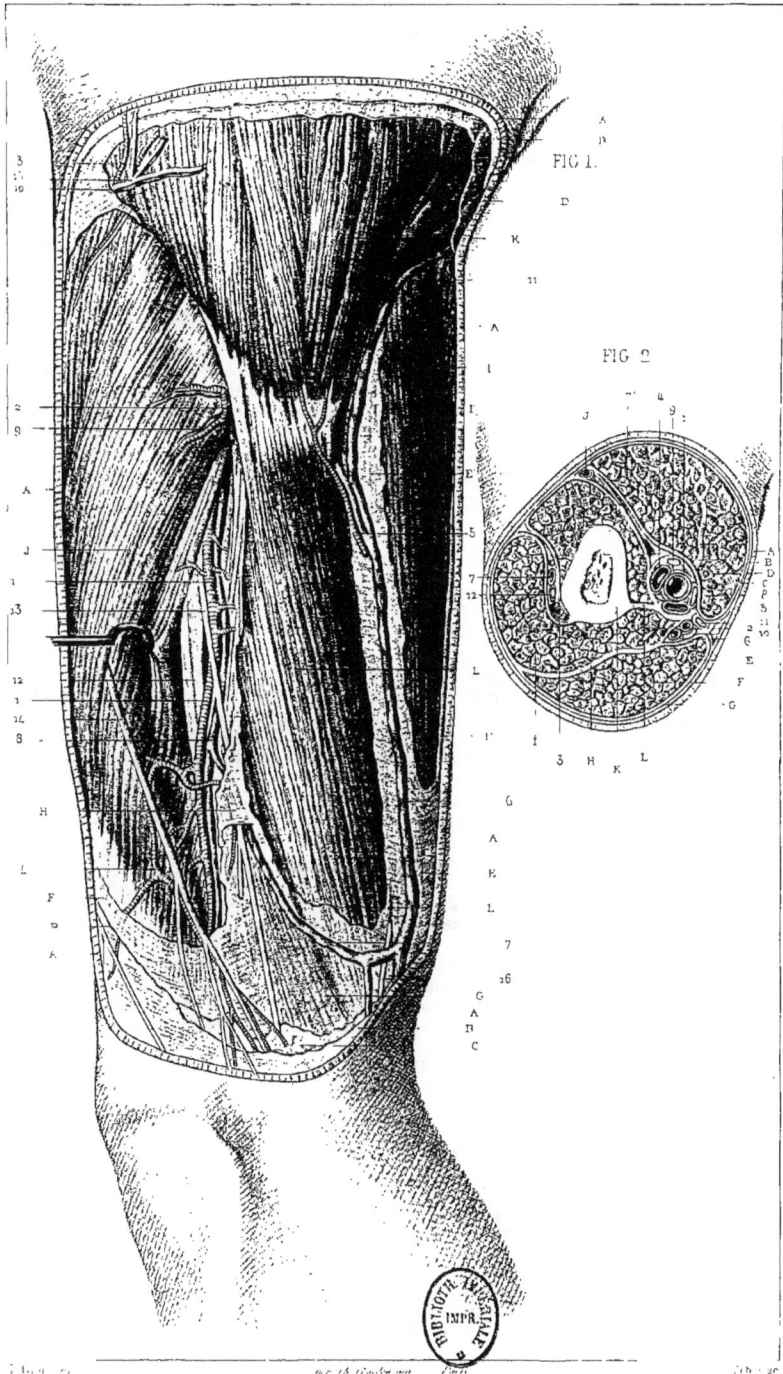

FIG 1.

FIG 2

PLANCHE LXXVI.

FIGURE 1. — Région humérale ou brachiale.

Face externe.

EXPLICATION.

A. Coupe de la peau limitant la région.

B. Coupe du fascia superficialis et du tissu cellulo-graisseux-sous-cutané.

C. Coupe du feuillet profond du fascia superficialis.

D. Aponévrose brachiale recouvrant le deltoïde.

E. Aponévrose humérale recouvrant le muscle biceps.

F. Aponévrose humérale recouvrant le muscle triceps brachial.

G. Aponévrose humérale recouvrant le muscle brachial.

H. Dédoublement de l'aponévrose humérale formant une arcade fibreuse qui donne passage à des vaisseaux et à des nerfs.

I. Courte portion du biceps.

I'. Longue portion du biceps.

J. Portion externe du muscle triceps brachial.

K. Portion inférieure du muscle deltoïde allant se réunir à un tendon d'insertion sur l'humérus et se continuant avec quelques faisceaux du muscle brachial antérieur.

L. Corps du muscle brachial antérieur.

1. Branche collatérale externe de l'artère humérale.

2. Branche artérielle superficielle fournie par la collatérale externe.

3. Rameaux artériels superficiels de l'artère circonflexe.

4. Branche anastomotique entre l'artère collatérale externe et la récurrente radiale antérieure.

5. Artère superficielle venant de l'artère humérale et allant se distribuer à la partie inférieure du deltoïde.

6. Veine céphalique.

7. Anastomose de la veine céphalique avec la veine collatérale externe.

8. Tronc de la veine collatérale externe.

9. Rameau veineux sortant du muscle triceps et se jetant dans la veine collatérale externe.

10. Rameau veineux allant se rendre dans la veine circonflexe.

11. Veine céphalique dans le sillon qui sépare le muscle biceps du muscle deltoïde.

12. Tronc du nerf radial.

13. Rameau superficiel et cutané du nerf radial.

14. Deuxième rameau superficiel ou cutané du nerf radial.

15. Branche superficielle ou cutanée du nerf circonflexe.

16. Rameau superficiel ou cutané du nerf musculo-cutané.

APPLICATIONS A LA PATHOLOGIE ET A LA MÉDECINE OPÉRATOIRE.

La face externe de la région du bras est moins féconde en applications à la pathologie et à la médecine opératoire que la face interne de la même région. Les lésions de cette région y sont néanmoins fréquentes parce que dans les chutes, ou bien dans les violences reçues, c'est sur ce point plus exposé que les autres que l'action vulnérante porte ses effets. Si la plaie est superficielle, il n'y aura rien de spécial ; mais il n'en sera plus de même si la plaie est profonde et siège vers le tiers inférieur et moyen de la région, parce que là l'artère collatérale externe et le nerf radial peuvent être blessés. Les plaies de l'artère collatérale externe sont peu dangereuses, parce que l'artère, on le voit, est très-petite, et surtout parce que l'écoulement sanguin peut être facilement arrêté au moyen de la compression du vaisseau sur l'humérus.

Les lésions vitales n'offrent ici rien de particulier, de sorte que nous n'avons rien à en dire. Nous ferons seulement une simple remarque, c'est que le nerf radial, par son passage dans la gouttière à laquelle il donne son nom, par son voisinage autour de l'os qu'il contourne, par sa situation peu éloignée de la peau, et enfin, il faut le dire, par une sorte de prédisposition spéciale, est souvent affecté dans les maladies locales et dans quelques maladies générales ; de là une paralysie plus ou moins complète à la suite de violences extérieures ou d'intoxication saturnine, par exemple. Ce fâcheux privilège est pour ainsi dire racheté par la facilité que l'on a de pouvoir électriser ce nerf à sa sortie de la gouttière radiale.

Les affections organiques de la région ont presque toujours leur point de départ dans l'humérus qui peut être affecté de carie, de nécrose, de cancer, de kystes. Les kystes de l'humérus ne sont point rares ; Dupuytren avait appelé son attention sur eux. J'ai moi-même, pendant mon prosectorat à Clamart, trouvé un humérus qui renfermait un kyste séreux du volume d'un œuf de poule. Il avait tellement aminci les parois de l'os que le moindre effort fut suffisant pour produire une fracture.

La région humérale comprend dans ses limites la totalité de la diaphyse de l'humérus. Or cette diaphyse est susceptible de se fracturer dans tous les points de son étendue. Ces fractures peuvent être transversales, obliques, simples ou compliquées, avoir lieu par contre-coup lorsque les causes agissent sur les deux extrémités de l'os, ou bien, comme cela se voit ordinairement, être directes, c'est-à-dire dépendre de violences qui ont porté immédiatement sur le lieu affecté. La contraction musculaire peut à elle seule fracturer l'humérus. J'ai moi-même traité un jeune étudiant qui, s'amusant avec un de ses camarades à se détendre l'avant-bras sur une table, résista tellement que l'humérus se fractura sous l'influence de la force développée par son adversaire.

L'examen des muscles de la région est bien propre à donner la cause du déplacement des fragments de l'humérus. Ainsi quand ces fractures seront transversales et situées vers la partie moyenne du corps, au-dessous de l'insertion deltoïdienne, il n'y aura que peu de déplacement, vu que les muscles brachial antérieur et triceps, ainsi que les aponévroses intermusculaires interne et externe maintiennent les fragments en rapport.

Lorsque ces fractures siègent au-dessus du V deltoïdien, le fragment inférieur tiré en haut et en dehors par le deltoïde vient chevaucher au côté externe du fragment supérieur qui est tiré en bas et en dedans par les muscles grand dorsal et grand pectoral. Si elles ont lieu vers la partie inférieure de l'os, les fragments n'éprouvent qu'un léger déplacement à cause des muscles triceps et brachial antérieur qui maintiennent les fragments dans un contact parfait.

Quand la fracture est oblique, et, il faut le dire, c'est le cas le plus fréquent, le déplacement sera un peu plus prononcé. Dans ce cas, le fragment inférieur est toujours porté en haut par l'action des muscles, et suivant leur puissance le chevauchement est plus ou moins prononcé.

Il est peu d'os qui soit plus sujet au défaut de consolidation que l'humérus. La cause de ce fâcheux privilége tient sans doute à ce que cet os est très-mobile et possède en même temps un périoste peu épais.

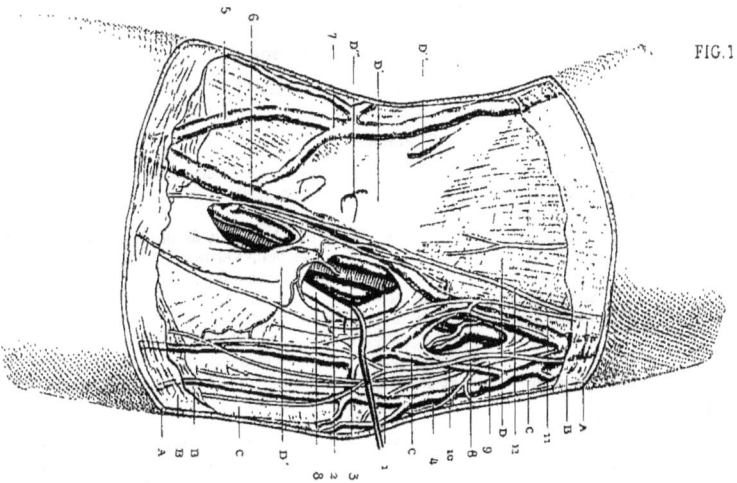

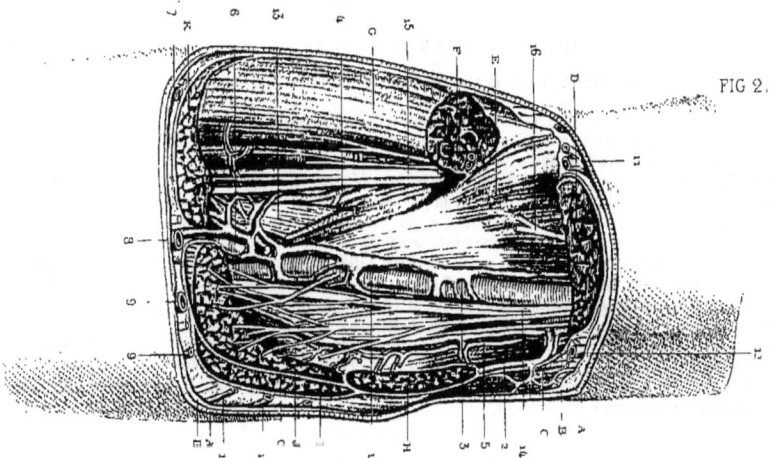

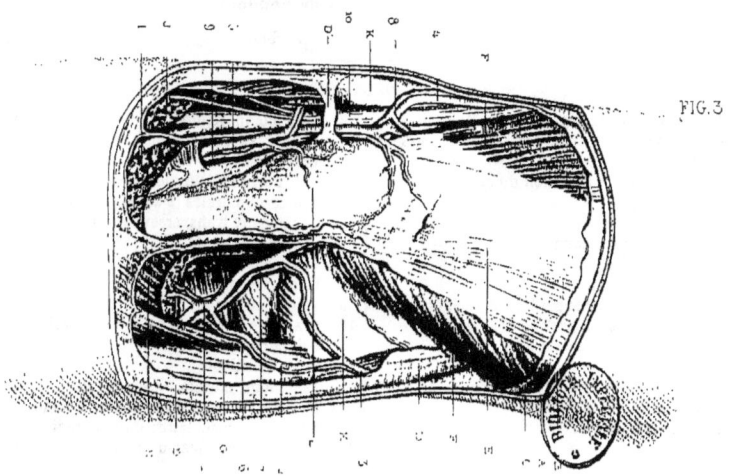

FIG.1

FIG 2.

FIG.3

PLANCHE LXXVII.

Figure 1. — **Région du coude.**

Face antérieure. Plan superficiel.

EXPLICATION.

A. Coupe de la peau limitant la région.

B. Feuillet superficiel du fascia superficialis recouvrant les veines superficielles du pli du coude.

B'. Feuillet profond du fascia superficialis passant au-dessous des veines superficielles du pli du coude.

C. Aponévrose brachiale se continuant dans la région du pli du coude et dans la partie inférieure de la même région pour constituer plus bas l'aponévrose antibrachiale.

D. Aponévrose du muscle biceps se continuant en bas avec le tendon et l'expansion aponévrotique de ce même muscle.

D'. Tendon du biceps fournissant une expansion fibreuse qui se continue sur l'aponévrose qui recouvre les muscles externes de l'avant-bras.

D''. Expansion aponévrotique du biceps ouverte pour laisser voir les vaisseaux et nerfs du pli du coude.

D'''. Ouvertures ou arcades aponévrotiques de l'expansion

externe du biceps donnant passage à des vaisseaux et à des nerfs.

1. Artère humérale du pli du coude dans ses rapports avec les veines et le nerf médian.

2 et 3. Veines humérales accompagnant l'artère du même nom.

4. Veine basilique.

5. Veine céphalique.

6. Veine médiane.

7. Embouchure de la veine médiane céphalique dans la veine céphalique.

8. Nerf médian.

8'. Filets cutanés du nerf musculo-cutané.

9. Filets cutanés du nerf brachial cutané interne.

10. Autre filet terminal superficiel du nerf brachial cutané interne.

11 et 12. Filets terminaux du nerf musculo-cutané.

APPLICATIONS A LA PATHOLOGIE ET A LA MÉDECINE OPÉRATOIRE.

Cette figure a été faite dans le but d'éclairer le chirurgien qui doit pratiquer la saignée. Aussi nous ne saurions trop engager les débutants de jeter les yeux sur cette figure avant de se servir de la lancette. On peut voir, en effet, que cinq veines assez volumineuses peuvent être ouvertes dans le pli du coude. Ces veines sont : la médiane basilique, la médiane céphalique, la veine médiane, la céphalique et la basilique. La médiane basilique est ici en rapport tel avec l'artère que l'on s'expose à blesser celle-ci, si l'on n'a pas la précaution d'éviter cette artère par une manœuvre adroite consistant soit à éloigner la veine, soit à ponctionner celle-ci au moyen d'une section horizontale. Eu égard aux nerfs, on peut constater que les filets du nerf musculo-cutané et du brachial interne accompagnent toutes les veines superficielles, de sorte qu'il serait tout à fait puéril de donner la préférence à telle ou telle veine, en se berçant de l'espoir mal fondé d'éviter la blessure de ces nerfs. La saignée la mieux faite ne peut échapper complétement à cet accident. Cependant il est facile de s'assurer que les veines externes sont moins accompagnées de filets nerveux ; de sorte qu'à cet égard il serait préférable de saigner les veines céphalique ou médiane céphalique.

Dans tous les cas, on peut s'assurer que les veines sont contenues dans le dédoublement du fascia superficialis et qu'elles sont séparées de la peau par le feuillet superficiel du fascia superficialis. Chez les personnes grasses, les veines sont peu apparentes, tandis que chez les personnes maigres, elles font une saillie considérable. Si dans le premier cas, l'incision n'est pas facile, dans le second elle l'est, mais en revanche la veine fuit facilement.

Figure 2. — **Région du coude.**

Face antérieure. Plan profond.

EXPLICATION.

A. Coupe de la peau limitant la région.

B. Coupe du fascia superficialis et du tissu cellulo-graisseux sous-cutané.

C. Aponévrose superficielle de la région du coude.

D. Coupe du muscle biceps.

E. Muscle brachial antérieur.

F. Coupe du muscle long supinateur.

G. Muscles radiaux.

H. Coupe du muscle rond pronateur.

I. Coupe du muscle fléchisseur superficiel de doigts.

J. Coupe du muscle fléchisseur profond des doigts.

K. Coupe du muscle long supinateur à la partie inférieure de la région.

1. Artère humérale.

2. Artère collatérale interne.

3. Branche anastomotique entre l'artère collatérale interne et la récurrente cubitale antérieure.

4. Anastomose de l'artère récurrente radiale antérieure avec la collatérale externe venant de l'humérale.

5. Veines humérales s'anastomosant entre elles par des rameaux transversaux qui passent au devant de l'artère humérale.

7. Veine céphalique.

8. Veine médiane.

9. Veines basiliques.

10. Branches afférentes de la veine basilique.

11. Veines céphaliques.

12. Veine basilique.

13. Tendon du muscle biceps coupé.

14. Branches musculaires du nerf médian.

15. Branches musculaires du nerf radial.

16. Branches cutanées du nerf musculo-cutané.

APPLICATIONS A LA PATHOLOGIE ET À LA MÉDECINE OPÉRATOIRE.

Dans cette figure on peut trouver tous les éléments nécessaires pour comprendre toutes les espèces d'anévrysmes qui se sont montrées dans la région à la suite des plaies de l'artère humérale au pli du coude pendant l'opération de la saignée. En tenant compte des veines qui accompagnent l'artère, on comprend que l'anévrysme artério-veineux sera très-facile à se former. Bien plus, l'anévrysme artério-veineux peut s'établir entre l'artère humérale et la veine médiane basilique, malgré la présence de l'expansion aponévrotique du biceps. On peut encore s'assurer que l'artère humérale passe immédiatement au devant de l'articulation du coude sans décrire aucune courbe qui lui permette de suivre facilement les mouvements d'extension et de flexion de l'avant-bras. Or de cette disposition résultent deux conséquences : la première, c'est que dans l'extension forcée, dans la luxation en arrière du coude, dans la fracture transversale de l'extrémité inférieure de l'humérus, il n'est point rare de voir une déchirure de l'artère humérale. Cette déchirure étant suivie d'une absence complète du pouls dans la radiale, c'est après constatation de cette lésion qu'il devient nécessaire de pratiquer l'amputation du bras. La seconde consiste dans la possibilité d'arrêter le sang artériel dans la radiale et la cubitale par le moyen de la flexion forcée de l'avant-bras sur le bras. Ce mode de compression a été utilisé pour les plaies des artères radiale et cubitale et pour les anévrysmes qui siégent sur ces vaisseaux.

<hr/>

FIGURE 3. — **Région du coude.**

Face postérieure.

EXPLICATION.

A. Coupe de la peau limitant la région.
B. Coupe du fascia superficialis et du tissu cellulo-graisseux sous-cutané.
C. Coupe de l'aponévrose postérieure et superficielle du coude.
D. Coupe de l'aponévrose postérieure et superficielle du coude se continuant avec l'aponévrose superficielle de la face antérieure de la région.
D'. Arcade aponévrotique formée par l'aponévrose postérieure du coude.
E. Tendon d'insertion à l'olécrâne du muscle triceps brachial.
F. Portion externe du muscle triceps brachial.
F'. Portion interne du muscle triceps brachial.
G. Muscle cubital postérieur.

H. Coupe du muscle anconé.
I et J. Coupe du muscle extenseur commun des doigts.
K. Épicondyle de l'humérus.
K'. Épitrochlée de l'humérus.
L. Olécrâne.

1. Artère récurrente radiale postérieure.
2. Anastomose de l'artère récurrente radiale postérieure avec la collatérale externe.
3. Branche de l'artère collatérale externe.
4. Branche de l'artère collatérale interne de l'humérale.
5. Artère récurrente cubitale postérieure.
6 et 7. Veines récurrentes radiales postérieures.
8 et 9. Veines récurrentes cubitales postérieures.
10. Nerf cubital.

APPLICATIONS A LA PATHOLOGIE ET A LA MÉDECINE OPÉRATOIRE.

Les saillies osseuses qui se montrent de chaque côté de l'articulation du coude expliquent bien la fréquence des fractures qui atteignent l'extrémité inférieure de l'humérus. Ces fractures sont tantôt superficielles, tantôt profondes. Dans le premier cas, elles n'ont pas de gravité et consistent pour ainsi dire en une sorte de décollement de l'épiphyse (condyle ou trochlée), ou bien en une sorte d'arrachement des surfaces osseuses sur lesquelles s'insèrent des masses musculaires considérables. Dans ce cas le déplacement est peu considérable parce que les muscles et les aponévroses maintiennent les surfaces fracturées en un contact presque immédiat. Mais il est des exceptions dans lesquelles il y a eu un déplacement considérable. Nous avons nous-même observé un cas de fracture de l'épitrochlée suivie d'un déplacement tel, que le fragment est venu perforer la peau du pli du coude vers sa partie moyenne. Chose étonnante, après avoir parcouru le long trajet dans lequel il avait déchiré la veine médiane basilique, le fragment s'était rapproché de la portion interne du coude. On pourrait objecter que c'est la peau qui, s'étant déplacée, était venue se déchirer sur cette éminence osseuse. Je ne le crois pas, parce que la partie interne du coude ayant porté pendant la chute, on ne comprendrait pas comment la peau du pli du coude aurait pu venir par glissement recouvrir l'épitrochlée de l'humérus. Quand la fracture est plus profonde, elle ouvre nécessairement l'articulation du coude et de là résulte une gravité très-grande, eu égard surtout au retour des mouvements de l'articulation du coude. Dans cette circonstance, tantôt la fracture occupe le côté externe, tantôt la cavité interne de l'articulation ; quelquefois il y a en même temps une fracture transversale. Ce qui rend ces fractures dangereuses, c'est que le fragment est entraîné soit en haut, soit en bas, qu'il reste mobile et que le cal irrégulier qui les suit envahit nécessairement les surfaces articulaires. De là des ankyloses qu'il faut combattre autant que possible par des mouvements imprimés de bonne heure.

De l'étude des rapports des trois saillies osseuses du coude, épicondyle, épitrochlée, olécrâne, on peut tirer un excellent élément de diagnostic dans les fractures de l'extrémité inférieure de l'humérus et la luxation en arrière des deux os de l'avant-bras. Quand il y a luxation, l'olécrâne se porte en arrière de l'humérus et se porte plus ou moins haut, et alors les trois saillies osseuses citées plus haut qui sont sur la même ligne horizontale dans l'état normal pendant leurs rapports, et les deux tubérosités humérales se trouvent alors au-dessous du plan qui passerait au niveau de l'olécrâne. Qu'il y ait fracture de l'humérus à son extrémité inférieure, les rapports des trois saillies ne seront pas changés.

Eu égard aux fractures de l'olécrâne, nous n'avons qu'à faire remarquer que cette éminence osseuse fait une saillie plus grande dans la flexion de l'avant-bras sur le bras et qu'alors sa fracture est plus facile. Nous ajouterons que cette apophyse offre un bec, plus bas un col, et plus bas encore une base, de là la division naturelle de ces fractures en trois variétés.

La multiplicité des surfaces articulaires rend bien compte des variétés nombreuses admises dans les luxations du coude par tous les auteurs qui en ont fait une étude spéciale.

Les affections chroniques de l'articulation du coude exigent souvent la résection de toute l'articulation ou de l'une de ses parties. Il faut attaquer l'articulation par sa face postérieure. De tous les procédés qui ont été inventés et préconisés, celui de M. Nélaton est celui qui rend la manœuvre plus sûre et plus facile. En effet, en faisant une incision sur le côté externe de l'articulation, on découvre tout de suite l'articulation, le radius est promptement réséqué ainsi que le cubitus. La section de l'humérus exige quelques précautions pour le nerf cubital qui est sorti de sa gaîne, porté en dedans par un aide au moyen d'un crochet mousse. Pendant toute la manœuvre on ne risque pas de couper l'artère humérale, parce que celle-ci se trouve protégée par le muscle brachial antérieur.

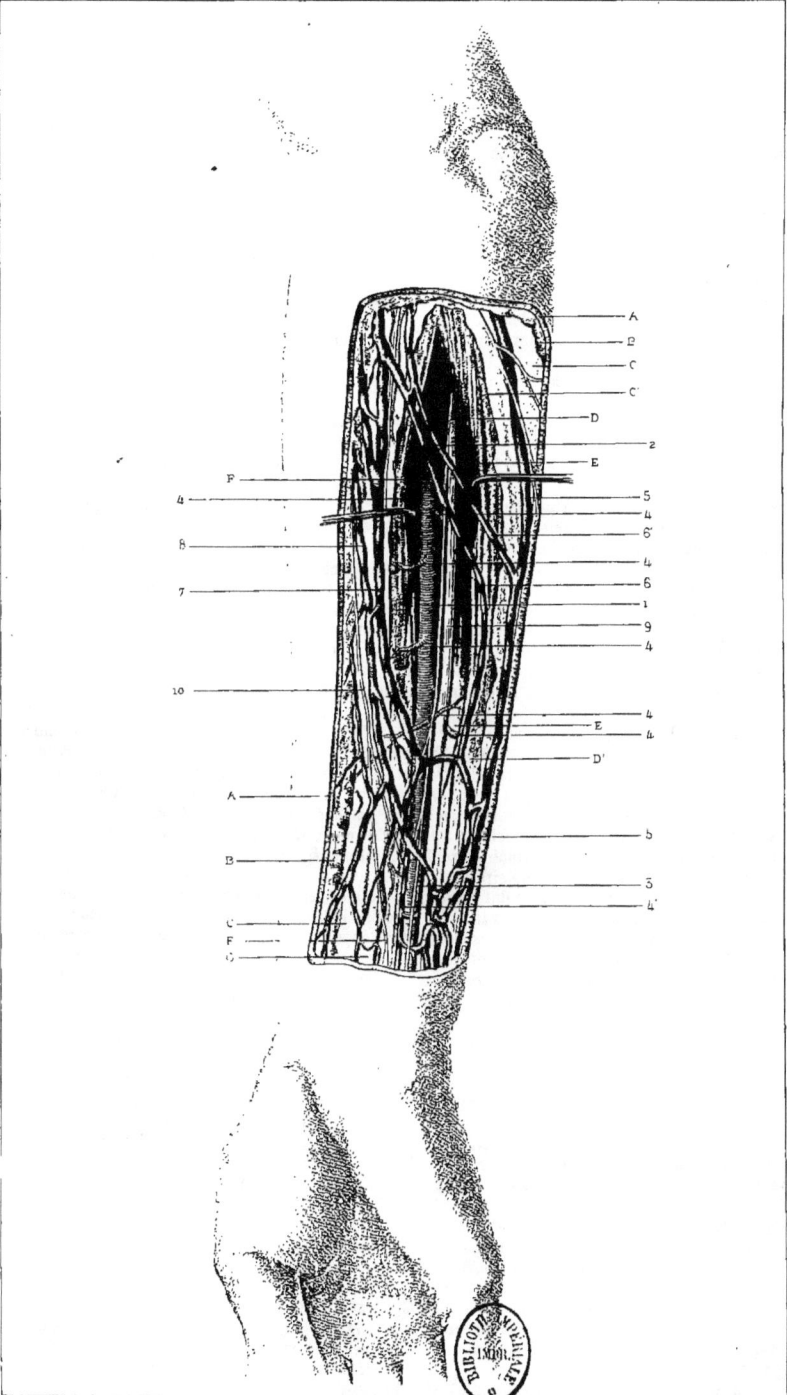

PLANCHE LXXVIII.

Région antibrachiale interne ou région cubitale.

EXPLICATION.

A. Coupe de la peau limitant la région.

B. Coupe du fascia superficialis et du tissu cellulo-graisseux sous-cutané.

C. Aponévrose de l'avant-bras au niveau de la région cubitale.

C'. Coupe de l'aponévrose antibrachiale donnant insertion aux muscles de l'avant-bras.

D. Muscle cubital antérieur satellite de l'artère cubitale.

D'. Tendon du muscle cubital antérieur.

E. Muscle fléchisseur profond des doigts.

E'. Tendons du muscle fléchisseur profond des doigts.

F. Muscle fléchisseur superficiel des doigts.

F'. Tendons du muscle fléchisseur superficiel des doigts.

G. Tendon du muscle grand palmaire ou radial antérieur.

1. Artère cubitale. (Point où l'on pratique la ligature de cette artère à la partie moyenne de l'avant-bras).

2. Artère cubitale plus profondément située. (Point où l'on fait la ligature de cette artère à la partie supérieure de la région.)

3. Artère cubitale dans la partie la plus inférieure de la région. (Point où cette artère est liée au tiers inférieur de l'avant-bras).

4. Branches musculaires fournies par l'artère cubitale.

5. Veines cubitales superficielles allant constituer la basilique.

6. Anastomoses des veines cubitales avec les veines médianes.

7 et 8. Veines médianes.

9. Nerf cubital.

10. Branche terminale du nerf musculo-cutané.

APPLICATIONS A LA PATHOLOGIE ET A LA MÉDECINE OPÉRATOIRE.

Cette figure est tout entière consacrée à donner les notions anatomiques nécessaires pour la ligature de l'artère cubitale dont les rapports avec les muscles et les nerfs et les autres organes ont été intégralement conservés. Pour avoir la direction de cette artère, le chirurgien tirera une ligne qui, partant de la tubérosité interne de l'humérus, irait aboutir au côté externe de l'os pisiforme. On peut encore se représenter cette direction par une ligne brisée dont la première partie aurait son origine au milieu du pli du coude, aboutirait à la réunion du tiers supérieur avec les deux tiers inférieurs du côté nterne de l'avant-bras et suivrait ensuite, à partir de ce point, la ligne que nous avons indiquée en premier lieu. Ce dernier tracé répond plus exactement au trajet parcouru par l'artère et tient compte de cette portion du vaisseau qui se dirige obliquement du pli du coude vers le côté interne de l'avant-bras. On a l'habitude, dans les traités de médecine opératoire, de porter les règles de ligature de cette artère en trois points différents de son trajet. Nous allons dès lors rappeler les règles qui guident le chirurgien pour la ligature du haut, à la partie moyenne et à la partie inférieure de l'avant-bras.

Tout à fait en haut, près de son origine, l'artère cubitale offre les mêmes rapports anatomiques que l'artère humérale, de sorte que pour sa ligature, il faudrait suivre le même procédé que pour lier l'artère humérale elle-même. Nous ne reviendrons pas sur ce sujet.

Pour faire la ligature de l'artère cubitale à la partie moyenne de l'avant-bras, nous trouvons dans cette planche des indications anatomiques indispensables. On peut voir, en effet, que l'artère cubitale est couchée sur le muscle fléchisseur profond, tandis qu'elle est recouverte par les muscles cubital antérieur et fléchisseur superficiel. On constate aussi que le nerf cubital est situé sur son côté interne. En outre, elle est brisée par l'aponévrose profonde de l'avant-bras, c'est-à-dire par le feuillet aponévrotique qui sépare le muscle fléchisseur profond des muscles de la couche superficielle. Ces notions anatomiques étant acquises, il est facile de faire la ligature de cette artère, qui en raison de sa situation profonde pourrait échapper à un chirurgien peu instruit. Voici les règles de cette opération. Suivant la ligne tracée, on fait une incision qui n'intéresse que la peau et le tissu cellulaire et qui offre environ 6 à 7 centimètres de longueur. On arrive sur l'aponévrose d'enveloppe qui donne insertion au cubital antérieur et au fléchisseur superficiel. On cherche le premier espace intermusculaire que l'on reconnaît à une ligne jaunâtre ; si on ne le trouve pas, on fait glisser la peau jusque sur le bord interne du cubitus, on revient en avant sur l'aponévrose d'enveloppe du membre sur laquelle on reconnaît bientôt cet espace. On incise directement sur cet espace et l'on écarte les muscles au-dessous desquels on trouve l'aponévrose profonde. On incise celle-ci en dédolant et l'on rencontre le nerf cubital ; l'artère est au côté externe de ce nerf. Il n'est point rare de rencontrer l'artère dans cette situation, il y a alors anomalie et l'artère est plus superficielle, elle est sous l'aponévrose superficielle suivant le bord externe du cubital antérieur, quelquefois on l'a même vue sous la peau. Fort de ces notions, le chirurgien ne se laissera pas surprendre, et s'il lui arrivait de ne pas rencontrer le vaisseau à sa place habituelle, il n'hésiterait pas à aller le chercher sous la peau ou sous l'aponévrose superficielle.

Vers le tiers inférieur, l'artère cubitale est couchée sur le muscle fléchisseur profond et recouverte par l'aponévrose profonde de l'avant-bras déjà fortement amincie ; plus bas elle est placée sous le tendon du muscle cubital antérieur, recouverte par l'aponévrose superficielle et par la peau. M. Malgaigne a montré qu'en renversant la main en arrière, on soulève la couche profonde des muscles, au point qu'on peut voir, chez beaucoup de sujets, l'artère cubitale battre à fleur de peau et que rien ne serait plus facile que de passer une épingle au-dessous d'elle. Cette position fournit donc une ressource utile lorsqu'on veut la lier. Mais le point de ralliement le plus essentiel est le tendon du muscle cubital antérieur.

Voici le procédé pour cette ligature : on fait une incision de 5 à 6 centimètres se terminant à 2 ou 3 centimètres au-dessus du pli du poignet, on arrive sur l'aponévrose superficielle ou d'enveloppe que l'on fend dans toute l'étendue de la plaie. On découvre ainsi le premier point de ralliement qui est le tendon du muscle cubital antérieur. Sur le côté externe de ce tendon, on incise l'aponévrose profonde qui recouvre l'artère cubitale et le nerf cubital. On charge de dedans en dehors pour éviter la blessure de ce nerf.

Les lésions physiques, telles que, plaies, contusions, fractures, ne sont point rares, et cela s'explique facilement par l'attitude que l'on prend quand on veut se défendre contre une agression ou bien quand on fait une chute. Aussi les plaies de l'artère cubitale se montrent souvent dans la pratique. Depuis à peine six mois que je suis attaché à l'hôpital Saint-Antoine où viennent les ouvriers ébénistes du quartier, j'ai pu constater trois fois la blessure de ce vaisseau par des instruments tranchants ; dans un cas récent, il y avait simultanément section du nerf cubital.

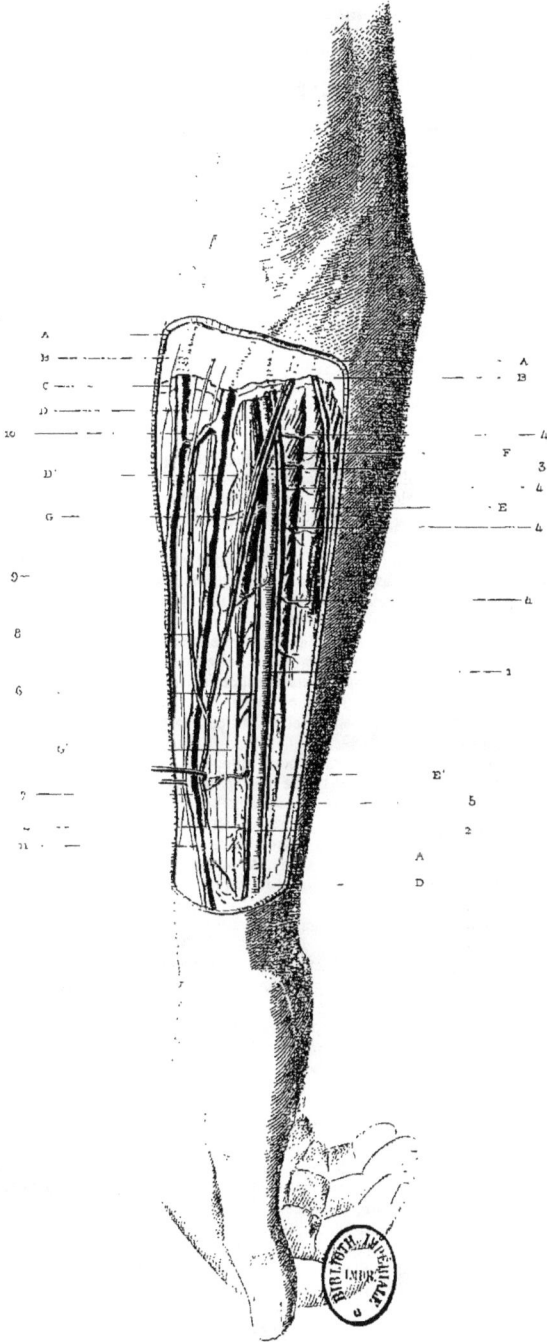

F. Huon del   Imp. Ch. Chardon ainé   Paris   Debray sc

LIBRAIRIE GERMER BAILLIÈRE

PLANCHE LXXIX.

Région antibrachiale externe ou radiale.

EXPLICATION.

A. Coupe de la peau limitant la région.
B. Feuillet superficiel du fascia superficialis.
C. Feuillet profond du fascia superficialis.
D. Aponévrose antibrachiale.
D′. Coupe de l'aponévrose antibrachiale.
E. Muscle grand palmaire.
E′. Tendon du muscle grand palmaire.
F. Muscle rond pronateur.
G. Muscle long supinateur.
G′. Tendon du muscle long supinateur.

1. Artère radiale à sa partie moyenne.

2. Artère radiale vers sa partie inférieure.
3. Artère radiale vers sa partie supérieure.
4. Branches musculaires fournies par la radiale sur son trajet.
5. Veine radiale interne.
6. Veine radiale externe.
7. Veines radiales superficielles.
8. Anastomose entre les veines radiales superficielles.
9. Branche des veines radiales.
10. Branches nerveuses terminales du nerf musculo-cutané.
11. Nerf radial.

APPLICATIONS A LA PATHOLOGIE ET A LA MÉDECINE OPÉRATOIRE.

Pour suivre le trajet de l'artère radiale, il convient de tirer une ligne, qui, partant du milieu du pli du coude, descende en dehors jusqu'au milieu de l'espace qui sépare l'apophyse styloïde radiale du tendon du grand palmaire. On peut lier cette artère dans deux points de la région qui nous occupe. Sa ligature au niveau de son origine exige les mêmes notions et les mêmes préceptes que pour la ligature de l'artère humérale, nous n'avons donc pas à nous en occuper actuellement.

En haut de la région ou vers la partie moyenne de l'artère, voici comment il faut étudier les rapports anatomiques. On peut voir que l'artère marche dans un espace intermusculaire limité en dehors par le muscle long supinateur et en dedans par le muscle rond pronateur, en haut et plus bas par le muscle grand palmaire. Elle est recouverte par le bord interne du muscle long supinateur qui devient son satellite. Le nerf radial est situé plus en dehors de l'axe du membre. Voici quels sont les organes que l'on rencontrera quand on ira sur cette artère. Après la peau, le tissu cellulaire sous-cutané, on risque d'avoir la veine médiane sous le bistouri, dans cette circonstance on aura soin de porter ce vaisseau vers un des côtés de l'incision afin d'éviter sa blessure. Dans une seconde incision on divise l'aponévrose et l'on met à nu le bord interne du muscle long supinateur. On relève alors le bord interne de muscle et l'on tombe ainsi sur l'aponévrose profonde qui bride les vaisseaux. On coupe celle-ci en dédolant et l'on charge l'artère à droite ou à gauche indistinctement parce que le nerf radial est assez éloigné de l'artère.

Au tiers inférieur de la région, l'artère radiale est devenue tellement superficielle qu'elle est sensible au toucher et que là elle sert habituellement à constater l'état du pouls. Elle n'est plus recouverte, en effet, que par la peau et l'aponévrose superficielle de la région. Elle est côtoyée par deux veines, comme on peut le voir, et le nerf radial se trouve éloigné d'elle beaucoup plus en dehors. Pour pratiquer sa ligature, on fera sur le trajet de la ligne que nous avons tracée, une incision de 5 centimètres partant de 3 centimètres au-dessus du pli du poignet, ou mieux de la limite de la région que nous avons représentée sur notre planche. Après avoir traversé la peau A et le tissu cellulo-graisseux D, on arrivera sur l'aponévrose superficielle au-dessous de laquelle se trouve le paquet vasculaire et dont la transparence est quelquefois tellement grande qu'elle permet de voir l'artère avant qu'on ait pratiqué sa section. C'est alors qu'en dédolant on fend cette aponévrose dans toute l'étendue de la plaie et que l'on arrive sur l'artère qui sera chargée de dehors en dedans ou en sens inverse, suivant la volonté du chirurgien.

Dans nos considérations, nous avons abordé directement le sujet le plus important inhérent à cette planche ; mais il nous reste à dire quelque chose sur les applications chirurgicales qui se rapportent aux lésions physiques ou vitales de cette région.

Eu égard aux lésions physiques, nous ferons remarquer que sous la peau de cette région se trouvent des veines et des vaisseaux lymphatiques nombreux. Ici les veines sont très-nombreuses et très-volumineuses, elles offrent des anastomoses larges, soit avec les veines superficielles, soit avec les veines profondes. Leur volume permettrait certainement la saignée, dans le cas où la phlébotomie ne pourrait se faire au pli du bras. En tous cas, si elles sont coupées, elles pourront donner lieu à un écoulement sanguin assez abondant. Elles constituent les veines radiales superficielles, et après avoir reçu une branche de la veine médiane, elles forment la veine céphalique qui elle aussi peut être saignée. Il est inutile de dire que dans une plaie d'une ou de plusieurs de ces veines, il faudrait enlever les vêtements du membre parce que la compression qu'ils exercent sur la racine du membre est suffisante quelquefois pour entretenir l'hémorrhagie.

Les vaisseaux lymphatiques de la région sont nombreux et leur inflammation est une complication des plaies de la main ou de la région, aussi fréquente que la phlébite, l'érysipèle et le phlegmon.

D'autres organes peuvent être atteints dans les blessures de l'avant-bras, ce sont les muscles et les nerfs. Les muscles que nous trouvons ici sont les muscles long supinateur, radicaux externes, rond pronateur, grand palmaire ; l'absence des mouvements auxquels ils président serait suffisante pour indiquer qu'ils sont compris dans une plaie, mais leur blessure est loin d'offrir la même garantie que la lésion du nerf radial. En effet, quand celui-ci est atteint, la sensibilité et la motilité sont détruites ou abolies dans toutes les ramifications nerveuses qui sont situées au-dessous de la blessure. Aussi nous ne saurions trop recommander d'explorer la sensibilité et la motilité à la suite des plaies de l'avant-bras, et toutes les régions en général, afin de pouvoir porter un pronostic certain. Rien ne sera plus facile à exécuter que cette opération, si l'on a bien présentes à la mémoire les distributions topographiques de ces nerfs auxquels nous faisons allusion.

C'est le moment de parler des fractures de l'avant-bras et d'en expliquer les caractères avec les notions que nous fournit non-seulement cette planche, mais encore avec celles qui nous sont données, soit par la planche qui précède celle-ci, soit par la planche qui suit. On peut voir, en effet, que les deux os de l'avant-bras sont séparés par un espace comblé par un feuillet fibreux appelé *ligament interosseux*. Ce ligament empêche un écartement des deux os de l'avant-bras, mais il n'empêche point un rapprochement de ces deux os vers l'axe de l'avant-bras. Aussi que ces os qui sont maintenus à distance par leurs articulations supérieure et inférieure viennent à éprouver une solution de continuité vers la partie moyenne, par exemple, les quatre fragments vont converger vers l'axe de l'avant-bras et combler l'espace interosseux. Laissant les os se consolider dans cette position, ce serait laisser se produire un cal qui les confondrait en un seul os, et ce serait par conséquent se condamner à la perte des mouvements de pronation et de supination qui ne sont possibles qu'à la condition qu'il y ait indépendance entre les axes des deux os de l'avant-bras. Il faut donc, dans les fractures, remplir une indication capitale, à savoir : éloigner ces fragments du centre du bras pour que les deux os se consolident séparés. Comment obtiendra-t-on ce résultat ? En refoulant les chairs, les muscles, surtout dans l'espace interosseux, au moyen de compresses graduées placées sur la face antérieure et la face postérieure de l'avant-bras. Mais ici nous devons signaler un danger, commun, du reste, à tous les appareils appliqués sur l'avant-bras ; nous voulons parler de la gangrène qui est consécutive à l'application de ces appareils. Cet accident, qui se manifeste sur les doigts par des plaques noirâtres accompagnées de phlyctènes, est dû à ce que les artères radiale et cubitale refoulées sur les os, le radius et le cubitus, se trouvent oblitérées par cette compression. Pour éviter cet accident, il faut que la compression soit modérée et que la circulation artérielle ne soit pas arrêtée. On s'en assure en palpant le pouls sur l'artère radiale.

FIG.1.

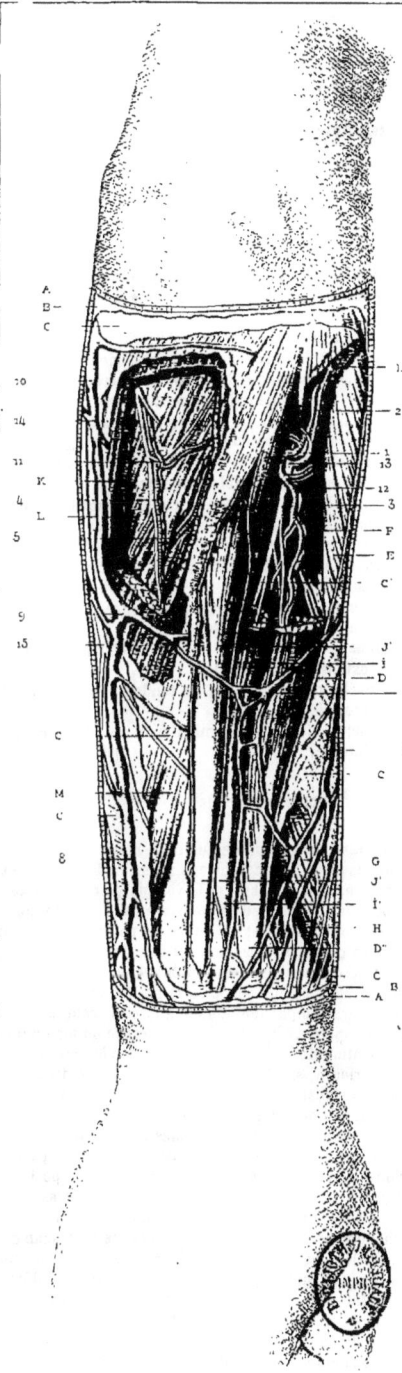

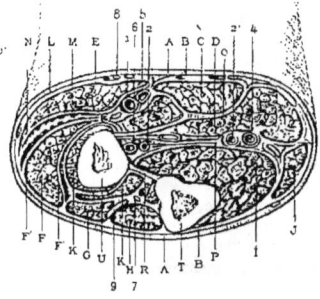

FIG.2.

Sebin sc.

PLANCHE LXXX.

FIGURE 1. — Région antibrachiale.

Face postérieure.

EXPLICATION.

A. Coupe de la peau limitant la région.

B. Fascia superficialis et tissu cellulaire sous-cutané.

C. Aponévrose superficielle de l'avant-bras.

C′. Coupe de la gaîne aponévrotique du muscle extenseur propre du petit doigt.

D. Extenseur commun des doigts.

D′. Coupe de l'extenseur commun des doigts vers ses insertions supérieures.

D″. Tendon principal du muscle extenseur commun des doigts s'engageant dans sa gaîne aponévrotique.

E. Muscle premier radial externe.

F. Muscle second radial externe.

G. Muscle grand abducteur du pouce, et plus en dedans, muscle petit extenseur du pouce.

H. Même muscle vu un peu plus bas.

I. Faisceau interne du muscle extenseur commun des doigts.

I′. Tendon du faisceau interne du muscle extenseur commun des doigts.

J. Corps du muscle extenseur propre du petit doigt.

J′. Tendon du muscle extenseur propre du petit doigt contenu dans sa gaîne aponévrotique ouverte.

K. Coupe du muscle cubital postérieur.

L. Fibres profondes du muscle cubital postérieur.

M. Fibres les plus inférieures du muscle cubital postérieur encore recouvertes de leur gaîne aponévrotique.

1. Artère récurrente radiale postérieure, se distribuant aux muscles de la région radiale postérieure.

2. Branche ascendante de l'artère récurrente radiale.

4. Artère récurrente cubitale postérieure.

5. Branche profonde de l'artère récurrente cubitale.

6. Veines afférentes de la veine radiale superficielle.

7. Anastomose entre les veines qui vont constituer les radiales et les cubitales superficielles.

8. Veine afférente de la veine cubitale superficielle.

9. Point où affluent les anastomoses superficielles et profondes des veines postérieures de l'avant-bras.

10. Tronc des veines afférentes postérieures de la cubitale superficielle.

11. Veine récurrente cubitale postérieure.

12. Veine récurrente radiale postérieure.

13. Branche du nerf radial allant se distribuer aux muscles extenseurs des doigts.

14. Branche du nerf cubital se rendant au muscle cubital postérieur.

15. Branche interne et terminale du nerf brachial cutané interne.

APPLICATIONS A LA PATHOLOGIE ET A LA MÉDECINE OPÉRATOIRE.

Les lésions physiques de cette région n'offrent pas, en général, un grand danger, parce que nous n'avons ici aucun vaisseau ni aucun nerf capables de compromettre l'existence. Ainsi, que les plaies, les contusions superficielles ne soient pas dangereuses, elles n'atteindront guère que les vaisseaux veineux qui sont sous la peau ; or le volume de ceux-ci n'est pas assez considérable pour qu'il y ait à redouter une hémorrhagie. Que la lésion dépasse l'aponévrose, elle portera son effet sur des muscles qui n'ont par eux-mêmes qu'un usage relatif à certains mouvements et qui au besoin pourront être remplacés par des congénères. Les nerfs qui, profondément, sont susceptibles d'être blessés, ne sont que des branches du nerf radial qui fournit à tous les extenseurs de l'avant-bras. L'artère interosseuse postérieure, branche de la cubitale et quelquefois de la radiale, est trop profondément située et trop bien protégée par les muscles et par les aponévroses pour que sa blessure soit à redouter. Néanmoins si cet accident arrivait, il serait impossible d'aller à la recherche de ce vaisseau ; nous pensons que, dans ce cas, il serait préférable de faire le tamponnement avec le perchlorure de fer ou bien la compression de l'artère humérale. Si tous les moyens échouaient, la ligature de l'humérale au pli du coude serait indiquée. Les inflammations qui peuvent atteindre la région antibrachiale postérieure, si elles ne sont pas toujours très-graves, n'en offrent pas moins quelques caractères spéciaux que nous devons signaler. Ainsi les inflammations sous-cutanées, phlegmoneuses, n'y sont point rares, et tantôt elles y sont propres, et tantôt elles y sont venues d'ailleurs. Celles qui sont primitives s'y développent soit spontanément, soit à la suite de plaies ou de contusions; elles ne présentent rien de particulier. Celles qui y arrivent du voisinage viennent tantôt de la région olécranienne, tantôt de la région palmaire. Ainsi rien n'est plus fréquent que de voir une plaie, une contusion de la bourse séreuse qui revêt la face postérieure de l'olécrâne, être le point de départ d'un phlegmon qui s'étend rapidement à la face postérieure de l'avant-bras.

Quand les inflammations sont sous-aponévrotiques, elles sont très-dangereuses parce qu'elles sont multiples. En effet, dans cette région, nous trouvons deux couches de muscles, dans chaque couche il y a plusieurs muscles et chacun d'eux est, pour ainsi dire, logé dans une gaîne aponévrotique, ainsi qu'on peut le constater sur notre planche. Or, que l'inflammation arrive au milieu de tous les organes, elle va se confiner dans chaque gaîne qui, présentant des propriétés différentes en étendue, en vascularisation, présenteront aussi un mode spécial d'inflammation, de suppuration, tout à fait indépendant de celui qui l'avoisine. De là, des abcès dans diverses gaînes, à diverses profondeurs et à des périodes d'évolutions différentes. Quel est le chirurgien assez habile pour suivre l'évolution de chacun d'eux, pour les ouvrir en temps opportun, et quel est aussi celui qui osera se vanter de les ouvrir par une seule incision, comme on pourrait à la rigueur le faire pour un phlegmon de la partie interne de l'avant-bras ?

En bas de la région, les muscles extenseurs des doigts sont logés dans des étuis fibreux, d'autant plus forts qu'on se rapproche davantage du poignet. Presque tous les tendons présentent en outre une coulisse synoviale qui est assez souvent le siége d'une maladie que M. Velpeau a désignée sous le nom d'aï ou de *ténosite*. A l'hôpital Saint-Antoine, nous avons eu de fréquentes occasions d'observer cette maladie. Si l'on embrasse la partie gonflée avec la paume de la main, on sent une crépitation fine qui se traduit à l'oreille par un bruit de frottement. Tout récemment, j'ai montré à mes élèves, à l'hôpital Saint-Antoine, deux exemples remarquables de cette affection siégeant sur les extenseurs du pouce. Quand on appliquait l'oreille ou le stéthoscope sur la tumeur, on entendait un bruit de frottement de cuir neuf très-prononcé et quelquefois un bruit musical très-accentué.

Le radius est recouvert par des muscles dans tous les sens, aussi est-il difficile de l'atteindre en avant ou en arrière. Cependant sur le côté externe, on le découvre assez facilement en écartant les muscles radiaux externes et c'est dans ce point qu'il convient de le dénuder quand on veut le réséquer, soit à la suite de nécrose ou de carie, soit à la suite de plaies ou de cals vicieux.

FIGURE 2. — **Coupe transversale de l'avant-bras vers sa partie moyenne.**

EXPLICATION.

A. Coupe circulaire de la peau comme dans une amputation de l'avant-bras, du fascia superficialis et du tissu cellulo-graisseux sous-cutané.

B. Coupe de l'aponévrose antibrachiale.

C. Muscle grand palmaire.

D. Muscle fléchisseur superficiel des doigts.

E. Muscle long supinateur.

F. Muscles radiaux externes.

F'. Aponévrose qui sépare les muscles radiaux du muscle court supinateur.

F''. Aponévrose qui sépare les deux muscles radiaux externes.

G. Extenseur commun des doigts et extenseur propre du petit doigt.

H. Cubital postérieur.

I. Muscle fléchisseur profond des doigts.

J. Cubital antérieur.

K. Court supinateur.

L. Aponévrose superficielle de la face antérieure de l'avant-bras recouvrant le muscle long supinateur.

M et N. Aponévrose séparant le muscle long supinateur des muscles radiaux externes.

O. Aponévrose qui sépare le muscle grand palmaire des muscles fléchisseurs des doigts.

P. Aponévrose séparant les muscles fléchisseurs superficiels et profonds des doigts.

R. Aponévrose antibrachiale ou plutôt ligament interosseux de l'avant-bras.

S. Cloison fibreuse séparant le muscle cubital antérieur et le muscle fléchisseur superficiel. (C'est à travers cet espace qu'il faut aller à la recherche de l'artère cubitale quand on veut en pratiquer la ligature.)

T. Cubitus.

V. Radius.

1. Artère radiale.

2. Artère interosseuse.

2'. Artère cubitale.

4. Veine cubitale.

5. Veine radiale.

6. Veine interosseuse.

7. Nerf radial et vaisseaux interosseux postérieurs.

8. Veines radiales superficielles.

9. Nerf radial.

APPLICATIONS A LA PATHOLOGIE ET A LA MÉDECINE OPÉRATOIRE.

La figure 2 de cette planche, a été faite pour fournir des données relatives à l'amputation de l'avant-bras et aux inflammations de cette même région.

Cette coupe transversale de la région antibrachiale à sa partie moyenne montre bien les vaisseaux qu'il faut lier. Or, ces vaisseaux sont au nombre de trois : 1° l'artère radiale, 2° l'artère cubitale, 3° l'artère interosseuse.

Le premier vaisseau à lier est l'artère radiale. Celle-ci se trouve en avant et presque vers la partie médiane de la région, à peu près à égale distance de la peau et du radius. On peut la voir recouverte par le bord interne du muscle long supinateur, séparée de la peau par l'aponévrose d'enveloppe d'abord, puis par le muscle long supinateur et par l'aponévrose profonde qui constitue la paroi postérieure de la gaîne de ce même muscle. On peut s'assurer aussi que le nerf radial est en dehors de l'artère et qu'il est à peu près impossible de le comprendre dans une même ligature que l'artère.

Le second vaisseau qu'il importe de lier est l'artère cubitale. On peut la voir tout à fait en dedans du moignon entre les deux couches musculaires de la région antibrachiale interne. Le nerf cubital est en dedans d'elle. On peut voir aussi que, pour arriver sur ce vaisseau, il faut passer dans le premier espace intermusculaire, c'est-à-dire entre le muscle cubital antérieur et le muscle fléchisseur superficiel.

Enfin la troisième artère qui doit être oblitérée après l'amputation, est l'artère interosseuse. Cette artère, comme son nom l'indique, est située dans l'espace interosseux au devant du ligament interosseux. Comme toutes les artères, elle est élastique, c'est-à-dire qu'elle se rétracte ; or le ligament interosseux ne subit point de rétraction, de sorte qu'il faut aller le chercher quelquefois très-loin dans les chairs. Il arrive même quelquefois qu'elle est contenue dans une sorte de gaîne aponévrotique, et qu'alors sa rétraction est telle, qu'elle échappe aux yeux du chirurgien le plus attentif. On croit la saisir et l'on ne saisit guère que les parois de cette gaîne ; on croit lier quelque chose, on serre et l'on ne lie rien du tout ; le vaisseau est plus loin. Pour remédier à tout cela, il suffit de couper cette gaîne d'avant en arrière et l'on finit par découvrir le vaisseau à la ligature duquel on peut dès lors procéder.

On sait que l'artère interosseuse fournit une branche qui constitue l'interosseuse postérieure et qui vient quelquefois aussi de l'artère cubitale. Ce tronc est assez volumineux pour exiger un lien. On peut le voir représenté en arrière du ligament interosseux. Dans une amputation de l'avant-bras que nous avons pratiquée il y a quelques mois, à l'hôpital Saint-Antoine, nous n'avons pas eu besoin de recourir à la ligature de ce vaisseau, et il ne s'est pas produit d'hémorrhagie, ni primitive, ni consécutive.

Eu égard aux inflammations phlegmoneuses, on peut voir qu'elles ne pourront guère se propager qu'à la condition qu'elles occuperont les espaces cellulaires, les interstices intermusculaires. Or, ces interstices se voient partout où il y a des vaisseaux, et c'est précisément dans ce point que nous voyons se développer les phlegmons, les phlébites, les angioleucites.

FIG. 1.

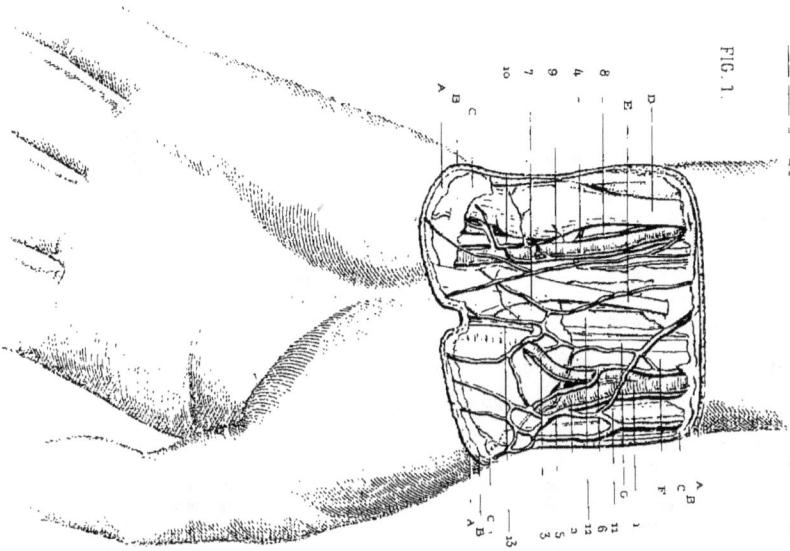

FIG. 2.

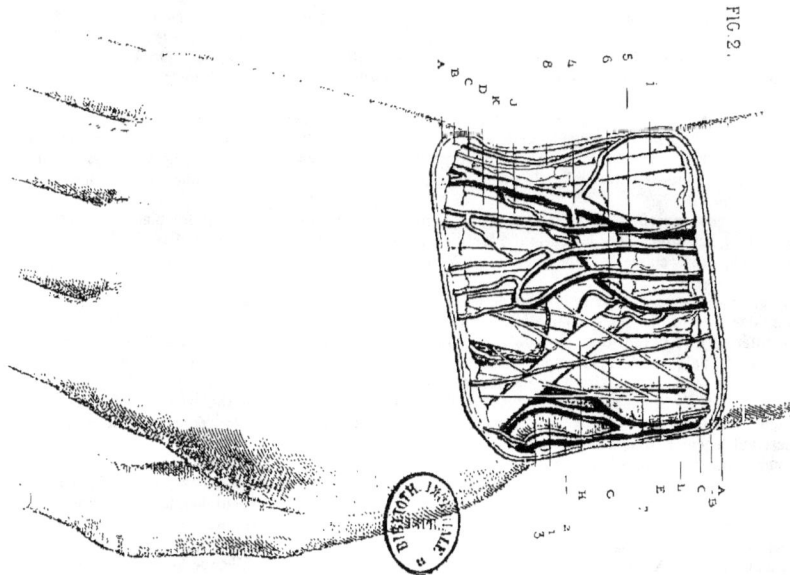

J Bion del   Imp ch Chardon aine   Paris   Debray sc

LIBRAIRIE GERMER BAILLIERE.

PLANCHE LXXXI.

FIGURE 1. — **Région du poignet.**

Face antérieure.

EXPLICATION.

A. Coupe de la peau limitant la région.

B. Coupe du fascia superficialis et du tissu cellulo-graisseux sous-cutané.

C. Coupe de l'aponévrose superficielle.

D. Tendon du muscle cubital antérieur allant s'insérer sur l'os pisiforme et de là sur l'extrémité antérieure et supérieure du cinquième métacarpien.

E. Tendon du muscle petit palmaire se continuant avec l'aponévrose palmaire.

F. Tendons des muscles grand palmaire et fléchisseurs des doigts.

G. Nerf médian.

12. Tendons du muscle fléchisseur superficiel des doigts.

1. Artère radiale.

2. Branche dorsale de l'artère radiale.

3. Branche palmaire de l'artère radiale.

4. Artère cubitale.

5. Veines superficielles du poignet formant un réseau d'où naissent les veines médianes et céphaliques ou radiales.

6. Veines profondes communiquant avec le réseau veineux superficiel.

7. Veines anastomotiques entre le réseau superficiel et le réseau profond.

8. Veines cubitales.

9. Autre veine profonde de la région devenant superficielle.

10. Nerf cubital dans ses rapports avec l'artère cubitale.

11. Nerf radial dans ses rapports avec l'artère radiale.

13. Nerf superficiel ou cutané branche du nerf médian.

APPLICATIONS A LA PATHOLOGIE ET A LA MÉDECINE OPÉRATOIRE.

Les lésions physiques de la face antérieure du poignet sont d'autant plus fréquentes que cette région est presque complétement à découvert. Les plaies, les contusions, les déchirures qui ne traversent pas l'aponévrose superficielle n'ont aucun danger par elles-mêmes, mais elles sont toujours sérieuses néanmoins par les complications qui peuvent les accompagner. La phlébite, l'angioleucite, le phlegmon diffus, l'érysipèle, sont les affections qui suivent quelquefois ces plaies. La délicatesse de la peau, la finesse du tissu cellulaire sous-cutané, le réseau très-fin de veines et de lymphatiques rendent bien compte de ces inflammations secondaires. Les lésions physiques qui traversent l'aponévrose offrent une gravité toute particulière. Les artères radiale et cubitale, le tronc radiopalmaire, sont situés presque au-dessus de cet appendice. Il y a deux mois à peine que j'avais dans mon service à l'hôpital Saint-Antoine, un ouvrier qui s'était blessé à la partie interne du poignet. L'artère cubitale avait été atteinte et il y avait une hémorrhagie abondante. L'interne de garde lia les deux bouts divisés dans le fond de la plaie et la guérison s'est opérée sans accident. Le fil supérieur tomba au huitième jour, l'inférieur resta un ou deux jours de plus. Du reste, l'artère cubitale parcourant toute l'étendue de la région et de venant de plus en plus superficielle est exposée aux blessures. L'artère radiale ne parcourt que les deux tiers de la partie interne de la région et elle devient de plus en plus profonde ; elle est dès lors moins exposée que l'artère cubitale. Le tronc radio-palmaire qui vient de l'artère radiale se trouve très-superficiel, il est vrai, à la racine de la main, mais il ne tarde pas à s'enfoncer au milieu des muscles et se met ainsi à l'abri de toute blessure. Mais quand un instrument vulnérant a traversé l'aponévrose, il peut facilement arriver jusque sur ces vaisseaux, de là des hémorrhagies graves qui compliquent quelquefois les plaies du poignet. Cette gravité est due non-seulement au volume des artères coupées, mais encore à la multiplicité et à la largeur de leurs anastomoses. De là la nécessité dans laquelle se trouve le chirurgien d'aller chercher les deux bouts dans le fond de la plaie, car s'il se contente de lier le bout supérieur, l'hémorrhagie continue par le bout inférieur.

Le nerf médian devenu superficiel dans la région du poignet, est souvent atteint dans les plaies transversales. On reconnaîtra sa lésion à l'abolition dans la sensibilité tactile à la face palmaire des doigts où il se distribue. Les tendons des muscles palmaires, des fléchisseurs superficiel ou profond peuvent être coupés, et de là résulte la perte de l'usage de ces muscles.

La disposition anatomique des gaînes synoviales de ces tendons ainsi que celle des gaînes celluleuses qui accompagnent les artères, démontrent que les inflammations profondes de la paume de la main, peuvent suivre trois voies pour arriver à la face antérieure de l'avant-bras. En effet, la gaîne synoviale des tendons arrive presque vers la partie moyenne de la face antérieure du poignet, de là l'inflammation peut envahir le tissu cellulaire qui est autour des muscles et des vaisseaux profonds. Par le tissu cellulaire qui accompagne l'artère cubitale et le tronc radio-palmaire et même l'artère radiale, l'inflammation phlegmoneuse passe facilement de la paume de la main à la face antérieure de l'avant-bras. Cette synoviale du poignet que nous verrons plus loin à la paume de la main est susceptible de s'enflammer et de produire des fongosités sur lesquelles nous aurons à revenir plus loin.

Plus profondément, nous trouvons les os qui composent le squelette de la région, ce sont : les extrémités inférieures du radius et du cubitus et la première rangée du carpe. La fracture du radius est celle qui se présente le plus souvent et elle a lieu dans la chute sur la paume de la main. Cette fracture a été prise pendant longtemps pour une luxation du poignet, mais aujourd'hui on sait que cette luxation est très-rare, tandis que la fracture du radius est très-fréquente. La disposition de l'extrémité inférieure du radius, ses rapports avec les os du carpe, sa fragilité expliquent bien la fréquence de ces fractions dans lesquelles le fragment inférieur se porte en arrière, tandis que le fragment supérieur se porte en avant. De là résulte une déformation caractéristique du poignet sur laquelle les chirurgiens se basent aujourd'hui pour porter leur diagnostic. Au reste, cette fracture ne peut guère avoir un déplacement considérable des fragments, parce que l'espace interosseux n'existe plus en bas, et surtout à cause des gaînes fibreuses et des tendons nombreux qui entourent dans presque tous les sens les fragments du radius. Aussi, il ne faut appliquer d'appareil que dans les cas où la déformation est considérable, et même dans ces cas, il faut être prudent et faire exécuter promptement des mouvements à la main et au poignet, si l'on veut éviter les roideurs articulaires et les adhérences des tendons dans leurs gaînes synoviales.

FIGURE 2.

Face postérieure.

EXPLICATION.

A. Coupe de la peau limitant la région.

B. Coupe du fascia superficialis et du tissu cellulo-graisseux sous-cutané.

C. Coupe de l'aponévrose superficielle de la région de la face profonde de laquelle on voit partir des cloisons fibreuses pour les tendons des muscles de la face postérieure de la région.

D, J, K. Tendons des extenseurs des doigts.

H. Tendon du long extenseur propre du pouce.

I. Tendon de l'extenseur propre du petit doigt.

E. Tendon du premier radial externe.

G. Tendon du second radial externe.

L. Apophyse styloïde du radius donnant insertion au ligament latéral externe de l'articulation du poignet et au tendon du muscle long supinateur.

1. Artère radiale dans le premier espace intermétacarpien.

2 et 3. Veines qui accompagnent l'artère radiale.

4. Veines allant constituer la veine cubitale.

5, 6. Veines superficielles de la région.

7. Nerfs superficiels et cutanés du nerf radial.

8. Nerf superficiel du nerf cubital.

APPLICATIONS A LA PATHOLOGIE ET A LA MÉDECINE OPÉRATOIRE.

Les plaies superficielles de la face du poignet sont relativement peu dangereuses parce qu'elles n'intéressent que quelques veines. Il est vrai que les blessures de celles-ci sont suivies de phlébites. Les contusions superficielles sont souvent suivies d'épanchements sanguins, ce qui s'explique par la présence d'un réseau veineux très-serré et composé de veines assez volumineuses. Les plaies profondes ne présentent qu'un danger sérieux et immédiat, c'est la blessure de l'artère radiale. On peut voir que ce vaisseau est situé sur le côté externe et inférieur de la région, et dès lors toute la plaie qui siégera dans ce point sera susceptible d'avoir la complication d'hémorrhagie.

Est-il nécessaire de dire maintenant que la section des tendons des extenseurs quels qu'ils soient sera suivie de l'abolition de l'usage du muscle auquel ils correspondent, et qu'il suffira d'examiner chaque doigt en particulier pour connaître s'il y a lésion de tendon.

Deux opérations sont pratiquées dans cette région : la ligature de l'artère radiale, et la résection du poignet. En étendant fortement le pouce, on fait saillir en arrière les tendons des muscles grand abducteur et long extenseur. Dans la dépression qui existe entre eux et que l'on appelle *tabatière anatomique*, on sent battre l'artère radiale. On fait une incision dans la direction du tendon du grand abducteur, on coupe l'aponévrose sur la sonde cannelée et l'on trouve l'artère au fond de la plaie.

Quant à la résection nécessitée souvent pour tumeur blanche du poignet, on ne peut la pratiquer que par la face dorsale du poignet. Comment, en effet, chercher à couper l'extrémité inférieure du radius et du cubitus en passant par la face antérieure du poignet? Ne serait-ce pas s'exposer à léser une foule d'organes des plus importants pour arriver, en définitive, à travers une couche épaisse de parties molles sur les os malades. En attaquant ces os par la face postérieure, on n'a qu'une mince couche de parties molles et les organes importants sont rares. Il y a donc tout avantage à procéder ainsi. On a proposé plusieurs procédés, mais nous préférons celui dans lequel on se contente de deux incisions latérales. Ces incisions permettent la dissection et la séparation des gaînes des tendons, et si l'on resèque d'abord l'extrémité inférieure du cubitus, ce qui est facile à cause du petit volume de cet os, on arrive à couper le radius avec d'autant plus de facilité qu'après l'ablation de l'extrémité inférieure du cubitus on s'est créé un espace considérable pour la manœuvre. Ainsi faite, cette opération conserve tous les organes dans leur intégrité et n'est pas suivie d'une suppuration trop longue et trop abondante.

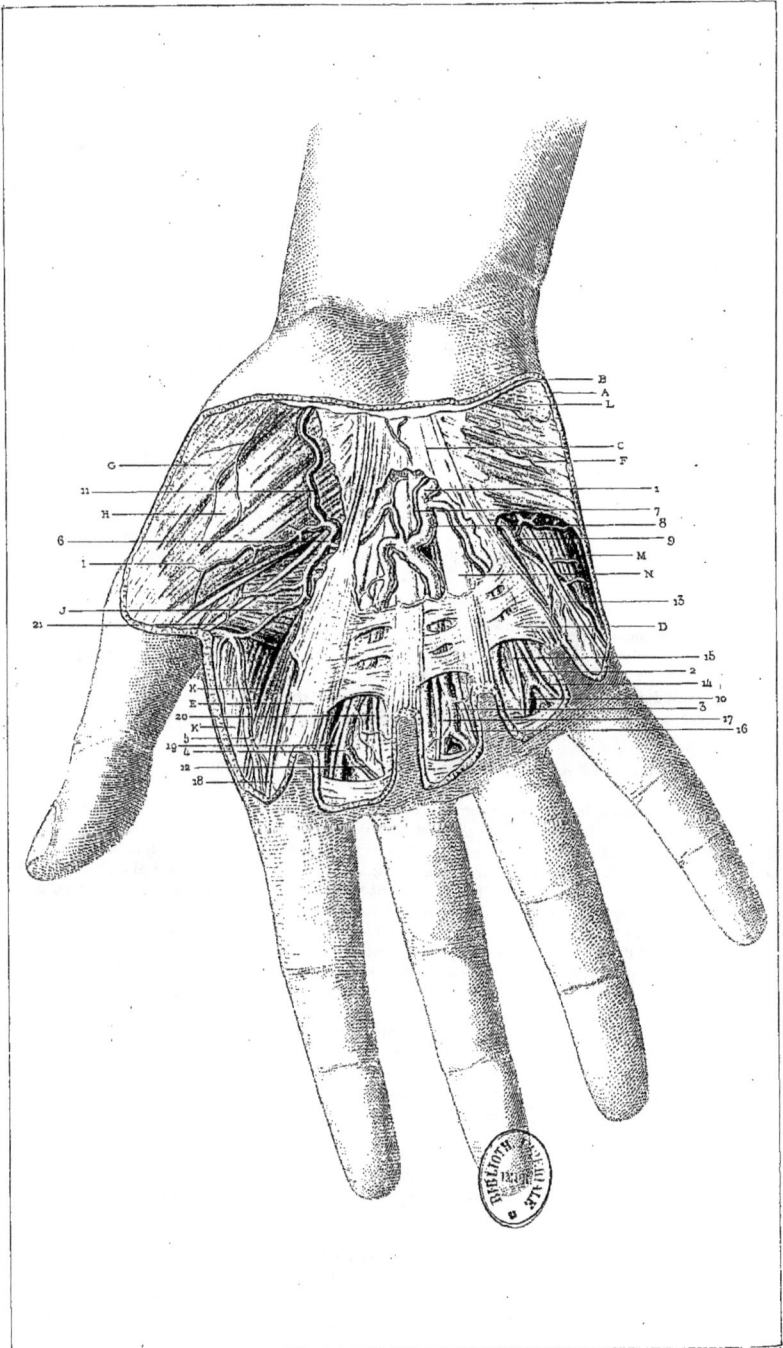

PLANCHE LXXXII.

Région palmaire.

Couche superficielle.

EXPLICATION.

A. Coupe de la peau limitant la région.
B. Coupe du fascia superficialis et du tissu cellulo-graisseux sous-cutané.
C. Aponévrose palmaire.
D. Fibres transversales de l'aponévrose palmaire. (L'entre-croisement des fibres longitudinales et des fibres transversales de l'aponévrose palmaire produit des espaces à travers lesquels on voit les organes sous-jacents et par où le pus des abcès sous-aponévrotiques se fait jour sous la peau dans quelques circonstances.)
E. Fibres longitudinales de l'aponévrose palmaire allant s'insérer à la face profonde de la peau qui recouvre la racine du doigt indicateur et l'espace interdigital. La même disposition existe pour les autres doigts.
F. Muscle palmaire cutané s'insérant en partie en dehors sur l'aponévrose palmaire et en dedans sur la face profonde de la peau par de petits tendons aponévrotiques.
G. Muscle petit abducteur du pouce.
H. Muscle opposant du pouce.
I. Point de convergence des deux faisceaux du muscle opposant du pouce.
J. Muscle adducteur du pouce.
K. Premier muscle lombrical.
K'. Premier muscle interosseux dorsal.
L. Insertions supérieures du muscle adducteur du petit doigt.
M. Muscle adducteur du petit doigt.
N. Tendon du muscle fléchisseur superficiel des doigts.

1. Arcade palmaire superficielle formée ici en plus grande partie par l'artère cubitale. On peut voir que le rameau de l'artère radiale est relativement très-petit.
2. Branche de l'arcade palmaire fournissant l'artère collatérale externe du petit doigt et l'artère collatérale interne de l'annulaire.
3. Branche de l'arcade palmaire donnant la collatérale externe de l'annulaire et la collatérale interne du médius.
4. Branche de l'arcade palmaire fournissant la collatérale externe du médius et la collatérale interne de l'index.
5. Artère collatérale externe de l'index venant directement de l'artère radiale.
6. Branche superficielle de l'artère radiale fournissant l'anastomose avec l'arcade palmaire superficielle et s'anastomosant largement avec le tronc radio-palmaire de la même artère radiale.
7, 8. Veines accompagnant l'arcade palmaire superficielle.
9. Artère et veines collatérales internes du petit doigt.
10. Veines collatérales du doigt annulaire.
12. Veines collatérales du doigt médius.
14. Nerf collatéral externe du petit doigt.
15. Nerf collatéral interne du doigt annulaire.
16. Nerf collatéral externe du doigt médius.
17. Nerf collatéral interne du doigt médius.
18. Nerf collatéral externe du doigt indicateur.
19. Nerf collatéral interne du doigt indicateur.
20. Nerf collatéral externe du doigt médius.
21. Nerf collatéral interne du pouce.

APPLICATIONS A LA PATHOLOGIE ET A LA MÉDECINE OPÉRATOIRE.

La couche superficielle de la paume de la main comprend la peau, le tissu cellulaire sous-cutané et l'aponévrose palmaire, c'est sur ces divers tissus que nous allons faire porter nos réflexions.

Les plaies, les déchirures de la peau de la main sont très-fréquentes, mais en somme elles guérissent très-bien et souvent par première intention, parce que l'écartement des lèvres de la plaie est peu considérable. L'adhérence qui existe entre la peau et l'aponévrose palmaire dans divers points empêche, en effet, et le décollement de la peau et l'écartement des deux lèvres. C'est certainement le défaut d'extensibilité de la peau ajouté à sa richesse en nerfs qui explique pourquoi les inflammations sont ici très-douloureuses. Lorsque les plaies sont plus profondes et intéressent l'aponévrose elle-même, elles n'offrent pas de danger plus grand, parce que celle-ci n'est ni vasculaire, ni douloureuse, et n'empêche nullement la réunion de la peau. Dans le cas cependant où une plaie longitudinale aurait coupé les fibres transversales de cette aponévrose dans toute leur étendue, la plaie offrirait un écartement assez considérable et pourrait exiger la suture.

Les contusions superficielles de la paume de la main auront pour siége, tantôt la partie la plus extérieure du derme, tantôt le derme lui-même, tantôt enfin le tissu sous-dermique, et elles se comporteront différemment suivant les points où elles auront lieu. Ainsi celles qui occuperont les éminences thénar et hypothénar n'auront pas de caractères spéciaux. Celles, au contraire, qui occuperont les autres régions de la paume de la main auront trois siéges ; ainsi, dans la contusion la plus légère, on verra se produire sous l'épiderme une petite ecchymose, dans un degré plus avancé, il y aura un soulèvement de l'épiderme par un liquide séro-sanguinolent La douleur sera très-vive et la vésicule persistera plus ou moins longtemps, soit qu'elle s'ouvre et laisse échapper son contenu, soit que le sérum soit absorbé et qu'elle se dessèche : si la contusion est plus profonde, les adhérences de la peau avec l'aponévrose palmaire ne permettront pas qu'il y ait épanchement entre ces deux membranes, et dès lors les signes de la contusion passeront souvent inaperçus, parce que les lésions consécutives auront lieu sous l'aponévrose palmaire.

Très-riche en vaisseaux sanguins et lymphatiques, la peau de la région palmaire est susceptible de s'enflammer, soit spontanément, soit à la suite de plaies ou de contusions. Quand l'inflammation n'envahit que les tissus qui nous occupent, on a peu à redouter le phlegmon diffus ou circonscrit, mais en revanche l'érysipèle, l'angioleucite et la phlébite sont à redouter. Il n'en est pourtant pas tout à fait ainsi pour les éminences thénar et hypothénar, parce qu'ici l'aponévrose palmaire n'est plus aussi intimement unie avec la peau et aussi épaisse pour limiter les inflammations à telle ou telle couche.

Les altérations vitales de la peau et de la couche sous-jacente ne sont point rares. Ainsi, chez les ouvriers, les frottements répétés des outils, des instruments exercés sur la paume de la main amènent à la longue un épaississement de l'épiderme, d'où des *durillons*, des *callosités*. Ces altérations de l'épiderme finissent par modifier le derme qui s'amincit au-dessous, disparaît même complétement et est remplacé par un tissu souple et ductile comme le tissu cellulaire, de sorte qu'il y a entre le durillon et l'aponévrose, une véritable séreuse qui s'enflamme quelquefois et donne lieu à un abcès. C'est cet accident que les ouvriers appellent *durillon forcé*. La peau elle-même est souvent altérée et ses papilles se développent outre mesure ; elle devient le siége d'*excroissances*, de *verrues*, de *porreaux*. Sa richesse en vaisseaux sanguins la prédispose aux tumeurs érectiles. Le tissu sous-cutané peu abondant de la paume de la main, exempte celle-ci des tumeurs sous-cutanées, telles que lipomes, loupes, kystes, etc. ; cependant on cite dans la science quelques exemples de ces affections existant dans cette région.

L'aponévrose palmaire est sujette à se rétracter et à produire consécutivement la rétraction permanente des doigts. Cette dernière affection peut tenir à plusieurs causes, mais il est incontestable que l'aponévrose palmaire peut à elle seule produire ce résultat. A ceux qui voulaient le nier en disant que l'aponévrose, se terminant sur les parties latérales des doigts, ne pouvait former la bride qui se voyait sur la face palmaire et médiane du doigt rétracté, nous n'avons qu'à mettre cette planche sous leurs yeux pour leur démontrer qu'à chaque doigt des filaments nombreux de l'aponévrose vont se rendre à la face profonde de la peau.

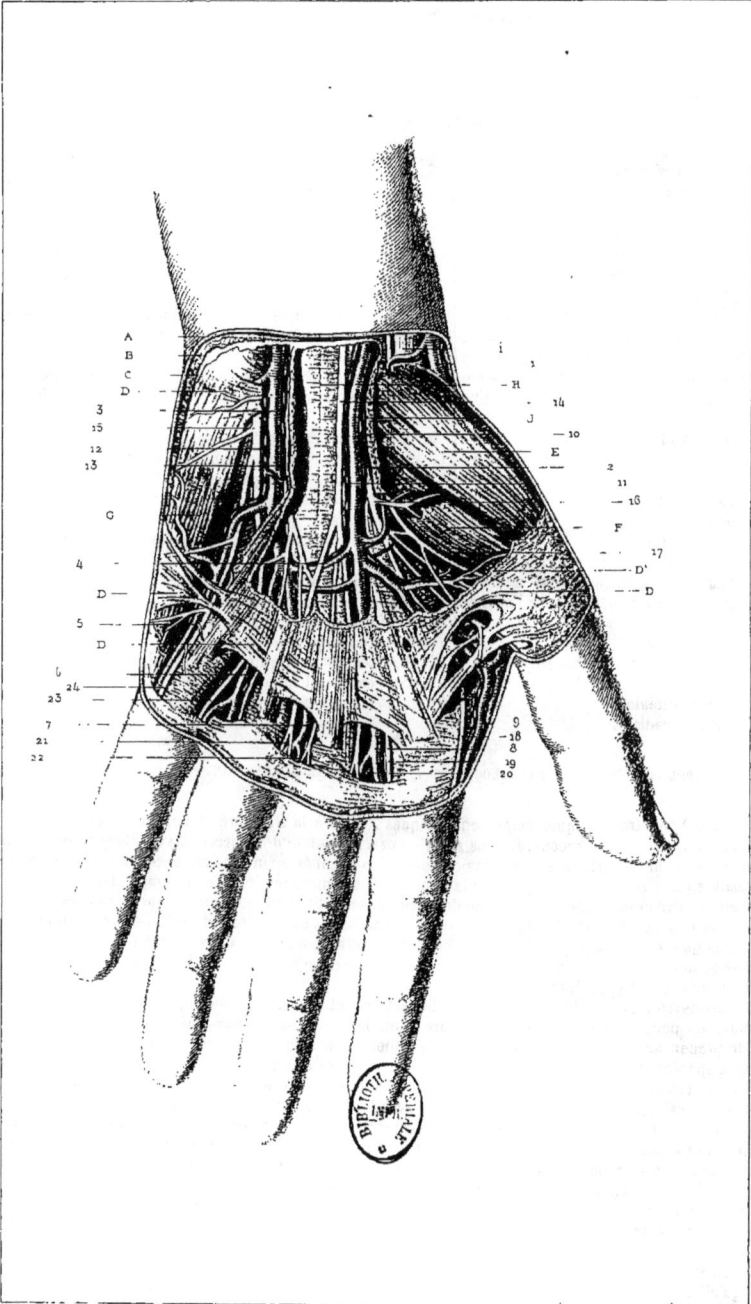

PLANCHE LXXXIII.

Région palmaire.

Deuxième couche.

EXPLICATION.

A. Coupe de la peau limitant la région.

B. Coupe du tissu cellulo-graisseux sous-cutané et du fascia superficialis.

C. Coupe de l'aponévrose palmaire. En suivant cette aponévrose de ce point vers la partie supérieure et externe, on voit facilement que cette aponévrose envoie par sa face profonde deux cloisons fibreuses qui divisent la paume de la main en trois loges. La loge moyenne renferme les muscles fléchisseurs des doigts, les vaisseaux et les nerfs importants de la région ; les deux loges latérales renferment des organes de même ordre que la première, mais d'une importance relative un peu moindre.

D. Fibres transversales de l'aponévrose palmaire dans divers points de la région.

D'. Coupe de l'aponévrose palmaire.

E. Muscle court abducteur du pouce.

F. Muscle opposant du pouce.

G. Muscle adducteur du petit doigt.

H. Tendons des muscles fléchisseurs des doigts contenus dans leur gaîne synoviale, et vus à travers une ouverture de la gaîne fibreuse constituée par l'aponévrose palmaire.

I. Tendon du muscle grand palmaire.

J. Coupe de la cloison externe de l'aponévrose palmaire.

1. Branche dorsale de l'artère radiale.

2. Branche palmaire de l'artère radiale.

3. Artère cubitale.

4. Double anastomose entre la radiale et la cubitale remplaçant l'arcade palmaire.

5. Artère collatérale interne du petit doigt.

6. Branche de l'artère cubitale se divisant en collatérale externe du petit doigt et collatérale interne de l'annulaire.

7. Branche de l'artère cubitale fournissant la collatérale externe de l'annulaire et la collatérale interne du médius.

8. Branche de la radiale donnant l'artère collatérale externe du médius et la collatérale interne de l'index.

9. Artère collatérale externe de l'index.

10 et 11. Veines accompagnant l'artère radiale.

12 et 13. Veines accompagnant l'artère cubitale.

14. Nerf médian.

15. Nerf cubital.

16. Branches du nerf médian fournissant aux muscles de l'éminence thénar.

17. Nerf collatéral interne du pouce.

18. Nerf collatéral externe de l'index.

19. Nerf collatéral interne de l'index.

20. Nerf collatéral externe du médius.

21. Nerf collatéral externe de l'annulaire.

22. Nerf collatéral interne du médius.

23 et 24. Nerfs collatéraux interne et externe du petit doigt.

APPLICATIONS À LA PATHOLOGIE ET À LA MÉDECINE OPÉRATOIRE.

Cette planche est destinée à montrer quelques détails anatomiques relatifs à la structure et aux rapports de l'aponévrose palmaire ainsi que les organes qu'elle recouvre. Nous signalerons à l'attention des chirurgiens les fibres transversales de cette membrane qui, serrées sur la partie moyenne, deviennent moins régulières sur les éminences thénar et hypothénar où elles se constituent en une sorte de fascia celluleux. Nous ferons remarquer, en même temps, les fibres longitudinales qui sont coupées au niveau de la racine de chaque doigt où elles constituaient un faisceau qui allait s'insérer à la face profonde de la peau de la face palmaire de chaque doigt, en même temps qu'à celle qui revêt l'espace interdigital. On peut voir ici les cloisons qu'elles forment par sa face profonde qui sont au nombre de deux et qui servent à délimiter trois loges dans la paume de la main. La loge médiane contient les tendons et leurs gaînes, les loges latérales sont représentées par les éminences thénar et hypothénar.

Comme organes sous-aponévrotiques, nous mentionnerons les artères et les nerfs, ainsi que la gaîne synoviale. Ces organes étant connus, on peut immédiatement comprendre toute la gravité des plaies qui dépassent l'aponévrose palmaire. Instrument de préhension, la main avait reçu une disposition admirable qui la préservait des violences extérieures au moyen de cette aponévrose palmaire. Mais la violence des coups, des chocs, est quelquefois telle, que la cloison qui servait de défense, se trouve détruite et que des désordres graves sont produits. Ainsi, que l'instrument soit piquant, tranchant ou contondant, les vaisseaux, les nerfs et les tendons auxquels leur gaîne peuvent être blessés.

Or, quels sont les vaisseaux qui se trouvent exposés à ces blessures ; ce sont les artères qui concourent à former l'arcade palmaire superficielle et l'arcade palmaire elle-même. On voit que le tronc radio-palmaire descend un peu en dehors de la ligne médiane, en dedans de la cloison externe de l'aponévrose palmaire ; qu'arrivé vers la partie moyenne de la région, il s'anastomose par deux branches transversales avec l'artère cubitale. Il faut reconnaître que dans cette planche on n'a pas un modèle type de l'arcade palmaire superficielle. Quoi qu'il en soit, le type que nous avons représenté est assez fréquent, et du reste les mêmes déductions s'appliquent à celui-ci comme aux autres. Toutes les fois qu'un instrument vulnérant aura pénétré vers la partie moyenne de la main, on devra craindre la lésion de cette arcade artérielle ou bien celle des vaisseaux qui la constituent. Nous avons à peine besoin de faire ressortir toute la gravité de ces plaies, non-seulement parce qu'elles fournissent beaucoup de sang, mais encore parce qu'elles sont accompagnées d'une foule d'autres lésions d'organes voisins. Envisageant seulement le danger de ces plaies artérielles, si le vaisseau est coupé en part en part et si l'on est appelé immédiatement après l'accident, on constatera que le sang s'écoule par saccade et que s'il a cessé de couler, il y a eu beaucoup de sang perdu. Que fait-on alors ? On ne peut aller sonder la plaie de peur de détruire le travail réparateur qui a commencé, et l'on se contente d'exercer une petite compression, mais celle-ci est peu efficace et dangereuse : peu efficace parce que l'aponévrose palmaire forme un plan peu dépressible et surtout parce que les organes sous-jacents au vaisseau blessé sont mous, dépressibles et mobiles ; dangereuse parce que la compression produit bientôt la gêne dans la circulation, l'œdème, le gonflement, et favorise le développement d'une inflammation qui n'a déjà que trop de tendance à se produire par suite de la plaie ; si l'on est appelé plus tard, alors que l'inflammation s'est manifestée, la compression est tellement douloureuse qu'elle devient impossible ? Que faire alors ? Il convient de chercher les deux bouts du vaisseau et de les lier séparément. M. Nélaton a beaucoup insisté sur cette manière de procéder et nous sommes tout disposé à l'imiter, parce que nous avons été témoin de tous les accidents auxquels on s'expose si l'on agit autrement. Mais, dira-t-on, quand l'inflammation est déjà établie, est-il encore possible d'aller à la recherche des deux bouts ? et si on les trouve ne devra-t-on pas craindre que le fil ne coupe ces vaisseaux déjà enflammés ? M. Nélaton a déjà répondu victorieusement à toutes les objections en montrant par son exemple qu'un anatomiste peut toujours trouver des vaisseaux, que la plaie semble vous désigner à l'avance, et en posant des fils sur ces vaisseaux qui ne se déchiraient pas.

La blessure de la gaîne des tendons est aussi une blessure grave, parce que cette synoviale s'enflamme facilement. Or cette inflammation peut être suivie d'épanchement séreux, d'épanchement sanguin ou de la production de pus. Or, toutes les affections peuvent amener des adhérences entre les tendons ou entre ceux-ci et la synoviale ; de là une gêne dans les usages des doigts et de la main. Mais un accident plus grave peut se montrer à la suite de ces plaies ou bien d'une manière spontanée, nous voulons parler des corps étrangers et des fongosités. Ces corps étrangers ont le volume et la forme de grains de riz et forment une masse quelquefois assez considérable. Ils ont fait le sujet d'une étude très-attentive de la part de M. Michon, et nous ne pouvons mieux faire que de conseiller la lecture de sa thèse. Quant aux fongosités, elles se montrent chez des individus affaiblis prédisposés aux tumeurs blanches, le plus souvent tuberculeux. Elles débutent quelquefois par les articulations du corps et n'envahissent la synoviale que consécutivement. Elles donnent naissance à un gonflement œdémateux circonscrit à la paume de la main et au poignet, ayant un rétrécissement au niveau du ligament annulaire. Bientôt des fistules s'établissent comme par les tumeurs blanches. Les tendons et les gaînes de la face dorsale de la main et du poignet sont quelquefois affectés de la maladie. Nous observons en ce moment à l'hôpital un malade qui a vu sa maladie débuter par la synoviale de la main et gagner ensuite la face dorsale de cette région.

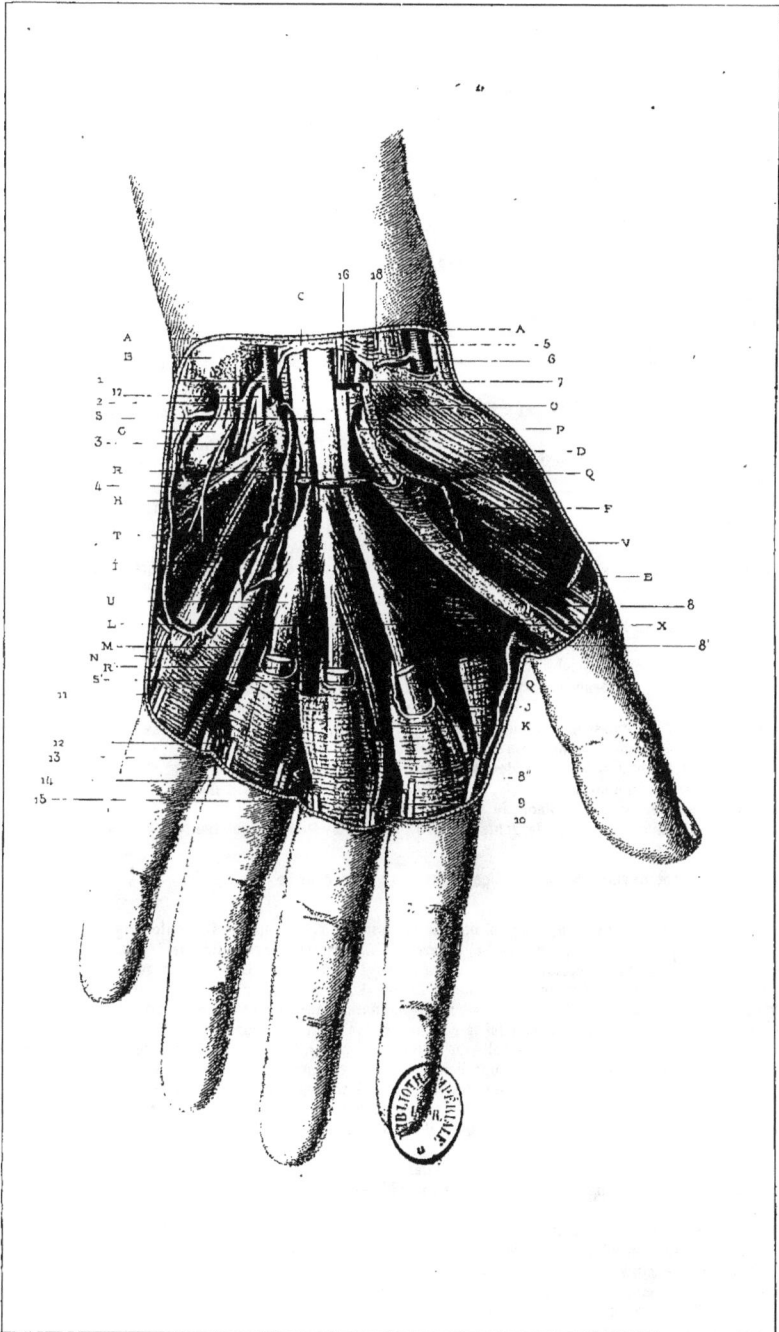

LIBRAIRIE GERMER BAILLIERE

PLANCHE LXXXIV.

Région palmaire.

Troisième couche.

EXPLICATION.

A. Coupe de la peau limitant la région.
B. Coupe du fascia superficialis et du tissu cellulo-graisseux sous-cutané.
C. Coupe de l'aponévrose palmaire.
D. Muscle court fléchisseur du pouce.
E. Tendon des muscles petit abducteur et opposant du pouce.
F. Muscle abducteur du pouce.
G. Ligament cubito-carpien antérieur.
H. Muscle abducteur du petit doigt.
I. Muscle opposant du petit doigt.
J. Premier muscle lombrical.
K. Deuxième muscle lombrical.
L. Troisième muscle lombrical.
M. Quatrième muscle lombrical.
N. Tendon du muscle court fléchisseur du petit doigt.
O. Coupe de la cloison fibreuse qui limite en dehors la loge moyenne de la paume de la main.
P. Ouverture de la gaîne du tendon qui fléchit le pouce.
Q et R. Tendons du muscle fléchisseur superficiel des doigts.
Q′, R′, S′. Tendons du muscle fléchisseur sublime ou superficiel des doigts s'engageant dans des gaînes spéciales qui sont indépendantes de la grande gaîne synoviale de la paume de la main.
T. Tendon du muscle fléchisseur sublime allant au petit doigt et vu à travers une ouverture de la gaîne synoviale qui le suit dans tout son trajet. On peut voir ici que le pouce et le petit doigt offrent seuls une communication de leur gaîne synoviale avec la gaîne synoviale commune du poignet.
U, V et X. Tendons du muscle fléchisseur profond des doigts.
1. Tronc de l'artère cubitale.
2. Branche profonde de l'artère cubitale.
3. Rameau de la branche profonde de l'artère cubitale allant former l'arcade palmaire profonde.
4. Rameau interne de l'artère cubitale profonde s'anastomosant avec un rameau de la même artère et donnant naissance à une collatérale interne du petit doigt.
5. Artère radiale dorsale.
6. Tronc radio-palmaire.
7. Tronc de la radiale allant former l'arcade palmaire superficielle.
8. Collatérale externe du pouce.
8′. Collatérale interne du pouce.
9, 10, 11, 12, 13, 14, 15. Vaisseaux et nerfs collatéraux des doigts.
16. Nerf médian.
17. Nerf cubital fournissant des branches musculaires profondes.
18. Nerf cutané du nerf médian.

APPLICATIONS A LA PATHOLOGIE ET A LA MÉDECINE OPÉRATOIRE.

Cette planche est bien propre à venir compléter les notions nécessaires pour comprendre toute la gravité des plaies de la paume de la main, atteignant les organes sous-aponévrotiques. Ainsi nous avons ici des détails anatomiques qui expliquent très-bien la gravité spéciale à certaines plaies du petit doigt et du pouce. En effet, on avait remarqué depuis longtemps que les plaies qui intéressaient la gaîne tendineuse de ces doigts étaient souvent suivies de l'inflammation de la paume de la main et même du poignet. On a reconnu que la communication existant entre les gaînes et celle du corps expliquait très-bien cette propagation. On peut voir ici la communication entre ces synoviales. Les trois doigts du milieu ont chacun une gaîne tendineuse indépendante de celle du corps. Les plaies qui pénètrent dans la synoviale du corps peuvent couper les tendons des muscles fléchisseur superficiel et fléchisseur profond ou même les muscles lombricaux, quand elles existent sur la partie moyenne de la région. Sur les parties latérales, on trouve des masses charnues qui constituent les éminences thénar et hypothénar et dont la blessure n'offre plus les mêmes dangers. Cependant sur le côté interne de la région on peut voir que l'éminence hypothénar est parcourue par deux branches de la cubitale, l'une superficielle et l'autre profonde, qui toutes deux pourraient être le siége d'une hémorrhagie. Plus bas, les branches artérielles qui, nées de l'arcade palmaire, vont constituer les artères collatérales, sont assez volumineuses pour que leur blessure soit suivie d'écoulement considérable de sang. La blessure du nerf médian est aussi susceptible de se produire dans les plaies que nous étudions.

Quant aux inflammations, on peut constater qu'elles suivent, soit les gaînes musculaires et arriveront ainsi facilement jusqu'au poignet, soit les gaînes vasculaires pour atteindre ainsi l'avant-bras. En bas de la région, quand la gaîne synoviale et quand l'inflammation occupe le tissu cellulaire sous-aponévrotique, l'inflammation, l'infiltration œdémateuse et le pus suivent deux routes différentes. L'inflammation étant bridée par l'aponévrose ne peut se développer avec facilité et alors on les voit passer sur la face dorsale de la main par les espaces interdigitaux qui renferment un tissu cellulaire assez fin et facilement inflammable; de là l'inflammation envahit le tissu cellulaire de la face dorsale, de sorte que souvent le premier indice d'une inflammation sous-aponévrotique de la paume de la main se manifeste sur la face dorsale de cet organe. D'autres fois, l'inflammation et le pus suivent une autre voie. Ils passent à travers les mailles de l'aponévrose palmaire, deviennent sous-cutanés et l'abcès se fait jour en soulevant l'épiderme de la face palmaire de la main. Si cet épiderme est dur, épais, calleux, il ne se soulève pas assez facilement, il résiste et alors le pus le décolle dans une assez grande étendue; on a alors deux poches, l'une sous-épidermique, l'autre sous-aponévrotique, communiquant entre elles par une maille de l'aponévrose palmaire; c'est ce que M. Velpeau a justement appelé un *abcès en bouton de chemise.*

Lorsque la membrane synoviale est enflammée, les tendons qui en sont tapissés ne peuvent plus glisser avec la même facilité, et tant qu'il n'y a point hydropisie, c'est-à-dire exhalation d'une quantité considérable de liquide, ces tendons sont le siége d'un bruit de crépitation caractéristique analogue à celui que nous avons dit exister sur le trajet des tendons long extenseur et abducteur du pouce.

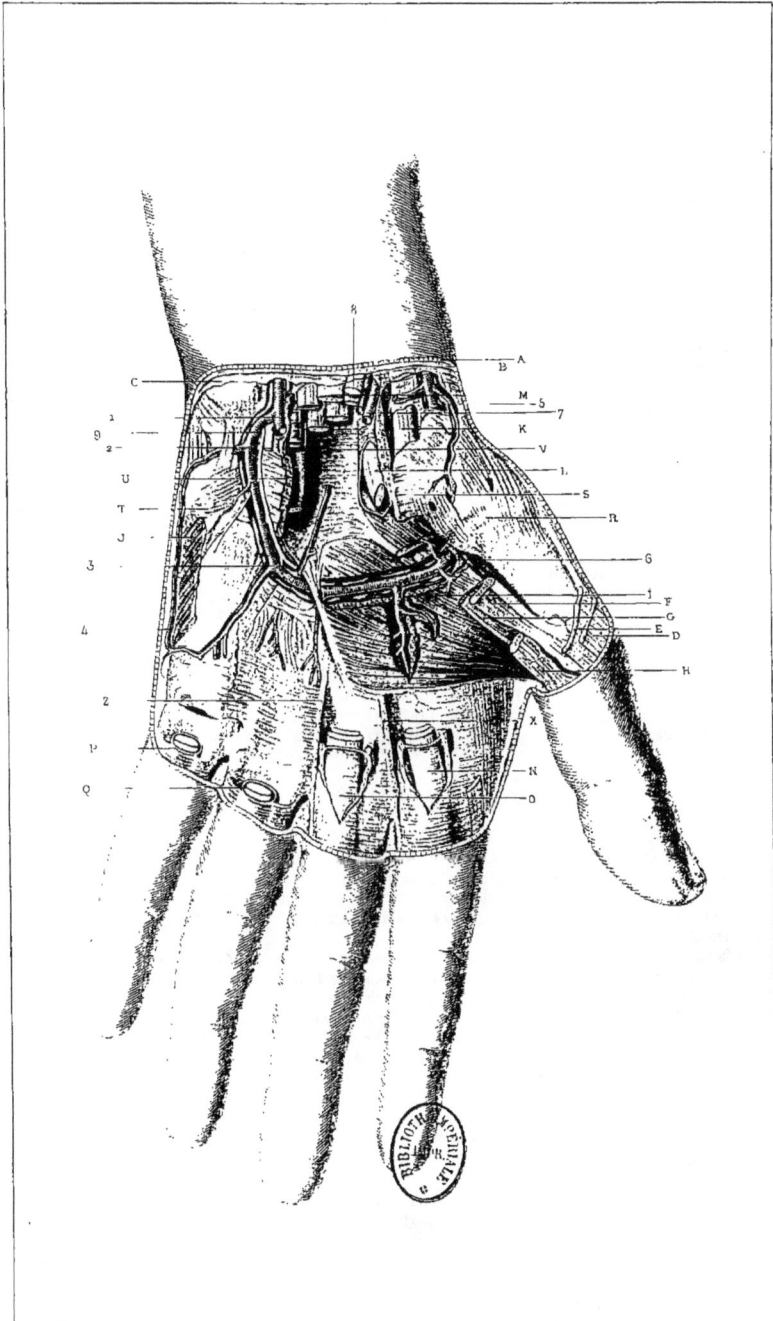

PLANCHE LXXXV.

Région palmaire.

Quatrième couche.

EXPLICATION.

A. Coupe de la peau limitant la région.

B. Coupe du fascia superficialis et du tissu cellulo-graisseux sous-cutané.

C. Coupe de l'aponévrose palmaire.

D. Coupe du muscle petit abducteur du pouce.

E. Coupe du muscle court fléchisseur du pouce.

F. Coupe du muscle opposant du pouce.

G, H. Coupe du muscle opposant et du court fléchisseur du pouce.

I. Muscle adducteur du pouce.

J. Fibres du palmaire cutané allant s'insérer à la peau.

K. Tendon du muscle grand palmaire passant au devant de l'articulation radio-carpienne et s'engageant derrière les muscles court abducteur et opposant du pouce dans une coulisse du trapèze qui vient s'implanter au devant de l'extrémité supérieure du second os du métacarpe.

L. Tendon du muscle grand fléchisseur du pouce.

M. Tendons des muscles fléchisseurs superficiels et profonds des doigts.

N, O, P, Q. Tendons des muscles fléchisseurs superficiels et profonds contenus dans leur gaine fibro-synoviale coupée et ouverte en haut.

R. Articulation trapézo-métacarpienne du pouce avec ses ligaments.

S. Saillie du trapèze sur laquelle s'insère la cloison fibreuse de l'aponévrose palmaire.

T. Ligament qui unit l'os crochu avec l'extrémité supérieure du cinquième métacarpien.

U. Coupe du ligament annulaire antérieur du carpe au-dessous duquel passent les organes contenus dans la loge moyenne de la paume de la main.

V. Face antérieure de la gaine fibreuse de la loge moyenne revêtue de la synoviale.

X et Z. Insertions profondes des cloisons fibreuses qui partent de la face profonde de l'aponévrose palmaire.

1. Artère cubitale avant la division en branche superficielle et branche profonde.

2. Branche profonde de l'artère cubitale se subdivisant en rameaux.

3. Rameau de l'artère cubitale allant constituer l'arcade palmaire profonde en s'anastomosant avec l'artère radiale.

4. Arcade anastomotique formée par les branches secondaires de la cubitale.

5. Rameau dorsal de l'artère radiale passant dans le premier espace interosseux pour aller constituer l'arcade palmaire profonde.

6. Arcade palmaire profonde.

7. Branche de la radiale allant concourir à la formation de l'arcade palmaire superficielle.

8. Nerf médian.

9. Nerf cubital allant se distribuer aux muscles profonds de la paume de la main.

APPLICATIONS À LA PATHOLOGIE ET À LA MÉDECINE OPÉRATOIRE.

Cette planche est surtout instructive au point de vue de la disposition et des rapports de l'arcade palmaire profonde, qui nous intéresse relativement aux plaies de la paume de la main. Un peu plus élevée que l'arcade palmaire superficielle, et placée profondément au-dessous non-seulement de l'aponévrose palmaire, mais encore de lamasse des tendons fléchisseurs des doigts, cette arcade devrait, semble-t-il, échapper aux violences et aux plaies, il n'en est rien cependant, et souvent la violence de l'instrument vulnérant est telle, que la main est traversée de part en part, de sorte que les deux arcades sont blessées simultanément.

Dans une plaie de la paume de la main, trois cas peuvent se présenter: 1° blessure de l'arcade palmaire superficielle; 2° blessure de l'arcade profonde; 3° blessure simultanée de ces deux arcades. Examinons ce qui va survenir dans ces trois cas. Déjà nous avons indiqué les règles qui doivent diriger le chirurgien dans le cas de blessure simple et isolée de l'arcade palmaire superficielle; occupons-nous donc de la blessure de l'arcade palmaire profonde atteinte isolément. En raison de la profondeur du vaisseau, il sera d'abord difficile d'établir si le sang vient de l'arcade palmaire. Ce ne sera qu'après l'examen attentif de la lésion, de la manière suivant laquelle l'écoulement se fait, de l'existence de la lésion des tendons et des nerfs, qu'on se convaincra que le sang vient de cette arcade. Pourra-t-on, dans ce cas, aller à la recherche des deux bouts? Je ne le pense pas; d'ailleurs cela ne sera pas autant nécessaire, parce qu'ici la compression directe sera plus efficace, sinon aussi douloureuse et aussi dangereuse. Si cette compression n'était pas suffisante, si surtout il était bien démontré que les deux bouts ne peuvent être découverts, il faudrait exercer une compression sur la radicale et sur la cubitale au niveau du poignet et pratiquer la ligature de ces deux artères après l'insuccès bien constaté de la compression.

Quand les deux arcades sont simultanément blessées, il pourra se faire que le chirurgien, portant un diagnostic incomplet, ne reconnaisse que la blessure de l'arcade palmaire superficielle, et après avoir lié les deux de cette arcade voie l'écoulement sanguin persister. Il sera surpris, mais la réflexion aidant, il se convaincra bientôt que le sang vient de l'arcade profonde. Que de fois on aura ainsi méconnu la blessure de l'arcade superficielle et cru à l'existence d'une hémorrhagie consécutive de l'arcade palmaire superficielle! Il faut donc avant tout porter un diagnostic complet et exact pour se mettre à l'abri de toute fausse interprétation.

On peut voir sur cette planche la face postérieure de la membrane fibro-synoviale des tendons de la paume de la main. Cette membrane fait pour ainsi dire partie intégrante des ligaments antérieurs des articulations carpo-carpiennes et carpo-métacarpiennes. Une artère assez volumineuse pénètre par cette paroi dans les articulations du carpe, de sorte qu'on s'explique facilement par là la solidarité qu'il y a entre les synoviales des articulations du carpe et celles des tendons de la paume de la main. C'est par là sans doute, par exemple, que les fongosités de ces synoviales peuvent passer des unes aux autres.

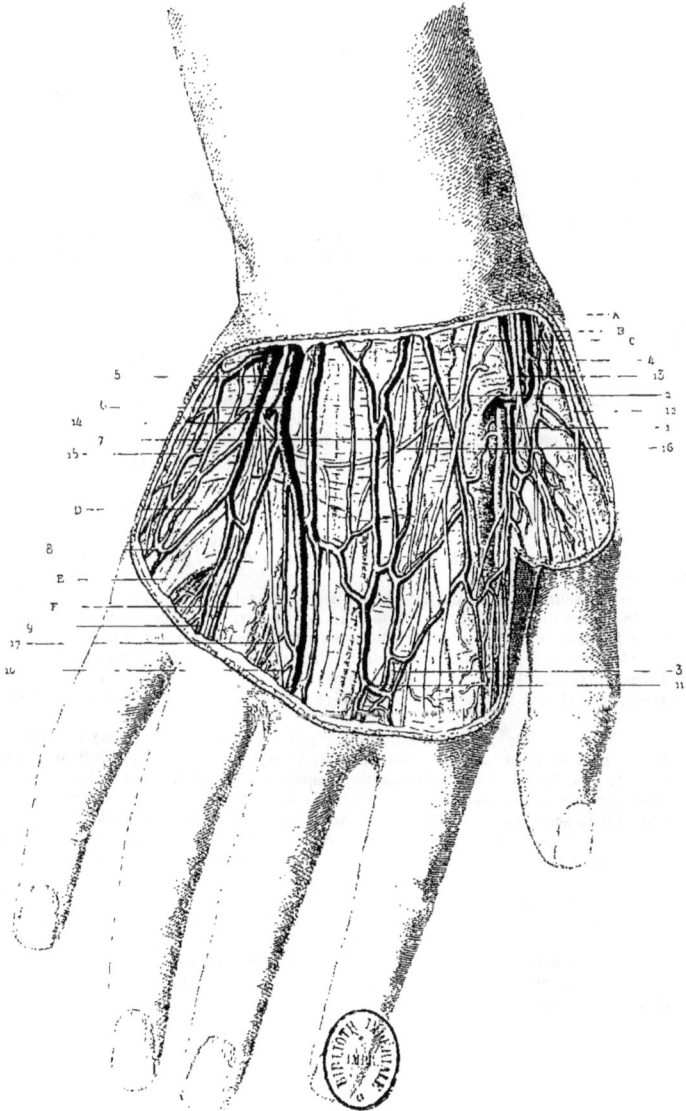

PLANCHE LXXXVI.

Région dorsale de la main.

Première couche.

EXPLICATION.

A. Coupe de la peau limitant la région.
B. Coupe du tissu cellulaire sous-cutané et du feuillet superficiel du fascia superficialis.
C. Feuillet profond du fascia superficialis. (Il est peu de régions où ces deux feuillets soient plus distincts.)
D. Aponévrose superficielle de la face dorsale de la main.
E. Tendon de l'extenseur du petit doigt recouvert par l'aponévrose superficielle.
F. Tendon de l'extenseur de l'annulaire recouvert de l'aponévrose superficielle.

1. Artère radiale (rameau dorsal) allant constituer l'arcade palmaire profonde.
2. Branche superficielle ou sous-cutanée fournie par l'artère radiale.
3. Branche de l'artère radiale fournissant des rameaux à la face dorsale des doigts médius et indicateur.
4. Veine céphalique du pouce communiquant avec les racines profondes de l'avant-bras.

5. 6. Veines salvatelles allant constituer les veines cubitales postérieures superficielles.
7. Veines dorsales de la main établissant une large communication entre les veines radiales et cubitales superficielles postérieures.
8. Origine et rameaux de la racine salvatelle.
9. Veines dorsales du petit doigt.
10. Veines dorsales du doigt annulaire.
11. Veines dorsales des doigts médius et indicateurs.
12. Nerf dorsal du pouce.
13. Nerf fournissant les rameaux dorsaux interne du pouce et externe de l'index.
14. Branche du nerf cubital fournissant les nerfs dorsaux des médius, annulaire et petit doigt et, en outre, une anastomose entre les rameaux nerveux du nerf radial et ceux du nerf cubital.
15. Nerf dorsal interne du petit doigt.
16. Anastomose entre le nerf radial et le nerf cubital.
17. Nerf dorsal interne du médius.

APPLICATIONS A LA PATHOLOGIE ET A LA MÉDECINE OPÉRATOIRE.

Les tissus que nous avons à étudier ici sont la peau, le tissu sous-cutané et les deux fascias, en y comprenant les vaisseaux qui leur sont interposés.

Les plaies de ces tissus ne sauraient offrir de gravité: si elles traversent la peau, elles pourront atteindre les veines qui cesseront bientôt de donner du sang. Cependant une plaie qui siégerait en dehors de la région pourrait blesser la branche interosseuse de la radiale qui offre ici un volume assez grand pour donner lieu à une hémorrhagie. Toutes les autres qui accompagnent les veines superficielles ou rampent isolées sous la peau, sont incapables de fournir une grande quantité de sang. Du reste, dans les plaies contuses, l'écrasement des vaisseaux superficiels cause quelquefois un épanchement sanguin très-considérable qui se forme soit dans la peau, soit sous les deux feuillets du fascia qui sont ici très-distincts.

Les inflammations qui occupent cette couche ont souvent leur point de départ dans la paume de la main et surtout à la racine des doigts. Quand elles occupent le tissu cellulaire, elles s'accompagnent d'un gonflement très-considérable et d'un empâtement très-grand qui fait croire à une fluctuation trompeuse ; ce développement facile de l'inflammation et de l'infiltration du tissu cellulaire tient à la ductilité et à la laxité de celui-ci. Les abcès se montrent, tantôt dans la peau elle-même, tantôt dans le tissu sous-cutané, tantôt entre les deux feuillets du fascia superficialis, autour des veines, des vaisseaux lymphatiques et des filaments nerveux, tantôt enfin entre le feuillet profond du fascia superficialis et l'aponévrose de la région. Tous ces abcès doivent être ouverts de bonne heure ; ils n'ont, au reste, aucun caractère fâcheux, parce que naturellement et promptement ils se frayent une voie du côté de la peau qui les recouvre.

Parmi les tumeurs qui se montrent à la partie supérieure de la région et qui, du reste, lui sont communes avec la région du poignet, nous devons signaler les tumeurs dites *ganglions*. Ce sont des kystes synoviaux ayant leur point de départ dans un follicule synovial ou une sorte de hernie, les membranes synoviales qui accompagnent les tendons ou revêtent les surfaces articulaires si multiples dans la partie de la main correspondant au carpe.

Au point de-vue de la médecine opératoire constatons, dès maintenant, que les parties molles que nous étudions sont peu épaisses, peu dangereuses à traverser, et que, par conséquent, nous pouvons facilement attaquer les os et les articulations du carpe et du métacarpe.

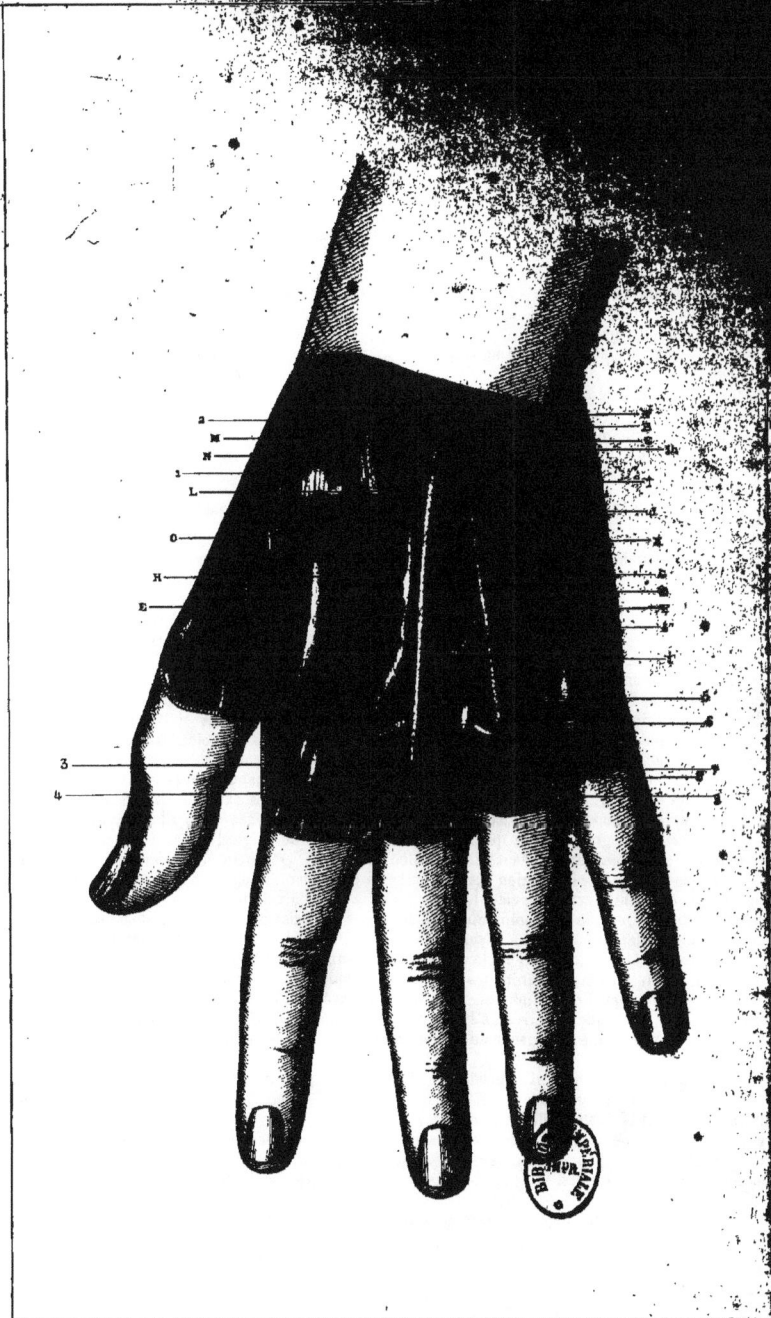

F Bion del.　　　　　Imp. B. Chardin edit. _ Paris.

LIBRAIRIE GERMER BAILLIÈRE.

PLANCHE LXXXVII.

Région dorsale de la main.

Deuxième couche.

EXPLICATION.

A. Coupe de la peau limitant la région.
B. Coupe du fascia superficialis.
C. Coupe de l'aponévrose superficielle.
D. Muscle adducteur du petit doigt.
E. Premier muscle interosseux dorsal.
F. Quatrième muscle interosseux dorsal.
G. Troisième muscle interosseux dorsal.
H. Deuxième muscle interosseux dorsal.
I. Tendons des extenseurs communs et long extenseur propre du petit doigt.
I' et I''. Expansions tendineuses qui unissent les tendons des extenseurs des doigts.
J, K, L. Tendons de l'extenseur commun des doigts.
M, N. Tendons des second et premier radiaux externes.

O. Tendons des extenseurs du pouce.

1. Rameau dorsal de l'artère radiale allant former l'arcade palmaire profonde.
2. Rameau de l'artère radiale occupant le deuxième espace intermétacarpien et fournissant des artères dorsales au médius et à l'index.
3. Artère dorsale externe de l'index.
4. Artère se divisant en deux branches pour le médius et l'index.
5, 6, 7, 8, 9. Branches dorsales des doigts annulaire et auriculaire.
10. Anastomose entre les branches de la radiale et de la cubitale constituant une véritable arcade artérielle dorsale.

APPLICATIONS A LA PATHOLOGIE ET A LA MÉDECINE OPÉRATOIRE.

Les plaies qui atteignent la couche profonde de la face dorsale de la main sont plus graves que les précédentes, parce que des vaisseaux, des nerfs, des tendons et des muscles peuvent être blessés, non-seulement sur la face dorsale, mais encore à la face palmaire de la main, lorsque l'instrument vulnérant passe à travers les espaces intercostaux.

Les artères qui peuvent être atteintes sont les artères interosseuses qui sont d'autant plus volumineuses qu'on se rapproche davantage du pouce, et vont se distribuer à la face dorsale des doigts, par deux branches comme à la face palmaire, constituant ainsi en quelque sorte des collatérales dorsales des doigts. Ces vaisseaux sont, du reste, peu gros, et s'ils étaient ouverts il suffirait d'une légère compression pour arrêter l'hémorrhagie.

Les tendons des extenseurs des doigts sont assez souvent coupés complétement ou incomplétement. Quand la section est incomplète, l'extension du doigt correspondant n'est pas abolie immédiatement, mais si l'inflammation survient, elle peut détruire le reste du tendon qui permettait la continuité de l'action, et alors une cicatrisation séparée des deux bouts peut se faire, ce qui abolit à tout jamais l'extension du doigt. Pour éviter cet accident, il faut immobiliser les doigts, prévenir l'inflammation et la combattre si elle survient, surveiller enfin la cicatrisation pour que le tendon n'offre pas de solution de continuité ou ne se confonde pas avec la peau ou d'autres tendons dans une cicatrice commune.

Quand la section d'un ou de plusieurs tendons est complète, on voit immédiatement disparaître l'extension du doigt correspondant. Cette lésion est donc grave, parce qu'elle compromet l'usage du doigt et de la main, et pour telle personne qui exerce telle ou telle profession exigeant l'intervention des doigts, cela peut être une question d'avenir des plus sérieuses. C'est pour ce motif que le chirurgien devra chercher à conserver l'intégrité des fonctions du doigt et de la main. S'il est appelé immédiatement après l'accident, après les soins généraux de toute plaie, il devra faire la suture des deux bouts du tendon divisé. Quoique les communications fibreuses qui existent entre les tendons extérieurs et qui sont ici fidèlement reproduites soient un obstacle à l'écartement des bouts divisés, il arrive quelquefois que les deux bouts sont écartés de plus d'un centimètre. Le chirurgien cherche donc les deux bouts et leur applique un point de suture, soit en traversant toute l'épaisseur du tendon, soit en ne traversant que la couche superficielle.

Quand nous étions interne à l'hôpital des Cliniques, un étudiant en médecine du quartier s'était divisé l'extenseur du médius en ouvrant sa fenêtre, parce que le carreau s'était cassé. M. Gosselin appelé en même temps que nous, fit la suture des deux bouts en traversant toute l'épaisseur du tendon. La réunion eut lieu et les fonctions du doigt furent intégralement rétablies.

Si les muscles interosseux étaient divisés, il faudrait immobiliser les parties atteintes. En ce moment, j'observe un malade qui a eu la main écrasée, tous les tissus ont été broyés sur les os du métacarpe, de sorte qu'il y a une communication entre la face palmaire et la face dorsale de la main.

Les fractures des métacarpiens ne sont point rares et presque toutes sont causées par des violences directes. Le premier métacarpien est celui qui est le plus exposé. Dans une seule consultation, le même jour, à l'hôpital Saint-Antoine, nous avons pu en constater trois exemples. Chez les trois malades la fracture s'était déclarée à la suite d'un coup de poing. Le cinquième métacarpien vient en second par ordre de fréquence. Les métacarpiens du milieu se fracturent moins souvent. Du reste, le déplacement est ici peu considérable, parce que les métacarpiens sains forment attelle quand l'un d'eux est fracturé.

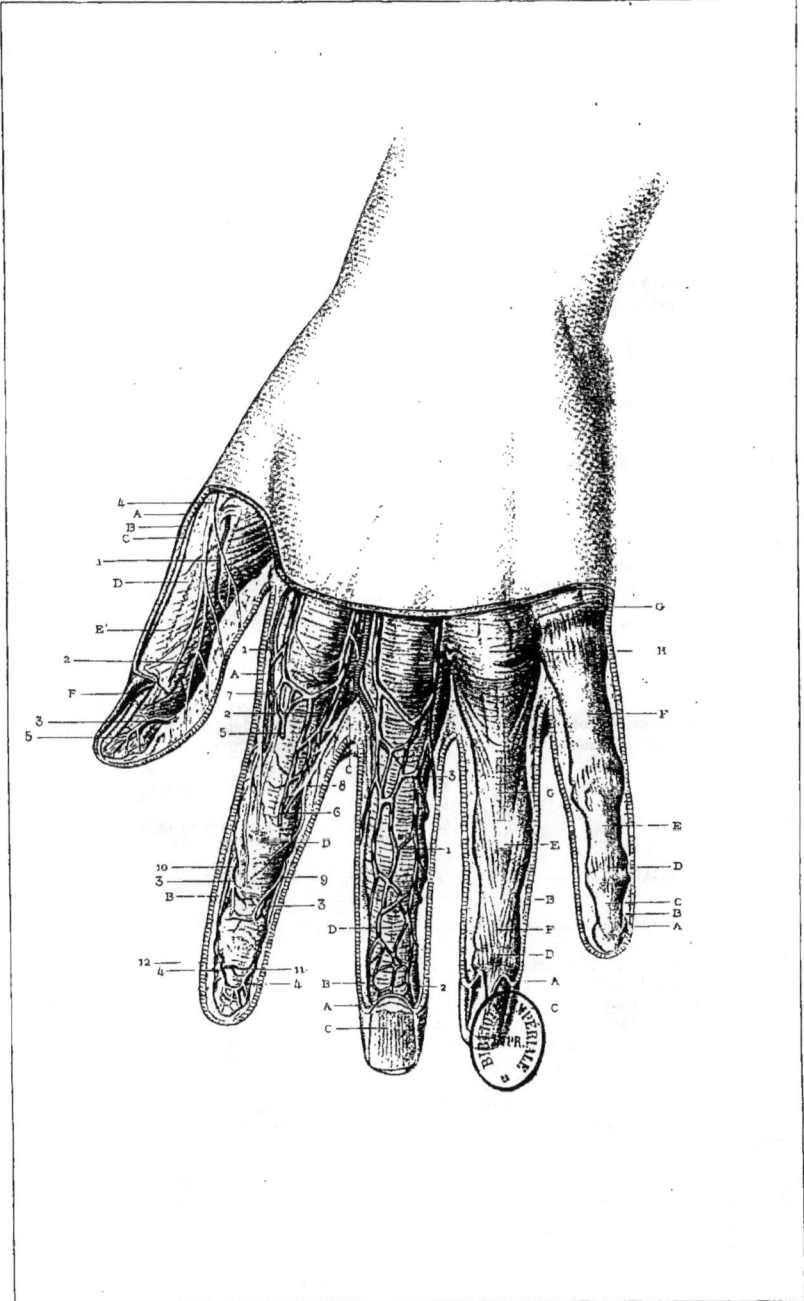

F.Bion del. Imp. Ch. Chardon ainé Paris. Lebrun sc

LIBRAIRIE GERMER BAILLIÈRE.

PLANCHE LXXXVIII.

Région digitale.

Face dorsale.

EXPLICATION.

Pouce.

A. Coupe de la peau limitant la région.
B. Coupe du fascia sous-cutané.
C. Coupe du feuillet superficiel de l'aponévrose.
D. Feuillet profond de l'aponévrose superficielle.
E'. Tendon de l'extenseur du pouce vu à travers l'aponévrose.
F. Ongle.

1. Artère dorsale.
2 et 3. Rameaux artériels fournis par les artères collatérales palmaires.
4. Nerf dorsal du pouce.
5. Rameaux terminaux du nerf collatéral palmaire.

Index.

A. Coupe de la peau limitant la région.
B. Coupe du tissu cellulaire sous-cutané.
C. Fibres interdigitales de l'aponévrose palmaire allant s'insérer à la face profonde de la peau.
D. Aponévrose superficielle de la face dorsale de l'index et limitant les tendons extenseurs.

1. Artère dorsale de l'index.
2. Artère dorsale de l'index.
3 et 4. Rameaux des artères palmaires collatérales allant se rendre sur la face dorsale de l'index, au niveau de chaque phalange.
5 et 6. Veines dorsales.
7. Nerf dorsal externe.
8. Nerf dorsal interne.

9, 10, 11 et 12. Branches terminales des nerfs palmaires collatéraux.

Médius.

A. Coupe de la peau.
B. Coupe du tissu cellulaire sous-cutané.
C. Matrice de l'ongle et derme sous-unguéal.
D. Aponévrose superficielle.

1, 2 et 3. Réseau veineux de la face dorsale.

Annulaire.

A. Coupe de la peau.
B. Coupe du fascia sous-cutané.
C. Derme sous-unguéal fendu au milieu pour laisser voir la face dorsale de la phalangette.
D. Articulation phalangino-phalangettienne et ligament dorsal.
E. Articulation phalango-phalanginienne.
F. Fibres tendineuses dorsales des muscles lombricaux.
G. Fibres tendineuses dorsales des muscles lombricaux et interosseux.
H. Articulation métacarpo-phalangienne.

Petit doigt.

A. Coupe de la peau.
B. Coupe du tissu cellulo-graisseux sous-cutané.
C. Face dorsale de la phalangette.
D. Articulation et ligament dorsal de la phalangine avec la phalangette.
E. Deuxième phalange ou phalangine.
F. Première phalange.
G. Coupe des tendons extenseurs du petit doigt.

APPLICATIONS A LA PATHOLOGIE ET A LA MÉDECINE OPÉRATOIRE.

Je ne m'attacherai pas à faire ressortir ce qui est propre à chaque doigt, je ferai donc les applications à tous les doigts en général.

Les plaies de la face dorsale des doigts sont assez fréquentes, et elles sont de toute nature ; elles varient aussi quant à leur étendue et à leur profondeur. Leur fréquence s'explique très-bien par les usages multiples de la main et surtout par le nombre de ces appendices. Elles peuvent intéresser la peau, le tissu cellulaire sous-cutané, les tissus aponévrotiques, les tendons des extenseurs, les os ou les articulations. Les plaies qui atteignent la peau sont peu graves, elles guérissent rapidement et souvent par première intention. Celles qui arrivent jusqu'au tissu cellulaire s'accompagnent quelquefois de décollement assez étendu ; si elles sont produites par un instrument tranchant, elles guérissent tout de même sans complication, par la réunion immédiate ou par la réunion secondaire. Les plaies qui dépassent cette couche coupent nécessairement le réseau veineux, qui est très-serré, et s'accompagnent d'une hémorrhagie assez abondante, d'autant plus abondante que la plaie siége plus près de la racine des doigts, où des artères et des veines assez volumineuses se rendent en assez grand nombre.

Pour arriver plus profondément, les instruments vulnérants rencontrent une gaîne fibreuse assez résistante, constituée par des fibres propres et par des fibres venant de l'aponévrose palmaire et des tendons des lombricaux. Cette gaîne est, en outre, très-épaisse. Si elle n'est que coupée ou percée, la plaie des parties molles sus-jacentes n'en guérira pas moins assez facilement ; mais la plaie est contuse, les fibres tendineuses pourront se mortifier et rendre long le travail de cicatrisation. Si le tendon est atteint par un instrument tranchant, la rétraction ne sera pas grande, à cause des fibres qui l'unissent aux phalanges, et il ne sera pas nécessaire, comme à la face dorsale des mains, de faire la suture des tendons divisés. Très-souvent la violence est telle que les os sont atteints ou les articulations ouvertes. Dans ces cas, l'os peut être divisé ou fracturé ; si l'os n'est pas divisé, la cicatrisation pourra se faire sans accident. Quelquefois l'une des phalanges est broyée par le corps contondant.

Les inflammations de la face dorsale peuvent occuper : 1° la peau, 2° le tissu cellulaire sous-cutané, 3° la gaîne des tendons, 4° les tendons, 5° le périoste, 6° les os, 7° les articulations.

L'inflammation de la peau peut être très-variable ; nous en signalerons deux variétés principales, qui sont désignées sous le nom de *panaris anthracoïde*, quand elle est dans les follicules nombreux de cette région, et sous celui d'*onyxis*, quand elle siége dans la matrice de l'ongle. Dans les autres tissus, l'inflammation ne présente aucun caractère spécial.

Des affections organiques se rencontrent fréquemment sur la face dorsale des doigts ; citons l'enchondrome, la tumeur blanche, l'ostéosarcome, le spina-ventosa. Au point de vue de la médecine opératoire, nous ferons remarquer que de nombreuses opérations se pratiquent sur les doigts, et entre autres les désarticulations. Dans ces cas, le chirurgien tire un bon parti de l'examen des plis qui existent sur la face dorsale des doigts. Le peu d'épaisseur des parties molles qui existent sur la face dorsale des doigts explique suffisamment pourquoi le chirurgien taille de préférence un lambeau palmaire.

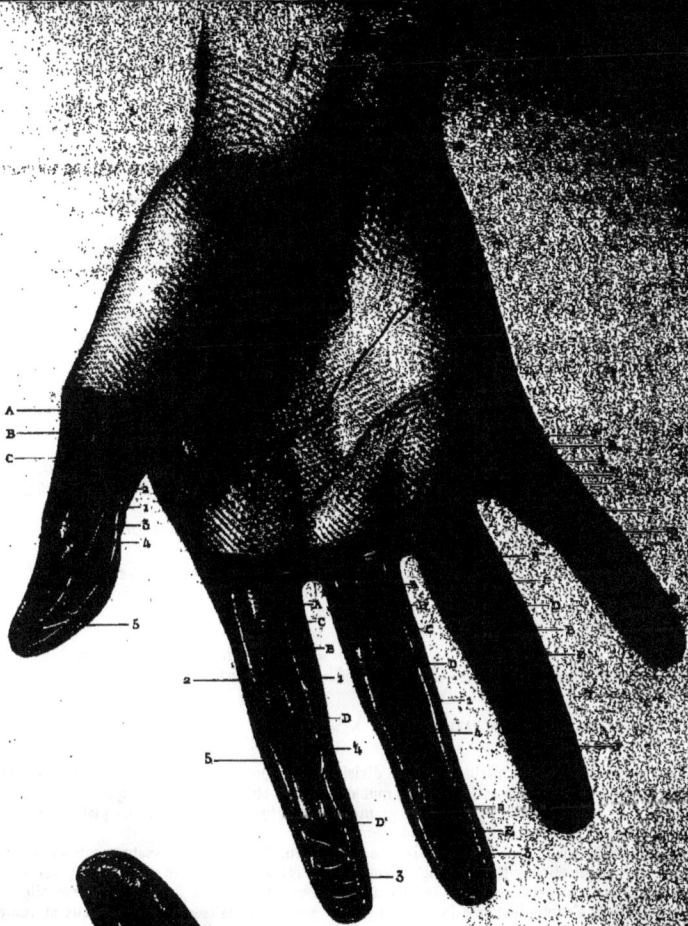

FIG. 2.

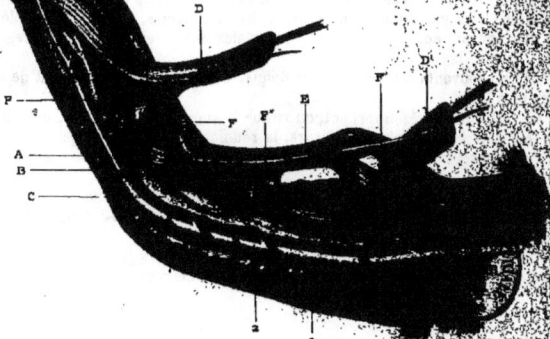

F. Bion del.   Imp. B. Chardon ainé. Paris.

LIBRARIE GERMER BAILLIÈRE.

PLANCHE LXXXIX.

FIGURE 1. — Région digitale.

Face palmaire.

EXPLICATION.

Pouce.

A. Coupe de la peau limitant la région.
B. Coupe du fascia sous-cutané.
C. Première phalange du pouce revêtue de son périoste.

1. Artère palmaire collatérale externe.
2. Artère collatérale interne.
3 et 4. Nerfs collatéraux.
5. Réseau nerveux au niveau de la pulpe du pouce.

Index.

A. Coupe de la peau.
B. Coupe du tissu cellulo-graisseux sous-cutané.
C. Gaîne fibro-synoviale des tendons fléchisseurs de l'index.
D. Tendon du fléchisseur profond devenu superficiel après avoir traversé le tendon du fléchisseur sublime.

1. Artère collatérale interne.
2. Artère collatérale externe.
3. Réseau artériel.
4. Nerf collatéral interne.
5. Nerf collatéral externe.

Médius.

A. Coupe de la peau.
B. Coupe du tissu cellulo-graisseux sous-cutané.

C. Tendons des extenseurs superficiels et profonds contenus dans leur gaîne ouverte.
E. Insertion du tendon du fléchisseur profond.

1. Artère palmaire collatérale interne.
2 et 3. Branches sous-cutanées palmaires venant de l'artère collatérale interne.
4. Nerf collatéral interne.

Annulaire.

A. Coupe de la peau.
B. Coupe du tissu cellulo-graisseux sous-cutané.
C. Coupe de la gaîne fibro-synoviale des tendons des fléchisseurs.
D. Tendon du muscle fléchisseur superficiel.
E. Insertions du muscle fléchisseur superficiel.
F. Insertions antérieures du fléchisseur superficiel.

Petit doigt.

A. Coupe de la peau.
B. Coupe du tissu graisseux sous-cutané.
C. Face postérieure de la gaîne fibro-synoviale largement ouverte.

1 et 3. Artère et nerf collatéraux internes.
2 et 4. Artère et nerf collatéraux externes.

APPLICATIONS A LA PATHOLOGIE ET A LA MÉDECINE OPÉRATOIRE.

Cette planche est bien propre à faciliter l'intelligence des divisions que l'on a établies à propos de l'inflammation des doigts, c'est-à-dire du *panaris*. Mais auparavant, disons un mot des lésions physiques de ces organes.

Par leurs usages et par leur nombre, les doigts sont fréquemment le siége de blessures. Des plaies par instruments piquants, tranchants, contondants, se montrent souvent sur les doigts.

Toutes ces plaies sont variables par leur siége, par leur complication. Les plaies par instruments piquants sont en général sans gravité et sans complications. Néanmoins, si l'instrument est souillé, comme dans les piqûres des anatomistes, si la plaie n'est pas soignée, il peut survenir des accidents graves, tels que la phlébite, l'angioleucite, le phlegmon et l'érysipèle. Ces accidents s'expliquent très-facilement par la présence des réseaux lymphatique et veineux, qui sont très-riches.

Les plaies qui siégeront sur les parties latérales seront presque toujours suivies d'hémorrhagies, parce que les artères collatérales seront coupées. Les plaies par écrasement sont ici très-fréquentes, parce que les doigts sont facilement pris entre les dents d'une machine ou entre deux corps. Ces plaies sont traitées avec avantage par les irrigations froides.

Les plaies par arrachement sont souvent observées sur les doigts. Ces plaies s'accompagnent de déchirure de tendon, sur laquelle nous insisterons plus loin.

Pendant que l'on manie un instrument très-tranchant, on risque beaucoup de se couper, mais il est arrivé quelquefois que tout le lambeau a été détaché. Ici, plus qu'ailleurs, la réunion du lambeau réappliqué a réussi. On en connaît quelques observations. Cette réussite s'explique très-bien par la grande richesse vasculaire et nerveuse des tissus.

Au point de vue de l'inflammation, remarquons que les divisions établies sont légitimées par la différence des tissus atteints. Ces inflammations peuvent atteindre : 1° la peau, 2° le tissu cellulaire sous-cutané, 3° la gaîne synoviale des tendons, 4° le périoste, 5° l'os, 6° les articulations.

Quant aux lésions organiques, nous citerons les tumeurs fibreuses, les tumeurs graisseuses, les kystes, les verrues, les tumeurs blanches, les maladies des os, telles que la carie, l'ostéite ou la nécrose.

FIGURE 2. — **Gaîne des fléchisseurs et disposition réciproque des tendons.**

A. Coupe de la peau.
B. Coupe du tissu cellulo-graisseux sous cutané.
C. Coupe de la gaîne fibro-synoviale ouverte pour laisser voir la disposition des tendons des fléchisseurs des doigts.
D. Tendon du fléchisseur profond des doigts.
D'. Coupe de ce même tendon.
E. Gaîne du tendon du fléchisseur sublime pour recevoir le tendon du fléchisseur profond.

E''. Expansion de la synoviale sur le tendon du fléchisseur sublime et conduisant une artère sur le tendon. C'est une sorte de mésentère ou *méso-tendon*.
F. Méso-tendon du tendon du fléchisseur profond.
F''. Autre petit méso-tendon.
G. Tendon du fléchisseur sublime.

1. Artère collatérale palmaire.
2. Nerf collatéral palmaire.

APPLICATIONS A LA PATHOLOGIE ET A LA MÉDECINE OPÉRATOIRE.

A propos de cette figure, nous signalerons deux faits. Le premier consiste dans l'existence des méso-tendons, dans l'épaisseur desquels il existe une artère et des veines qui assurent la nutrition dans ces cordons fibreux. C'est certainement à l'existence de ces vaisseaux que les tendons résistent aux causes de mortification, quand il y a inflammation de la gaîne de ces tendons ou de ces tendons eux-mêmes.

Le second fait consiste dans une circonstance qui concerne les plaies par arrachement. Les deux tendons, comme on le voit, se fixent aux deux dernières phalanges des doigts. Quand un arrachement de la phalangine, ou mieux de la phalangette, a lieu, le tendon qui s'y implante est tiraillé en même temps que l'os. Or, les tendons résistent, et si l'os est détaché, la déchirure des tendons se fera au niveau des fibres musculaires ; et alors il sort avec l'os un long tendon qui donne à la partie arrachée un aspect assez étrange, comme dans le cas qui est cité dans les *Mémoires de l'Académie de chirurgie.* Du reste, la partie du tendon qui est arrachée est plus ou moins longue, et, si la plaie remonte plus ou moins haut, il en résultera une gravité plus ou moins grande. Si le tendon est coupé au-dessous de la gaîne synoviale du poignet, la plaie est peu grave ; si, au contraire, la déchirure est au niveau de cette gaîne ou au-dessous d'elle, la gravité est très-grande.

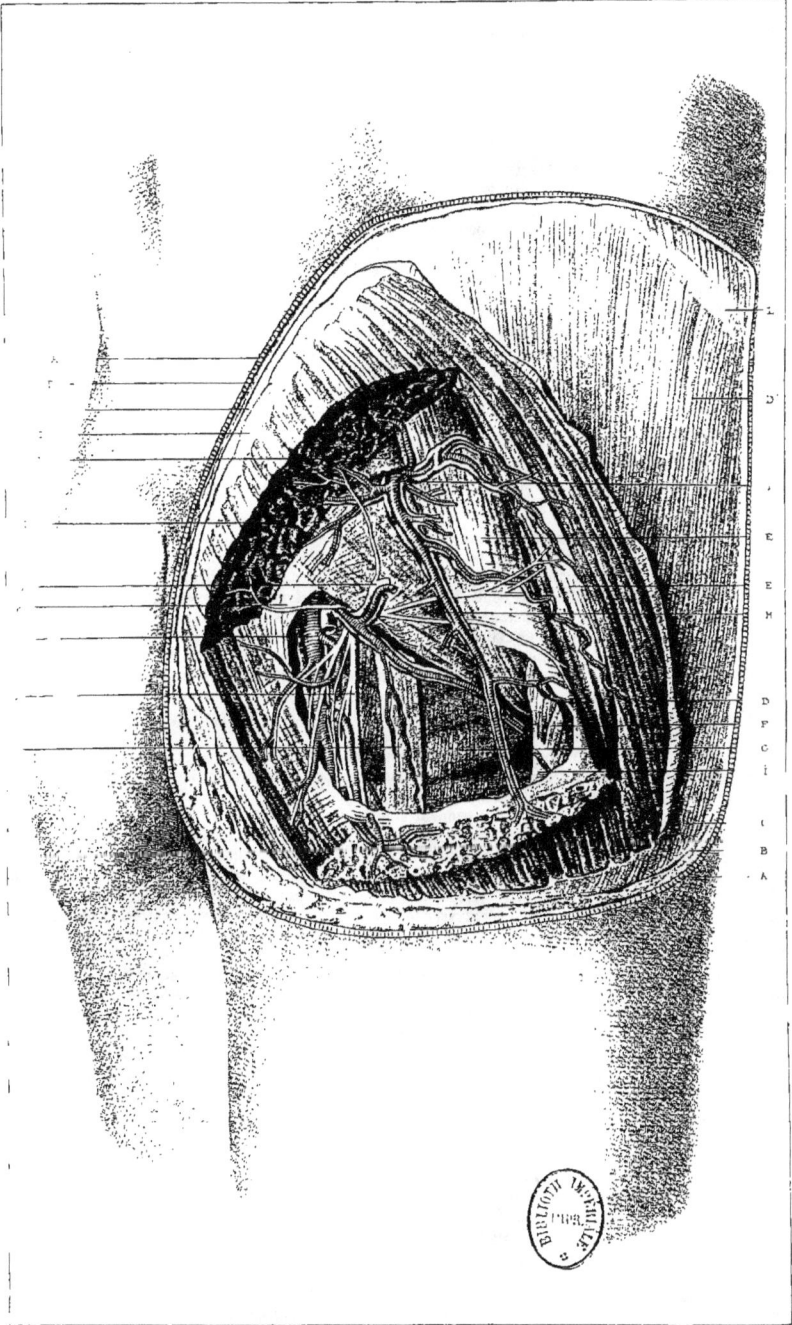

PLANCHE XC.

Région fessière.

EXPLICATION.

A. Coupe de la peau limitant la région.

B. Coupe du tissu cellulo-graisseux sous-cutané.

C. Coupe de l'aponévrose superficielle du muscle du grand fessier.

D. Fibres musculaires du muscle grand fessier, coupé pour laisser voir au-dessous les organes profonds de la région.

D'. Aponévrose ou membrane fibreuse d'insertion des fibres musculaires du grand fessier.

D''. Aponévrose ou membrane d'insertion des fibres antérieures du muscle grand fessier.

E. Muscle moyen fessier recouvert de son aponévrose d'enveloppe.

E'. Fibres profondes du muscle grand fessier, recouvrant les fibres du muscle moyen fessier.

F. Tendon d'insertion du muscle du petit fessier.

G. Muscle carré de la cuisse.

H. Muscle pyramidal.

I. Grand trochanter.

J. Rebord osseux de la grande échancrure sciatique.

K. Grand ligament sacro-sciatique.

L. Crête iliaque.

1. Artère fessière avec ses diverses ramifications.

2. Artère ischiatique avec ses ramifications.

3. Vaisseaux et nerfs du muscle grand fessier.

4. Petit nerf sciatique.

5. Grand nerf sciatique.

APPLICATIONS A LA PATHOLOGIE ET A LA MÉDECINE OPÉRATOIRE.

Les lésions physiques de la région fessière méritent de nous arrêter, à cause de leur fréquence et même de leur gravité. Placée sur les parties latérales et inférieures du tronc et du bassin, cette région porte souvent d'une manière plus ou moins directe dans les chutes. Ainsi s'expliquent les contusions, les plaies et les épanchements, les fractures et les luxations qui se produisent dans cette région. Les contusions peuvent s'y développer à tous les degrés et dans toutes les couches, c'est-à-dire qu'elles peuvent être sous-cutanées ou sous-musculaires. Les premières, à quelque degré qu'elles soient, seront toujours facilement reconnues; mais celles qui atteignent les organes profonds passeront souvent inaperçues, à cause de l'épaisseur considérable des tissus (muscles, aponévroses, graisse) qui les séparent de la peau, c'est-à-dire des investigations du chirurgien : c'est ainsi que des épanchements sanguins ont séjourné très-longtemps sous les muscles fessiers, se sont transformés à la longue, et ont constitué des tumeurs qui, même à la dissection après leur ablation, offraient des caractères mixtes et ne se prêtaient pas facilement à une classification. M. Gosselin a publié dans la *Gazette des hôpitaux* une observation fort curieuse à cet égard.

Les plaies de cette région ne peuvent être graves si elles ne traversent pas l'aponévrose. Il suffit, pour s'en convaincre, de voir que sous la peau il n'existe aucun organe d'une importance un peu considérable. Les plaies profondes offrent presque toutes une gravité très-grande. Que l'instrument vulnérant atteigne la région dans quelque point que ce soit, on peut rencontrer ce caractère de gravité. En avant, l'instrument vulnérant est susceptible de blesser les branches terminales des artères et veines fessières, l'articulation coxo-fémorale; plus en arrière, il atteindra les troncs et les divisions principales des artères fessières et ischiatiques. Dans toute l'étendue de la région l'os iliaque est menacé. C'est ainsi que nous avons observé une plaie de la région fessière par des chevrotines déchargées à une courte distance, dans laquelle quelques-unes des chevrotines s'étaient logées et incrustées dans l'épaisseur de l'os des iles, et étaient même parvenues dans l'abdomen, après avoir perforé cet os. Il est inutile de faire ressortir ici toute la gravité de ces plaies, anfractueuses en général et très-profondément situées. Pour ne parler que des plaies des vaisseaux fessiers et ischiatiques, il y aura toujours une grande difficulté à reconnaître cette blessure, et l'art sera souvent impuissant pour arrêter le sang. Peut-on, en effet, porter une ligature à travers une plaie irrégulière ? Peut-on surtout retrouver les deux bouts et les lier ? Cela ne nous paraît guère réalisable. Devra-t-on agrandir la plaie et procéder comme si l'on voulait faire une ligature régulière ? Mais cela n'est pas encore acceptable, parce que la certitude du diagnostic n'est jamais bien établie. La compression, qui est si utile dans d'autres régions, échouera ici presque fatalement, parce que la région est trop inégale et se prête mal à l'application d'appareils, et surtout parce que le vaisseau est trop profondément situé. Pour arrêter ces hémorrhagies, il ne reste donc que les liquides et les astringents, et surtout le perchlorure de fer porté sur des boulettes de charpie. C'est sans doute à ces diverses causes qu'il faut attribuer la production des anévrysmes qui suivent les plaies de cette région.

Des fractures occupent la région fessière, et toutes portent sur l'os des iles ou sur une de ses parties. Dans les luxations, la tête du fémur, sortie de la cavité, passe en arrière et arrive dans cette région. La figure que nous avons fait représenter est bien propre à expliquer les rapports que la tête fémorale contracte dans les luxations en arrière. D'abord remarquons que l'échancrure postéro-inférieure de la cavité cotyloïde permet le passage de la tête dans la fosse iliaque externe, et comme cette échancrure est la plus grande des trois, il en résulte que les luxations en arrière seront les plus fréquentes. Dans le cas de luxation complète en arrière, la tête fémorale se place le plus souvent sur une sorte d'éminence qui est en arrière de la cavité cotyloïde, que les Anglais désignent sous le nom de *dorsum*. C'est là le premier degré de la luxation complète en arrière. Dans le second degré, que l'on a voulu décrire comme une variété de luxation à part, la tête se place tantôt dans le milieu de la fosse iliaque externe, tantôt plus bas, au-dessous du muscle carré crural. J'ai observé un cas dans lequel la tête fémorale s'était placée en bas de la fosse iliaque externe, et avait déchiré les fibres les plus supérieures du muscle carré fémoral. On a cité des cas dans lesquels la tête avait passé, soit entre le muscle pyramidal et les jumeaux, soit entre les deux jumeaux eux-mêmes, et, retenue ainsi comme dans une boutonnière qui se serrait d'autant plus, qu'on exerçait des tractions plus fortes, n'a pu être réduite. Dans le cas que j'ai observé, le nerf sciatique avait été un peu contusionné par la tête du fémur.

Les lésions vitales, telles que les inflammations et les suppurations, seront facilement interprétées par l'examen de cette planche. L'épaisseur considérable de la peau et de la couche adipeuse sous-cutanée rend bien compte de la fréquence des furoncles, des abcès superficiels. Quant aux inflammations et aux abcès profonds, ils sont idiopathiques c'est-à-dire nés dans la région et indépendants de toute autre lésion. Ils se montreront dans toutes les couches de la région ; entre les muscles, sous les muscles, sous le périoste même. Les abcès symptomatiques viennent presque toujours de loin. Ils arrivent dans la région en passant par la grande échancrure sciatique ; d'autres abcès se voient dans la région fessière, ils viennent des articulations sacro-iliaques, qui suppurent quelquefois à la suite de l'accouchement.

Des tumeurs de toute nature se manifestent dans la région fessière. Déjà nous avons parlé des abcès, des kystes, des épanchements sanguins, des fractures et des luxations, et l'on voit que ces tumeurs sont assez fréquentes ; mais il y en a d'autres plus dangereuses, plus organiques, si nous pouvons nous servir de cette expression : ce sont les enchondromes, les cancers, les tumeurs érectiles, les tumeurs fibreuses, fibro-plastiques et les lipomes. Les enchondromes y prennent naissance, soit au niveau de l'épine ou de la crête iliaque, soit dans tout autre point de l'os. J'en ai observé un cas dans le service de M. Velpeau, en 1850, lors de mon internat, ayant le volume d'une tête d'adulte. Les cancers encéphaloïde, colloïde, mélanique, naissent ici assez fréquemment. J'ai donné des soins à une dame qui avait un cancer mélanique dans le milieu de la fesse et siégeant dans l'épaisseur de la peau. Je l'attaquai par les caustiques, et en cernant la tumeur très-loin et très-profondément, je l'enlevai. Tout allait très-bien, la plaie était presque fermée, lorsque les vaisseaux lymphatiques qui partaient de la tumeur et allaient à l'aine se prirent, devinrent très-durs et mélaniques ; les ganglions de l'aine eux-mêmes s'affectèrent ; bref, la malade succomba à une généralisation de son cancer. En thèse générale, quand une tumeur de la région fessière se montrera avec des caractères douteux de mobilité, il faudra la regarder comme ayant des racines profondes.

Les anévrysmes de l'artère fessière ne sont point rares. Ils doivent être attaqués par la ligature de l'artère fessière au-dessus de la tumeur, et, quand cela est impossible, il est nécessaire d'avoir recours à la ligature de l'artère hypogastrique. Dans un cas récent, M. Nélaton a réussi en injectant du perchlorure de fer dans la tumeur, qui avait résisté à la ligature de l'artère iliaque interne.

Deux opérations se pratiquent dans la région fessière : ce sont la ligature de l'artère fessière et celle de l'artère ischiatique.

La ligature de la fessière a été faite, soit pour des anévrysmes, soit pour des plaies de cette artère. La planche que nous avons sous les yeux renferme toutes les notions nécessaires pour suivre cette opération. On peut voir que l'artère fessière sort du bassin dans le point le plus élevé de la grande échancrure sciatique ; qu'immédiatement elle se subdivise en plusieurs branches, de sorte que souvent on lie une de ces branches, lorsqu'on croit lier le tronc principal. C'est là une des nombreuses difficultés de cette ligature. Pour connaître la situation de cette artère, on a donné diverses indications qui sont toutes également bonnes pour celui qui sait se les rendre familières. On a conseillé de tirer une ligne horizontale aboutissant à l'épine iliaque antéro-supérieure (Malgaigne), le sommet de la grande échancrure se trouvant sur cette ligne. M. Diday tend un fil du coccyx au point la plus élevé de la crête iliaque ; le milieu de cette ligne indique le point d'émergence. M. Bouisson a mesuré la distance qui sépare l'artère de l'épine iliaque antéro-supérieure, de l'épine iliaque postéro-supérieure et du milieu de la crête iliaque. Toutes ces données nous paraissent bien complexes. Quant à nous, nous avons enseigné dans nos cours de médecine opératoire un moyen plus simple. Il consiste à tirer une ligne partant de l'épine iliaque postéro-supérieure et aboutissant au sommet du grand trochanter, le sujet étant couché sur le ventre. Ce procédé est très-facile, parce que les saillies sont très-apparentes, et je lui attribue cet avantage considérable de nous représenter presque mathématiquement la direction du muscle pyramidal. A la réunion du tiers supérieur avec les deux tiers inférieurs de cette ligne, on trouve le point d'émergence de l'artère. Pour aller à la recherche de ce vaisseau, je fais une incision dont le centre porte sur le point d'émergence et dont la longueur est d'environ 12 centimètres. J'incise : 1° la peau, 2° le tissu sous-cutané, 3° l'aponévrose d'enveloppe ; 4° je traverse les fibres ou plutôt un interstice du muscle grand fessier ; 5° je reconnais comme point de repère le rebord osseux de la grande échancrure, ainsi que le muscle pyramidal. Quand j'ai ces deux points de repère, je suis sûr de trouver l'artère. L'intime union qu'elle contracte avec les veines fait que l'on doit la dénuder avec précaution.

Quant à la ligature de l'artère ischiatique elle ne saurait présenter plus de difficultés que la précédente. On voit qu'elle sort sous le bord inférieur du muscle pyramidal et qu'elle est environ 4 centimètres plus bas que l'artère fessière. Pour la lier, il faudra faire partir la ligne non de l'épine postéro-supérieure, mais de la postéro-inférieure, et la faire aboutir au même point. On cherchera le bord inférieur du muscle pyramidal, et, en se rapprochant du sacrum à l'union du tiers postérieur avec les deux tiers antérieurs de la ligne tirée, on rencontrera le vaisseau ischiatique.

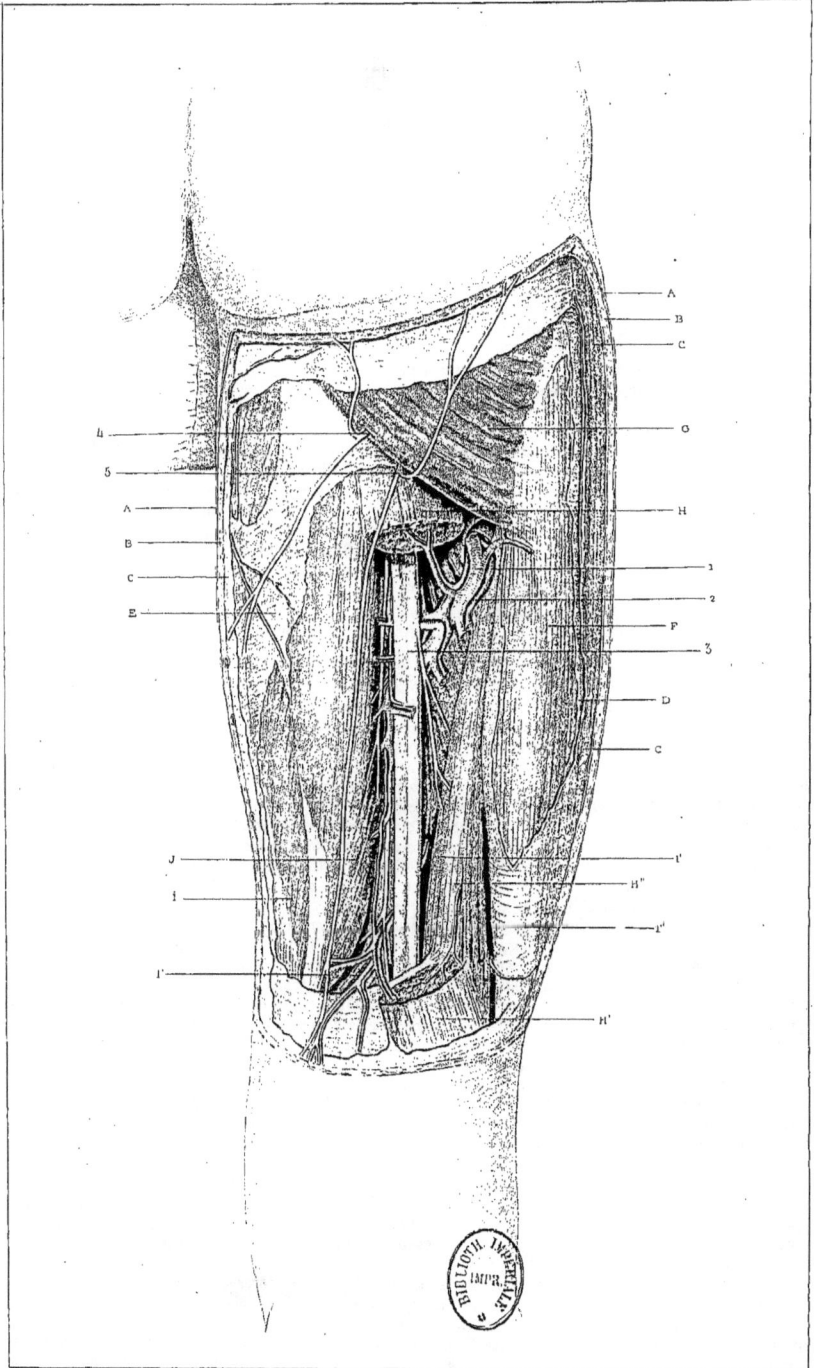

F. Bion del.　　　　　Imp. Lemercier etc. Paris.　　　　　Oudet sc.

LIBRAIRIE GERMER BAILLIERE.

PLANCHE XCI.

Région fémorale.

Face postérieure.

EXPLICATION.

A. Coupe de la peau limitant la région.
B. Coupe du tissu cellulo-graisseux sous-cutané.
C. Coupe de l'aponévrose superficielle ou d'enveloppe.
D. Coupe de l'aponévrose propre du muscle demi-membraneux.
E. Aponévrose spéciale des muscles demi-tendineux, couturier et droit interne, et longue portion du biceps fémoral.
F. Muscle demi-membraneux.
G. Fibres les plus inférieures du muscle grand fessier, s'insérant au-dessous du grand trochanter.
H. Coupe de la longue portion du muscle biceps fémoral.
H'. Coupe de la portion inférieure du biceps fémoral au moment de sa jonction avec la courte portion.
H''. Petite ou courte portion du biceps fémoral.
I. Muscle droit interne.

J. Muscle demi-tendineux.

1. Artère fémorale profonde, après son passage à travers l'anneau des adducteurs.
1'. Branches artérielles venant de la fémorale qui les fournit pendant son trajet au devant du tendon du troisième adducteur, et allant se distribuer à la peau et à la partie inférieure des muscles qui circonscrivent en haut le creux poplité.
1''. Petite artère venant encore de la fémorale et se distribuant aux deux portions du muscle biceps fémoral, tout en s'anastomosant avec l'artère précédente.
2. Veine accompagnant l'artère fémorale profonde.
3. Grand nerf sciatique.
4. Branche du petit nerf sciatique.
5. Seconde branche du petit nerf sciatique.

APPLICATIONS A LA PATHOLOGIE ET A LA MÉDECINE OPÉRATOIRE.

Les lésions physiques de cette région ne sont point dangereuses pour la vie, même quand elles sont profondes. Ces dernières, en effet, ne peuvent guère atteindre que le nerf sciatique, ou bien les branches de l'artère fémorale profonde. Une plaie du nerf sciatique doit être rare, à cause de la profondeur à laquelle se trouve ce nerf. Il en doit être de même, à plus forte raison, pour les plaies des branches de la fémorale profonde. Du reste, ces deux organes sont protégés par des masses musculaires puissantes : en arrière, par la longue portion du muscle biceps, et en haut par le bord inférieur du muscle grand fessier ; en dedans, par les muscles de la patte-d'oie, et en dehors par le demi-membraneux, la courte portion du biceps, un plus haut par la longue portion du même muscle.

Les lésions vitales, inflammations, abcès, etc., présentent ici les mêmes caractères que dans la région fessière. Celles qui sont superficielles ne donnent lieu à aucune considération spéciale. Celles qui sont profondes ou sous-aponévrotiques offrent au contraire des caractères particuliers, dévoilés par le seul examen de la région. La loge intermusculaire parcourue du haut en bas par le nerf sciatique renferme en outre une grande quantité de tissu cellulaire, d'où la possibilité de voir se développer là des phlegmons et des abcès. Or, ces phlegmons et ces abcès pourraient bien rester localisés, et ce sera le cas le plus heureux. Mais le canal intermusculaire communique largement en haut avec la région fessière et en bas avec le creux poplité. Que résultera-t-il de cette disposition ? C'est que l'inflammation, comme la suppuration, aura une grande tendance à s'étendre aux régions voisines. De là résulte le précepte d'ouvrir promptement une issue au pus, et de combattre énergiquement les inflammations qui se développent dans ce point. Cette fâcheuse disposition permet aussi l'accident contraire. Ainsi un abcès froid ou chaud qui aura occupé la région fessière se manifestera bientôt très-probablement dans la région qui nous occupe. Il en sera de même pour un abcès du creux poplité. Cette évolution des abcès qui viennent d'en haut est tellement dans la nature, que souvent le chirurgien ne s'aperçoit de cet abcès par congestion que lorsqu'il a envahi la région postérieure de la cuisse.

Les abcès par congestion venant d'une carie, d'une névrose simple, ou tuberculeux, de la face antérieure du sacrum, ainsi que je l'ai constaté tout récemment sur un jeune garçon, suivent le trajet du nerf sciatique, et sortent ainsi du bassin pour occuper la région fessière, et plus tard la région de la cuisse. Quand ces abcès sont encore recouverts par le muscle grand fessier, ils ne sont point aperçus en général, et comme ils donnent lieu à des douleurs très-vives sur le trajet du grand nerf sciatique, il en résulte que le chirurgien le plus habile peut être induit en erreur, et croire tout simplement à l'existence d'une névralgie sciatique, lorsqu'en réalité il s'agit d'une affection bien autrement grave.

Une affection propre à la région, c'est la névralgie siégeant sur le nerf sciatique. Cette affection se traduit par une douleur qui suit le trajet du nerf, et que le malade indique très-bien avec son doigt, quoiqu'il ne connaisse pas la direction de ce nerf. Cette douleur est éveillée à la pression, et est d'autant plus forte, que l'on se trouve à un point d'émergence de quelques branches nerveuses.

Les lésions organiques sont rares, néanmoins on y a vu des fistules, des nécroses, des caries, des fractures, des kystes, des névromes ; ce qui s'explique très-bien par la présence du fémur et du nerf sciatique. La peau a été quelquefois entièrement détruite par des brûlures, de là des rétractions de la jambe que rien ne peut modifier. Les affections les plus curieuses de la région sont les tumeurs fibro-plastiques et encéphaloïdes, les tumeurs à myéloplaxes venant du fémur. L'existence des tumeurs fibro-plastiques s'explique par la grande quantité de tissu fibreux qui se trouve dans la région. J'ai vu dans le service de M. Velpeau, en 1850, un malade qui portait une de ces tumeurs entre les muscles interne et externe de cette région. Plusieurs ablations successives furent faites, mais la tumeur récidivait toujours ; bref, le malade finit par succomber. Les opérations que l'on pratique dans cette partie du corps sont nombreuses. Je ne dirai rien des fractures, mais je signalerai seulement les incisions des brides résultat de brûlures, ou bien les incisions des muscles, quand une tumeur blanche s'est terminée par un déplacement permanent du tibia en arrière. Nous n'insistons pas sur ces opérations, parce qu'elles sont peu usitées, et d'ailleurs la dernière est remplacée avantageusement aujourd'hui par la section des tendons, et surtout par la méthode de Palasciano (de Naples). Cette méthode, on le sait, consiste à redresser le membre malade, non pas par une extension directe, mais par une flexion encore plus exagérée que celle qui existe déjà. Quand, par ce mouvement, on a détruit les adhérences des muscles extenseurs de la jambe, on pratique brusquement le mouvement d'extension forcée. On arrive ainsi à ramener presque le genou dans sa direction normale. Nous disons presque, parce que jamais l'extension ne revient à ses limites normales, et cela tient probablement à plusieurs causes, dont la plus importante nous paraît être le raccourcissement qui s'est opéré dans les ligaments latéraux. Je me propose de couper ces ligaments par la méthode sous-cutanée, afin de ramener tout à fait le tibia dans ses rapports avec le fémur. Peut-être serai-je obligé de sectionner aussi les ligaments interarticulaires.

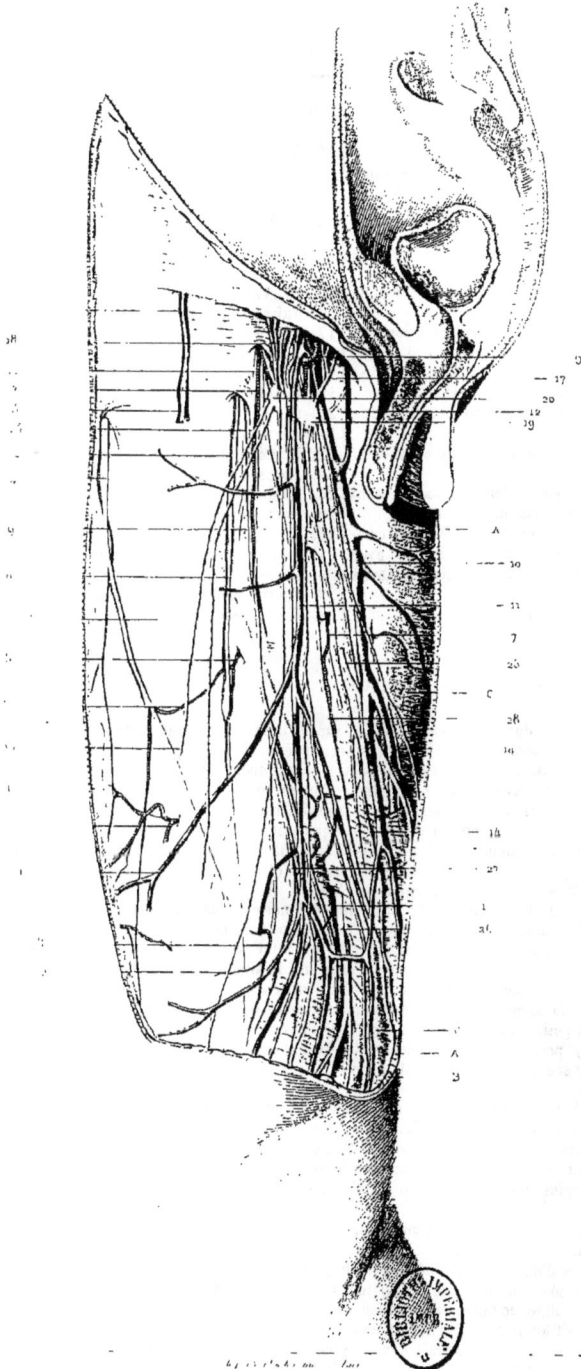

PLANCHE XCII.

Région fémorale.

Face antérieure, couche superficielle.

EXPLICATION.

A. Coupe de la peau limitant la région.
B. Coupe du fascia superficialis et du tissu cellulaire sous-cutané.
C. Aponévrose fémorale superficielle ou d'enveloppe.

1. Artère superficielle, dite aussi grande anastomotique, venant de la fémorale.
2. Petite artère superficielle, donnée par l'artère fémorale dans sa partie crurale.
3. Artère superficielle branche de l'artère circonflexe iliaque.
4. Autre artère superficielle fournie par la fémorale.
5. Autre rameau artériel venant de la fémorale.
6. Anastomoses sous-cutanées entre les ramifications de la fémorale.
7. Autre branche superficielle de la fémorale constituant des anastomoses.
7′. Petite branche artérielle sous-cutanée s'anastomosant avec d'autres rameaux artériels de la fémorale.
8. Rameaux artériels inférieurs de l'artère fémorale constituant encore des arcades anastomotiques, avec des rameaux supérieurs d'un côté et d'autres rameaux situés au-dessous.
9. Artère tégumenteuse abdominale.
10. Veine saphène interne.

11. Veine saphène interne accessoire, ou veine collatérale de la saphène interne.
12. Veine honteuse externe allant se jeter dans la veine saphène interne.
13. Branche de la veine allant se jeter dans la veine saphène interne.
14, 14. Vaisseaux lymphatiques internes.
15, 15. Vaisseaux lymphatiques externes.
16. Vaisseau lymphatique moyen.
17. Vaisseaux lymphatiques venant des organes génitaux externes.
18. Vaisseaux lymphatiques venant de la paroi abdominale.
19. Ganglion lymphatique interne et inférieur.
20. Ganglion lymphatique interne.
21. Rameaux cutanés du nerf inguinal externe.
22. Branche cutanée de la grande abdominale.
23. Rameaux cutanés du nerf crural.
24. Rameau fémoral cutané externe.
25. Rameaux cutanés du nerf crural.
26. Nerf saphène interne.
27. Autres rameaux nerveux du nerf crural.
28. Branche perforante interne du nerf crural.
29. Filets cutanés perforants du nerf crural.
30. Filets cutanés du nerf crural.

APPLICATIONS A LA PATHOLOGIE ET A LA MÉDECINE OPÉRATOIRE.

Les applications que nous allons donner ne porteront que sur les tissus compris entre la peau et l'aponévrose superficielle. Les lésions physiques qui intéressent ces tissus ne peuvent guère être graves, mais elles n'en sont pas moins dignes de fixer notre attention. Les plaies, les contusions de la peau n'offrent aucun caractère spécial. Ainsi, qu'elles soient produites par un instrument piquant, tranchant ou contondant, elles se comporteront ici comme dans toutes les autres régions du corps. Il en sera de même si elles atteignent le tissu cellulaire sous-cutané. Mais si ces violences arrivent plus profondément, elles rencontreront des veines et des lymphatiques, et alors elles produisent des désordres assez graves. Parmi les lésions physiques qui appartiennent au tissu sous-cutané, nous signalerons les décollements traumatiques de la peau suivis d'un épanchement séreux ou séro sanguinolent, qui ont été vus pour la première fois et décrits avec tant de fidélité et de talent par M. Morel-Lavallée, chirurgien de l'hôpital Beaujon. On peut s'assurer que toute la région est couverte de veines qui sont déjà très-volumineuses dans leur état normal, mais qui, sous certaines influences, comme la compression, l'inflammation, acquièrent quelquefois un volume énorme, au point de constituer de véritables tumeurs vasculaires. Or, une blessure peut atteindre ces veines, et présenter une certaine gravité par l'hémorrhagie ou la phlébite qui en sont la conséquence presque inévitable. A cause de la situation superficielle de ces vaisseaux veineux, il sera toujours facile de savoir si le sang qu'ils fournissent vient d'eux ou de l'artère fémorale, si déjà le chirurgien n'avait pas d'autres moyens, tels que la compression au-dessus ou au-dessous de la plaie, la couleur du sang, etc., pour établir son diagnostic d'une manière positive. Cette situation superficielle, comme du reste la direction de ces veines (veines ou branches de la saphène), permet encore de reconnaître facilement l'existence d'une phlébite par la présence d'un cordon dur, saillant sous la peau et manifestement douloureux.

Les vaisseaux lymphatiques sont nombreux et souvent blessés, mais ils sont très-petits, de sorte que ne donnant lieu à aucun écoulement apparent, leurs plaies passent souvent inaperçues. Mais dans certaines conditions de climat (île Bourbon), ces vaisseaux acquièrent des dimensions considérables, et, s'ils sont blessés, ils fournissent un écoulement de lymphe assez grand pour devenir grave. Tel est le cas observé par M. Gubler sur un habitant de l'île Maurice, qui avait une perte tellement grande, que l'on put ramasser le liquide en assez grande quantité pour en faire plusieurs analyses. Du reste, ces cas de varices et d'hémorrhagies lymphatiques avaient déjà été signalés par M. Beau et consignés dans la thèse de M. Binet.

Les plaies qui atteignent les nerfs ne peuvent guère être inquiétantes en général. Mais on comprend que dans les pays chauds, malgré leur bénignité, elles soient quelquefois compliquées de tétanos. Les blessures des artères sous-cutanées ne sont pas susceptibles d'être suivies d'hémorrhagie, parce qu'elles sont peu volumineuses. Ce sont ces petites artères qui vont se dilatant de plus en plus après la ligature de la fémorale dans l'aine, et qui battent sous la peau. Si après cette dilatation on était obligé de faire l'amputation de la cuisse, on aurait certainement à compter avec quelques unes-d'entre elles, et il faudrait les lier pour éviter l'hémorrhagie.

Les lésions vitales sont assez fréquentes. Nous devons nous occuper des phlegmons et des abcès. On peut voir que la stratification des couches est la suivante : 1° la peau ; 2° le tissu graisseux sous-cutané ; 3° le feuillet superficiel du fascia superficialis ; 4° la couche adipeuse dans laquelle se trouvent les vaisseaux et nerfs sous-cutanés ; 5° le feuillet profond du fascia superficialis ; 6° l'aponévrose superficielle ou d'enveloppe. Or, il peut se faire qu'une inflammation se confine entre chacune de ces six couches, et alors nous avons les variétés d'inflammation qui suivent : 1° un phlegmon sous-cutané compris entre la peau et le premier feuillet du fascia superficialis ; 2° une inflammation comprise entre les deux feuillets du fascia superficialis ; 3° une inflammation entre le feuillet profond de ce fascia et l'aponévrose. De là trois sortes de phlegmons, auxquels on pourrait ajouter les inflammations qui envahissent les deux feuillets eux-mêmes du fascia. Les abcès se présenteront avec les mêmes caractères quant au siége. Des abcès par congestion se montrent fréquemment dans le haut de la région. Ils sont en général liés à une lésion de la colonne vertébrale, et sortent du bassin en suivant, soit le canal crural, soit la gaîne du muscle psoas. Ceux-ci méritent de fixer l'attention, parce qu'ils refoulent en avant l'artère fémorale, et, si l'on voulait les ouvrir, on pourrait traverser le vaisseau et produire ainsi une grave complication dans un état déjà bien grave.

. Les lésions organiques sont assez fréquentes. Nous signalerons les tumeurs graisseuses, fibreuses, les kystes, les varices, les tumeurs ganglionnaires et les cancers.

. Parmi toutes les tumeurs dont la présence s'explique naturellement par la seule inspection de la région, ainsi que par ses caractères communs et spéciaux, je signalerai seulement les tumeurs ganglionnaires. On sait que M. Richard, chirurgien de l'hôpital Cochin, a établi depuis longtemps que les vacuoles que l'on trouve dans les ganglions peuvent, en se dilatant outre mesure, et à la longue, convertir un ganglion en un kyste séreux ou séro-lactescent, ou même sanguinolent. Nous ne voulons pas parler de ces tumeurs. Il s'agit de ces tumeurs qui atteignent les vaisseaux lymphatiques en même temps que les ganglions. Quand les ganglions sont ainsi dilatés, anévrysmatiques en quelque sorte, ils constituent des tumeurs assez volumineuses dans le haut de la cuisse ; ces tumeurs sont inégales, bosselées, assez dures dans certains points, et molles, fluctuantes dans d'autres, et on les voit se manifester comme les varices chez les habitants de l'île Maurice ou des îles voisines.

Peu d'opérations spéciales réglées se font dans cette couche de la région. Pour l'ablation des tumeurs que nous venons de nommer, on n'aura guère à se préoccuper de l'hémorrhagie. On a cependant proposé de faire la section de l'arcade fibreuse sur laquelle passe la veine saphène interne pour se rendre dans la veine fémorale. On prétendait que la section de cette bride fibreuse aurait pour effet de faire cesser une prétendue compression de la veine saphène, et de remédier ainsi aux varices qui étaient la conséquence de cette compression. C'était là tout simplement une vue de l'esprit ; je ne pense pas que cette opération entre jamais dans la pratique usuelle.

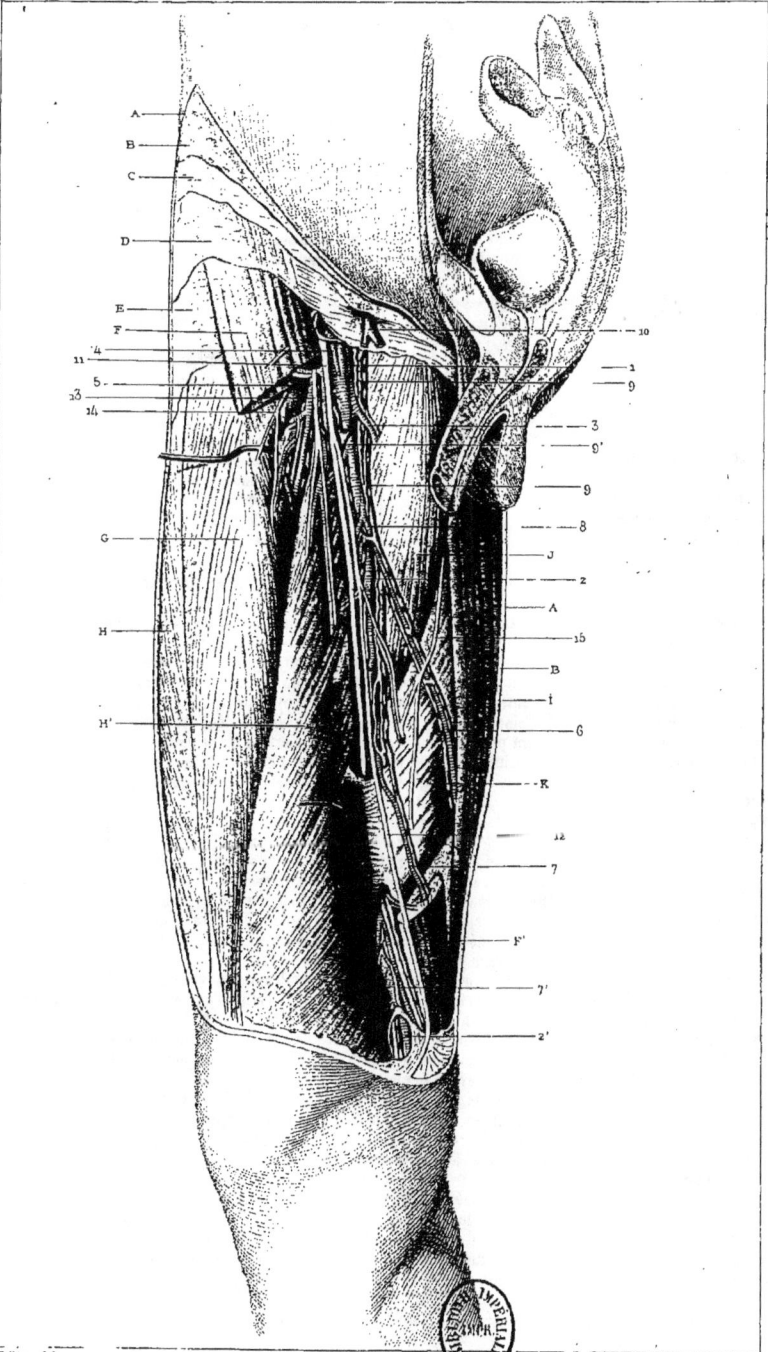

F.Bion del   Imp. 16. Chardon ainé   Paris   Annedouche sc.

LIBRAIRIE GERMER BAILLIÈRE.

PLANCHE XCIII.

Région fémorale.

Deuxième couche.

EXPLICATION.

A. Coupe de la peau limitant la région.
B. Coupe du tissu cellulaire sous-cutané.
C. Coupe du fascia superficialis.
D. Coupe de l'aponévrose fémorale à sa partie supérieure.
E. Feuillet profond de l'aponévrose fémorale.
F. Muscle couturier, coupé pour laisser voir les vaisseaux fémoraux.
F'. Muscle couturier, coupé à sa partie inférieure.
G. Droit antérieur de la cuisse.
H. Vaste externe de la cuisse.
H'. Vaste interne de la cuisse.
I. Muscle droit interne.
J. Muscles moyen et petit adducteur de la cuisse.
K. Muscle grand ou troisième adducteur de la cuisse, formant l'anneau fibreux par où passe l'artère fémorale pour arriver dans le creux poplité.

1. Artère fémorale sortant du canal crural.
2. Artère fémorale à sa partie moyenne.
2'. Artère grande anastomotique.

3. Artère des muscles adducteurs de la cuisse.
4. Artère des ganglions inguinaux.
5. Branches artérielles pour les muscles droit antérieur et triceps fémoral.
6. Rameau artériel du muscle droit interne.
7. Branche artérielle du muscle couturier.
7'. Branche cutanée et musculaire sortant par le même orifice fibreux qu'une veine et un nerf.
8. Branches musculaires pour le vaste externe et pour les adducteurs.
9, 9. Veines accompagnant l'artère fémorale.
9'. Veines accompagnant l'artère fémorale sur son côté externe.
10. Veine tégumenteuse abdominale.
11. Branche perforante du nerf crural.
12. Branche cutanée du nerf crural.
13. Branches musculaires du nerf crural.
14. Branches nerveuses du nerf crural allant au droit antérieur de la cuisse.
15. Anastomose du nerf obturateur avec le nerf crural.

APPLICATIONS A LA PATHOLOGIE ET A LA MÉDECINE OPÉRATOIRE.

Nous avons à nous occuper dans cette planche des applications chirurgicales de tous les organes compris entre l'aponévrose superficielle et le fémur. C'est dire déjà combien ces applications seront nombreuses.

Les plaies qui dépassent l'aponévrose, si elles sont situées en dehors ou à fait en dedans, et surtout si elles ne sont pas obliques, n'intéressent guère que les muscles ou le fémur. Or, sous ce rapport, elles n'auront aucun caractère spécial. Mais si ces plaies faites par des instruments piquants, tranchants ou contondants, sont situées sur le trajet d'une ligne fictive qui, partant du milieu du p¹i de l'aine, irait aboutir à la partie interne du condyle interne du fémur, elles seront très-dangereuses, parce qu'elles atteindront presque fatalement le nerf, l'artère ou la veine qui parcourent la région dans presque toute son étendue. Par sa division immédiate en plusieurs petites branches, le nerf crural semble échapper pour ainsi dire aux conséquences graves de la lésion d'un gros nerf. Il faudrait, en effet, que la plaie fût longue, profonde, transversale, pour que tous les filets nerveux fussent atteints à la fois. Ainsi s'explique cette circonstance que rarement les plaies profondes de la région antérieure de la cuisse sont suivies de paralysie du mouvement et de la sensibilité dans plusieurs organes à la fois.

En ce qui concerne l'artère, la lésion est bien plus facile. Il semble que sa situation en haut, où elle est pour ainsi dire à fleur de peau, ainsi que sa situation à la partie moyenne et en bas, la portent au devant des instruments. Ajoutez à cette condition anatomique cette propriété physiologique qui nous fait instinctivement, et malgré nous, rapprocher les cuisses quand nous voulons empêcher la chute par terre d'un objet que nous tenions dans les mains, et vous aurez une explication de la fréquence de ces blessures. Pour remédier à cette lésion, le chirurgien possède tous les hémostatiques, et surtout la ligature, soit dans la plaie, soit au-dessus d'elle.

La lésion de la veine fémorale, qui est très-grave au-dessus de l'embouchure de la veine saphène et beaucoup moins dangereuse au-dessous, peut être isolée ou accompagner la lésion de l'artère ou d'autres organes. Les anévrysmes artériels ou artério-veineux sont fréquemment la conséquence de ces plaies.

Tous les muscles de la cuisse peuvent être blessés ou déchirés en totalité ou en partie, dans les contusions, les plaies ou les efforts. Le muscle grand droit antérieur est celui qui offre le plus souvent cet accident. Enfin, signalons comme lésions physiques propres à la région les fractures du fémur.

Les lésions vitales les plus communes sont les phlegmons et les abcès. Il suffit de voir les différentes couches de la région pour deviner tout de suite quelles sont les variétés que l'on doit admettre quant au siége.

Les lésions organiques qui méritent surtout notre attention sont les anévrysmes et les épanchements sanguins qui les précèdent. Ces anévrysmes peuvent siéger à toutes les hauteurs du trajet de l'artère. C'est pour eux qu'on pratique le plus souvent la ligature de l'artère fémorale.

Cette ligature se fait dans trois points déterminés : 1° en haut, 2° à la partie moyenne, 3° en bas,

En haut, cette ligature peut être portée sur le vaisseau, soit au-dessous de l'arcade fémorale, soit au sommet du triangle de Scarpa. Nous ne devons nous occuper que de la ligature au sommet de ce triangle. On voit que là le vaisseau est superficiel, sur le point de s'engager au-dessus du muscle couturier. En consultant cette planche et celle qui précède, on s'assurera que pour arriver sur l'artère, il convient de couper successivement : 1° la peau, 2° le tissu graisseux cutané ; 3° les deux feuillets du fascia superficialis, dans le milieu desquels il y a divers organes, et entre autres des ganglions qu'il faut écarter ; 4° l'aponévrose superficielle. Pour bien reconnaître la situation de l'artère, il suffit de se rappeler qu'elle est entre le nerf et la veine.

A la partie moyenne, l'artère est plus profonde ; elle est séparée de l'aponévrose superficielle par toute l'épaisseur du muscle couturier. Pour découvrir le vaisseau, on traverse les mêmes couches que pour la ligature précédente, et l'on va rechercher comme point de repère le muscle couturier. Quand on a trouvé ce muscle, on se demande si l'on doit l'inciser suivant la direction de ses fibres, ou bien le refouler. Tout le monde s'accorde à adopter le refoulement. Mais faut-il le pratiquer en dedans ou en dehors. Quant à nous, basé sur une longue expérience, nous avons toujours fait refouler le muscle en dedans pendant que nous exercions les élèves aux manœuvres opératoires. Quand le muscle est refoulé, on voit le vaisseau artériel sous le second feuillet aponévrotique. On incise cette aponévrose en dédolant, et l'on arrive ainsi au dernier temps de la ligature.

Quant à la ligature de l'artère fémorale au niveau de l'anneau du troisième adducteur, elle offre des difficultés très-sérieuses. On procède comme pour les précédentes, jusqu'à ce que l'on découvre le muscle couturier, qui est encore ici un point de repère capital. On incise l'aponévrose superficielle directement; on découvre les fibres du muscle couturier, qui, par leur direction, permettent tout de suite de les distinguer de celles du muscle qui est à côté, c'est-à-dire du muscle vaste interne. On refoule encore le couturier en dedans. Cela permet de découvrir la partie condylienne du muscle troisième adducteur, qui fait saillie; puis on cherche le deuxième point de repère, le nerf saphène, qui sort de la gaine de l'artère fémorale par une arcade fibreuse nettement accusée. On peut affirmer qu'en ayant le nerf, on a l'artère; car il suffit d'introduire la sonde cannelée par cet orifice fibreux, d'inciser le tissu fibreux qui est au devant, pour découvrir l'artère fémorale. La séparation de cette artère, et de la veine ou des veines qui l'accompagnent est quelquefois difficile; c'est pourquoi il convient de procéder avec ménagement, pour ne déchirer aucun vaisseau. On évite ainsi l'hémorrhagie veineuse ainsi que la phlébite.

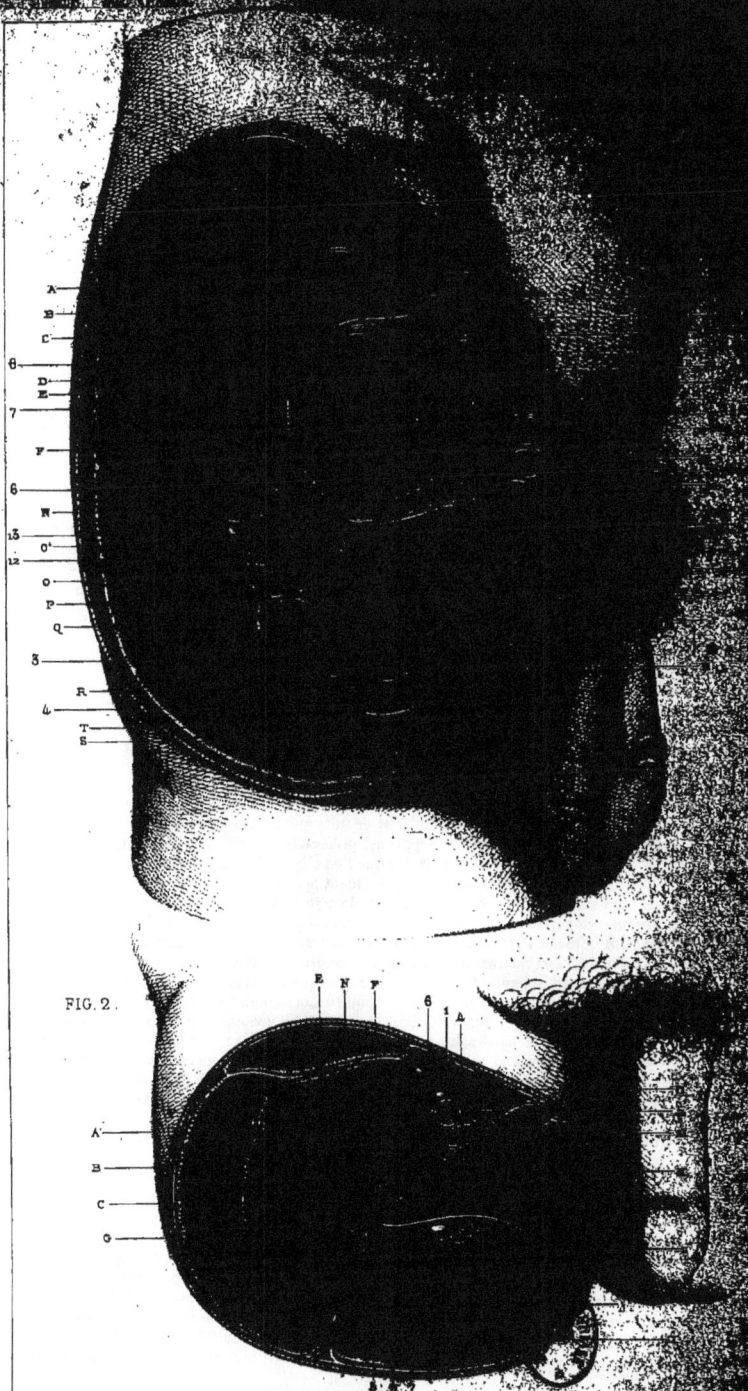

FIG. 2.

F. Bion del.

PLANCHE XCIV.

Figure 1. — Régions inguinale et fessière.

Coupe transversale de ces deux régions.

EXPLICATION.

A. Coupe de la peau limitant la région.
B. Coupe du tissu cellulo-graisseux sous-cutané.
C. Coupe de l'aponévrose superficielle ou d'enveloppe.
D. Coupe du muscle grand fessier.
E. Coupe du muscle moyen fessier.
F. Coupe du muscle petit fessier.
G. Coupe du muscle couturier.
H. Coupe du muscle droit interne.
I. Coupe du muscle petit adducteur.
J. Coupe du muscle demi-tendineux.
K. Coupe du muscle moyen adducteur.
L. Coupe du muscle psoas iliaque.
M. Coupe du tendon du droit antérieur de la cuisse.
N. Coupe du muscle pyramidal.
O. Coupe des muscles jumeaux.
O'. Coupe du tendon du muscle obturateur interne.
P. Coupe de la longue portion du biceps fémoral.
Q. Coupe du muscle demi-membraneux.
R. Coupe du muscle obturateur externe.
S. Coupe du muscle grand adducteur.
T. Coupe du muscle carré crural.
U. Cavité cotyloïde.

V. Arrière-fond de la cavité cotyloïde avec son paquet adipeux.
X. Coupe de la capsule coxo-fémorale.
Z. Rebord de la cavité cotyloïde.

1. Coupe de l'artère fémorale.
2. Coupe de l'artère fémorale profonde.
3. Coupe de l'artère sciatique.
4. Coupe des artères et des veines qui vont au muscle grand fessier.
5. Coupe des vaisseaux qui se distribuent aux muscles adducteurs.
6. Coupe des artères, veines et nerfs du muscle grand fessier.
7. Coupe des vaisseaux et nerfs qui se distribuent à la partie supérieure du muscle grand fessier.
8. Vaisseaux et nerfs qui se distribuent au moyen et au petit fessier.
9. Coupe de la veine fémorale.
10. Coupe de la veine saphène interne.
11. Coupe du nerf crural.
12. Coupe du nerf sciatique.
13. Coupe du petit nerf sciatique.

APPLICATIONS A LA PATHOLOGIE ET A LA MÉDECINE OPÉRATOIRE.

La figure 1 de la planche que nous avons sous les yeux se prête à des considérations et à des applications pour la désarticulation de la hanche. A cet égard, on peut constater tout de suite que l'articulation est plus rapprochée de la peau du côté interne, et que, par conséquent, c'est de ce côté qu'il est préférable d'ouvrir l'articulation. En agissant ainsi, il est vrai que l'on coupe tout de suite les vaisseaux les plus gros et que l'on a immédiatement une hémorrhagie considérable ; mais rien n'est plus simple que de remédier sur-le-champ à cet accident par la ligature de l'artère fémorale. Cela fait, on continue la désarticulation. Il faut avouer que pour la résection de la tête fémorale, opération dans laquelle on cherche avant tout à respecter les organes importants comme l'artère, on n'aurait plus le même droit d'agir ainsi. C'est pour cela que dans cette opération on attaque l'articulation par la région fessière. Mais revenons à la désarticulation de la hanche. Quand on emploie la méthode à lambeau antérieur, il est nécessaire que les vaisseaux soient compris dans ce lambeau. Or, en jetant un coup d'œil sur notre figure 1, on voit nettement que le paquet vasculaire correspond au diamètre horizontal de l'articulation. De là résulte que si l'on dirige le couteau horizontalement après l'avoir fait passer derrière les vaisseaux, on vient se heurter contre la tête fémorale. Pour éviter cet inconvénient, tout en conservant l'avantage de passer en arrière de l'artère fémorale, il est nécessaire de soulever avec la main gauche toute la masse charnue qui est au devant de l'articulation, et de faire décrire à la pointe du couteau un arc de cercle pour contourner le segment supérieur de l'articulation. Il va sans dire que la pointe du couteau ne doit sortir qu'à l'extrémité de la ligne horizontale qui traverse la cavité cotyloïde et la divise en deux parties égales. Ce n'est qu'en observant ces règles, que le lambeau antérieur renfermera l'artère dans son épaisseur et aura assez de surface pour recouvrir le moignon. Du moment que l'artère est dans le lambeau, un aide peut immédiatement arrêter l'écoulement de sang en le comprimant directement entre les doigts. Cette manœuvre prompte et facile permet au chirurgien de poursuivre son opération, et d'épargner ainsi des douleurs considérables à son malade.

Une fois que la désarticulation est faite, il s'agit de pratiquer rapidement la ligature des vaisseaux. La coupe que nous avons représentée indique tout de suite ces vaisseaux et l'ordre dans lequel ils doivent être liés, d'après leur importance de volume.

Le vaisseau le plus volumineux est l'artère fémorale. C'est par elle qu'il faut commencer ; on la trouvera dans la partie interne et à la face inférieure du lambeau coupé non transversalement, mais en bec de flûte. Cette section exige donc une petite précaution de la part du chirurgien, s'il veut être assuré que le fil constricteur porte réellement sur toute la circonférence du vaisseau, et non sur l'extrémité seule de l'artère taillée en bec de plume. Quelquefois la veine fémorale fournit beaucoup de sang, surtout quand la respiration est gênée et la circulation troublée, fonction toujours un peu dérangée par le chloroforme. Dans cette circonstance, il ne faut pas hésiter à porter immédiatement une ligature spéciale sur la veine elle-même.

Après que le bout de l'artère fémorale est fermé, le sang peut continuer à couler dans son voisinage par des branches de la fémorale profonde. On doit procéder à la ligature de tous ces troncs et de toutes ces branches venant de cette artère.

On procède en second lieu à la ligature de l'artère ischiatique (2), puis à celle des branches de l'artère fessière (6, 7, 8); on lie enfin quelques branches musculaires, telles que celles qui viennent de la fessière (4) ou celles qui sont fournies par l'obturatrice.

FIGURE 2. — **Région fémorale.**

Coupe transversale de la cuisse vers sa partie moyenne.

EXPLICATION.

A. Coupe de la peau limitant la région.
B. Coupe du tissu cellulo-graisseux sous-cutané.
C. Coupe de l'aponévrose d'enveloppe de la cuisse.
D. Coupe du muscle couturier.
E. Coupe du muscle droit antérieur de la cuisse.
F'. Coupe du muscle vaste interne.
G. Coupe du muscle vaste externe.
H. Coupe du muscle biceps fémoral (longue portion).
I. Coupe du muscle demi-menbraneux.
J. Coupe du muscle demi-tendineux.
K. Coupe du muscle droit interne.
L. Coupe des muscles adducteurs de la cuisse.

M. Coupe du muscle petit adducteur de la cuisse.
N. Coupe du fémur.

1. Coupe de l'artère fémorale.
2. Coupe de l'artère fémorale profonde.
3. Coupe de l'artère ischiatique.
4. Coupe de la veine fémorale.
5. Coupe de la veine saphène interne.
6. Coupe des artères et des veines musculaires superficielles.
7. Coupe du nerf sciatique.

APPLICATIONS A LA PATHOLOGIE ET A LA MÉDECINE OPÉRATOIRE.

Nous avons, à propos de cette figure, à nous occuper avant tout de ce qui concerne les amputations de la cuisse. Nous avons, à cet égard, deux points à étudier : 1° la nécessité de prévenir et d'arrêter l'hémorrhagie ; 2° les conditions qui permettent de recouvrir les os.

Pour prévenir l'hémorrhagie, il convient de faire la compression de l'artère fémorale sur la branche horizontale du pubis ; mais en outre de cette condition nécessaire et indispensable, il est quelques précautions à prendre dans ce but, et ces précautions sont nécessairement variables suivant la méthode d'amputation. S'il s'agit de la méthode circulaire, l'artère sera coupée transversalement et offrira son orifice béant à la ligature. Mais si l'on emploie la méthode à lambeau, il est nécessaire de se prémunir contre un accident possible. On voit, par exemple, que si l'on taille un lambeau antérieur, l'artère devant être dans l'épaisseur de ce lambeau, on doit avoir soin de soulever les parties molles pour les ramener au devant du fémur. Si l'on viole cette règle, on risque de percer l'artère et d'en laisser l'ouverture fendue dans l'angle du lambeau. Si l'on taille deux lambeaux latéraux, l'artère court de plus grands périls encore. Ainsi, en faisant pénétrer le couteau d'avant en arrière pour tailler le lambeau interne, on peut traverser l'artère vers la base du lambeau, ou bien la tailler en bec de flûte sur une très-grande longueur. Si dans ce cas on lie seulement l'extrémité libre de l'artère divisée, on est sûrement exposé à une hémorrhagie mortelle. C'est surtout à cause de cet accident que je regarde la méthode à deux lambeaux comme détestable. Ai-je besoin maintenant d'indiquer les vaisseaux qui doivent être liés après l'amputation de la cuisse? Il suffit de jeter les yeux sur la figure 2 pour voir qu'il y a trois vaisseaux principaux et quelques vaisseaux musculaires.

Pour recouvrir l'os, les chirurgiens ont employé divers moyens, et c'est pour cela qu'ils ont inventé tant de méthodes, tant de procédés. Le procédé de la quadruple incision est aujourd'hui généralement employé ; c'est aux leçons de M. Malgaigne que nous devons sa vulgarisation Ainsi, pour avoir suffisamment de parties molles, on incise : 1° la peau, 2° les muscles jusqu'à l'os ; 3° les muscles restés adhérents ; 4° on détache ensuite les muscles de la surface de l'os jusqu'à une hauteur convenable ; 5° enfin on coupe l'os au niveau des chairs préalablement rétractées avec une compresse.

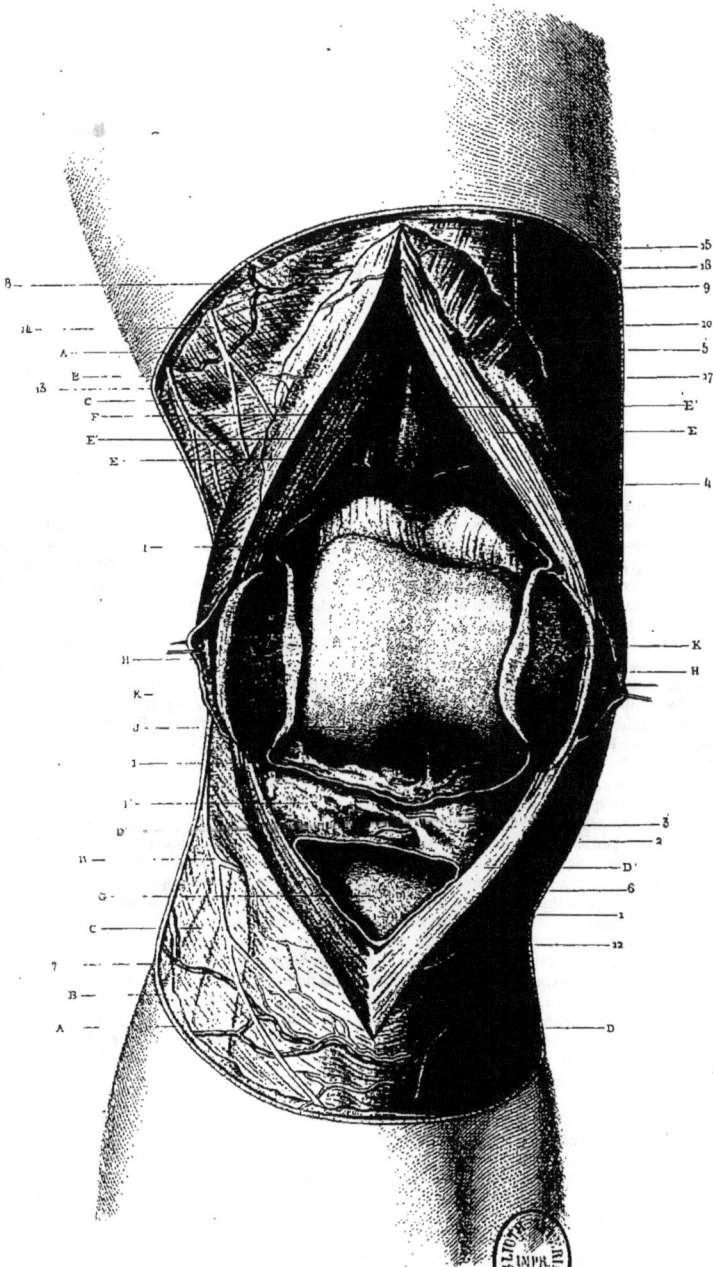

l'hon del   Imp. Ch Chardon ainé   Paris.   Debray sc.

LIBRAIRIE GERMER BAILLIÈRE.

PLANCHE XCV.

Région du genou.

EXPLICATION.

A. Coupe de la peau limitant la région.
B. Coupe du tissu cellulo-graisseux sous-cutané.
C. Aponévrose superficielle.
D. Tendon rotulien.
D'. Coupe verticale du tendon rotulien.
E. Coupe du muscle triceps.
E' Muscle tenseur de la synoviale articulaire du genou.
F. Portion inférieure du fémur.
G. Bourse séreuse sous le tendon rotulien.
H. Bourse séreuse prérotulienne.
I. Coupe de la synoviale articulaire.
I'. Paquet adipeux du genou situé sur la synoviale.
J. Condyles du fémur revêtus de leur cartilage.
K. Coupe verticale de la rotule.

1. Artère articulaire inférieure interne.
2 et 3. Rameaux supérieurs de l'articulaire inférieure et interne.
4. Ramifications de l'artère articulaire supérieure.
5. Branches ascendantes de l'artère articulaire supérieure.
6. Veine articulaire inférieure et interne.
7. Veine périarticulaires inférieures, anastomosées.
8. Veines périarticulaires supérieures externes.
9 et 10. Veines périarticulaires supérieures internes.
11. Nerf cutané venant du nerf sciatique.
12. Nerf cutané venant du nerf crural.
13, 14, 15, 16 et 17. Nerfs cutanés se distribuant au genou, et venant du crural, du sciatique et du nerf obturateur.

APPLICATIONS A LA PATHOLOGIE ET A LA MÉDECINE OPÉRATOIRE.

Saillante et sans cesse portée en avant dans la marche, la région du genou est très-exposée aux contusions, aux plaies et aux blessures de toutes sortes. Les chutes, si fréquentes, sur le genou produisent les mêmes résultats.

Les plaies par instruments piquants ne sont point graves en général, même quand elles sont profondes. Néanmoins ces plaies peuvent devenir graves quand elles atteignent les bourses séreuses prérotuliennes ou prétibiale, et surtout la grande synoviale du genou. Souvent le chirurgien introduit un trocart ou une tige fine métallique dans l'articulation, et ouvre ainsi la synoviale, soit pour évacuer un liquide et injecter ensuite de là teinture d'iode, soit pour extraire un corps étranger. Dans ces circonstances, la plaie guérit en général très-bien, mais cette guérison n'a lieu que par suite des soins donnés par le chirurgien. En effet, si, après une semblable plaie, le malade ne se soigne point, continue à marcher, l'inflammation la plus dangereuse peut se manifester. Ainsi, dans quelques cas, les plaies par instruments piquants sont susceptibles d'occasionner des accidents sérieux. Les plaies par instruments tranchants sont plus graves que les précédentes, toutes choses égales d'ailleurs. Quelles que soient la direction et la profondeur de ces plaies, il y aura toujours une difficulté à obtenir une réunion par première intention, à cause de la mobilité de la région. Du reste, ce qui leur donne un caractère de gravité, c'est l'ouverture du genou. Quand ces plaies sont pénétrantes, ainsi qu'on le dit en termes classiques, on voit s'écouler un peu de synovie, et c'est cet écoulement qui permet mieux que tous les stylets d'arriver au diagnostic. Cependant il existe là une cause d'erreur contre laquelle il faut se maintenir en garde. Ainsi je suppose que la bourse prérotulienne, ou bien celle qui est derrière le tendon rotulien, aient été ouvertes ; par cette ouverture il sortira un liquide séreux synovial dont les caractères seront analogues au liquide synovial qui vient directement de la grande synoviale. Il y aura là évidemment un peu d'incertitude ; mais si l'on pense que la quantité de liquide sera plus grande dans le cas d'une plaie articulaire, que le liquide sera plus filant, plus onctueux, plus jaune ; si l'on réfléchit que la plaie siège dans tel ou tel point éloigné des deux autres séreuses du genou, le diagnostic se trouvera appuyé sur des bases solides.

Ces plaies par instruments tranchants peuvent atteindre les muscles, les tendons, les ligaments, les aponévroses de la région ; elles peuvent intéresser les os eux-mêmes, comme la rotule, l'extrémité inférieure du fémur ou l'extrémité supérieure du tibia. Quand elles sont transversales, elles peuvent couper en travers tous les muscles qui sont au-dessus de l'articulation, le droit antérieur, le vaste interne et le vaste externe. Elles peuvent aussi couper en travers le tendon rotulien et la rotule elle-même. On devine tout de suite les indications de semblables plaies : c'est de placer le membre dans l'extension, de manière que les deux bouts de section soient affrontés et puissent se réunir sans tissus intermédiaires. Les usages du membre ne resteront conservés intacts qu'à cette condition. La suture sera-t-elle nécessaire pour arriver à cet heureux résultat? Je ne le pense point, et voici pourquoi : c'est que l'extension ramène parfaitement au contact les deux bouts, et l'immobilité suffit pour les maintenir dans cet état. Que feraient alors de plus des fils au fond d'une plaie? Ils ne feraient qu'ajouter une cause d'inflammation. Or, c'est là l'accident qu'il faut redouter le plus dans ces circonstances.

Les plaies par instruments contondants, les déchirures dans les chutes, sont très-nombreuses. Elles sont, comme les précédentes, superficielles et profondes. Les plaies superficielles siégeront sur la peau, sur le tissu cellulaire sous-cutané, sur la bourse prérotulienne. Ces dernières seules méritent de fixer notre attention. Ces contusions portant sur la synoviale prérotulienne agissent de deux manières : tantôt rapidement, tantôt lentement. Quand l'action est rapide, il peut se présenter deux cas : ou bien la violence porte seulement son effet sur la synoviale, et alors il y a immédiatement déchirure de vaisseaux et épanchement sanguin plus ou moins abondant; ou bien il y a en même temps déchirure de la peau et plaie de la séreuse communiquant avec l'extérieur. Dans ce cas, la peau a glissé au devant de la rotule, s'est ramassée et s'est déchirée plus ou moins, et quand la violence a cessé son effet, elle est revenue à sa place, couvrant comme un rideau la surface séreuse, qui donne issue à un liquide séro-sanguinolent. J'ai observé tout récemment dans mon service un cas semblable qui a guéri sans complication, en ayant eu soin de bourrer de charpie imbibée d'alcool camphré la séreuse dont j'avais provoqué la suppuration. Quand ces plaies sont profondes, elles offrent une gravité extrême, parce que presque toujours elles ouvrent largement l'articulation et intéressent en même temps les os. Telles sont les plaies faites par les projectiles lancés par la poudre à canon. Cette gravité est telle, que souvent l'amputation de la cuisse ou la résection sont le seul remède que l'on ait pour sauver la vie du blessé. Cependant il est une circonstance favorable qui se montre dans ces blessures et que nous devons signaler. Les os qui composent l'articulation sont tous très-spongieux ; or, quand une balle les frappe, ils n'éclatent pas, ils se laissent traverser avec la plus grande facilité, de sorte que ces plaies ne sont pas compliquées d'esquilles, de fragments aigus, et que la balle ne séjourne pas en général : de là des causes de diminution dans leur gravité. Nous avons eu l'occasion, dans les journées de juin 1848, d'observer, à l'hôpital des Cliniques où nous étions interne, un malade qui avait reçu une balle qui avait traversé les condyles fémoraux transversalement sans intéresser l'articulation. Dans les mêmes circonstances, nous vîmes un blessé qui avait reçu une balle sur le milieu de la rotule ; celle-ci n'avait point éclaté : la balle l'avait traversée et avait laissé une plaie comme faite par un emporte-pièce.

Solidement unis entre eux par des liens puissants, nombreux, par des muscles considérables, les os du genou ne se déplacent pas facilement ; aussi les luxations traumatiques sont rares, et il suffit de voir la disposition des facettes articulaires pour comprendre qu'elles se feront surtout en arrière. Les plaies par arrachement de cette articulation n'ont point été observées. On sait que dans la pratique de l'écartèlement, c'était l'articulation coxo-fémorale qui cédait la première. La comparaison des liens des deux articulations rend bien compte de cette différence dans la résistance aux tractions directes.

Parmi les lésions physiques de cette région, nous devons mentionner les fractures de la rotule et les ruptures musculaires tendineuses. Située à la partie la plus saillante de la région, sans cesse sollicitée à se déplacer sous l'influence de masses musculaires puissantes, constituée par un tissu spongieux relativement peu résistant, la rotule devait être exposée aux fractures. En effet, la pratique démontre l'exactitude des prévisions de la théorie, et l'on observe sur cet os toutes les variétés de fractures ; c'est-à-dire qu'il y en a de transversales, d'obliques, de longitudinales, de complètes, d'incomplètes, par causes directes ou indirectes, comme les efforts, les contractions musculaires, etc.; de simples, de compliquées. On a proposé, pour les guérir, diverses méthodes. J'ai recours, pour ma part, à un moyen très-simple qui m'a réussi merveilleusement déjà dans deux circonstances. Pendant les quinze premiers jours, je maintiens le membre dans une gouttière, et j'observe l'épanchement articulaire, après avoir bien reconnu la nature de la fracture. Je fais appliquer des compresses résolutives sur le genou. A mesure que l'épanchement diminue, je rapproche avec les mains les deux fragments dont l'écartement peut être de 3 ou 4 centimètres. Je maintiens ainsi pendant quelques instants (une ou deux minutes) les fragments au contact. Le lendemain ils se sont éloignés, mais ils n'ont pas repris la place de la veille. Je renouvelle tous les jours la même manœuvre, et j'arrive au quinzième jour à avoir mis en contact parfait et permanent les deux fragments. C'est alors que l'épanchement, qui est surtout la cause de l'écartement, a disparu, et que je place l'appareil dextriné.

Les lésions vitales qui nous intéressent sont très-nombreuses. Citons les inflammations, aiguës ou chroniques, de tous les éléments si variés de la région : les abcès, les épanchements de toutes sortes dans les diverses cavités, séreuses ou synoviales. On peut voir ici la cavité de la bourse prérotulienne (H), dans laquelle se forme l'épanchement appelé hygroma. Dans cette séreuse on peut rencontrer toutes les lésions des séreuses : inflammations, épanchements, corps étrangers, couches pseudo-membraneuses. Chez les gens d'église, chez les frotteurs, ces lésions se montrent fréquemment. La bourse sous-tendineuse (G) peut présenter les mêmes lésions. Par sa situation cette séreuse peut donner lieu à des erreurs de diagnostic, en ce sens que ses maladies sont quelquefois confondues avec celles de l'articulation du genou.

La grande synoviale du genou est susceptible d'un grand nombre d'altérations, à cause de sa vaste étendue, et surtout à cause de ses usages. Il faudrait un long chapitre pour parler de toutes ses maladies, contentons-nous de ce qui est plus particulièrement en rapport avec l'anatomie. Voyez en haut (I) les deux culs-de-sac supérieur et inférieur de cette synoviale. Ce sont là les rudiments des quatre bosselures qui caractérisent les hydarthroses et les épanchements sanguins de cette articulation.

L'étendue des surfaces articulaires, les anfractuosités de la synoviale, les paquets adipeux et celluleux dont elle est revêtue, expliquent très-bien la formation des corps étrangers, la persistance des inflammations et la production des tubercules, du cancer, des exostoses, des caries, des nécroses qui envahissent fréquemment cette articulation.

Plusieurs opérations sont pratiquées dans le genou. Nous ne parlerons pas de l'extraction des corps étrangers, qui n'offre ici rien de spécial, mais nous dirons un mot de la désarticulation et de la résection du genou. La désarticulation du genou n'est pas fréquemment employée, parce que quelques chirurgiens lui préfèrent l'amputation de la cuisse. Pour son exécution, il n'y a pas possibilité de prendre un lambeau ailleurs qu'au devant du genou, et alors il n'est composé que par la peau, ce qui l'expose à la gangrène. La résection du genou, souvent pratiquée en Angleterre, l'est peu en France. En attaquant l'articulation par la face antérieure, elle est facile à pratiquer, mais ses succès sont peu encourageants.

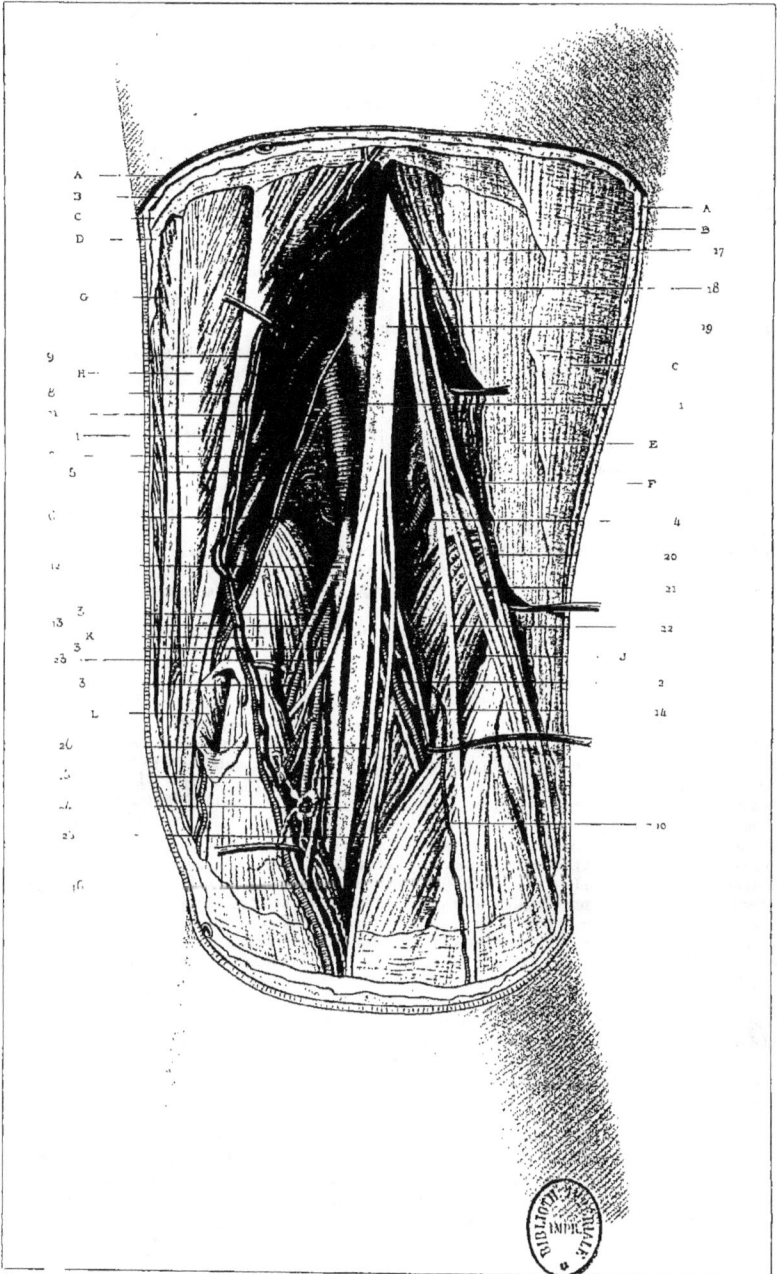

PLANCHE XCVI.

Région poplitée.

EXPLICATION.

A. Coupe de peau limitant la région.
B. Coupe du feuillet superficiel du fascia superficialis.
C. Coupe du feuillet profond du fascia superficialis.
D. Coupe de l'aponévrose superficielle.
E. Coupe de l'aponévrose du fascia lata.
F. Partie interne du muscle biceps fémoral.
G. Muscle couturier.
H. Muscle droit interne.
I. Muscle demi-tendineux.
J. Muscle jumeau externe.
K. Muscle jumeau interne.
L. Bourse séreuse, située entre le jumeau interne et le tendon du demi-tendineux.

1. Artère poplitée.
2. Artère du jumeau externe.
3. Tronc de l'artère du jumeau interne et d'une artère sous-cutanée.
3'. Branche du jumeau interne.
3''. Branche volumineuse destinée à la peau.
4. Branche articulaire supérieure externe.
5. Branche articulaire interne moyenne.
6. Branche articulaire inférieure.
7. Petite branche artérielle allant à la patte d'oie.
8. Branche articulaire interne supérieure.

9. Petite branche artérielle anastomotique.
10. Petite branche artérielle sous-cutanée.
11. Veine poplitée.
12. Veine poplitée recevant des branches musculaires.
13. Veine du jumeau interne se déversant dans la veine poplitée.
14. Veine du jumeau externe.
15. Veine poplitée s'enfonçant sous les muscles jumeaux et soléaire.
16. Veine saphène externe contenue entre les deux feuillets du fascia superficialis et se déversant en partie dans la veine poplitée et en partie dans les veines sous-cutanées.
17. Nerf sciatique.
18. Nerf sciatique poplité externe.
19. Nerf sciatique poplité interne en bas de la région.
20. Branche cutanée du nerf sciatique poplité interne.
21. Branche profonde du nerf sciatique poplité interne.
22. Nerf saphène péronier, ou racine externe du nerf saphène externe.
23. Nerf du muscle jumeau interne.
24. Nerf sciatique poplité interne au bas de la région.
25. Nerf saphène tibial, ou racine interne du nerf saphène externe.
26. Nerf du muscle soléaire.

APPLICATIONS A LA PATHOLOGIE ET A LA MÉDECINE OPÉRATOIRE.

La région poplitée est une région dangereuse et très-féconde en lésions de toutes sortes.

Les lésions physiques y sont toutes plus ou moins graves, même quand elles sont superficielles. En effet, les instruments piquants, tranchants ou contondants qui traversent la peau, peuvent blesser la veine saphène interne et l'artère qui l'accompagne, et qui est quelquefois assez volumineuse, comme on le voit sur la planche que nous avons sous les yeux. Ces plaies sont susceptibles de fournir du sang en abondance et par conséquent sont relativement assez graves. Les plaies profondes sont bien autrement graves; elles atteignent, en effet, des muscles, des tendons des bourses séreuses sur les côtés du creux poplité, et dans celui-ci des nerfs volumineux, branches du nerf sciatique, ou le nerf sciatique lui-même, la veine poplitée ou ses branches afférentes, l'artère poplitée et ses ramifications nombreuses. Quand la veine et l'artère sont atteintes simultanément il se forme dans le creux poplité un épanchement sanguin qui remonte facilement dans la région fémorale postérieure. La superposition de la veine et de l'artère poplitée existant dans toute l'étendue du creux poplité, excepté dans le haut de la région, explique bien pourquoi ces plaies sont souvent suivies d'anévrysmes artério-veineux. Il faut faire remarquer que, d'après l'ordre de superposition, le nerf est plus exposé, puis vient la veine et en troisième lieu l'artère. Toutes les fois que l'on aura une blessure de l'artère on devra présumer, d'après cette disposition, que les deux organes superficiels sont en même temps atteints, et de là le caractère encore plus grave de cette blessure qui en elle-même offre déjà une très-grande gravité.

Les plaies du creux poplité sont encore graves parce qu'elles atteignent les os ou l'articulation du genou, et ce sont surtout les plaies produites par les balles ou d'autres projectiles qui offrent ce caractère. On peut voir que l'artère poplitée appliquée intimement sur les os et sur la face postérieure de l'articulation, ne décrit aucune courbe, il résulte de là que dans une extension brusque de la jambe, elle est susceptible de se déchirer, et c'est peut-être ainsi qu'il faut expliquer pourquoi les personnes qui marchent beaucoup ou qui ont l'habitude de rester longtemps assises les jambes fléchies, sont plus sujettes à avoir cette lésion et la conséquence.

Les lésions vitales de la région poplitée consistent en inflammations, ulcérations ou suppurations. Les inflammations et les abcès qui en sont la conséquence peuvent être : 1° sous-cutanés, 2° entre les deux fascia, 3° sous les deux fascia, 4° sous l'aponévrose. Chacune de ces inflammations aura un caractère spécial. Celle de ces inflammations qui siégera dans le creux poplité se terminera rapidement par un abcès qui, bridé du côté de la peau, tendra à fuser soit en haut soit en bas. De là la nécessité de pratiquer une prompte ouverture pour éviter ces fâcheux accidents. Du reste, il y a des abcès du creux poplité qui viennent d'en haut ainsi que nous l'avons établi, d'en bas par-dessous les jumeaux et le muscle soléaire du devant soit par une ostéite soit par une arthrite suppurée. Dans les suppurations qui accompagnent les tumeurs blanches, il peut arriver ce que j'ai vu, que l'artère s'ulcère et que le malade succombe à une hémorrhagie. Ce fait s'est produit dans le service de M. Velpeau pendant que j'étais son interne en 1850, et a été communiqué à la Société de biologie par mon collègue Dionis des Carrières, aujourd'hui chirurgien distingué à Auxerre.

Les bourses séreuses nombreuses, normales ou accidentelles, qui existent dans la région, sont susceptibles de s'enflammer, de suppurer et de fournir du pus qui se vide dans le creux poplité.

Les lésions organiques qui méritent de nous arrêter sont l'anévrysme et les kystes. L'anévrysme se produit par deux causes, l'une traumatique, l'autre organique. Nous avons déjà montré ces deux causes en action. Faisons remarquer que nous aurons toutes les variétés d'anévrysmes à cause des rapports intimes qui existent entre la veine et l'artère. Quelle ue soit cette variété de forme, nous aurons des phénomènes communs. Ainsi : la veine et le nerf seront comprimés ; la oche trouvant une résistance insurmontable du côté des os et de l'articulation, se développera en arrière et le mouvement de flexion du genou aidera encore à ce développement. Aussi, quoique bridée par l'aponévrose poplitée, la tumeur anévrysmale fera promptement saillie. D'abord il y aura compression de la veine poplitée, de là l'œdème de la jambe en arrière et sur le côté externe. Plus tard il y aura compression du nerf sciatique ou de ses branches et production des phénomènes de paralysie de la sensibilité et du mouvement dans les parties sous-jacentes.

Les kystes du creux poplité sont assez fréquents. Cette fréquence s'explique par la présence des nombreuses séreuses normales et accidentelles qui occupent cette région. Quelques-uns d'entre eux cependant viennent de l'articulation du genou elle-même par une sorte de hernie de la synoviale. J'en ai observé une variété qui doit être bien rare, pendant que j'étais prosecteur à Clamart. Le kyste était formé par la loge aponévrotique du muscle poplité qui, ayant disparu par atrophie, avait été remplacé par la synovie épaissie venant de la synoviale du genou.

Les ganglions lymphatiques nombreux de cette région peuvent s'enflammer, suppurer, se changer eux-mêmes en kystes. Quand ils constituent une tumeur par suite d'une de ces lésions, ils sont situés sur les vaisseaux, et le battement de ceux-ci peut leur être transmis dans quelques cas et faire croire à l'existence d'une tumeur anévrysmale. C'est là une cause d'erreur qu'un chirurgien prudent saura toujours éviter.

On pratique dans le creux poplité une ligature, c'est celle de l'artère de ce nom. Voici les données qui serviront de règle pour cette opération. On fera une incision oblique qui, partant du côté interne et en haut de la région, aboutira au milieu du creux poplité en le dépassant un peu en bas et en dehors. En faisant cette incision on se propose d'éviter la veine saphène externe qui vient se jeter dans la veine poplitée vers le milieu et au bas de la région. On traverse la peau, les deux fascia et l'on coupe directement l'aponévrose. Dès que le creux poplité est ouvert on se sert exclusivement de la sonde cannelée et de la pince. On trouve le nerf sciatique ou ses divisions, on les écarte avec un crochet mousse. Au-dessous du nerf on voit la veine épaissie en général ressemblant presque à une artère ; on la sépare avec prudence de l'artère et l'on charge ce dernier vaisseau par un tour de main qui consiste à faire glisser la sonde cannelée entre les deux vaisseaux et à soulever l'artère pendant que l'on abaisse la veine et le nerf.

FIG. 2.

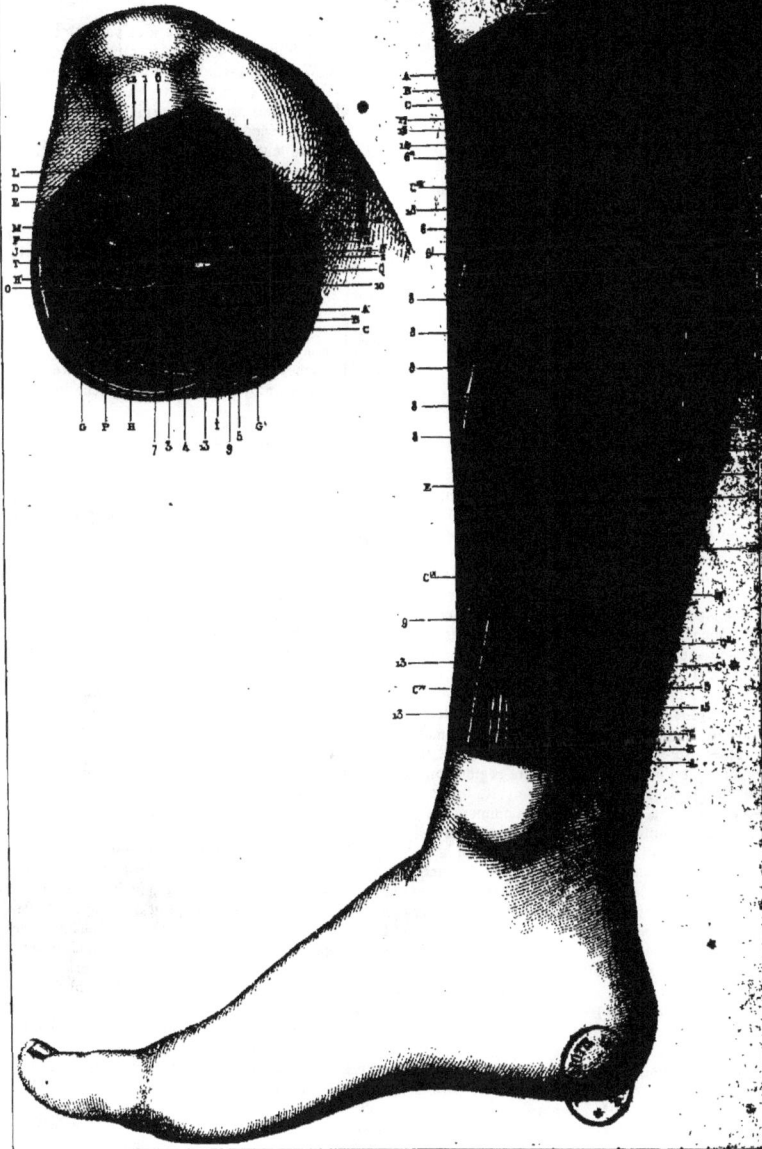

LIBRAIRIE GERMER BAILLIÈRE.

PLANCHE XCVII.

FIGURE 1. — Région tibiale postérieure.

EXPLICATION.

A. Coupe de la peau limitant la région.

B. Coupe du tissu cellulo-graisseux sous-cutané.

C. Aponévrose superficielle ou d'enveloppe.

C'. Coupe de l'aponévrose superficielle au niveau du tendon d'Achille.

C''. Aponévrose profonde passant sous le tendon d'Achille et recouvrant les vaisseaux et nerfs tibiaux postérieurs.

C''', C'''. Coupes de l'aponévrose superficielle.

C''''. Coupe de l'aponévrose superficielle presque confondue avec l'aponévrose profonde.

D. Coupe verticale du muscle soléaire et des muscles jumeaux.

D'. Tendon d'Achille.

E. Coupe du muscle soléaire.

E'. Face postérieure du muscle soléaire.

F. Muscle plantaire grêle.

F'. Tendon du muscle plantaire grêle.

1. Artère tibiale postérieure à sa partie supérieure.

2. Artère tibiale postérieure à sa partie moyenne.

3. Artère tibiale postérieure à sa partie inférieure.

4, 5, 6, 7, 8. Branches musculaires fournies par l'artère tibiale postérieure.

6', 6''. Branches cutanées fournies par les branches musculaires précédentes.

9. Branche cutanée fournie par l'artère tibiale postérieure.

10. Veine tibiale postérieure.

11. Branche veineuse musculaire allant se jeter dans la veine tibiale postérieure.

12. Veines tibiales postérieures accompagnant l'artère du même nom.

13, 13, 13. Branches principales de la veine saphène interne.

14. Branche de la veine saphène interne.

15. Nerf tibial postérieur.

16. Nerf saphène interne.

17. Branches cutanées du nerf saphène interne.

18. Branches moyennes du nerf saphène interne.

APPLICATIONS A LA PATHOLOGIE ET A LA MÉDECINE OPÉRATOIRE.

Les lésions physiques de cette région n'offrent rien de spécial, si ce n'est la possibilité d'une complication de la blessure de la veine saphène interne ; mais est-ce bien là une complication ? Le sang ne s'arrête-t-il pas facilement et la phlébite est-elle réellement à redouter si l'on a soin de traiter la plaie d'une manière méthodique ? Les plaies profondes qui iraient jusqu'à l'artère tibiale seraient certainement plus graves, mais aujourd'hui, avec les notions anatomiques exactes que nous avons, nous pouvons conjurer facilement tout danger. Parmi les lésions physiques nous signalerons la rupture du tendon du muscle plantaire grêle, rupture s'accompagnant d'un bruit assez fort et auquel on a donné le nom de coup de fouet. On peut voir en F' de la figure 1 ce tendon qui par sa gracilité se prête bien à cet accident.

Parmi les lésions vitales nous signalerons plus spécialement les varices. Celles-ci peuvent occuper les veines superficielles ou sous-cutanées et les veines tibiales et péronières en même temps. M. Verneuil a même cherché à démontrer que les varices des veines profondes précédaient toujours celles des veines superficielles. Cette découverte, qui nous dévoile plus complétement la nature de cette affection, nous montre aussi que le traitement rencontrera encore plus de difficultés. Nous avons pu vérifier l'exactitude de la découverte de M. Verneuil, mais, tout en admettant avec lui la coïncidence fréquente des varices profondes avec les varices superficielles, nous n'irions pas jusqu'à dire avec lui que les varices des veines profondes précèdent toujours celles des veines superficielles.

Les opérations que l'on pratique sur cette région sont surtout des ligatures d'artère. Ainsi la tibiale postérieure se lie en trois endroits (1, 2, 3). L'inspection de cette figure nous donne à elle seule tous les documents nécessaires pour faire méthodiquement chacune de ces ligatures. Commençons par la ligature au tiers inférieur, c'est-à-dire au niveau du trait 3 ; mais auparavant représentons par une ligne fictive le trajet parcouru par l'artère dans toute sa longueur. Ce trajet sera représenté assez justement par une ligne partant de la partie postérieure du condyle interne et qui, suivant parallèlement le bord interne du tibia, aboutirait au milieu de l'espace compris entre le bord postérieur de la malléole et le bord interne du tendon d'Achille. Pour la ligature de l'artère tibiale au tiers inférieur nous ferons donc une incision qui aura son centre au niveau du trait 3, et aura environ 6 centimètres de longueur. Après l'incision de la peau on trouvera le fascia sous-cutané, on le coupera et l'on arrivera sur l'aponévrose. On peut voir ici comme dans toute son étendue l'artère est recouverte par deux aponévroses. Seulement ici les deux feuillets sont rapprochés, de sorte que pour les inciser séparément il faut quelques précautions. On voit que l'artère est accompagnée de deux veines ; chacune d'elles est souvent un peu dilatée et hypertrophiée dans ses parois. Il y a quelquefois, par suite de ces changements, tellement de ressemblance entre les veines et l'artère, qu'il faut se prendre garde de tomber dans l'erreur et les confondre. Du reste, cela se remarque pour toutes les artères de la jambe. Pour éviter l'erreur, il suffit de se rappeler que l'artère est entre les deux autres vaisseaux.

A la partie moyenne on suit les mêmes règles qu'en bas. Après avoir découvert l'aponévrose superficielle on l'incise près du tibia et l'on porte en arrière le bord interne du muscle soléaire. On voit au-dessous le vaisseau qu'il faut lier. On le découvre en dédolant et on le charge.

A la partie supérieure la ligature est très-difficile et l'on devine facilement que cela tient à la profondeur du vaisseau. On suit les mêmes règles jusqu'à l'aponévrose superficielle, en évitant de blesser la veine saphène interne. On incise l'aponévrose superficielle et le muscle soléaire. On tombe alors sur l'aponévrose profonde que l'on incise en dédolant. L'artère étant découverte on la dénude et on la charge en suivant les règles de la plus grande prudence.

FIGURE 2. — Coupe transversale de la jambe à sa partie moyenne.

EXPLICATION.

A. Coupe de la peau.
B. Coupe du tissu cellulo-graisseux sous-cutané.
C. Coupe de l'aponévrose superficielle ou d'enveloppe.
D. Aponévrose intermusculaire.
E. Coupe du muscle extenseur commun des orteils.
F. Coupe des muscles péroniers latéraux.
G. Coupe du muscle jumeau externe.
G'. Coupe du muscle jumeau interne.
H. Coupe du muscle soléaire.
H'. Coupe du muscle long fléchisseur du gros orteil.
I. Coupe des fibres profondes du muscle soléaire.
J. Coupe du muscle jambier postérieur.
K. Coupe du muscle long fléchisseur commun des orteils.
L. Coupe du muscle jambier antérieur.
M. Aponévrose intermusculaire externe.
N. Ligament interosseux.
O. Aponévrose intermusculaire.

P. Aponévrose d'insertion du muscle soléaire.
Q. Intersection fibreuse du muscle soléaire.
R. Aponévrose profonde de la jambe.
S. Coupe du tibia.

1. Artère tibiale antérieure.
2. Artère tibiale postérieure.
3. Artère péronière.
4, 5. Artère des muscles jumeaux et soléaire.
6. Veines tibiales antérieures.
7. Veines péronières.
8. Veines tibiales postérieures.
9. Veine du jumeau interne.
10. Veine saphène interne.
11. Branche collatérale de la veine saphène interne.
12. Nerf tibial antérieur.
13. Nerf tibial postérieur.

APPLICATIONS A LA PATHOLOGIE ET A LA MÉDECINE OPÉRATOIRE.

La figure 2 de la planche que nous avons sous les yeux est destinée à montrer les rapports des vaisseaux et à faciliter leur ligature après l'amputation de la jambe à sa partie moyenne.

On peut voir à la partie antérieure de la coupe comprise entre le tibia et le péroné, entre le muscle jambier antérieur et le muscle extenseur commun des orteils, une artère volumineuse. C'est l'artère tibiale antérieure qui est, en général, liée la première à la suite de l'amputation de la jambe : cette artère est facile à lier parce qu'elle est volumineuse et surtout parce qu'elle ne se rétracte pas comme les interosseuses de l'avant-bras.

En second lieu, dans le segment postérieur de la coupe entre le tibia et le péroné, on trouve deux artères volumineuses, ce sont : l'artère tibiale postérieure et l'artère péronière. La ligature doit être portée d'abord sur la tibiale postérieure parce qu'elle est la plus volumineuse. Le chirurgien la trouvera facilement en dedans de l'espace interosseux, tout près et en arrière du bord externe du tibia. Ce vaisseau, comme l'artère péronière, est placé de telle sorte que si un instrument tranchant un peu aigu arrivait dans l'espace interosseux, il pourrait atteindre les trois artères de la jambe à la fois s'il se dirigeait directement d'avant en arrière et un peu obliquement de dehors en dedans. L'artère péronière n'est pas couchée derrière le péroné comme on pourrait le croire, mais elle regarde plutôt la face interne de cet os, c'est donc là, à peu de distance derrière l'aponévrose profonde de la région, qu'il faudra la découvrir.

Après avoir fait la ligature de ces trois principaux vaisseaux, le chirurgien n'est pas encore à l'abri de toute hémorrhagie primitive, c'est dire qu'il lui reste à lier quelques branches musculaires qui sont d'autant plus volumineuses qu'on se rapproche davantage du genou. Ainsi, en examinant la figure 2 on voit que dans l'épaisseur des muscles jumeaux, il existe une artère qui demande une ligature. Il y aura donc à la partie moyenne ainsi qu'à la partie supérieure au moins cinq ligatures à porter après l'amputation de la jambe. En bas de la région il n'y aura que trois ligatures, parce que les artères jumelles n'arrivent point dans le tiers inférieur de la jambe.

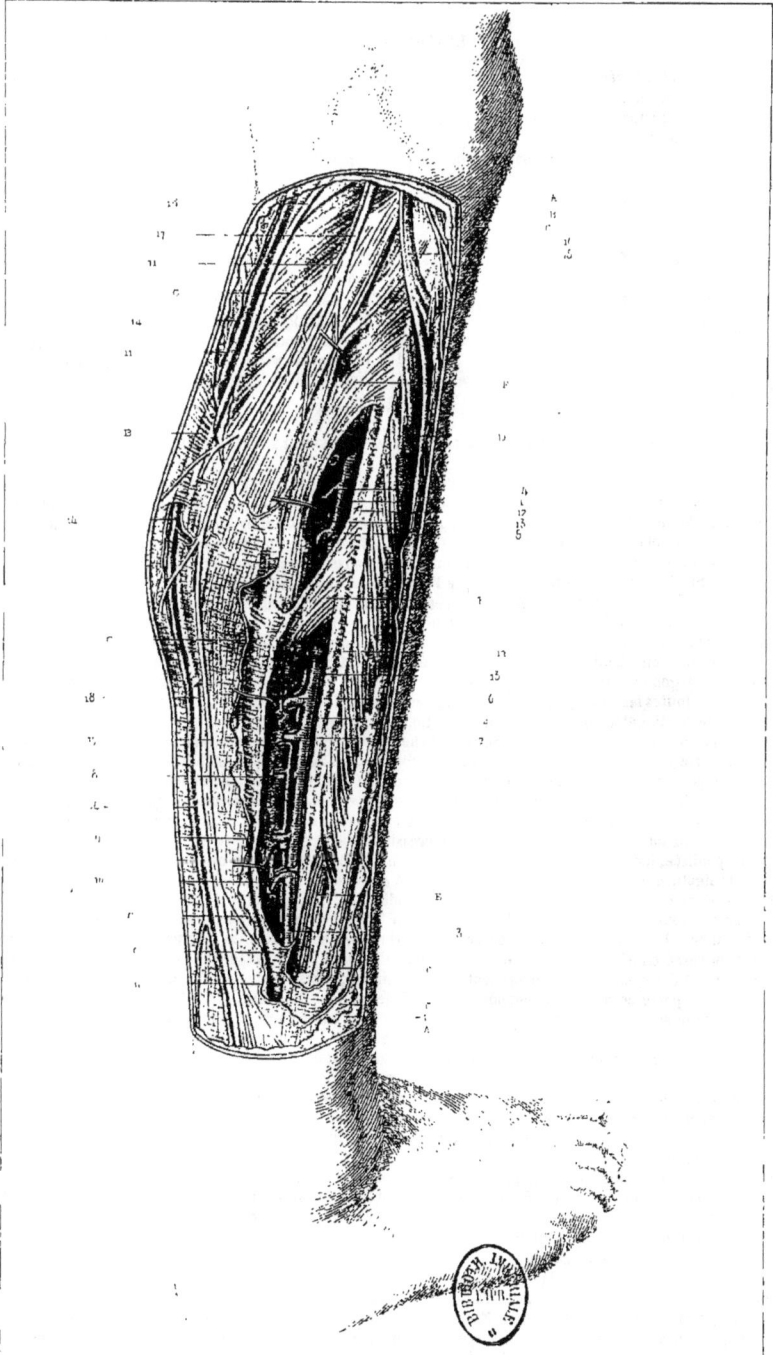

Debray sc

PLANCHE XCVIII.

Région péronière.

EXPLICATION.

A. Coupe de la peau limitant la région.
B. Coupe du fascia superficialis.
B′. Dédoublement du fascia superficialis pour envelopper la veine saphène interne.
C. Coupe de l'aponévrose superficielle en haut de la région.
C′. Coupe de l'aponévrose superficielle vers la partie moyenne de la région.
C″. Aponévrose profonde.
C‴. Coupe de l'aponévrose profonde.
D. Muscle long péronier latéral.
E. Muscle court péronier latéral.
F. Muscle long fléchisseur du gros orteil.
F′. Insertions inférieures sur le péroné du muscle long fléchisseur du gros orteil.
G. Muscle jumeau externe.
G′. Tendon d'Achille.

1. Artère péronière vers sa partie supérieure.
2. Artère péronière à sa partie moyenne.
3. Artère péronière à sa partie inférieure.
4, 5, 6, 7, 8, 9, 10. Branches musculaires fournies par l'artère péronière.
11. Ramifications inférieures de l'artère articulaire externe et inférieure.
11′. Petite ramification de l'artère articulaire externe et inférieure.
12, 12, 13, 13. Veines péronières accompagnant l'artère du même nom.
14, 14, 14. Branches et tronc de la veine saphène externe.
15. Nerf sciatique poplité externe.
16. Rameau cutané du nerf sciatique poplité externe.
17, 17. Racine externe du nerf saphène interne.
18. Nerf saphène externe.

APPLICATIONS A LA PATHOLOGIE ET A LA MÉDECINE OPÉRATOIRE.

Les plaies de la région péronière diffèrent suivant qu'elles sont superficielles ou profondes. Celles qui sont superficielles sont peu graves en général. Mais si cependant elles s'accompagnent d'un décollement de la peau assez étendu, si elles atteignent la veine saphène externe ou bien le nerf saphène du même nom, elles offriront une gravité relative un peu plus considérable. Si cette plaie a lieu sur un individu portant des varices au membre inférieur, elle sera suivie le plus souvent d'un écoulement sanguin difficile à arrêter, et quelquefois aussi d'une ulcération des tissus qui a reçu le nom d'*ulcère variqueux*. Si l'instrument vulnérant dépasse l'aponévrose, il pourra blesser les muscles, les vaisseaux et le nerf, et l'os lui-même. Passons rapidement en revue ces diverses blessures. Quand le muscle soléaire ou les jumeaux, les muscles péroniers latéraux en haut, le muscle long fléchisseur propre du gros orteil, sont seuls atteints, la blessure n'est pas grave, mais si la blessure ouvre la gaine des péroniers latéraux en bas de là région, ou bien en haut, l'articulation péronéo-tibiale, il en résulte une gravité toute spéciale; surtout si, comme cela se voit quelquefois, cette articulation communique largement avec celle du genou. Dans le cas de blessure de la gaîne des péroniers latéraux, est-il besoin de faire ressortir toutes les conséquences qui en résultent, telles que : inflammation, épanchement sanguin ou séreux, corps étrangers fibrineux, tuméfaction de la région et, enfin, difficultés et douleurs dans la marche. Les vaisseaux et les nerfs péroniers, comme on peut s'en assurer sur cette planche, sont bien protégés en avant par le péroné, mais ils ne le sont point ou peu en arrière et sur les côtés. Les masses musculaires, les aponévroses remplissent à la vérité le but de protection; mais elles ne pourront jamais s'opposer à ce qu'un instrument vulnérant, piquant, tranchant ou contondant, pénètre à travers les parties molles et atteigne ces vaisseaux profondément situés. Précisément en raison de la profondeur de l'artère péronière, l'hémorrhagie qui suivra ou accompagnera une pareille blessure offrira une gravité considérable. En effet, si la blessure est en haut, si les astringents, la compression directe échouent, on ne pourra guère recourir qu'à la ligature de l'artère poplitée, ligature que quelques chirurgiens n'emploient pas. Pour ces chirurgiens il sera donc urgent d'avoir recours à la ligature de l'artère fémorale. On voit donc que c'est là une blessure assez sérieuse.

Les fractures du péroné sont de deux ordres, directes ou indirectes. Les fractures directes sont causées par un coup, par une chute, par une roue de voiture qui passe en travers sur la jambe, ou bien encore au moyen d'un projectile lancé par la poudre à canon. Les fractures indirectes sont plus rares et sont produites par un mécanisme assez curieux. Quand le pied est renversé en dehors, le sommet de la malléole externe vient presser sur la face externe du calcanéum, le péroné est donc entre deux puissances qui agissent suivant son axe, mais l'articulation péronéo-tibiale inférieure finit par céder, le péroné se porte en dehors, et comme en haut il ne se déplace point, il y a fracture un peu au-dessous du col du péroné vers le tiers supérieur de cet os. Du reste, dans les deux variétés de fracture, les fragments ne se déplacent pas, maintenus qu'ils sont par les muscles, par les aponévroses et par le ligament interosseux.

Les inflammations, les abcès n'offrent rien de particulier. Nous n'avons guère qu'à mentionner ici la phlébite de la veine saphène interne et l'inflammation de la gaîne des péroniers latéraux.

Les lésions organiques sont peu fréquentes, il en est une cependant sur laquelle nous devons appeler l'attention ; nous voulons parler du cancer vasculaire qui envahit de préférence la tête du péroné. Quoique rare, cette affection s'est montrée quelquefois et, pour ma part, j'en ai obtenu deux cas ; il est nécessaire, dans ces circonstances, de pratiquer la résection de l'extrémité supérieure du péroné.

Il est indispensable de bien étudier la région pour faire la ligature de l'artère péronière, qui est une des ligatures les plus difficiles du corps humain. Cette difficulté réside non-seulement dans la situation profonde du vaisseau, mais encore dans ses variétés de longueur et de volume. Tantôt, en effet, cette artère parcourt un long trajet, tantôt elle est très-courte, tantôt elle est volumineuse, aussi volumineuse que l'artère tibiale postérieure, comme dans le cas que représente notre planche ; tantôt au contraire elle est d'une petitesse extrême. Il est vrai que, dans ce dernier cas, l'hémorrhagie ne sera pas difficile à arrêter et qu'alors la ligature ne deviendra pas nécessaire.

Quoi qu'il en soit, on pourrait pratiquer la ligature de l'artère péronière dans trois points différents de son étendue : en haut, à la partie moyenne et au bas de la région. Mais il faudrait avoir toujours un vaisseau comme celui que nous avons sous les yeux pour pouvoir adopter ces divisions. En général, on ne fait cette ligature que vers la partie moyenne, et du reste les notions qui sont nécessaires pour celle-ci sont parfaitement applicables pour le haut et pour le bas de la région.

On pratique d'abord une incision à 1 centimètre en arrière du péroné, ayant de 6 à 7 centimètres de longueur et située à la partie moyenne de la région. On incise directement tous les tissus jusqu'au bord externe du péroné qui est, avec les muscles péroniers latéraux, le premier point de repère. Si ces derniers muscles sont un peu volumineux, on les refoule en avant. On découvre ainsi l'aponévrose profonde qui sert d'insertion aux muscles jumeaux et soléaire, on détache du péroné cette aponévrose et l'on découvre le muscle long fléchisseur propre du gros orteil. On sépare ce muscle du péroné, et si à la face profonde on rencontre une aponévrose épaisse on la coupe sur la sonde cannelée ; l'artère se trouve au-dessous d'elle, accompagnée de deux veines qui, souvent variqueuses, la recouvrent plus ou moins. De là l'obligation dans laquelle se trouve le chirurgien de séparer ces vaisseaux avec la plus grande prudence, s'il ne veut pas se créer des difficultés par suite du séjour du sang dans le fond d'une plaie très-anfractueuse. Du reste, cette ligature n'a été faite qu'une seule fois sur le vivant par Guthrie sur un blessé qui avait une hémorrhagie secondaire.

FIG 1.

FIG. 2.

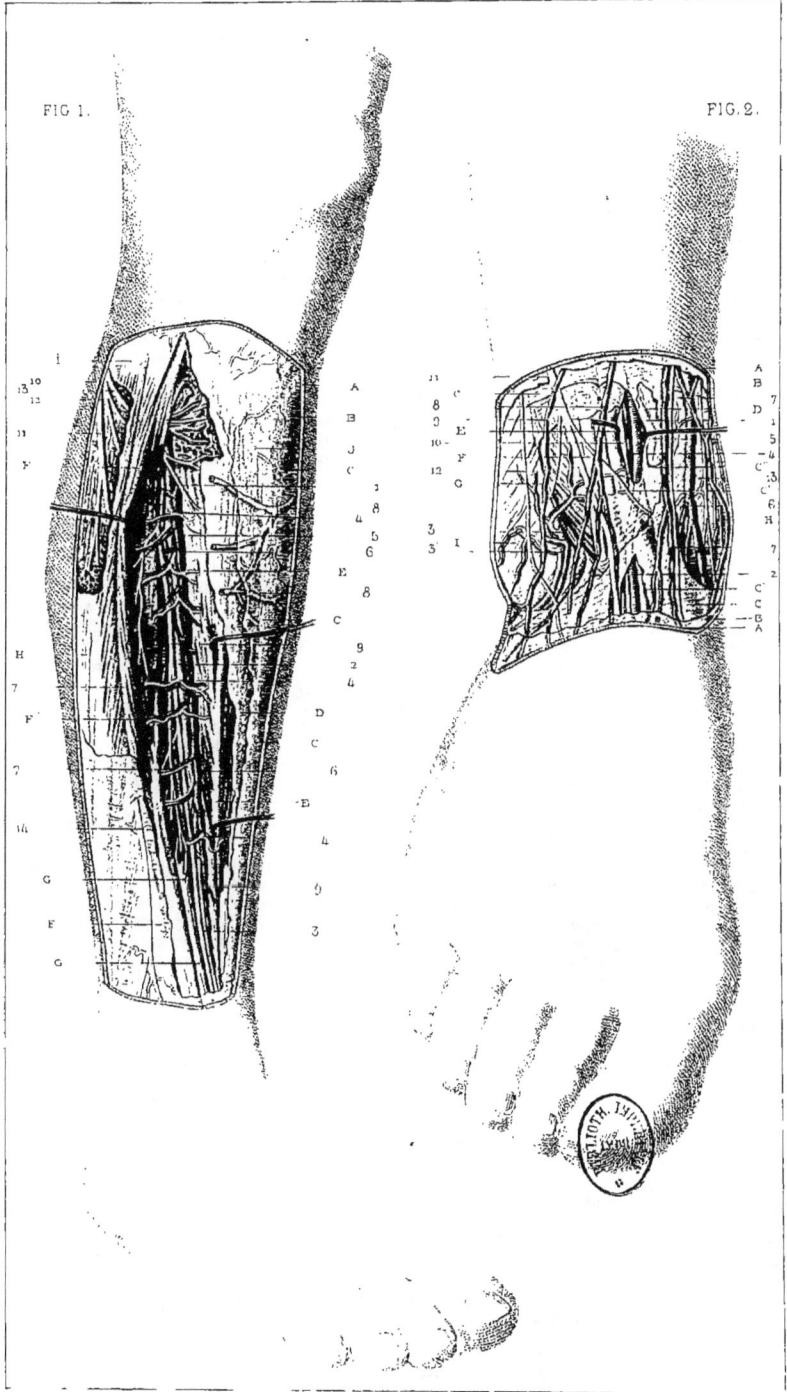

FIGURE 1. — Région tibiale antérieure.

EXPLICATION.

A. Coupe de la peau limitant la région.
B. Coupe du tissu cellulaire sous-cutané.
C, C, C. Aponévrose superficielle.
D. Aponévrose d'insertion des muscles de la région.
E. Muscle extenseur commun des orteils.
F'. Tendon du muscle extenseur commun des orteils.
G. Muscle extenseur propre du gros orteil.
G'. Tendon du muscle extenseur propre du gros orteil.
H. Muscles péroniers latéraux.
I. Insertion du muscle long péronier latérale et tête du péroné.
J. Aponévrose superficielle de la jambe se confondant avec l'aponévrose d'insertion du jambier antérieur au niveau de l'épine du tibia.

1. Artère tibiale antérieure à sa partie supérieure.

2. Artère tibiale antérieure à sa partie moyenne.
3. Artère tibiale antérieure à sa partie inférieure.
4, 4, 4. Branches musculaires fournies par l'artère tibiale antérieure.
5, 6, 6. Veines tibiales antérieures accompagnant l'artère du même nom.
7, 7. Veines musculaires se rendant aux veines tibiales antérieures.
8, 8. Veines superficielles faisant communiquer les saphènes.
9, 9. Nerf tibial antérieur.
10. Nerf sciatique poplité externe.
11. Nerf musculo-cutané se divisant en deux branches.
12. Origine du nerf tibial antérieur.
13. Branches récurrentes musculaires et articulaires du nerf sciatique poplité externe.

APPLICATIONS À LA PATHOLOGIE ET A LA MÉDECINE OPÉRATOIRE.

Les plaies et les contusions de la région tibiale antérieure offrent quelques conditions spéciales sur lesquelles nous devons insister. Ces conditions nous rappellent celles que nous avons déjà observées à la tête. Ainsi nous avons fait remarquer que les plaies de l'arcade sourcilière sont différentes des autres plaies, en ce que le rebord orbitaire a fait l'office du corps vulnérant, et que telle plaie qui à l'extérieur paraissait minime était très-étendue à l'intérieur. Or, ici, nous avons des plaies qui offrent ce caractère. En effet, si l'on considère l'épine et la crête du tibia et les tissus qui les recouvrent, on sera convaincu que nous retrouvons là toutes les conditions de la région sus-orbitaire. Qu'un corps vulnérant agisse sur la crête du tibia, la peau sera pressée sur cette crête et elle se coupera de dedans en dehors si le corps vulnérant agit obliquement de haut en bas par exemple, il y aura une plaie avec lambeau et décollement. Il faut donc soigner ces lésions avec une grande attention. Quand la force vulnérante est moins grande, la peau se sépare du tibia et de l'aponévrose jambière, et il se produit une bosse sanguine qui rappelle parfaitement les bosses sanguines de la voûte crânienne. Ces bosses sanguines, les décollements de la peau étendus sont ici plus fréquents qu'ailleurs, précisément parce que la peau glisse facilement au devant des parties qu'elle recouvre. Quand un instrument vulnérant agit sur la région et traverse l'aponévrose, l'artère tibiale antérieure peut être atteinte ou bien mise à nu. Dans une plaie que j'observais récemment dans mon service, l'aponévrose était ouverte, les muscles faisaient hernie à travers cette ouverture et le doigt introduit entre le jambier antérieur et les muscles extenseurs, sentait parfaitement battre l'artère séparée pour ainsi dire de tous les organes voisins. Cette plaie, du reste, s'est bien fermée sans aucune complication d'hémorrhagie.

Le tibia, comme le péroné, se fracture souvent, soit par cause directe, soit par cause indirecte. Il faut remarquer à cet égard que cet os est bien plus souvent fracturé vers son tiers inférieur, ce qui s'explique par un peu moins de volume dans ce point et par conséquent par une résistance moindre. Parmi les opérations faites dans cette région, nous ne ferons que mentionner les opérations pour extractions d'esquilles ou de fragments nécrosés, et les opérations pseudar-throses. C'est pour guérir une de ces fausses articulations que M. Jordan (de Manchester) a eu le premier, quoi qu'on dise, l'honneur de faire de l'autoplastie périostique et de dire qu'il voulait en faire. C'est ce chirurgien aussi qui s'est servi le premier du mot autoplastie périostique. Nous ne comprenons donc pas l'obstination que l'on met à nier un fait qui est si évident, si avéré par les écrits. Mais passons sur ces petites misères de la vie scientifique et étudions les ligatures de l'artère tibiale antérieure.

Cette artère suit un trajet représenté par une ligne fictive, partant du milieu de l'espace compris entre la tête du péroné et l'épine du tibia et aboutissant au milieu de l'espace intermalléolaire. On fait la ligature de cette artère en trois points.

En haut, on pratique sur le trajet de la ligne fictive ayant 5 à 6 centimètres. On cherche la crête du tibia comme premier point de repère, puis le premier espace intermusculaire à partir de cette crête. On le reconnaît à une ligne blanc jaunâtre qui se dessine sur l'aponévrose jambière, et est d'autant plus marquée que l'on regarde plus en bas. On incise directement sur cette ligne l'aponévrose. On pénètre dans l'espace au fond duquel on trouve l'artère.

Au milieu, la ligature se fait d'après les mêmes principes. Il faut seulement éviter un écueil, c'est de passer dans le deuxième espace intermusculaire. Ici, en effet, le muscle extenseur propre du gros orteil s'est interposé, et c'est toujours dans le premier espace qu'il faut pénétrer, c'est-à-dire entre le jambier antérieur et le muscle extenseur propre du gros orteil.

En bas, l'erreur est plus facile à éviter parce que l'extenseur propre du gros orteil est plus volumineux et que l'espace qu'il limite en dehors est plus large ; mais les mêmes principes doivent guider l'opérateur.

FIGURE 2. — **Région du cou-de-pied.**

Face antérieure.

EXPLICATION.

A. Coupe de la peau limitant la région.
B. Coupe du fascia superficialis.
C. Aponévrose superficielle.
C'. Coupe de l'aponévrose superficielle laissant voir les vaisseaux et les nerfs tibiaux.
C''. Coupe de l'aponévrose superficielle laissant voir le tendon du muscle tibial antérieur.
C''', Coupe de l'aponévrose superficielle laissant voir les tendons des extenseurs contenus dans leur gaîne.
D. Muscle jambier antérieur.
E. Tendon du muscle extenseur propre du gros orteil.
F. Tendons du muscle extenseur commun des orteils.
G. Fibres musculaires les plus inférieures du muscle extenseur commun des orteils.
H. Malléole interne.

I. Malléole externe.

1. Artère tibiale antérieure en haut de la région.
2. Artère tibiale antérieure en bas de la région.
3. Artère malléolaire externe.
3'. Branche descendante de l'artère malléolaire externe.
4, 5. Veines accompagnant l'artère tibiale antérieure.
6. Veine saphène interne au niveau de la malléole interne.
7, 7. Branches collatérales de la veine saphène interne.
8, 9. Branches collatérales externes et antérieures de la veine saphène interne.
10. Nerf tibial antérieur.
11. Branche cutanée du nerf musculo-cutané.
12. Branche cutanée malléolaire du nerf musculo-cutané.
13. Branches terminales du nerf saphène interne.

APPLICATIONS A LA PATHOLOGIE ET A LA MÉDECINE OPÉRATOIRE.

La face antérieure du cou-de-pied, renferme une foule d'organes dont la blessure peut être grave, c'est une des régions dangereuses comme on le dit quelquefois. Les plaies profondes peuvent en effet atteindre des vaisseaux volumineux, sur le milieu comme sur les côtés de la région. Ainsi l'artère tibiale antérieure devenant superficielle, et n'étant protégée que par le ligament antérieur, est très-susceptible d'être blessée. Il en est de même des artères malléolaires qui n'ont même pas la protection que possède l'artère tibiale antérieure. La saillie formée par le tendon du jambier antérieur explique bien la fréquence des contusions de ce tendon et de la gaîne. C'est sans doute pour cela qu'il a reçu le nom de *musculus catenœ*. Nous avons dit que les plaies de cette région sont dangereuses, en voici encore une preuve. Qu'un instrument piquant, tranchant ou contondant atteigne la région, il pourra traverser les parties molles et intéresser les os qui concourent à former le squelette de la région ou bien les articulations nombreuses qui en résultent. C'est ainsi, par exemple, que l'extrémité inférieure du tibia, celle du péroné, les deux malléoles, l'astragale, l'articulation tibio-tarsienne, l'articulation tibio-péronéale inférieure pourront recevoir les atteintes de la violence extérieure. Ajoutez à cela que des corps étrangers pourront se loger dans les intervalles des muscles, dans les anfractuosités nombreuses des os, et l'on aura une idée de toute la gravité de ces plaies.

Parmi les lésions organiques de la région, nous citerons la carie, la nécrose, les tumeurs blanches fongueuses ou autres.

On pratique sur ce point une seule opération réglée, c'est la ligature de l'artère tibiale. Or, les règles de cette ligature sont bien faciles à saisir. Au milieu de l'espace intermalléolaire on fait une incision de 4 centimètres, on découvre la saillie du tendon du jambier antérieur, et dans l'espace compris entre ce tendon et celui de l'extenseur propre du gros orteil on découvre l'artère.

FIG 1

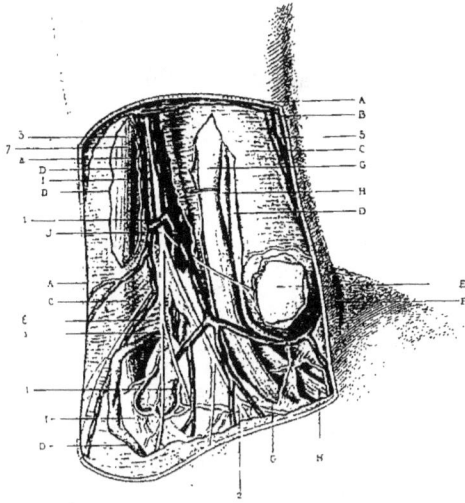

FIG 2

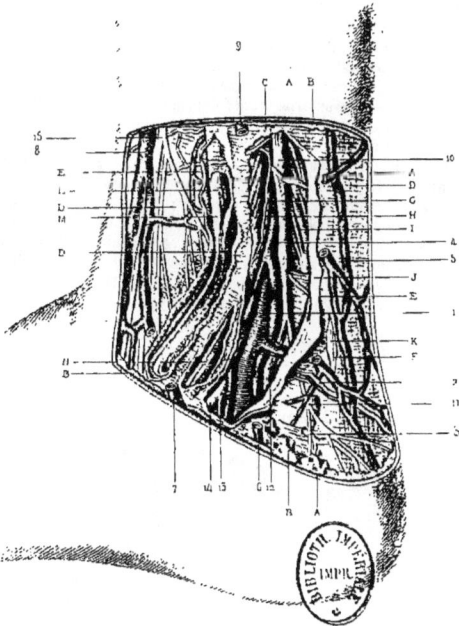

Debray s.

PLANCHE C.

FIGURE 1. — Région du cou-de-pied.

Face externe.

EXPLICATION.

A. Coupe de la peau limitant la région.
B. Coupe du tissu cellulo-graisseux sous-cutané.
C, C. Aponévrose superficielle.
D, D, D, D. Coupe de l'aponévrose superficielle découvrant les organes sous-jacents.
E. Bourse séreuse existant sur la malléole externe.
F. Coupe de la bourse séreuse de la malléole externe.
G, G. Tendon du muscle long péronier latéral.
H, H. Tendon du court péronier latéral.
I. Tendon d'Achille.
J. Coupe de la gaîne fibreuse fournie au tendon d'Achille par l'aponévrose superficielle.

1, 1, 1. Branches terminales de l'artère péronière.
2. Anastomose de l'artère péronière avec l'artère malléolaire externe.
3. Veine saphène externe.
4. Branche collatérale de la veine saphène externe.
5. Ramification antérieure de la veine saphène interne.
6. Veines accompagnant les branches terminales de l'artère péronière.
7. Nerf saphène externe se terminant sur la région.

APPLICATIONS A LA PATHOLOGIE ET A LA MÉDECINE OPÉRATOIRE.

Cette région est féconde en applications chirurgicales, ce qui s'explique parfaitement par la multiplicité des organes qu'elle renferme.

Eu égard aux plaies on comprend tout de suite qu'elles peuvent atteindre les bourses séreuses ou tendineuses qui se trouvent dans la région. Ces bourses sont au nombre de quatre, à savoir : la bourse séreuse de la malléole externe, la bourse synoviale des tendons des muscles péroniers, la gaîne aponévrotique et séreuse du tendon d'Achille, et enfin la bourse séreuse qui est entre le calcanéum et le tendon d'Achille. Or, toutes les blessures des bourses séreuses sont assez graves parce qu'elles peuvent donner lieu à des hydropisies, des épanchements sanguins, des collections de pus, des corps fibrineux. Parmi ces bourses celle qui est le plus souvent affectée est sans contredit celle des tendons des muscles péroniers latéraux. Quoique séparées en bas, ces bourses séreuses communiquent largement en haut, de sorte qu'elles ne forment en réalité qu'une seule cavité. Quand la sérosité s'accumule dans leur cavité, il se produit une tumeur qui occupe la partie externe et inférieure de la jambe et quelquefois se prolonge dans la plante du pied où, comme on le sait, la gaîne continue à revêtir le tendon du long péronier latéral. Mais souvent la tuméfaction n'est point apparente là parce que les tissus fibreux de la plante du pied ne permettent pas la distension de cette gaîne. Du reste, il arrive assez fréquemment que vers le point où le tendon passe sous la face plantaire du pied, il existe une cloison qui divise en deux parties la séreuse tendineuse. Ainsi s'explique pourquoi la tumeur ne fait point saillie vers la face plantaire.

La blessure des vaisseaux et des nerfs de la région ne peut offrir aucun caractère grave. Les os qui entrent dans la région et particulièrement la malléole externe, sont fréquemment le siège de fractures. Ces fractures sont en général produites par le mécanisme suivant. Quand le pied est renversé en dedans, les ligaments latéraux de l'articulation tibio-tarsienne sont fortement tiraillés : comme ils sont très-puissants, ils résistent en général ; mais si la violence est trop forte c'est l'os qui cède, et la pointe de la malléole externe se trouve arrachée à une hauteur plus ou moins grande : c'est là la fracture par arrachement. Si la pointe du pied est déviée en dehors, ou si, ce qui arrive au même résultat, le pied étant forcé, le tibia et le corps sont brusquement portés dans la rotation, la malléole externe sera le point où se portera toute l'action, si le pied est dévié en dehors, le bord antérieur de la malléole servira de point d'appui, elle finira par céder, les ligaments péronéo-tibiaux seront détruits et la fracture se produira à 2 centimètres au-dessus de la malléole.

Parmi les opérations faites sur la région nous mentionnerons surtout la section du tendon d'Achille. Constatons dès maintenant qu'à cet égard il n'y a autour de ce tendon du côté externe aucun organe d'une réelle importance qui puisse être blessé. Nous allons voir que du côté interne il n'en est pas tout à fait ainsi.

FIGURE 2. — Région du cou-de-pied.

Face interne.

EXPLICATION.

A. Coupe de la peau limitant la région.
B. Coupe du tissu cellulo-graisseux sous-cutané.
C. Aponévrose superficielle.
D. Aponévrose superficielle recouvrant le côté interne du tendon d'Achille.
E. Coupe de l'aponévrose superficielle découvrant les vaisseaux et les nerfs tibiaux postérieurs et les tendons des muscles fléchisseurs des orteils.
F. Coupe de l'aponévrose découvrant le tendon d'Achille.

G. Muscle long fléchisseur commun des orteils contenu dans sa gaîne aponévrotique.
H. Coupe de la gaîne aponévrotique du muscle long fléchisseur commun des orteils.
I. Long fléchisseur propre du gros orteil.
J. Gaîne aponévrotique du muscle long fléchisseur propre du gros orteil.
K. Tendon d'Achille vu à travers une fente de l'aponévrose superficielle.

L. Tendon du muscle jambier postérieur contenu dans sa gaîne aponévrotique de laquelle il reçoit une expansion membraneuse.
M. Expansion membraneuse et fibreuse fournie par la gaîne aponévrotique au tendon du muscle jambier postérieur.
N. Tendons du muscle long fléchisseur commun des orteils contenus dans leur gaîne aponévrotique.

1. Artère tibiale postérieure.
2. Rameau calcanéen fourni par l'artère tibiale postérieure.
3. Autre rameau calcanéen venant de l'artère tibiale postérieure.
4. Veines accompagnant l'artère tibiale postérieure.

5. Origine de la veine saphène interne.
6. Branche d'origine de la veine saphène interne venant de la plante du pied.
7. Branche antérieure de la veine saphène interne.
8. Veine saphène interne au niveau de la malléole interne.
9. Coupe d'une des branches collatérales de la veine saphène interne.
10. Nerf tibial postérieur.
11. Rameau calcanéen du nerf tibial postérieur.
12. Nerf tibial allant à la face plantaire du pied.
13, 14. Autres branches du nerf tibial allant à la face plantaire.
15. Branche terminale du nerf saphène interne.

APPLICATIONS A LA PATHOLOGIE ET A LA MÉDECINE OPÉRATOIRE.

Si les plaies de la région externe du cou-de-pied sont dangereuses, celles de la région interne le sont encore bien davantage. Il suffit de jeter un coup d'œil sur la région pour être convaincu de la vérité de cette proposition. En effet, ne voit-on pas tout de suite que nous avons ici, comme sur le côté externe, des muscles, des tendons, des gaînes, des os, des articulations, mais de plus des vaisseaux artériels et veineux, ainsi que des nerfs de premier ordre et dont les blessures sont nécessairement graves. Parmi les bourses séreuses ou synoviales mentionnons d'abord celles des muscles jambier postérieur, long fléchisseur commun des orteils, du tendon d'Achille, et celle enfin qui est entre ce tendon et le calcanéum et qui se montre à la fois sur le côté externe et sur le côté interne de ce même tendon. Ce que nous avons dit des affections de la gaîne commune des péroniers latéraux s'applique aux gaînes distinctes des muscles jambier postérieur, long fléchisseur commun des orteils, avec cette seule différence qu'ici il y a séparation entre les deux gaînes. Une bourse séreuse accidentelle se montre quelquefois sur la face superficielle de la malléole interne. Parmi les plaies qui se rencontrent dans cette région, mentionnons les plaies de l'artère tibiale postérieure, comme celles des veines superficielles ou des veines profondes qui accompagnent cette dernière artère. Nous n'avons besoin que de signaler les plaies des os et de l'articulation tibio-tarsienne.

Les fractures de la malléole interne sont rarement produites par cause directe, mais elles sont souvent au contraire causées par une action indirecte et accompagnant alors les fractures de la malléole externe. Ainsi quand le pied est fortement dévié en dehors il se produit assez facilement un arrachement de la malléole interne. J'ai observé un cas fort curieux dans lequel cette malléole avait été coupée à sa base comme par un instrument tranchant; le bord aigu de la solution de continuité avait coupé la peau et tous les tissus jusqu'à l'os, y compris la veine saphène interne. La plaie ainsi faite communiquait largement avec l'os extérieur, et la face supérieure de l'astragale, luxée en dedans, faisait saillie à travers cette plaie. Je réduisis, je fis des irrigations froides, je maintins bien le pied immobile et j'obtins un succès complet. Aujourd'hui le malade marche bien et ne se ressent point de sa blessure.

On pratique ici des opérations importantes, nous voulons parler de la phlébotomie, de la ligature et de la section du tendon d'Achille.

La saignée de la veine saphène interne, autrefois très-usitée, n'est plus guère employée aujourd'hui, on ne sait trop pourquoi. Quoi qu'il en soit, on peut voir que la saphène interne, après avoir reçu les veines de la face dorsale et d'une grande partie de la face plantaire du pied, forme un tronc volumineux, au niveau de la malléole interne. C'est là qu'on doit l'ouvrir. Pour la rendre turgescente on doit faire une ligature circulaire au-dessus des malléoles, ou mieux on fait séjourner les pieds dans un bain chaud. Quand la turgescence est convenable on fixe la veine avec les doigts d'une main et on la coupe avec la lancette tenue de l'autre main. C'est avec raison qu'on recommande de ne pas enfoncer perpendiculairement la lancette, pour éviter que la pointe ne pénètre dans le tissu du périoste et même de l'os, et ne reste dans les tissus après s'être cassée.

La ligature de la tibiale postérieure derrière la malléole est très-simple. A égale distance du bord postérieur de cette malléole et du bord interne du tendon d'Achille, on fait une incision courbe qui soit parallèle à la courbe de la malléole. On arrive sur l'aponévrose superficielle qui, confondue avec l'aponévrose profonde, constitue un feuillet très-épais. On ouvre encore celui-ci sur la sonde cannelée. On la sépare des deux veines qui sont épaisses et qui, par leur couleur mate, lui ressemblent toujours un peu; mais il suffit pour faire la distinction de se rappeler que l'artère est toujours au milieu des deux veines.

Quant à la section du tendon d'Achille pratiquée pour remédier aux déviations du pied bot surtout, elle n'offre aucune difficulté. En étendant le pied on écarte le tendon des organes profonds et l'on évite ainsi plus sûrement de les blesser. L'artère tibiale postérieure, qu'il importe surtout de ne pas blesser, est située à une assez grande distance du bord interne de ce tendon. On introduit l'instrument par le côté interne sous le tendon rendu saillant et l'on coupe des parties profondes vers les parties superficielles. On connaît que le tendon est tout coupé à une sensation de résistance vaincue et à la possibilité de faire exécuter des mouvements plus étendus qu'avant la section.

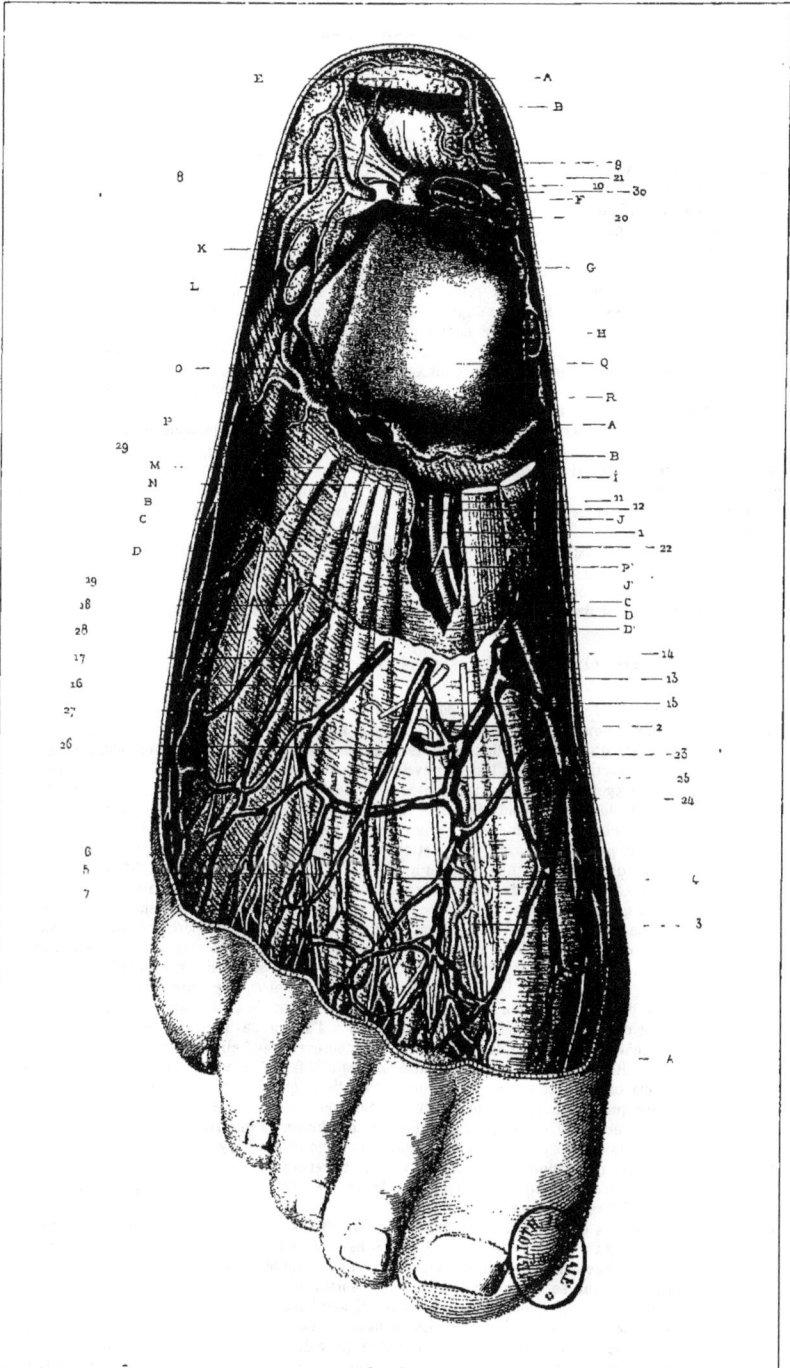

E   -A
                                     - B

8   -- 8
                                     -- 21
                                     -- 10 --- 3o
                                     --F
                                        20

K   - G

L

                                     - H
                                     - Q
O -   - R
                                     - A
P   - B
29   - i
M   -- 11 -- 12
N   -- J
B   - 1
C   - 22
D   - P'
                                     - J'
19   - C
18   - D
28   - D'
17   - -- 14
16   - -- 13
27   - -- 15
26   - - 2
                                     - - 23
                                       25
                                     - 24
6
5   ꙅ
7
                                     - - - 3

                                     - A

PLANCHE CI.

Région dorsale du pied.

EXPLICATION.

A. Coupe de la peau limitant la région.
B. Coupe du fascia graisseux sous-cutané.
C. Aponévrose superficielle.
D. Aponévrose profonde de la région.
D'. Coupe de l'aponévrose profonde pour découvrir les vaisseaux pédieux.
E. Coupe du tendon d'Achille.
F. Coupe de muscle long fléchisseur propre du gros orteil contenu dans sa gaîne aponévrotique.
G. Coupe du tendon du muscle long fléchisseur commun des orteils contenu dans sa gaîne.
H. Coupe du tendon du jambier postérieur contenu dans sa gaîne propre.
I. Coupe du tendon du muscle jambier antérieur.
J. Coupe du tendon du muscle extenseur propre du gros orteil.
K. Coupe du tendon du long péronier latéral contenu dans sa gaîne fibro synoviale.
L. Coupe du tendon du court péronier latéral contenu dans sa gaîne fibro-synoviale.
M, N. Coupes des tendons du muscle extenseur commun des orteils.
O. Coupe du tendon du muscle péronier antérieur.
P. Faisceaux musculaires supérieurs du muscle pédieux.

Q. Poulie de l'astragale.
R. Coupe de la synoviale de l'articulation tibio-tarsienne.

1. Artère pédieuse.
2. Artère sus-métatarsienne branche de l'artère pédieuse.
3. Artère dorsale du métatarse.
4, 5, 6, 7. Artères dorsales du métatarse fournies par l'artère pédieuse ou bien par l'artère sus-métatarsienne.
8. Artère calcanienne fournie par l'artère péronière.
9. Artère calcanienne fournie par la tibiale postérieure.
10. Coupe de l'artère tibiale postérieure.
11, 12. Veines pédieuses.
13. Veines sus-métatarsiennes allant se rendre dans la veine saphène interne.
14. Coupe d'une des principales veines sus-métatarsiennes.
15, 16, 17, 18, 19. Coupes des veines sus-métatarsiennes externes.
20, 21. Coupes des veines qui accompagnent l'artère tibiale postérieure devenant artère plantaire.
22. Nerf dorsal interne, ou nerf pédieux.
23, 24, 25, 26, 27, 28, 29. Branches terminales du nerf musculo-cutané fournissant les nerfs collatéraux dorsaux des orteils.
30. Nerf tibial postérieur allant constituer le nerf plantaire.

APPLICATIONS A LA PATHOLOGIE ET A LA MÉDECINE OPÉRATOIRE.

Sur la face dorsale du pied et en nous plaçant au point de vue des lésions physiques, nous devons établir deux parties bien nettement séparées. L'une, qui est en arrière, est en rapport avec la jambe et par conséquent sert de soutien à tout le corps. L'autre est une sorte d'appendice libre aplati de haut en bas et constituant ce qu'on peut appeler à bon droit l'avant-pied. Chacune de ces parties offre des lésions physiques. Toute la partie postérieure, qui est représentée surtout par la face supérieure de l'astragale, se trouve naturellement pressée de haut en bas par le poids du corps dans la station debout. La force représentée alors par le poids du corps se trouve disséminée sur une large surface et décomposée en deux autres forces secondaires qui se transmettent l'une en avant l'autre en arrière. Cette décomposition des forces est favorable pour la protection du pied dont la résistance est encore augmentée par l'axe décrit par la face plantaire. Aussi dans les chutes sur la plante du pied, d'un lieu plus ou moins élevé, les os du pied résistent. Néanmoins il est des cas dans lesquels la violence est tellement grande, que, malgré la courbe du pied, malgré la décomposition de la force, il y a brisure. Or c'est l'astragale qui le premier reçoit le choc et qui le premier ressent cette violence. Le plus souvent dans cette circonstance l'astragale se brise, s'écrase, pressé qu'il est entre la mortaise tibio-péronière et le calcanéum. Cependant il se présente un autre cas, plus rare à la vérité : l'astragale se luxe et se porte surtout en dedans, il est chassé de sa situation par le même mécanisme qui chasse au loin un noyau de cerise pressé entre les doigts. Si pendant la chute le pied appuie en plein sur le sol et si la jambe est perpendiculaire au pied, il y aura écrasement de cet os. Si au contraire le pied est un peu dévié, il se produira de préférence une luxation de l'astragale. Voyons les conséquences de cette luxation. Isolé de tout côté, cet os court offre peu de prise à l'action des mains ou des instruments, soulève la peau qui est distendue, bleuâtre, sur le point de se gangrener, si l'on exerce sur elle des pressions même légères. Il y a donc difficulté extrême de réduire cet os. Y a-t-il quelque avantage à le faire? Nous ne le croyons pas. En effet, comme cet os a subi un grand déplacement il se trouve séparé de tous les tissus qui fournissaient à sa nutrition ; de là une cause presque certaine de nécrose qui n'en aura pas moins lieu quoique l'on réduise. Il est donc plus prudent d'extraire cet os et de ramener ensuite le pied en rapport avec la jambe. Des cas nombreux de guérison ont couronné de succès de semblables tentatives. Hâtons-nous de dire que ce cas diffère totalement de celui où il y a issue de l'astragale à travers une plaie, mais cet os ayant encore des connexions profondes avec le calcanéum et avec les parties molles. Dans ce dernier cas, l'extraction de l'astragale n'est pas du tout indiquée, et la preuve c'est que dans le fait que nous avons cité, nous avons obtenu un succès complet sans chercher à réduire.

Voilà donc deux circonstances qui se produisent dans une chute, mais il en est d'autres que nous devons envisager. Supposons que l'astragale résiste ; la force est décomposée, il est vrai, en deux directions, la postérieure sera la plus forte puisqu'elle marchera presque complètement dans la direction de la force principale, et son action se fera sentir sur le calcanéum. C'est ainsi qu'il faut se rendre compte de l'écrasement et de la fracture de cet os, pris entre le sol qui résiste et la puissance qui vient d'en haut. Nous supposons ici que l'action agit de haut en bas, mais on peut faire le même raisonnement pour une force qui agirait de bas en haut. Il peut arriver de même que la force qui est transmise à l'avant-pied produise des fractures des os de la seconde rangée du tarse, mais ce cas doit être le plus rare, parce que l'avant-pied est cambré, arqué et résiste à la manière des voûtes, et surtout parce que la direction de la force qui lui arrive est presque perpendiculaire à la direction de la force qui l'engendre, condition éminemment défavorable pour la puissance de cette force.

Sur la deuxième portion du pied, celle qui constitue le véritable appendice du membre inférieur, il peut survenir des blessures dont les caractères doivent être étudiés. Ainsi, par sa position, par sa direction, la face dorsale du pied est continuellement exposée à des violences directes, telles que contusions, plaies de toutes sortes, écrasements, brûlures, épanchements sanguins, fractures, etc. Il suffit de jeter un coup d'œil sur tous les organes que nous trouvons entre la peau et l'aponévrose pour se rendre un compte exact de toutes ces lésions physiques. Comprises entre la violence extérieure et les os du carpe et du métatarse, les parties molles sont d'autant plus facilement déchirées.

Eu égard à la médecine opératoire nous ferons une remarque générale. On peut constater que toute la peau de la région est fine, simple, très-facilement séparable d'avec les tissus sous-jacents, peu épaisse, et peu riche en vaisseaux, c'est-à-dire d'une nutrition lente et très-disposée à la gangrène. Dans les diverses amputations totales ou partielles du pied, on ne peut guère employer une peau qui possède ces qualités parce que la mortification d'abord, l'ulcération ensuite viendraient la détruire et la modifier tellement que tout le bénéfice de l'opération serait annihilé. Aussi depuis longtemps les chirurgiens prennent leur lambeau à la face plantaire du pied où l'on trouve une peau qui a toutes les qualités pour résister à la mortification et à la pression. Le seul inconvénient que je trouve dans les amputations suivant la méthode elliptique ou de Soupart, c'est l'obligation où l'on est d'employer la peau de la face dorsale du pied, en grande partie du moins, sinon en totalité dans quelques cas.

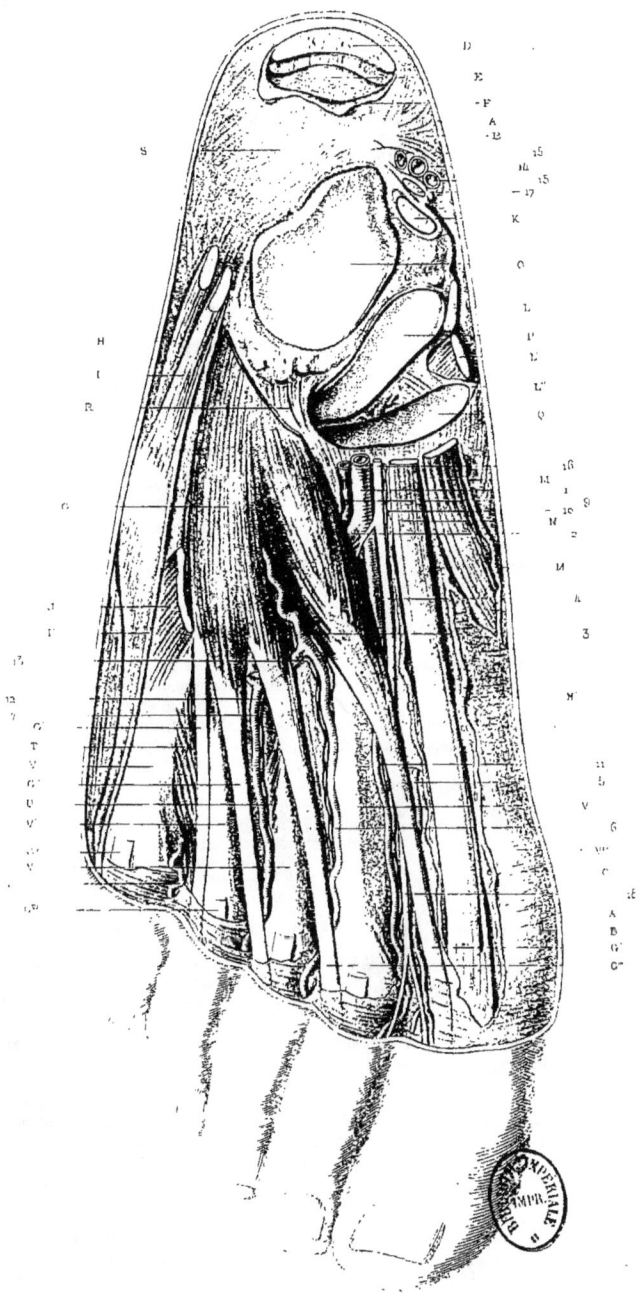

PLANCHE CII.

Région dorsale du pied.

Couche profonde.

EXPLICATION.

A. Coupe de la peau limitant la région.

B. Coupe du tissu graisseux et cellulaire sous-cutané.

C. Coupe de l'aponévrose profonde.

D. Coupe du tendon d'Achille.

E. Bourse séreuse située sous le tendon d'Achille.

F. Coupe de la membrane séreuse.

G. Muscle pédieux.

G'. Tendon externe du muscle pédieux.

G'', G''', G''''. Tendons du muscle pédieux.

G''''', G''''''. Tendons du muscle extenseur commun des orteils.

H. Tendon du muscle long péronier latéral.

I. Tendon du muscle court péronier latéral.

I'. Expansion tendineuse fournie au petit orteil par le tendon du muscle long péronier latéral.

J. Insertion du muscle péronier antérieur.

K. Coupe du tendon du muscle fléchisseur propre du gros orteil.

L. Coupe du tendon du muscle fléchisseur commun des orteils.

L'. Coupe du tendon du muscle jambier postérieur.

L''. Coupe de la gaîne fibro-synoviale du tendon du muscle jambier postérieur.

M. Coupe du tendon du muscle jambier antérieur.

M'. Coupe de la gaîne aponévrotique du tendon du jambier antérieur.

N. Coupe du tendon des muscles extenseurs commun et extenseur propre du gros orteil.

N'. Coupe de la gaîne du tendon des muscles extenseur commun et extenseur propre du gros orteil.

O. Surface articulaire du calcanéum.

P. Surface articulaire antérieure du calcanéum.

Q. Surface articulaire du cuboïde.

R. Insertions au calcanéum des fibres musculaires du muscle pédieux et ligament calcanéo-cuboïdien supérieur.

S. Tissu adipeux du talon.

T, U. Muscles interosseux.

V. Cinquième métatarsien.

V', V'', V''', V''''. Quatrième, troisième, deuxième et premier métatarsiens.

1. Artère pédieuse.

2. Branche profonde de l'artère pédieuse ou branche sus-tarsienne externe.

3. Branches de l'artère sus-tarsienne externe allant aux espaces interosseux.

4. Artère dorsale du métatarse.

5. Branches interosseuses de l'artère dorsale du métatarse.

6. Artère interosseuse fournie par l'artère sus-tarsienne externe.

7 et 8. Artères interosseuses venant de l'artère sus-tarsienne externe.

9, 10. Veines accompagnant l'artère pédieuse.

11, 12, 13. Veines interosseuses.

14. Artère plantaire.

15, 15. Veines accompagnant l'artère plantaire.

16. Branche musculo-péronière antérieure du nerf tibial se subdivisant en deux rameaux : l'un profond dorsal externe et l'autre dorsal interne.

17. Nerf plantaire.

18. Branche du nerf dorsal interne fournissant le nerf collatéral externe du gros orteil et le nerf collatéral interne du deuxième orteil.

APPLICATIONS A LA PATHOLOGIE ET A LA MÉDECINE OPÉRATOIRE.

Sur cette planche on peut voir que nous avons enlevé l'astragale de sorte que l'on se rendra compte de ce que nous avons dit relativement au mécanisme des fractures du tarse à propos de notre dernière planche. Les deux faces articulaires du calcanéum (O et P) sont tout à fait horizontales et reçoivent ainsi presque directement les chocs, tandis que la surface articulaire du cuboïde (Q) ne les reçoit que dans le sens horizontal, attendu qu'elle se dirige presque verticalement en bas regardant en arrière. De cette disposition résulte donc cette déduction que le calcanéum recevra un choc plus violent et sera plus exposé aux fractures que les os de l'avant-pied dans les chutes sur la plante du pied.

Les plaies qui atteignent les tissus de cette couche profonde sont bien plus graves que celles que nous avons vues dans la précédente planche. En effet, nous avons des artères volumineuses, des muscles et des tendons, des nerfs ainsi que des os et des articulations qui sont susceptibles d'être blessés plus ou moins profondément. Eu égard aux blessures des artères, nous ferons remarquer qu'elles sont assez fréquentes et assez graves. Elles sont assez fréquentes parce que ces artères sont nombreuses, et elles sont assez graves parce qu'elles ont non-seulement un volume proportionnel assez grand, mais aussi et surtout parce qu'elles sont en large communication les unes avec les autres, ce qui permet au sang de revenir par le bout inférieur quand on a porté une ligature sur le bout supérieur. Inutile dès lors de recommander d'agir ici comme pour la paume de la main, c'est-à-dire de faire porter une ligature sur les deux bouts. Néanmoins si le volume et l'anastomose de ces artères sont des conditions favorables pour l'hémorrhagie, il existe une autre condition qui corrige un peu le mal, c'est qu'appuyées sur des plans osseux résistants, l'artère pédieuse et ses branches se prêtent facilement à l'application d'un moyen hémostatique efficace, nous voulons parler de la compression. En ce qui concerne les plaies des muscles et des tendons de même des nerfs, nous n'avons pas à en parler parce qu'elles n'offrent rien de spécial. Les plaies des articulations sont assez fréquentes et elles sont souvent causées par des écrasements qui intéressent tous les tissus de la région. Ces plaies sont traitées efficacement par les irrigations d'eau froide.

Si les os du tarse et principalement ceux de la deuxième rangée échappent aux fractures à cause de leur forme cubique, il n'en est plus de même des os du métatarse. Ceux-ci, au nombre de cinq, sont souvent fracturés, soit par cause directe, soit par une cause indirecte. Le déplacement dans les fractures est, du reste, nul ou peu considérable, parce que chaque métatarsien intact sert d'attelle à celui qui est fracturé. Aussi l'on voit guérir ces fractures sans le secours d'un appareil compliqué. Une bande roulée, quelques compresses méthodiquement appliquées et surtout le repos au lit sont bien suffisants pour obtenir une consolidation régulière.

Rien de spécial à dire relativement aux lésions vitales et aux lésions organiques de cette région. Les inflammations, les abcès, les fistules, les cancers, les tumeurs blanches y sont fréquentes mais, ils n'y offrent rien de particulier.

Eu égard aux opérations nous avons quelques remarques importantes à présenter. Ainsi pour la désarticulation dite de Lisfranc, ou tarso-métatarsienne, il faut noter la saillie de l'extrémité postérieure du cinquième métatarsien qui est sous la ligne G. Cette extrémité sert de point de repère pour faire pénétrer le couteau dans la ligne à parcourir. En dedans la difficulté est plus grande pour trouver le point de repère, mais toutefois elle n'est pas insurmontable. La saillie qui sert de guide n'est plus visible même à travers la peau, mais on peut la découvrir en employant le moyen suivant. On applique le doigt médius ou l'indicateur, ou bien les deux simultanément, sur le côté interne du premier métatarsien, on glisse en suivant cette face d'avant en arrière et l'on finit par sentir sous les doigts un relief qui n'est autre que l'extrémité postérieure du premier métatarsien. Si ce moyen était insuffisant, comme cela se rencontre chez les personnes grasses, on emploierait celui-ci avec avantage. On placerait au niveau de la tête du premier métatarsien deux doigts de la main gauche pendant qu'avec la main droite on imprimerait des mouvements au métatarsien. On reconnaît bientôt le niveau de l'articulation. Quand on a ainsi obtenu les deux points extrêmes de l'articulation tarso-métatarsienne on applique la paume de la main à la face plantaire du pied et l'on fixe l'index et le pouce sur les deux points de repère. La ligne interarticulaire est dans son ensemble dirigée obliquement de dehors en dedans et d'arrière en avant.

S'il s'agissait de la désarticulation du cinquième métatarsien on chercherait de même son extrémité postérieure, et l'on aurait recours à la méthode ovalaire qui a l'immense avantage de conserver la peau de la face plantaire. Ainsi faite, cette opération est simple et élégante. Je ne m'arrêterai pas à décrire toutes les désarticulations de chaque métatarsien ainsi que leurs résections. Je tiens à dire un mot de la ligature de l'artère pédieuse. On peut s'assurer que cette artère est située profondément sous un double feuillet aponévrotique entre le faisceau le plus interne du muscle pédieux et le tendon du muscle extenseur propre du gros orteil. Or ce sont là précisément les deux points de repère qui guident le chirurgien quand il pratique cette ligature. Le trajet suivi par ce vaisseau est représenté par une ligne fictive partant du milieu de l'espace intermalléolaire et se dirigeant obliquement de dehors en dedans et d'arrière en avant.

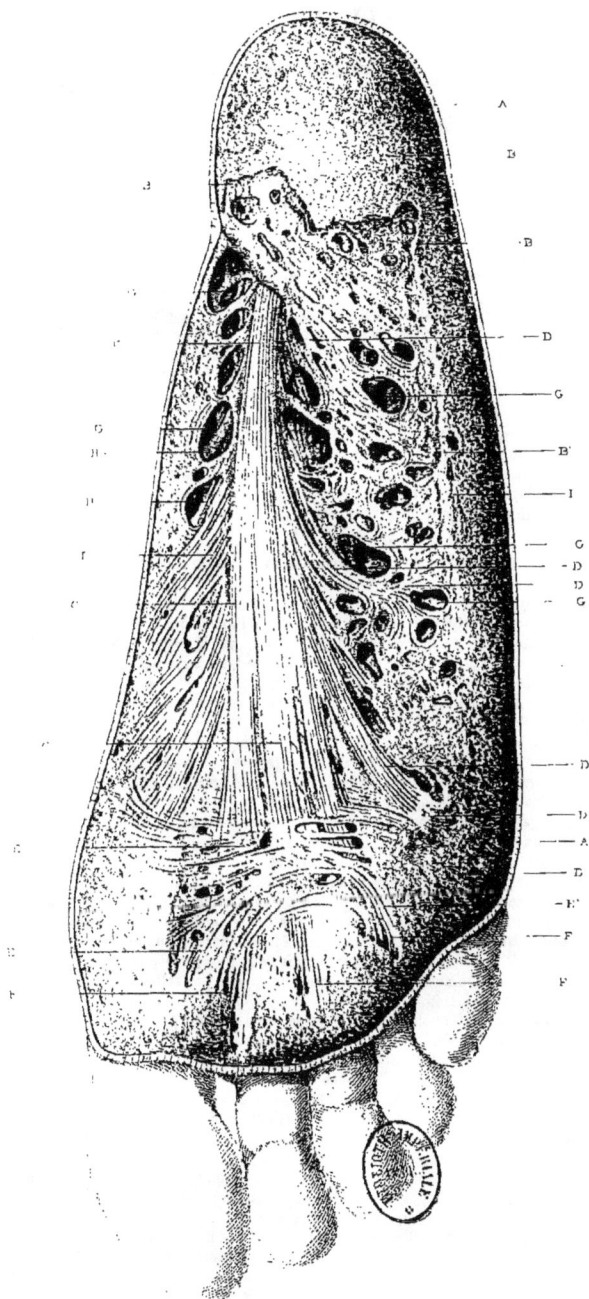

PLANCHE CIII.

EXPLICATION.

A. Coupe de la peau limitant la région.

B. Tissu cellulo-fibro-graisseux sous-cutané.

B', B''. Coupe de la première couche du tissu cellulo-graisseux sous-cutané.

C, C', C''. Aponévrose plantaire (fibres longitudinales).

D, D', D'', D'''. Fibres latérales de l'aponévrose plantaire se confondant avec le tissu sous-cutané et s'insérant à la face profonde de la peau.

D'''', D'''''. Fibres latérales de l'aponévrose plantaire allant se rendre à la face profonde de la peau en se confondant avec le tissu cellulo-graisseux sous-cutané et circonscrivant des espaces où se trouve de la graisse.

E. Fibres transversales de l'aponévrose plantaire.

E'. Fibres transversales de l'aponévrose plantaire se recourbant pour devenir obliques et puis longitudinales et suivant ensuite les fibres longitudinales de l'aponévrose plantaire.

E''. Fibres transversales internes devenant obliques puis longitudinales et suivant les fibres longitudinales de l'aponévrose plantaire.

F. Fibres longitudinales superficielles de l'aponévrose palmaire se rendant à la face plantaire des orteils et disposées en canal dans lequel se trouve logé un nerf de la face plantaire des orteils.

G, G', G'', G'''. Orifices superficiels des espaces circonscrits par les fibres transversales de l'aponévrose plantaire.

H. Fibres transversales profondes de l'aponévrose plantaire.

H'. Autres fibres profondes transversales de l'aponévrose plantaire.

I. Extrémité terminale des fibres transversales superficielles de l'aponévrose plantaire.

APPLICATIONS A LA PATHOLOGIE ET A LA MÉDECINE OPÉRATOIRE.

Cette planche montre l'aponévrose plantaire vue du côté cutané et en rapport avec le fascia superficialis et la peau de la plante du pied. Elle met surtout en relief la structure de l'aponévrose plantaire en ce qui concerne les fibres qui s'attachent à la face profonde du derme dans toute l'étendue de la région. Nous ferons remarquer les fibres qui sur chaque côté du pied vont à la peau en formant une sorte de lame superficielle trouée et à travers les ouvertures de laquelle on voit les fibres de la même aponévrose plantaire allant s'insérer sur les éminences osseuses qui sont sur les côtés du pied. Nous aurons donc ici à exposer les applications chirurgicales qui se rapportent à la peau, au fascia superficialis et à l'aponévrose plantaire.

Les lésions physiques qui atteignent ces organes sont assez fréquentes, et on le comprend facilement si l'on réfléchit que la plante du pied supporte tout le poids du corps et se trouve continuellement en rapport avec le sol et les objets vulnérants qui s'y rencontrent. Aussi les plaies de la plante du pied sont plus nombreuses lorsque pendant l'été on se livre au plaisir de la natation. Ces plaies diffèrent, du reste, quant au siége, à la profondeur et à la nature de celles de les instruments vulnérants. Leur siége peut être dans tous les points de la région. Leur profondeur peut être ou plus moins grande ; ainsi quelquefois l'épiderme seul est entamé et le derme reste intact, il n'y a pour ainsi dire pas de blessure puisque l'épiderme n'est pas vivant ; cela s'explique par l'épaisseur et la consistance considérable de ce tissu qui a protégé la peau d'une manière très-efficace. Malgré cette protection puissante la peau est quelquefois atteinte, mais il faut savoir qu'alors la tendance à l'écartement des bords de la plaie est peu considérable, ce qui s'explique encore naturellement par l'épaisseur de l'épiderme qui n'est pas rétractile et par les fibres de l'aponévrose plantaire qui forment au-dessous du derme une sorte de suture naturelle qui s'oppose encore très-énergiquement à l'écartement des lèvres de la plaie. L'épaisseur de l'épiderme et de la peau, du fascia superficialis rempli de graisse fait que les plaies de la plante du pied atteignent difficilement l'aponévrose plantaire ou la dépassent : de là une protection accordée aux organes profonds qui sont les plus importants pour les fonctions.

Eu égard aux agents vulnérants, ils peuvent être pointus, aigus, tranchants, contondants, durs ou fragiles. Les clous, les fragments de verre ou de pierre, des tiges d'arbres ou d'arbustes, sont très-souvent des causes de blessures de la plante du pied. Les plaies par arrachement ou par écrasement n'y viennent guère que par la face dorsale. L'absence de vaisseau volumineux dans la couche que nous étudions nous rend compte du peu de sang qui accompagne ces plaies.

Néanmoins il est un accident qui suit quelquefois ces plaies et qu'il faut signaler, c'est l'inflammation et la suppuration. Ces lésions vitales auront en effet un caractère tout particulier. Si la blessure n'est pas bien soignée, si le malade continue à marcher, il surviendra une inflammation qui gagnera le tissu cellulo-graisseux. Mais ce dernier tissu confiné dans les mailles des fibres de l'aponévrose plantaire ne pourra pas se distendre, se gonfler aisément, de là des phénomènes d'étranglement comme dans les anthrax. De plus, la peau étant recouverte d'un épiderme épais, ne traduira pas au dehors par sa rougeur plus ou moins grande tous les degrés de son inflammation ; il en résultera un peu d'incertitude sur l'opportunité d'une médication. Ajoutons encore que le pus se formera souvent dans le tissu sous-cutané, qu'il perforera assez facilement le derme, mais qu'il ne pourra pas en faire autant pour l'épiderme épais et corné. Le pus se réunira dès lors en deux foyers communiquant par un trajet court creusé dans le derme, et l'on aura ainsi, comme à la paume de la main, des abcès dits *abcès en bouton de chemise*. La peau de la région plantaire est riche en vaisseaux de toutes sortes, elle peut donc être le siége de l'érysipèle, de l'angioleucite, mais ces affections ne se traduisent pas comme ailleurs aux yeux du chirurgien. En effet, la rougeur et la tuméfaction ne peuvent guère s'y montrer à cause des conditions anatomiques que nous avons déjà signalées dans l'épiderme trop épais.

Des lésions organiques spéciales se développent fréquemment dans cette région ; nous voulons parler des cors, des oignons, des tumeurs papillaires et du mal dit *ulcère perforant du pied*. Les deux premières affections se prêtent facilement à une explication. Par la marche, par le frottement incessant des chaussures, l'épiderme se durcit en s'épaississant ; bientôt le derme s'amincit et constitue même une sorte de membrane séreuse ou synoviale qui facilite les glissements de cette sorte de corps étranger représenté par l'épiderme épaissi. Or, il peut arriver que l'inflammation se manifeste au-dessous du cor, qu'elle se propage en profondeur ou qu'elle produise un abcès. Cet abcès s'ouvre le plus souvent du côté de la peau, mais au bout d'un temps assez long parce que l'épiderme résiste. Avant de s'ouvrir, l'abcès se dévoile aux yeux du chirurgien par une teinte mate ou bien par une couleur jaunâtre et quelquefois rougeâtre, comme lorsque du sang s'est épanché dans le foyer. Quand on voit ces symptômes il faut donner issue au pus, soit en perforant l'épiderme, soit en le ramollissant au moyen de bains alcalins. Si on laisse marcher l'abcès il peut arriver qu'il gagne en profondeur, qu'il traverse l'aponévrose et le tissu sous-cutané, devienne profond et atteigne jusqu'aux os ou aux articulations. Ainsi se produit quelquefois le mal perforant du pied.

Le tissu cutané est très-riche en papilles qui donnent à la plante du pied cette sensibilité spéciale si nécessaire pour la marche. Ces papilles s'altèrent quelquefois par inflammation ou par hyperthrophie et constituent des excroissances dont le développement est arrêté par l'épiderme et par la compression incessante qui résulte nécessairement de la marche. Or comme ces papilles ne peuvent faire saillie du côté de l'épiderme, elles sont enfoncées à travers le derme, usent l'aponévrose, atteignent les organes profonds, puis elles suppurent et amènent ainsi un mal perforant du pied. Voilà un second mécanisme de production de cette affection singulière ; nous en verrons bientôt deux autres.

L'aponévrose plantaire elle-même est sujette à la rétraction comme l'aponévrose palmaire, et cette rétraction peut être totale ou partielle. On a l'habitude d'inciser les brides rétractées avec un ténotome, soit des parties superficielles vers les parties profondes, soit d'une manière inverse. Cette opération ne sera guère utile que lorsque l'affection est de date récente.

PLANCHE CIV.

Région plantaire.

Deuxième couche.

EXPLICATION.

A. Coupe de la peau limitant la région.
B. Tissu cellulo-graisseux sous-cutané traversé par les fibres latérales de l'aponévrose plantaire.
C. Aponévrose plantaire.
D, D', D'', D'''. Coupe des fibres transversales superficielles internes et externes de l'aponévrose plantaire.
E, E', E''. Portions latérales interne et externe de l'aponévrose plantaire formant les loges de la plante du pied.
F. Fibres transversales et obliques renforçant la partie latérale externe de l'aponévrose plantaire.
G, G', G''. Coupes de l'aponévrose plantaire pour découvrir les muscles contenus dans les loges interne et externe de la plante du pied.

1. Branche cutanée du nerf plantaire interne allant former le nerf collatéral interne dorsal du gros orteil.
2. Branche du nerf plantaire interne allant ramifier à la face plantaire des orteils.
3, 4, 7, 8. Nerfs allant constituer les nerfs collatéraux de la face plantaire des orteils.
5, 6. Filets cutanés du nerf plantaire interne.
9, 10, 11. Filets cutanés du nerf plantaire externe.
12. Artère cutanée venant de l'artère plantaire interne.
13, 14, 15, 17. Branches des artères interosseuses plantaires fournies par l'arcade plantaire.
16. Rameau cutané fourni par l'artère plantaire interne.
19. Branche cutanée fournie par l'artère plantaire externe.
20, 21. Branches cutanées fournies par la plantaire externe.
22. Branche artérielle de l'arcade plantaire allant à la face dorsale du gros orteil.

APPLICATIONS A LA PATHOLOGIE ET A LA MÉDEC'NE OPÉRATOIRE.

Cette planche est destinée à montrer les fibres profondes de l'aponévrose plantaire. On peut voir encore en D D, les fibres superficielles ou cutanées qui de chaque côté de la partie moyenne de l'aponévrose allaient s'insérer à la face profonde de la peau en formant des étuis fibreux pour recevoir et protéger les vaisseaux et les nerfs qui se distribuent au derme. (Voy. FF de la planche CIII).

Sur la planche que nous avons sous les yeux actuellement, on trouve au côté interne du pied des coupes nombreuses de vaisseaux veineux qui de la plante du pied se rendent dans les veines de la face dorsale de cet appendice. Or ces troncs veineux suivent leur trajet à la plante du pied par l'effet de la protection que leur fournissent les fibres transversales superficielles de l'aponévrose plantaire. On peut s'assurer encore sur cette planche que vers la partie moyenne du pied, là où la protection devait être le plus efficace, l'aponévrose constitue une membrane épaisse, d'un tissu très-serré composé surtout de fibres longitudinales renforcées par les fibres transversales qui allaient à la peau. Sur les parties latérales, l'aponévrose, quoique plus mince, est encore très-forte, et va prendre ses insertions sur les éminences osseuses qui bordent le pied. Cette aponévrose forme ainsi des gaînes aux muscles qui vont au gros et au petit orteil. Pour le passage des branches nerveuses et vasculaires qui se rendent à la peau et aux tissus sous-jacents, l'aponévrose présente des ouvertures en forme d'arcades du pourtour desquelles partent des fibres aponévrotiques qui accompagnent et protégent en même temps ces organes importants. Est-il nécessaire de faire ressortir l'utilité d'une semblable disposition pour assurer la circulation et la nutrition de la région pendant la marche.

Du reste, au point de vue des lésions physiques des plaies par instruments tranchants, ces vaisseaux artériels qui deviennent superficiels ne peuvent guère fournir un écoulement sanguin inquiétant. En effet, en arrière de la région on ne remarque que des ramuscules. Vers la partie moyenne nous rencontrons des troncs plus gros (17 et 21) qui pourraient donner lieu à une hémorrhagie; mais situés entre deux plans résistants, ces vaisseaux seraient facilement comprimés. Des nerfs assez nombreux se rencontrent entre l'aponévrose et la peau, et il serait bien difficile de comprendre qu'une plaie même avec étendue comme une plaie faite par un instrument piquant, n'atteigne pas un de ces nerfs. Aussi voit-on que ces plaies sont quelquefois suivies de tétanos. On m'a assuré que dans les pays chauds les plaies même les plus petites sont presque fatalement suivies de ce terrible accident.

Nous avons dit précédemment que l'aponévrose plantaire se rétractait comme l'aponévrose palmaire. Cependant il faut avouer que cette rétraction est rare, puisque Philippe Boyer a pu dire il y a à peine quinze ans qu'il n'en connaissait qu'un exemple cité par Astley Cooper. J'ai souvent vu, dit Philippe Boyer, des orteils repliés sur leur face inférieure, et cette disposition gênait beaucoup la marche, mais il n'y avait pas sur la peau de la plante du pied les plis transversaux qui indiquent, comme on l'observe à la main, que l'aponévrose plantaire est rétractée. Voici le fait invoqué par Astley Cooper. Mon neveu, M. Bransby Cooper, dit-il, a pratiqué cette opération (la section de la bride) sur le pied, chez un fermier qui, par suite d'une rétraction semblable (à celle des doigts), ne pouvait plus se livrer à ses occupations ordinaires. Ce langage prouve d'une manière évidente que cette rétraction n'est pas commune, et qu'il serait bon de porter l'attention des chirurgiens sur ce point de pathologie.

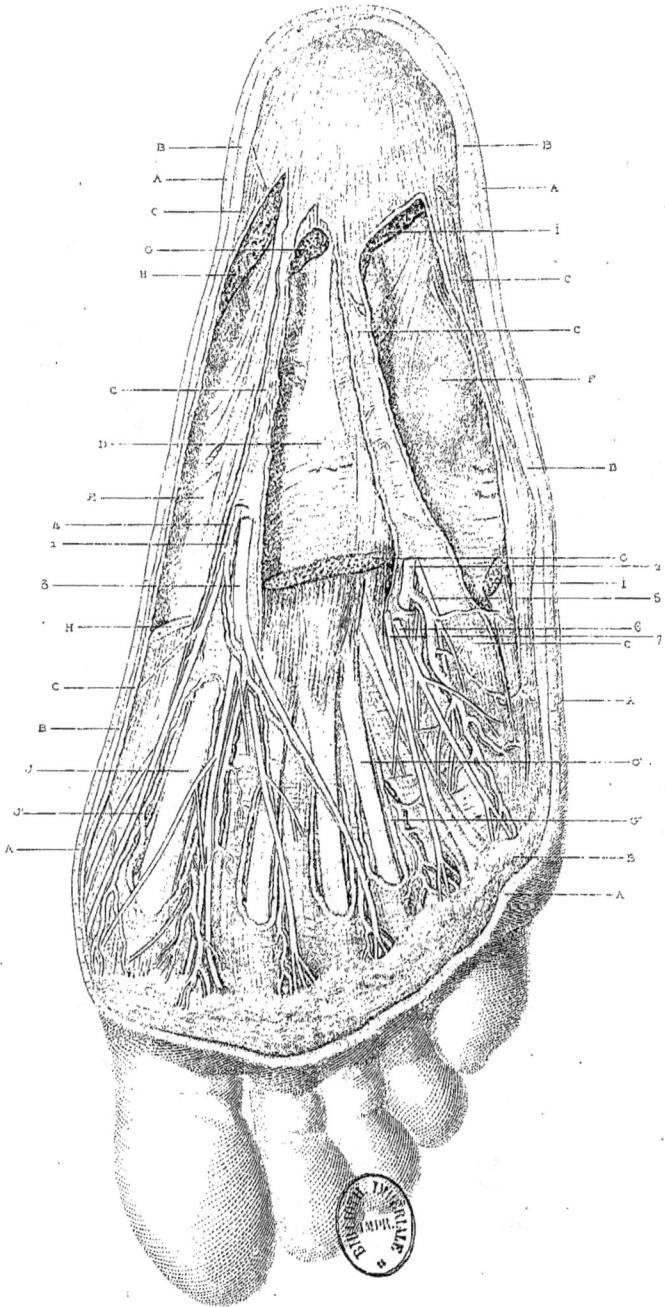

LIBRAIRIE GERMER BAILLIÈRE

PLANCHE CV.

EXPLICATION.

A. Coupe de la peau limitant la région.
B. Coupe du tissu cellulo-fibro-adipeux sous-cutané.
C. Aponévrose plantaire.
D. Loge moyenne contenant le muscle court fléchisseur commun des orteils.
E. Loge externe contenant le muscle court adducteur du gros orteil.
F. Loge interne contenant le muscle abducteur du petit orteil.
G. Coupe du muscle court fléchisseur commun des orteils.
G'. Tendons du muscle court fléchisseur commun des orteils contenus dans une gaîne fibreuse.
G''. Gaîne fibreuse ouverte contenant les tendons des muscles fléchisseurs des orteils.
H, H'. Coupe du tendon et du muscle court fléchisseur commun des orteils.

I. Coupe du tendon du muscle court abducteur du petit orteil.
J. Tendons du muscle fléchisseur commun et du muscle fléchisseur propre du gros orteil.
J'. Ouverture de la gaîne fibreuse contenant les tendons du muscle fléchisseur commun et du muscle fléchisseur propre du gros orteil.
1. Artère cutanée et sous-cutanée venant de l'artère plantaire interne.
2. Tronc de l'artère plantaire externe fournissant les interosseuses plantaires.
3. Rameau terminal du nerf plantaire interne.
4. Nerf cutané venant du nerf plantaire interne.
5, 6, 7. Rameaux terminaux du nerf plantaire externe allant constituer les nerfs collatéraux du petit orteil.

APPLICATIONS A LA PATHOLOGIE ET A LA MÉDECINE OPÉRATOIRE.

Par la seule inspection, même superficielle, de cette troisième couche de la région plantaire, on n'a pas de peine à se faire une idée de la gravité plus grande des lésions physiques qui l'atteindront. Il existe en effet dans cette couche des organes importants de diverse nature. C'est ainsi, par exemple, que les nerfs qui fournissent les branches collatérales des orteils pourront être coupés, que les artères qui les accompagnent seront quelquefois intéressées. Il faut reconnaître cependant que ces vaisseaux sont encore d'un volume tel, que l'hémorrhagie à laquelle ils donnent lieu n'est pas très-redoutable. Ce qui surtout rend dangereuses les plaies de cette couche, c'est l'ouverture des bourses séreuses et des gaînes tendineuses qui s'y trouvent. Les bourses séreuses occupent trois points principaux, c'est-à-dire les trois points qui servent d'appui au pied. Elles siégent sous la peau au niveau du calcanéum et sous l'extrémité antérieure des premier et cinquième métatarsiens. Lenoir a le mérite de les avoir décrites le premier; d'avoir montré comment elles s'enflamment, suppurent et deviennent quelquefois fistuleuses. Il faut dire qu'elles sont très-prononcées chez les personnes qui marchent beaucoup ou qui conservent longtemps la station assise, mais chez les jeunes sujets ou bien chez les personnes âgées qui n'ont pas été dans les conditions susdites, il est difficile de les trouver parce qu'elles y sont rudimentaires. Très-souvent nous n'avons pu les trouver, et dans le cas qui est sous nos yeux nous n'avons pu les faire dessiner vu leur absence complète. Quoi qu'il en soit, il est bon de tenir compte de l'existence de ces bourses séreuses presque normales pour l'interprétation exacte des symptômes et surtout pour la thérapeutique. Il se forme quelquefois des bourses synoviales accidentelles au niveau d'une éminence naturelle ou anormale, et il faut savoir que ces bourses séreuses peuvent être le siége d'inflammations, d'abcès et de fistule. Certaines variétés de mal perforant peuvent se rattacher à l'inflammation, à la suppuration ou l'ulcération de ces bourses synoviales.

L'ouverture des gaînes des tendons est bien autrement grave, parce que l'inflammation qui la suit peut se propager au loin et gagner les gaînes profondes du pied. En ouvrant la gaîne l'instrument peut diviser le tendon des fléchisseurs des orteils. Si cette lésion existait, on verrait bientôt le tendon de l'extenseur des orteils porter l'orteil correspondant dans une extension exagérée qu'il faut combattre dès le début en maintenant au moyen d'un appareil approprié l'orteil dans une flexion permanente. Si la plaie siégeait en arrière elle ne serait pas aussi grave; puisque nous voyons que là ne se trouvent que des muscles protégés par des cloisons aponévrotiques puissantes.

Les abcès qui siégent dans cette couche se trouvent divisés naturellement en trois variétés suivant qu'ils occupent une des trois loges. Ceux de la couche moyenne seront les plus graves parce qu'ils seront difficiles à diagnostiquer et à traiter.

En effet, le pus qui se forme dans la loge moyenne sera retenu de tous côtés par des cloisons fibreuses épaisses. Ce ne sera qu'au bout d'un temps très-long qu'il se frayera une route vers la partie antérieure de la région où il arrivera plus facilement sous la peau en passant par les ouvertures naturelles de l'aponévrose plantaire.

L'épaisseur moins considérable de l'aponévrose plantaire sur les côtés fait que les abcès des loges interne et externe s'ouvrent plus promptement à la surface du derme. J'ai vu une tumeur blanche de l'articulation du cinquième métatarsien avec le cuboïde donner lieu à un abcès qui s'était ouvert du côté de la plante du pied au bout de très-peu de temps. Du reste, tous ces abcès ont une tendance commune, c'est de produire facilement des fistules. Ce caractère leur appartient parce qu'ils sont situés au milieu de tissus divers, cloisonnés, stratifiés de toutes manières, ce qui cause un retard dans le passage du pus d'un point vers un autre. Sur cette notion est basé le précepte d'ouvrir promptement et largement les collections purulentes de la face plantaire du pied, quel que soit, du reste, leur siége anatomique.

Parmi les lésions vitales de la région nous devons mentionner les douleurs rhumatismales et les névralgies, affections dont le siége s'explique parfaitement par l'existence de tissus fibreux de toutes sortes et de nombreuses ramifications nerveuses. Le rhumatisme affecte souvent la région calcanéenne, tandis que la névralgie se montre de préférence vers la partie antérieure de la région.

Vers la partie antérieure du pied, il existe, comme on peut le voir, de nombreuses gaînes tendineuses qui produisent là toutes les maladies propres à ces gaînes, telles que l'hydropisie, les corps étrangers, les inflammations, les fistules et les fongosités, toutes affections qui pourront revêtir à un moment donné les caractères attribués au mal perforant du pied.

Nous ne dirons rien des affections organiques, telles que cancer, mélanose, lipomes, kystes, qui se montrent ici comme partout ailleurs.

Eu égard aux opérations, remarquons que celles qui se font à la partie postérieure de la région sont moins graves, toutes choses égales d'ailleurs, que celles qui se pratiquent sur la partie antérieure. Notons bien qu'en parlant d'opérations nous faisons allusion aux ponctions ou aux incisions qui ne dépassent pas la couche que nous avons sous les yeux.

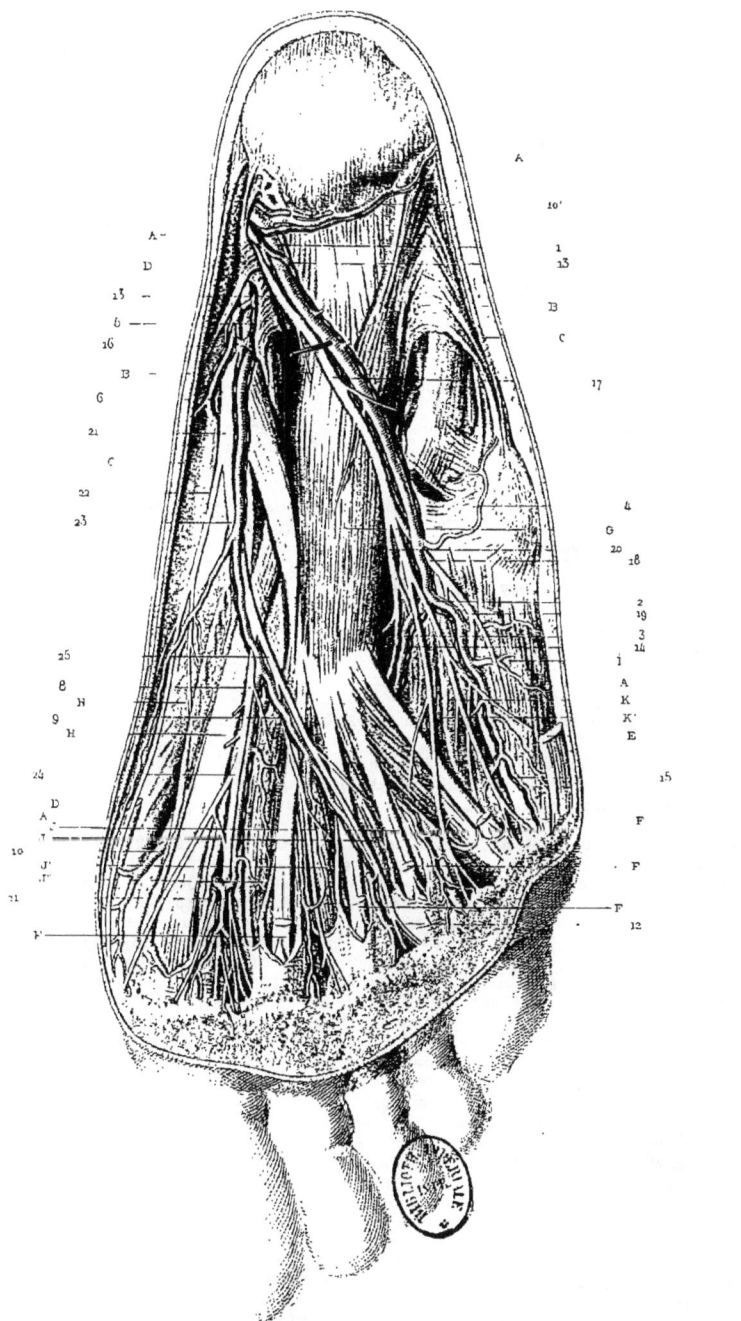

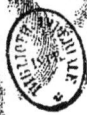

Région plantaire.

Quatrième couche.

EXPLICATION.

A. Coupe de la peau limitant la région.
B. Coupe du tissu cellulo-graisseux sous-cutané.
C. Coupe de l'aponévrose plantaire.
D. Face profonde de l'aponévrose plantaire.
E. Coupe du tendon du muscle abducteur du petit orteil.
F, F', F'', F'''. Coupes des tendons du muscle court fléchisseur commun des orteils.
G. Muscle accessoire du tendon du long fléchisseur commun des orteils.
H. Tendon du muscle long fléchisseur propre du gros orteil.
I. Muscle court fléchisseur du petit orteil.
J. J', J'', J'''. Muscles lombricaux.
K. Faisceau interne du muscle court fléchisseur du petit orteil.
K'. Faisceau externe du muscle abducteur oblique du gros orteil.

1. Artère plantaire externe.
2. Branche interosseuse externe de l'artère plantaire externe.
3. Branche interosseuse moyenne de l'artère plantaire externe.
4. Branche récurrente articulaire fournie par l'artère plantaire externe.
5. Artère plantaire interne.
6. Rameau cutané interne fourni par l'artère plantaire interne.

7, 8, 9. Branches interosseuses allant fournir les artères collatérales des orteils.
10. Rameau artériel allant à la peau et à la face dorsale du gros orteil.
10'. Rameau récurrent calcanien de l'artère plantaire externe.
11. Rameau interosseux résultant d'une anastomose de l'artère plantaire et de l'artère dorsale interne.
12. Rameau interosseux du quatrième espace résultant de l'anastomose de l'artère plantaire avec l'artère sus-métatarsienne.
13, 13'. Veines plantaires accompagnant l'artère plantaire externe.
14, 15. Veine accompagnant les artères interosseuses de la plantaire externe.
16. Veines accompagnant l'artère plantaire interne.
17. Nerf plantaire externe.
18. Branche externe terminale du nerf plantaire externe.
19. Branche musculaire de la branche terminale du nerf plantaire externe.
20. Branche terminale profonde du nerf plantaire externe.
21. Nerf plantaire interne.
22. Nerf collatéral interne plantaire du gros orteil.
23. Rameau externe du nerf plantaire interne fournissant les nerfs collatéraux des orteils.
24, 25. Rameaux nerveux donnant les nerfs collatéraux des quatre premiers orteils.

APPLICATIONS A LA PATHOLOGIE ET A LA MÉDECINE OPÉRATOIRE.

Il suffit de jeter un coup d'œil même rapide sur cette planche pour comprendre toute la gravité des plaies de la région plantaire qui arrivent jusqu'à cette quatrième couche. Muscles, tendons, gaines tendineuses, membranes synoviales articulaires naturelles ou accidentelles, articulations, os, artères, veines et nerfs, tous organes d'une grande importance, peuvent être blessés.

Les blessures de l'artère plantaire et de ses branches seront surtout les plus dangereuses, et leur caractère de gravité sera d'autant plus grand que la lésion existera plus en arrière de la région. Il est bien facile de deviner que cela tient au volume plus considérable que ces vaisseaux possèdent vers leur origine. Quant au diagnostic des plaies de ces artères il s'établira surtout d'après les notions anatomiques relatives à leur direction. Ainsi toutes les fois qu'une plaie profonde siégera vers le bord interne du pied à 1 centimètre environ de ce bord jusque vers l'extrémité postérieure du premier métatarsien, on devra diagnostiquer une blessure de l'artère plantaire interne et si du sang s'écoule en abondance. Si la plaie siège sur une ligne qui, partant du bord interne du talon, irait obliquement aboutir à l'extrémité postérieure du cinquième métatarsien, on sera presque certain que l'artère plantaire externe est atteinte. Si la plaie siège au delà d'une ligne transversale joignant les deux extrémités postérieures des cinquième et premier métatarsiens, le danger de l'hémorrhagie, quoique existant encore, sera néanmoins bien affaibli parce que dans tout l'espace compris entre cette ligne et les orteils il ne se trouve plus que des ramifications artérielles d'une médiocre importance.

Au reste, quand une plaie de la plante du pied existe, la conduite que doit suivre le chirurgien est dictée par les dispositions anatomiques propres à la région ; si la plaie était large, béante, il faudrait en profiter pour aller à la recherche de l'artère divisée et pratiquer la ligature de ses deux bouts. Mais ces conditions se réalisent peu souvent, et c'est un précepte de bonne chirurgie de ne pas s'épuiser en efforts pour trouver ces deux bouts, parce que le plus fréquemment l'étroitesse de la plaie, l'abondance du sang, la profondeur à laquelle sont les vaisseaux, s'opposent absolument à la réussite de l'entreprise. Si nous renonçons à cet espoir pour une plaie récente, à plus forte raison devons-nous le faire dans une hémorrhagie secondaire, alors que la plaie serait obstruée par des bourgeons charnus. Quel parti faut-il prendre alors ? Il faut se décider à pratiquer immédiatement la ligature de l'artère tibiale postérieure en arrière de la malléole interne en suivant les préceptes que nous avons donnés. Mais il ne faut pas se dissimuler que cette ligature à elle seule ne garantit point absolument contre le retour de l'hémorrhagie et ne suffit pas même toujours pour l'arrêter. Voici pourquoi : on peut voir à la partie antérieure de la planche CVI que nous avons sous les yeux, qu'il existe entre les vaisseaux dorsaux et les vaisseaux plantaires du pied des anastomoses très-larges au moyen desquelles le sang revient au bout inférieur et même aux deux bouts de l'artère coupée. Pour compléter l'action de ce moyen hémostatique, il convient en effet de faire une seconde ligature : celle de l'artère pédieuse. Il ne faudrait recourir à cette seconde ligature que dans le cas où il serait bien démontré que la première est insuffisante, c'est pour cette raison qu'il serait bon de mettre quelques instants d'intervalle entre la première et la seconde.

Au premier abord il semble que la compression aidée de perchlorure de fer pourrait dispenser de faire cette double opération. A cet égard nous dirons franchement notre manière de voir. Si nous avons admis la compression et son utilité en ce qui concerne les hémorrhagies qui surviennent dans les plaies qui ne dépassent pas l'aponévrose plantaire, nous ne saurions l'admettre pour celles qui compliquent les plaies sous-aponévrotiques. En effet, pour que la compression fût efficace à l'égard de ces dernières, il faudrait déprimer l'aponévrose plantaire. Or, l'anatomie et la physiologie nous apprennent que cette dépression est impossible. Quant au perchlorure de fer nous en redoutons les dangers à la plante du pied parce qu'il provoque toujours une suppuration abondante et longue. Or, nous devons, à tout prix, éviter des cicatrices longues et profondes à la plante du pied, si nous tenons à rendre la marche facile, non douloureuse.

Les lésions vitales, telles que l'inflammation et la suppuration, méritent de fixer notre attention. L'inflammation peut se montrer dans les organes de la région ; mais les gaînes tendineuses des muscles fléchisseurs long et accessoire, celle du tendon du long péronier latéral, offrent plus souvent cette lésion qui, en raison de la profondeur des organes, passe fréquemment inaperçue, ainsi que tout le fait supposer. Déjà nous avons dit à propos de la planche qui précède comment les abcès qui sont sous l'aponévrose plantaire peuvent se faire une ouverture à l'extérieur.

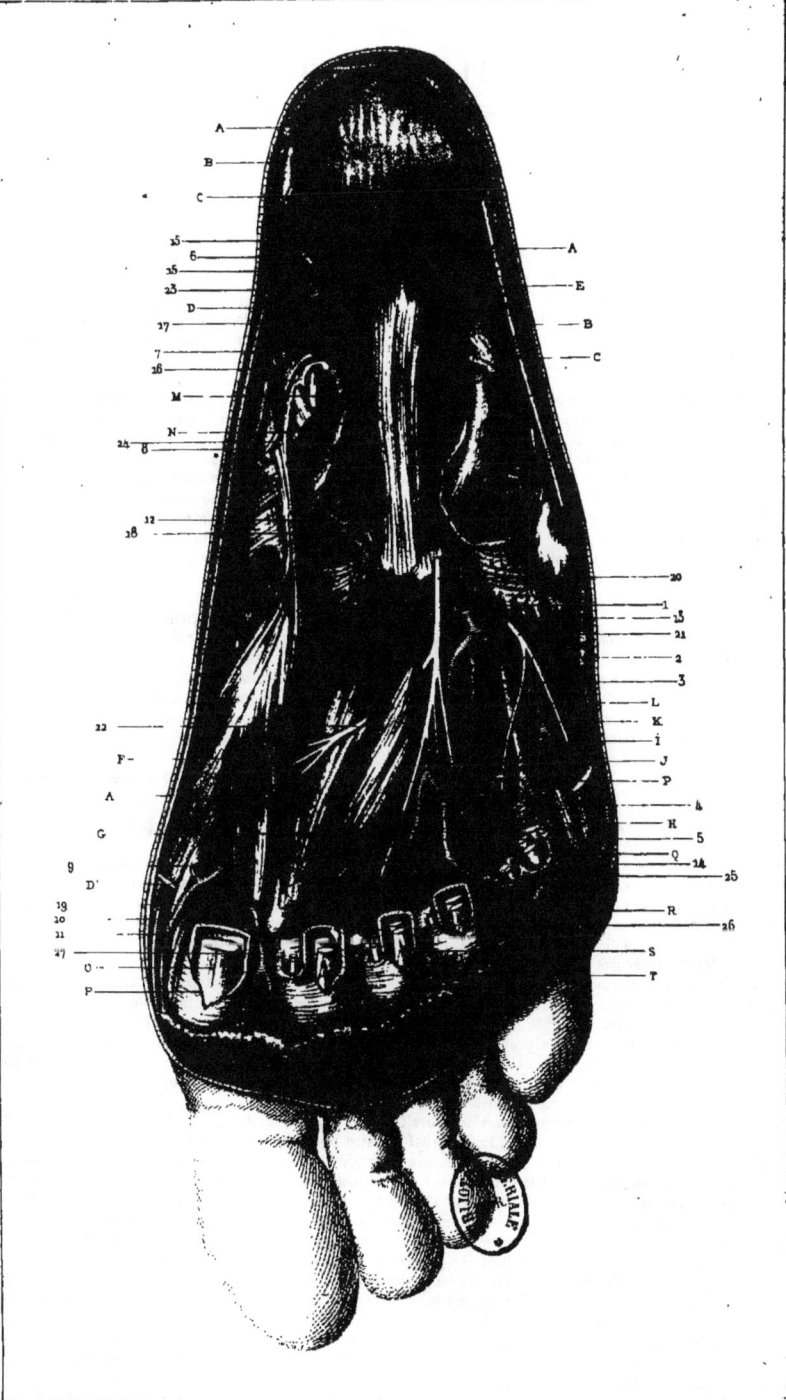

F Bion del   Imp. (S. Thierdin etui. Paris.   Debray sc

PLANCHE CVII

Région plantaire.

Cinquième couche.

EXPLICATION.

A. Coupe de la peau.

B. Coupe du tissu cellulo-graisseux sous-cutané.

C, C'. Coupe de l'aponévrose plantaire.

D. Coupe du muscle adducteur du gros orteil vers son insertion postérieure.

E. Coupe du muscle accessoire du long fléchisseur commun des orteils.

F. Muscle court fléchisseur du gros orteil.

G. Muscle abducteur oblique du gros orteil.

H. Muscle abducteur transverse du gros orteil.

I. Muscle court fléchisseur du petit orteil.

J. Bandelette fibreuse donnant insertion à l'abducteur transverse du gros orteil et séparant les muscles court fléchisseur du petit orteil et le muscle interosseux plantaire du quatrième espace.

K. Dernier muscle interosseux plantaire.

L. Dernier muscle interosseux dorsal.

M. Coupe du tendon du muscle long fléchisseur du gros orteil.

N. Coupe du tendon du muscle long fléchisseur commun des orteils.

O. Coupe des tendons des muscles fléchisseurs du gros orteil.

P. Coupe du tendon de l'abducteur du petit orteil.

Q, R, S, T. Coupe des tendons des fléchisseurs des orteils.

1. Tronc de l'artère plantaire externe.

2. Branche externe de l'artère plantaire externe.

3. Branche profonde de l'artère plantaire externe.

4. Branche interosseuse de l'artère plantaire externe.

5. Branche perforante de l'artère plantaire externe allant s'anastomoser avec l'artère métatarsienne.

6. Tronc de l'artère plantaire externe.

7. Tronc de l'artère plantaire interne.

8. Rameau cutané interne de l'artère plantaire interne.

9. Rameau perforant de l'artère dorsale interne venant de l'artère pédieuse.

10. Tronc artériel formant les collatérales plantaires du premier et du deuxième orteil.

11. Artère collatérale interne du gros orteil.

12. Artère articulaire profonde.

13, 14. Veines accompagnant les ramifications de l'artère plantaire externe.

15. Veines accompagnant l'artère plantaire externe.

16, 17. Veines accompagnant l'artère plantaire interne.

18. Veines articulaires profondes.

19. Veine accompagnant l'artère perforante.

20. Rameau profond du nerf plantaire externe.

21. Rameau externe du nerf plantaire externe.

22. Rameau musculaire du nerf profond.

23. Nerf plantaire externe.

24. Nerf plantaire interne.

25, 26, 27. Coupe des tendons des muscles lombricaux.

APPLICATIONS A LA PATHOLOGIE ET A LA MÉDECINE OPÉRATOIRE.

Les lésions physiques de cette cinquième couche sont moins dangereuses que celles de la couche précédente. On peut en effet s'assurer que les vaisseaux principaux de la région sont plus superficiels et que ceux que nous rencontrons ici ont une importance moindre. Les organes qui peuvent être blessés sont : les muscles adducteurs, abducteurs, interosseux, les gaînes des muscles fléchisseurs, celle du muscle long péronier latéral, quelques rameaux de l'artère plantaire externe et de ceux l'artère pédieuse qui, passant à travers le premier espace interosseux, fournissent à la face plantaire du gros orteil. Toutes ces blessures n'offrent par elles-même aucune gravité, mais pour qu'elles aient lieu il faut que les couches superficielles soient traversées ; or c'est dans la blessure des organes qui sont dans ces couches plus superficielles que réside plutôt la gravité de ces plaies. La distribution de l'artère pédieuse à la face inférieure du gros orteil, au côté interne du deuxième orteil et sur la partie voisine de la veine du gros orteil, nous suggère une réflexion que nous devons faire ressortir. Si une plaie atteignait cette zone et si une hémorrhagie s'ensuivait il ne faudrait pas faire la ligature de l'artère tibiale postérieure, mais celle de l'artère pédieuse. C'est en prévision de ces anomalies assez fréquentes que le chirurgien prudent comprimera toujours préalablement le vaisseau qu'il se propose de lier, afin de juger de l'effet de la ligature portée sur ce même vaisseau.

Les abcès qui occuperont cette couche seront toujours très-lents à se manifester par des signes physiques. S'ils sont situés en arrière, au-dessous des os du tarse, ils pourront se faire jour à travers l'aponévrose, et c'est ainsi que cela se passe habituellement au bout d'un temps plus ou moins long, mais il peut se faire que ces abcès s'ouvrent dans une des gaînes nombreuses qui viennent de chaque côté du pied. Mais même dans les cas des muscles fléchisseurs et jambier postérieur, l'abcès se montrera sur le côté interne de l'articulation tibio-tarsienne, comme il se montrera sur le côté externe de la même articulation en suivant la gaîne du muscle long péronier latéral. Une progression inverse s'établit quelquefois, c'est-à-dire que des abcès de la région du cou-de-pied ou de la partie inférieure de la jambe fusent jusque sous la plante du pied au moyen des gaînes des muscles que nous venons de désigner.

Il est une affection : l'hydropisie de la gaîne du long péronier latéral, qui devrait, ce semble, se prolonger jusque sur la face plantaire du pied. Nous avons déjà dit qu'une bride établissait quelquefois une séparation entre les deux parties de cette gaîne divisée en péronière et en plantaire. Mais même dans les cas où cette séparation manque, on ne voit pas que l'hydropisie se traduise à la plante du pied par une tumeur semblable à celle qui se voit le long de la malléole externe. Cela tient sans doute à ce que la gaîne est entourée de tous côtés par des tissus fibreux très-résistants qui s'opposent à la distension et à la production d'une tuméfaction même légère.

Relativement aux tendon ou plutôt à ces tendons qui de la jambe passent à la face plantaire du pied, nous avons à nous expliquer, quant à leur rôle dans le pied plat et dans le pied creux. M. Duchenne (de Boulogne) a exposé dans ces dernières années des idées que nous croyons justes et que nous allons tâcher de reproduire. Aucun muscle n'étend et ne fléchit directement le pied, ces mouvements ne peuvent être obtenus que par une action musculaire combinée. Pour l'extension il existe le muscle biceps qui est à la fois extenseur et adducteur, et le long péronier latéral qui est en même temps un abducteur. Le long fléchisseur du gros orteil et le long fléchisseur commun ne sont leurs auxiliaires pour l'extension du pied que dans une faible mesure. Il existe pour la flexion un fléchisseur adducteur (le jambier antérieur) et un fléchisseur abducteur (le long extenseur des orteils). M. Duchenne prouve ensuite que le triceps sural est extenseur adducteur du pied, en même temps qu'il lui imprime un mouvement de renversement sur son bord externe, et que le long péronier latéral est à la fois le congénère du triceps pour l'extension et son antagoniste pour l'adduction.

Mais en combinant leur action ces deux muscles étendent directement le pied en corrigeant les mouvements de latéralité. Quand il agit seul le long péronier latéral produit une sorte de torsion de l'avant-pied ou d'enroulement qui diminue son diamètre transversal et creuse la face plantaire. S'il y a paralysie ou atrophie du triceps sural, le long péronier latéral devenant l'agent principal de l'extension du pied, l'abaissement que la force tonique de ce dernier muscle imprime au premier métatarsien, au premier cunéiforme et au scaphoïde sur l'astragale, tend sans cesse à s'exagérer et à augmenter la voussure plantaire, le pied se courbe progressivement dans sa moitié interne, puis l'avant-pied se tord sur l'arrière-pied. Le calcanéum et l'astragale, loin de suivre l'extension de l'avant-pied, exécutent graduellement un mouvement inverse ; le talon n'étant plus retenu par le tendon d'Achille, s'abaisse, ce qui augmente le creux du pied dont le bord interne s'incline ; le calcanéum enfin prend l'attitude qu'il a dans le pied talus. On a alors la variété de pied creux désignée par M. Duchenne sous le nom de *pied creux du long péronier latéral*.

L'inflexion permanente du pied place dans un état de raccourcissement continu tous les muscles, tous les tissus qui finissent par rester dans cet état de rétraction ; or cette rétraction n'est que consécutive, ainsi que celle de l'aponévrose plantaire, et c'est à tort que jusqu'à présent on a pris l'effet pour la cause en attribuant le pied bot à la rétraction de ces muscles et de l'aponévrose plantaire.

Il ne faut pas confondre le pied creux du long péronier latéral, le pied creux tordu en dehors avec le pied creux tordu en dedans du long fléchisseur des orteils, ni avec le *pied creux direct* causé par l'action simultanée de ces muscles. Ces trois pieds creux qui s'observent dans le talus, se voient aussi dans l'équinisme. L'atrophie ou la paralysie des muscles interosseux produit la *griffe du pied* sans augmenter la voussure plantaire.

Quand, au contraire, le long péronier latéral est paralysé on observe que la voûte plantaire diminue et disparaît, de sorte que le pied étant posé sur le sol, son bord interne appuie dans toute sa longueur. Dans la station debout, le pied a la même attitude que dans les valgus, et dans l'extension du pied il prend l'attitude du varus, dans l'abduction le premier métatarsien n'appuie pas solidement sur le sol, enfin, on ne peut se tenir en équilibre pendant l'élévation de la pointe du pied. En même temps que la voussure s'efface, la saillie de la malléole interne augmente et l'on voit à la longue se former un *pied plat accidentel.* M. Duchenne attribue au défaut d'action de ce muscle certains cas de *pied plat congénital.*

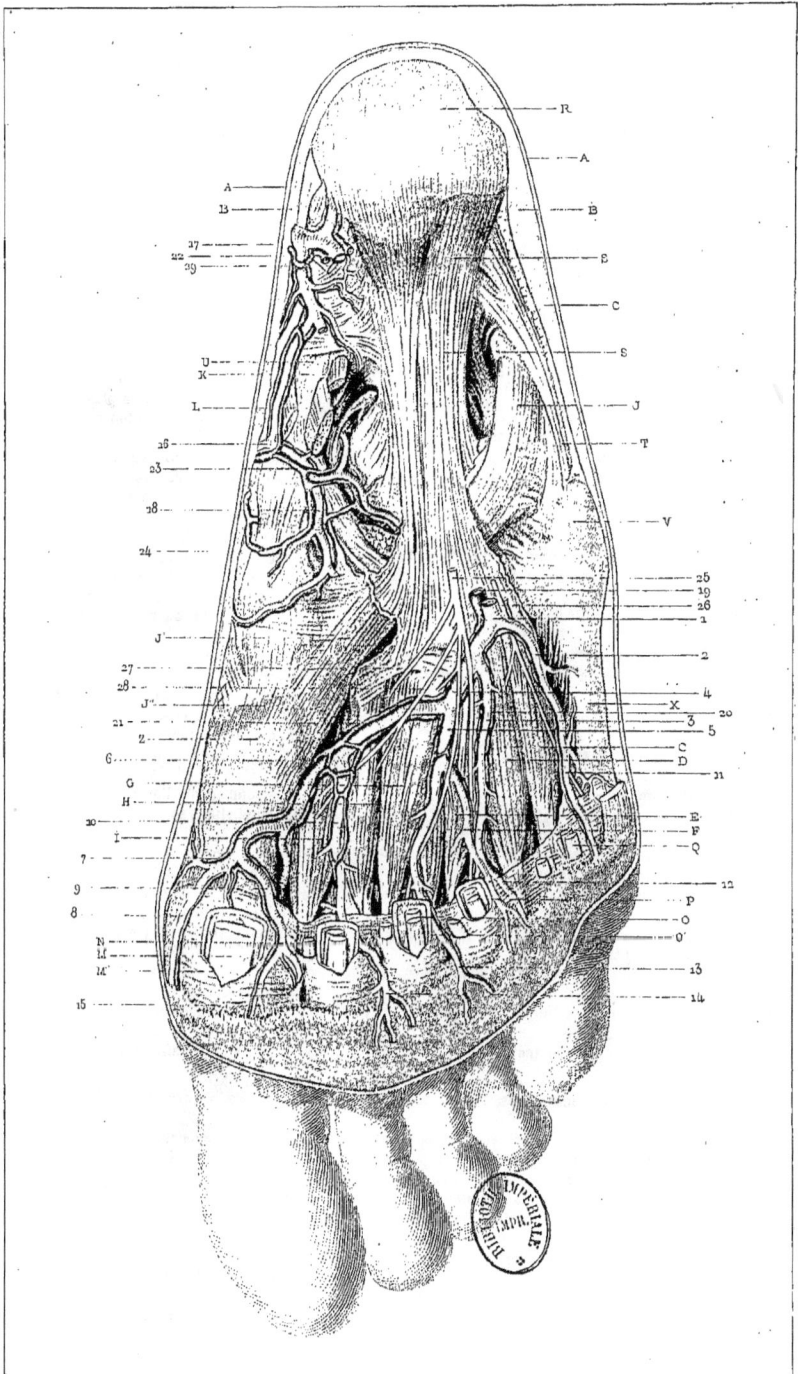

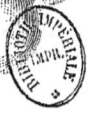

PLANCHE CVIII.

Région plantaire.

Sixième couche.

EXPLICATION.

A. Coupe de la peau limitant la région.
B. Coupe du tissu cellulo-graisseux sous-cutané.
C. Coupe de l'aponévrose plantaire.
C, D. Muscles interosseux dorsal et plantaire du quatrième espace.
E, F. Muscles interosseux du troisième espace.
G, H. Muscles interosseux du deuxième espace.
I. Premier interosseux dorsal.
J. Tendon du muscle long péronier latéral mis à découvert.
J'. Gaîne fibreuse du tendon du muscle long péronier latéral,
J''. Insertions du tendon du muscle long péronier latéral à la face inférieure de l'extrémité postérieure du premier métatarsien.
K. Coupe du tendon du long fléchisseur propre du gros orteil.
L. Coupe du tendon du long fléchisseur commun des orteils.
M. Tendons des fléchisseurs du gros orteil contenus dans leur gaîne fibreuse.
M'. Coupe de la gaîne fibreuse, des tendons des fléchisseurs des orteils.
N, O, P, Q. Tendons des muscles fléchisseurs des orteils.
O'. Ouverture de la gaîne des tendons des muscles fléchisseurs de l'orteil du milieu.
R. Face inférieure du calcanéum.
S. Ligament calcanéo-cuboïdien inférieur dont les fibres les plus antérieures et internes servent de gaîne fibreuse au tendon du muscle long péronier latéral.
T. Bandelette fibreuse partant du calcanéum et allant s'insérer à l'extrémité postérieure du cinquième métatarsien formant une arcade fibreuse pour le passage du tendon du long péronier latéral.
U. Arcade fibreuse pour le passage des tendons des muscles fléchisseurs des orteils.
V. Extrémité postérieure du cinquième métatarsien.
X. Corps du cinquième métatarsien.
Z. Extrémité postérieure du premier métatarsien.

1. Artère plantaire externe.
2. Branche externe de l'artère plantaire externe.
3. Branche interosseuse fournie par la branche profonde de l'artère plantaire externe.
4. Branche profonde de l'artère plantaire externe.
5. Rameau interosseux allant fournir des collatérales plantaires aux orteils.
6. Branche profonde fournissant les collatérales à la face plantaire des orteils.
7. Divisions terminales de la branche profonde de l'artère plantaire externe.
8. Artère collatérale dorsale interne du gros orteil.
9. Tronc des collatérales plantaires du gros orteil.
10. Artère interosseuse du deuxième espace.
11. Artères fournissant les collatérales du petit orteil.
12. Autre artère allant au petit orteil et au quatrième orteil.
13, 14, 15. Bifurcations en collatérales des artères interosseuses.
16. Anastomose de l'artère plantaire interne avec l'artère récurrente de la pédieuse.
17. Tronc de l'artère plantaire externe.
18. Branche profonde articulaire de l'artère plantaire interne.
19. Veine accompagnant l'artère plantaire externe.
20. Petite veine allant se jeter dans la veine plantaire externe.
21. Veines accompagnant la branche profonde de l'artère plantaire externe.
22. Veines plantaires externes.
23, 24. Veines accompagnant l'artère plantaire interne et s'anastomosant avec les veines sous-cutanées de la partie interne du pied.
25. Branche profonde du nerf plantaire externe.
26. Branche externe du nerf plantaire externe.
27, 28. Branches musculaires de la branche profonde du nerf plantaire externe.
29. Coupe du nerf plantaire externe.

APPLICATIONS A LA PATHOLOGIE ET A LA MÉDECINE OPÉRATOIRE.

Cette planche nous montre les organes qui sont en contact avec les os et les applications qui les concernent sont les mêmes que celles exposées dans notre précédente planche. Nous appellerons l'attention des anatomistes et surtout des chirurgiens sur la disposition et la distribution de l'artère plantaire externe, disposition et distribution qui diffèrent beaucoup avec ce que nous venons de voir dans la planche CVII. En effet, tandis que dans cette dernière planche l'artère pélieuse se terminait à la face plantaire du gros orteil, dans celle que nous avons actuellement sous les yeux, c'est l'artère plantaire externe qui vient s'y rendre. On rencontre ainsi deux cas desquels il faudra tenir compte pour la pratique, dans les hémorrhagies et dans les ligatures d'artère.

A propos des distributions d'artère et de la richesse vasculaire des orteils, nous devons remarquer que le petit orteil reçoit le moins de vaisseaux, que ses artères sont relativement plus petites. C'est là certainement la cause qui fait que chez les vieillards atteints de gangrène (dite à tort sénile, parce qu'elle peut aussi affecter les jeunes gens et les adultes) c'est toujours par le petit orteil qu'on voit débuter cette grave affection.

On sait que le pied est soumis à quelques déformations sur lesquelles nous devons nous arrêter un instant, nous voulons parler du pied bot. On distingue diverses variétés qui sont : le pied équin, le pied talus, le pied valgus et le pied varus. Dans le pied équin, l'astragale est plus ou moins déplacé en avant, parfois même luxé ; la partie articulaire de sa poulie est déformée par la pression de la mortaise tibiale ; l'autre devient rugueuse et inégale. Les os du tarse et du métatarse sont écartés à leur face dorsale, les ligaments dorsaux sont allongés, les ligaments plantaires, au contraire, sont raccourcis et épaissis.

Dans le pied talus, variété fort rare, la mortaise tibiale appuie sur le col de l'astragale et sur la partie antérieure de sa poulie dont on peut sentir plus de la moitié en avant du tendon d'Achille. La base de sustentation réside uniquement sur le talon. Dans un cas, Delpech trouva le jambier antérieur, les deux extenseurs et les trois péroniers raccourcis et inextensibles.

Dans le pied bot varus ou pied bot en dedans, la moitié antérieure et le bord externe de la poulie astragalienne ne sont plus recouverts par la mortaise, l'astragale offre une semi-luxation en dehors. Le cuboïde abandonne en partie son articulation calcanéenne, le scaphoïde laisse à découvert les trois quarts de la tête astragalienne. Le cuboïde, le scaphoïde et l'astragale sont contournés sur leur petit axe de dehors en dedans. Les muscles jambiers sont raccourcis.

Dans le valgus ou pied bot en dehors, le scaphoïde glisse sur le côté externe de l'astragale, celui-ci s'abaisse de façon qu'une partie de la tête devient sous-cutanée, le cuboïde abandonne en dedans le calcanéum, le deuxième cunéiforme est parfois aplati.

Par la face profonde du squelette du pied on peut voir combien sont puissants les liens qui unissent non-seulement les deux rangées du pied, mais encore chaque os en particulier. Ces ligaments sont bien plus solides que ceux qui existent à la face dorsale, et c'est pour cela que dans les désarticulations partielles du pied, on a tout avantage à attaquer ces articulations du côté le plus faible, c'est-à-dire par la face dorsale. En pénétrant de ce côté dans une articulation quelque serrée qu'elle soit, on coupe ensuite très-facilement le ligament plantaire. La puissance de ligament de la face plantaire explique aussi très-bien pourquoi les luxations des divers os entre eux et celles en particulier du métatarse sur le tarse sont très-rares.

De grands perfectionnements ont été apportés dans ces dernières années aux désarticulations partielles du pied, et quelques chirurgiens ont voulu n'appliquer que ces opérations en rejetant complétement les amputations dans la continuité des os qui composent cette partie du squelette. Nous pensons qu'il y a là une exagération évidente et qu'il y a des cas où l'amputation dans la continuité des os du métatarse offre des avantages incontestables, parmi lesquels nous citerons plus spécialement celui de conserver une partie plus considérable du pied.

Au point de vue des désarticulations partielles du pied nous ferons remarquer que la synoviale tapissant l'articulation du scaphoïde avec les trois cunéiformes, pénètre entre les deux premiers de ces os et communique avec celle de la jointure tarso-métatarsienne. Son étendue et ses anfractuosités ont paru à Blandin un motif suffisant pour préférer toujours la désarticulation médio-tarsienne dite *désarticulation de Chopart*, à celle du métatarse. Quant à nous, nous pensons que l'on doit, dans tous les cas, préférer l'opération de Lisfranc à celle de Chopart, parce que la première offre tout autant de chances de réussite et qu'elle a, en outre, l'avantage très-grand de permettre la station et de rendre la marche plus facile en laissant au pied une longueur plus considérable.

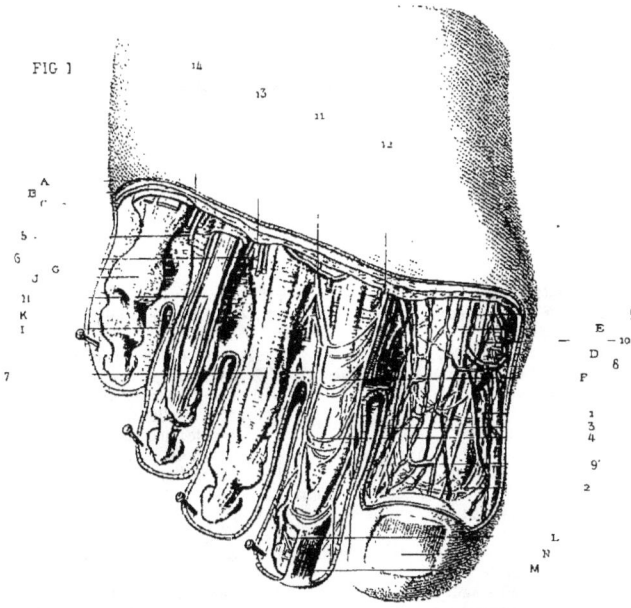

FIG 1

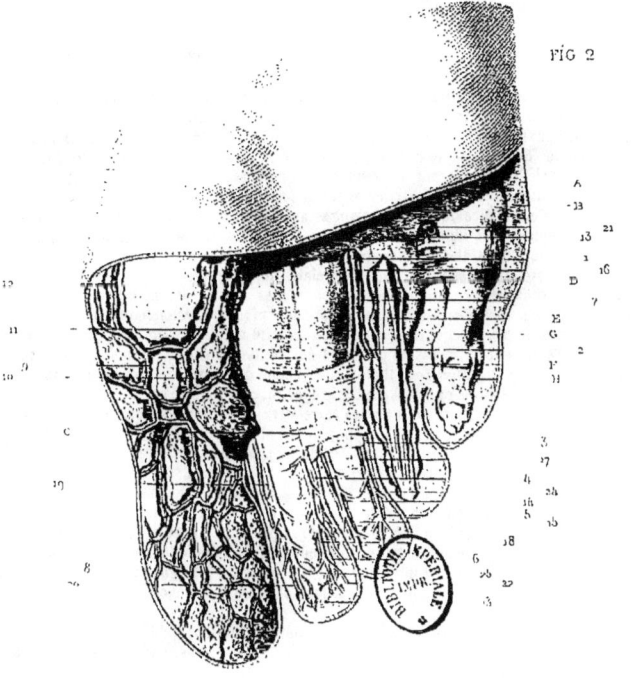

FIG 2

PLANCHE CIX.

Région des orteils.

FIGURE 1. — *Face dorsale.*

EXPLICATION.

A. Coupe de la peau limitant la région.
B. Coupe du tissu cellulo-graisseux sous-cutané.
C. Coupe du fascia superficialis.
D. Coupe de l'aponévrose superficielle.
E. Tendons des extenseurs du gros orteil vus à travers l'aponévrose superficielle.
F. Tendons de l'extenseur du deuxième orteil.
G. Première phalange du petit orteil.
H. Tendon de l'extenseur du quatrième orteil vu à travers la gaîne fibreuse qui l'enveloppe.
I. Faisceaux latéraux du tendon de l'extenseur du quatrième orteil allant s'insérer sur l'extrémité postérieure de la phalangette.
J. Articulation de la première phalange avec la deuxième phalange du petit orteil.
K. Deuxième phalange du petit orteil.
L. Terminaison du filet sous-unguéal du nerf collatéral externe plantaire du deuxième orteil.

M. Derme sous-unguéal.
N. Ongle du gros orteil.

1. Artère collatérale interne du gros orteil.
2. Anastomose de l'artère collatérale interne avec l'artère collatérale externe du gros orteil.
3. Artère collatérale externe du gros orteil.
4. Arcades anastomotiques des artères collatérales dorsales du quatrième orteil.
5. Coupe de l'artère collatérale dorsale du cinquième orteil.
6. Coupe des artères collatérales du troisième et du quatrième orteil.
7. Artère collatérale externe du troisième orteil.
8, 9. Veines dorsales du gros orteil.
10. Nerf collatéral interne dorsal du gros orteil.
11, 12, 13, 14. Nerfs collatéraux dorsaux des orteils.

APPLICATIONS A LA PATHOLOGIE ET A LA MÉDECINE OPÉRATOIRE.

Cette figure montre la face dorsale des orteils. En procédant du premier orteil jusqu'au cinquième orteil ou petit doigt du pied on peut voir réprésentées toutes les couches. Sur le gros orteil on voit la couche sous-cutanée avec ses nombreuses veines. Sur le deuxième orteil on trouve le réseau artériel et nerveux plus profondément situé et en contact avec l'aponévrose superficielle. Sur l'orteil du milieu ou troisième orteil nous avons représenté la couche sous-jacente, c'est-à-dire l'aponévrose superficielle recouvrant les tendons des extenseurs et leur constituant une gaîne propre. Sur le quatrième orteil nous avons ouvert cette gaîne pour montrer les tendons des extenseurs. Enfin sur le cinquième on trouve le squelette d'un orteil, c'est-à-dire les trois phalanges avec leurs articulations. Par cet examen on reste convaincu que les dispositions anatomiques étant identiques avec celles de la face dorsale des doigts, les affections seront les mêmes. Comme aux doigts, en effet, nous allons rencontrer des lésions physiques, vitales et organiques semblables; mais nous allons voir aussi qu'il existe quelques particularités spéciales aux orteils.

Les lésions physiques sont ici très-fréquentes par les mêmes raisons que nous avons invoquées à propos de la région dorsale du pied. Ces lésions sont des plaies par instruments piquants, tranchants et surtout par écrasement. Celles-ci sont produites par des corps pesants qui tombent sur l'extrémité antérieure du pied; ou bien par une roue de voiture passant sur cette partie. Tantôt elles intéressent plusieurs doigts, tantôt elles n'atteignent qu'un seul doigt en totalité ou en partie; tantôt la contusion est superficielle, tantôt elle occupe deux ou trois couches, tantôt elle les occupe toutes à la fois. On trouve alors les articulations ouvertes, les os broyés, et cela donne à ces blessures un caractère de gravité qu'elles ne semblent pas avoir au premier abord vu la petitesse relative de l'organe affecté. Du reste, si ces plaies sont quelquefois compliquées d'infection purulente, ce qui s'explique par l'abondance des veines ou bien de phlegmon diffus et d'érysipèle, comme je viens de l'observer sur un des malades de mon service, il faut reconnaître qu'elles échappent à cet autre accident redoutable des plaies : l'hémorrhagie primitive ou consécutive. On ne voit en effet dans aucune couche de cette région des vaisseaux assez importants pour donner lieu à un écoulement de sang assez considérable.

Quand ces plaies atteignent la région unguéale il peut arriver que des débris de l'ongle soient enfoncés au milieu des tissus, et que l'on croie, en les sentant, à l'écrasement de la phalangette parce qu'ils ressemblent à des esquilles. Il suffit de signaler cette cause d'erreur pour ne point se méprendre. Mais quand l'écrasement a broyé tous les tissus, quand la matrice de l'ongle est déformée, il en résulte que la plaie est entravée dans sa marche par des fragments d'ongles qui poussent dans divers sens. Dans ces circonstances il faut détruire avec le caustique les portions de matrice unguéale si l'on veut obtenir une cicatrisation.

Les inflammations de la face dorsale nous offrent les mêmes divisions qu'aux doigts de la main. Nous avons en effet : 1° un panaris superficiel ou cutané avec toutes ses variétés; 2° un panaris sous-cutané; 3° un panaris de la gaîne; 4° un panaris périostique; 5° un panaris osseux.

Il existe à la face dorsale des orteils, dans le voisinage de la matrice, une affection assez commune, nous voulons parler de l'*onyxis* et de l'*ongle rentré dans les chairs* que quelques chirurgiens confondent à tort sous la même dénomination. Cette affection se rencontre principalement sur le gros orteil, mais on l'a vue sur les autres orteils. Quelquefois elle existe en même temps sur les deux gros orteils, comme je l'observe sur un de mes malades dans mon service. Cette affection, qui est très-douloureuse et gêne la marche, a été combattue par une foule de moyens. Le plus radical est celui qui consiste à détruire la matrice unguéale. Pour cela, il suffit d'enlever avec un gros bistouri solide toutes les parties molles qui sont sur la phalange unguéale en y comprenant toute la matrice de l'ongle. Ce procédé est prompt et m'a toujours donné de bons résultats.

Parmi les affections organiques, nous signalerons les cors, les oignons, les œils-de-perdrix, les fistules et les exostoses. Par la pression incessante des chaussures, la peau de la face dorsale des orteils dans les points saillants devient de plus en plus épaisse, surtout dans sa partie épidermique ; celle-ci se durcit et forme bientôt une petite tumeur arrondie, globulaire, prenant le nom de *cor*. Quelquefois l'épiderme s'épaissit en lame, le derme sous-jacent s'irrite, fournit de la sérosité et l'on a un *oignon* ou *œil-de-perdrix* quand l'épiderme se perfore à son centre. Quelquefois la peau si mince qui existe entre les doigts des orteils participe elle-même à l'inflammation, celle-ci se propage au tissu cellulaire sous-cutané et interdigital. Il survient à la longue un décollement de cette peau et l'ouverture de l'abcès reste longtemps fistuleuse. J'ai eu à traiter une affection semblable chez un malade qui avait tenté toutes sortes de moyens pour guérir. On croyait à l'existence d'une carie ou d'une nécrose, on avait même parlé de tumeur blanche. Il me suffit d'exciser cette peau décollée pour obtenir une prompte guérison. Sur la face dorsale de la phalangette du gros orteil, on voit quelquefois se développer une exostose qui soulève l'ongle et donne lieu à des accidents que Dupuytren a signalés. Il faut, dans ce cas, enlever l'ongle et après avoir détruit les parties molles exciser l'exostose avec de fortes pinces.

FIGURE 2. — *Face plantaire*.

EXPLICATION.

A. Coupe de la peau.
B. Coupe du tissu cellulo-graisseux sous-cutané.
C. Aponévrose superficielle.
D. Tendons des fléchisseurs du quatrième orteil.
E. Tendon du long fléchisseur commun passant dans la gaîne du court fléchisseur commun des orteils.
F. Coupe de la gaîne des tendons fléchisseurs du quatrième orteil.
G. Face dorsale de la première phalange du petit orteil.
H. Deuxième phalange du petit orteil.

1. Artère interosseuse fournissant les artères collatérales plantaires du médius et du quatrième orteil.
2. Artère collatérale plantaire interne du quatrième orteil.
3. Artère collatérale plantaire externe du médius.
4. Artère collatérale plantaire interne du médius.
5. Anastomose des deux collatérales plantaires du médius.

6. Artère sous-unguéale du deuxième orteil.
7. Veine accompagnant les artères interosseuses.
8. Réseau veineux sous-cutané de la face plantaire du gros orteil.
9, 10, 11, 12. Tronc veineux faisant suite au réseau veineux sous-cutané.
13. Veines interosseuses plantaires.
14, 15. Veines collatérales plantaires.
16. Veines interosseuses plantaires.
17, 18, 19, 20. Rameaux nerveux collatéraux plantaires.
21. Rameau nerveux interosseux.
22. Rameau nerveux allant à la face dorsale de l'orteil du milieu.
23. Anastomose entre les branches nerveuses terminales des nerfs collatéraux plantaires.
24, 25. Anastomoses nerveuses transversales entre les nerfs collatéraux plantaires.

APPLICATIONS A LA PATHOLOGIE ET A LA MÉDECINE OPÉRATOIRE.

Dans la description anatomique des couches qui constituent la face plantaire des orteils nous avons suivi la même méthode que pour la face dorsale des mêmes organes. En effet, le premier orteil nous représente la couche sous-cutanée ; les deuxième et troisième orteils nous montrent les couches plus profondes jusqu'à l'aponévrose ; le quatrième orteil nous offre la gaîne des fléchisseurs ouverte ; et enfin le cinquième orteil nous donne le squelette d'un orteil vu par sa face plantaire. Il est donc superflu de revenir sur les blessures et sur les inflammations de cette face des orteils ; nous n'aurions qu'à répéter ce que nous avons écrit à propos de la face dorsale. Nous ferons cependant une seule remarque, c'est que, dans le tissu cellulo-graisseux du gros orteil, on trouve un riche réseau veineux qui est comme taillé dans ce tissu un peu fibreux. Il en résulte que ces veines toujours béantes ressemblent en quelque sorte à des sinus. Si l'on se rappelle qu'à la face dorsale du même orteil on voit un autre réseau veineux, on s'explique, sans doute, pourquoi dans la goutte le gros orteil rougit, se congestionne et devient douloureux au point d'empêcher complétement la marche. Eu égard à la médecine opératoire nous appellerons tout de suite l'attention sur les sillons transversaux qui existent à la face dorsale comme à la face plantaire des orteils. Le chirurgien se guidera souvent avec avantage sur ces sillons pour trouver plus facilement les jointures quand il voudra faire une désarticulation partielle d'un orteil.

Quand il s'agit de l'ablation de tous les orteils il faut savoir que le chirurgien doit utiliser à la fois la peau de la face dorsale et de la face plantaire du pied. Sur la face dorsale la peau se prolonge au delà de l'articulation de la première phalange avec l'os métatarsien correspondant d'au moins 2 centimètres, il y aura donc là à prendre un petit lambeau fort utile. A la face plantaire le coussin adipeux et cutané se prolonge encore plus en avant, il dépasse l'articulation phalango-phalangienne. Il y aura là possibilité de tailler un lambeau de 3 à 4 centimètres de longueur. Cette longueur des deux lambeaux sera très-favorable à la formation d'une cicatrice qui, occupant la face dorsale, ne sera pas tiraillée pendant la marche. Pour faire cette opération on prend de la main gauche, entre le pouce et les autres doigts, tous les orteils. On fait l'incision dorsale en partant d'un côté de l'articulation métatarso-phalangienne et aboutissant au côté opposé. On a soin de faire arriver la pointe du couteau jusqu'au niveau de la rainure des orteils. Pour tailler le lambeau plantaire on place le pouce de la main gauche sous les orteils réunis, les autres doigts sont sur la face dorsale, on relève les orteils ainsi maintenus, et de gauche à droite on taille le lambeau en suivant exactement la rainure qui existe entre la racine des orteils et la face plantaire.

TABLE DES PLANCHES.

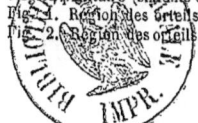

www.ingramcontent.com/pod-product-compliance
Lightning Source LLC
Chambersburg PA
CBHW060537220326
41599CB00022B/3529